普通高等教育医学检验技术类系列教材

丛书主编　许文荣

丛书副主编　钱　晖　邵启祥　邵世和

临床生化检验学

姜旭淦　鞠少卿　主编

科学出版社

北京

内 容 简 介

本教材具有内容全面、高度精简、注重生化检测指标的临床应用等特色,力求语言流畅、图文并茂。在章节安排上,本教材按临床生化检验学简介,临床生化实验室的质量管理,检验方法评价,生化检验应用技术,物质代谢的生化检验,组织、器官和系统疾病的生化检验等进行介绍,以求体系清晰、循序渐进。本教材在"三基"(基本理论、基本知识、基本技能)的基础上,有机结合生化检验技术和指标的测定方法,注重相关指标的临床应用,旨在帮助学生全面了解和掌握本课程的内容。

本教材可供高等医药院校或综合性大学医学检验技术及相关专业本科生、临床检验诊断学及相关专业研究生使用,也可供临床医师、临床检验工作者、生物医学相关专业人员等参考使用。

图书在版编目(CIP)数据

临床生化检验学 / 姜旭淦,鞠少卿主编. —北京:
科学出版社,2020.4
普通高等教育医学检验技术类系列教材
ISBN 978 - 7 - 03 - 064718 - 4

Ⅰ. ①临… Ⅱ. ①姜…②鞠… Ⅲ. ①生物化学-医
学检验-高等学校-教材 Ⅳ. ①R446.1

中国版本图书馆 CIP 数据核字(2020)第 045644 号

责任编辑:闵 捷 / 责任校对:谭宏宇
责任印制:黄晓鸣 / 封面设计:殷 靓

斜 学 出 版 社 出版
北京东黄城根北街 16 号
邮政编码:100717
http://www.sciencep.com

南京展望文化发展有限公司排版
广东虎彩云印刷有限公司印刷
科学出版社发行 各地新华书店经销
*
2020 年 4 月第 一 版 开本:889×1194 1/16
2025 年 3 月第十一次印刷 印张:18 3/4
字数:610 000

定价:70.00 元
(如有印装质量问题,我社负责调换)

《临床生化检验学》编委会

"普通高等教育医学检验技术类系列教材" 目录

丛 书 主 编　许文荣

丛书副主编　钱　晖　邵启祥　邵世和

书　名	主　编	
临床基础检验学	胡嘉波	朱雪明
临床生化检验学	姜旭淦	鞠少卿
临床微生物检验学	邵世和	卢　春
临床免疫检验学	夏　圣	
临床血液检验学	毛　飞	许文荣
临床寄生虫检验学	陈盛霞	季旻珺
临床分子生物检验学	严永敏	张　徐

丛书序

医学检验技术专业的培养目标是培养德、智、体、美、劳全面发展,具有正确的人生观和价值观、终身学习能力、批判性思维能力、创新能力、创业意识和一定的科研发展潜能的医学检验应用型复合人才。毕业后能够胜任医学检验相关工作岗位,并能成长为技术骨干或学术带头人。为实现培养目标和达到三全育人目的,各高校全面进行理论与实验教学改革,建设精品教材和打造金课。

江苏大学是国内最早开设医学检验本科专业的五所高校之一,经过四十余年的建设与发展形成了融优质师资队伍、精品课程和特色教材为一体的多维教学体系;构建了以新生研讨—本、硕、博联动—教学法改革—国际化培养为基础,推动全局、想象、求异和批判的多元思维模式;以国家级实验教学示范中心、省级重点实验室和省优势学科一体化建设促进教学资源的共享,提升学生实践创新能力,先后荣获多项江苏省教学成果奖。

江苏大学前期在实验教学改革中,构建了通用技术、课程内验证性实验、课程内综合性实验,以及专业设计性与创新性实验四位一体的模块化体系,获批江苏省教育研究与教学改革项目,并由江苏大学出版社出版了"医学检验技术实验系列教程"(共13册)。在此基础上,2018年江苏大学联合南京医科大学、南通大学、苏州大学、扬州大学、蚌埠医学院等25所高校、疾病预防控制中心和医院的教授、专家编写了"普通高等教育医学检验技术类系列教材"。系列教材共分7册,覆盖了医学检验技术所有专业课程的理论教学内容。系列教材坚持内容简单新颖、编排合理、文字精练、图文并茂、经典实用的编写指导思想,对课程经典内容和学科最新进展进行合理的取舍,对文字叙述反复斟酌和提炼,根据实际需要安排适当数量的图表,力争达到既能包含经典理论与知识,又能全面、准确、合理反映本学科最新进展的目的,使学生能在早期较为系统地掌握医学检验专业的理论知识。

组织出版"普通高等教育医学检验技术类系列教材"是教学改革的一次初步尝试,在体例、内容安排上不一定能完全适应现代医学检验教学改革和人才培养的需求,还需要不断完善。希望各位专家、教师、检验界同行和同学在使用本系列教材的过程中多提宝贵意见,以便我们进一步提高教材的质量,为广大师生提供优质的理论教学用书,共享我们教学改革的成果。

许文荣

2019 年 8 月于江苏大学医学院

前　言

由于医学检验技术专业设置及培养目标的改变,原有教材内容与教学现状、临床需求严重脱节,亟须一精简、实用的临床生化检验本科教材。依据本专业应用型、技能型、创新型人才的培养目标和临床实践,本教材在突出本学科"三基"(基本理论、基本知识、基本技能)的基础上,强化了临床生化检验技术、检测指标的测定方法与评价等内容。

本教材有以下特点:① 内容全面,覆盖了医学检验中临床涉及的生化检验学。② 高度精简,遵照教学大纲,结合课时数,安排各章内容和重点。③ 注重生化检测指标的临床应用,将代谢紊乱、相关指标含量变化与临床疾病的发生、发展、诊断、治疗和预后判断等联系在一起。④ 新增"儿童疾病的临床生化检验"和"老年期疾病的临床生化检验"以顺应我国儿科医学和老年医学的发展。

本教材共 27 章,可分为以下部分:① 临床生化检验学简介(绪论);② 临床生化实验室的质量管理;③ 检测方法评价,包括方法学及试剂盒的性能评价和检验项目的诊断性能评价;④ 生化检验应用技术,包括酶学检验技术、自动生化分析仪分析技术、专用自动化分析仪分析技术;⑤ 物质代谢的生化检验,包括血浆蛋白质和氨基酸代谢、糖代谢、脂代谢、体液代谢、酸碱平衡、微量元素和维生素代谢、血清酶、氧化应激、肿瘤标志物等的临床生化检验,以及治疗药物浓度监测;⑥ 组织、器官和系统疾病的生化检验,包括骨疾病,肝胆疾病,肾脏疾病,心血管疾病,内分泌疾病,胃、肠、胰疾病,神经和精神疾病的临床生化检验;⑦ 特定生长阶段疾病的生化检验,包括孕妇与胎儿疾病、儿童疾病和老年期疾病的临床生化检验。

本教材可供高等医药院校或综合性大学医学检验技术及相关专业本科生、临床检验诊断学及相关专业研究生使用,也可供临床医师、临床检验工作者、生物医学相关专业人员等参考使用。

本教材的编写得到了江苏大学、南通大学、徐州医学院、苏州大学等高等医药院校的关心和支持,在此表示真诚的谢意。

本教材由长期从事临床生化检验学教学和临床实践工作的专家教授共同编写,但由于时间有限,如有不妥之处,恳请使用本教材的同行专家、老师、学生及其他广大读者提出宝贵意见。

姜旭淦　鞠少卿

2019 年 11 月

目　录

第四章　检验项目的诊断性能评价

—— 28 ——

第五章　酶学检验技术

—— 39 ——

第六章　自动生化分析仪分析技术

—— 50 ——

第七章　专用自动化分析仪分析技术

—— 63 ——

第八章　血浆蛋白质和氨基酸代谢的临床生化检验

77

第九章　糖代谢的临床生化检验

90

第十章　脂代谢的临床生化检验

104

第十一章　体液代谢的临床生化检验
—— 115 ——

第十二章　酸碱平衡的临床生化检验
—— 122 ——

第十三章　微量元素和维生素代谢的临床生化检验
—— 132 ——

第十七章　治疗药物浓度监测

第十八章　骨代谢的临床生化检验

第十九章　肝胆疾病的临床生化检验

第二十章　肾脏疾病的临床生化检验

第二十一章　心血管疾病的临床生化检验
—— 215 ——

第二十二章　内分泌疾病的临床生化检验
—— 223 ——

第二十三章　胃、肠、胰疾病的临床生化检验
—— 234 ——

第二十七章　老年期疾病的临床生化检验

—— 273 ——

主要参考文献

—— 281 ——

第一章 绪 论

临床生化检验学又称临床生物化学检验学,是由生物学、生物化学、分子生物学、遗传学、病理生理学等基础医学与分析技术、临床医学相互渗透而逐渐形成的一门应用学科,是高等医学检验(技术)专业教育的一门主要专业课程。

第一节 临床生化检验学的定义与研究范畴

临床生化检验学既是一门研究人体健康和疾病的医学基础理论学科,又是一门应用各种科学技术和方法检测生化代谢相关指标变化的应用学科。

一、临床生化检验学的定义

国际临床化学与检验医学联合会(International Federation of Clinical Chemistry and Laboratory Medicine,IFCC)将临床生化检验学定义为"包含对人体健康和患病时化学状态的研究,以及供疾病预防、诊断、疗效评估的化学实验方法的应用"。自临床实验室诞生以来,临床生化检验学一直在医学检验中占有举足轻重的地位。其不仅涉及检验项目和方法的选择、提供生化检验结果,还涉及检验结果的解释和临床咨询。

二、临床生化检验学的研究范畴

临床生化检验学的研究范畴主要有两个方面:① 研究疾病状态下生化变化机制,探讨相关代谢物含量与疾病发生、发展和转归的关系。② 开发与疾病相关生化指标(标志物)的检测技术和方法,对人体体液及组织中的相关指标(标志物)含量进行检测,为疾病预防和诊断、病情监测、疗效观察、预后判断等提供可靠信息。

第二节 临床生化检验学的建立和发展

临床生化检验学成为一门独立的学科只有八十多年,但其发展快速,已从过去的滴定、化合物颜色反应等的手工操作时代进入全新的自动化微量分析时代。

一、临床生化检验学的建立

18 世纪后期,英国医生 Bence Jones 在一例多发性骨髓瘤患者尿液中发现了一种蛋白质(后称为本-周蛋白,免疫球蛋白的轻链单体或二聚体)。1886 年,Hugo Wilhelm von Ziemssen 在德国慕尼黑一所医院建立了最早的临床实验室。1895 年,美国建立了第一个临床实验室即 Pennsylvania 大学的 William Pepper 实验室。

20 世纪初,许多化学家、生理学家和临床医生开始研究人体在健康与疾病时的化学组分(包括血液及尿中蛋白质、糖及无机物等物质)的变化。1918 年,德国柏林 Humboldt 大学医学院 Lichtwitz 教授公开出版了 *Clinical Chemistry*(教科书)。1919 年,吴宪(图 1-1)在美国 Harvard 大学期间在美国著名生物化学家 Otto Folin 教授指导下,完成了题为《一种血液分析系统》(*A System of Blood Analysis*)的博士论文,从而为临床血液化学分析提供了重要的分析手段,并完成了血糖定量分析的改进方法,其在国际上一直沿用到 20 世纪 80 年代。1920 年,吴宪回国主持北京协和医学院生物化学系,开设了血尿分析法、酶学、血液分析等课程,培养了中国第一批临床生化工作者;其间他与美国 Rockefeller 大学 Donald van Slyke(图 1-2)等合作,研究水与电解质、血浆与血细胞之间物质的转移,在血液分析、血滤液制备、发展新的比色分析法等方面做了一系列工作,并报告了中国人血液化学成分的参考区间。1931 年,Donald van Slyke 和美国 Yale 大学的 John P. Peters 出版了两卷 *Clinical Chemistry*(专著),首次概括了定量血液化学的主要内容和临床生化有关成就,标志着临床生化检验学的建立。

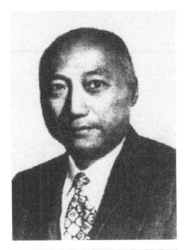

图 1-1　吴宪(1893~1959)

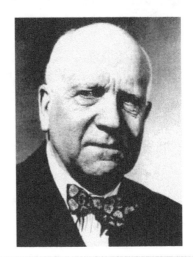

图 1-2　Donald van Slyke (1883~1971)

二、临床生化检验学的发展

临床生化检验学自 20 世纪初诞生以来,在理论和实践上得到了长足发展。

1. **分光光度技术**　1854 年 Louis Jules Duboscq 设计并制造了比色计(colorimeter)。从 1904 年 Otto Folin 用比色法测定肌酐开始,不少研究者开始使用比色法和分光光度法,它们逐步取代传统的重量分析法和容量分析法(滴定法)。自此研究者建立了尿素、肌酐、尿酸和糖等一系列血液生化成分测定的比色分析法,使临床生化实验室的分析工作发生了根本性改观,推动了血液及尿中成分定量分析在临床上的广泛应用。至今,该技术在临床生化检验分析中仍然占有突出的地位。

2. **酶的活性测定**　1908 年 Wohlgemuth 首先提出,将尿中淀粉酶(amylase)活力作为细胞与组织损伤的重要检测指标,并用于诊断急性胰腺炎。1946 年研究者建立了血清碱性磷酸酶(alkaline phosphatase, ALP)和脂酶的测定方法。1954 年美国纽约 The Sloan-Kettering Institute 学院的 Ladue JS、Worblewski F 和 Karmen A 等发表了多篇关于氨基转移酶和其他血清酶的文章,发现不少疾病患者体内的血清乳酸脱氢酶(lactic dehydrogenase, LDH)及氨基转移酶增高。此后,血清酶在临床疾病诊断上的研究和应用日益活跃,同工酶的检测和酶谱分析大大地提高了诊断的特异度和灵敏度。

3. **免疫学检测技术**　通过抗原-抗体反应来检测体液中的个别蛋白质及其他具有抗原性的物质,拓宽了临床生化检测的范围。1959 年美国医学科学家 Yalow RS 和 Berson SA 创立了放射免疫标记技术,为临床生化检验技术开辟了一个崭新的领域。20 世纪 70 年代以后,出现了一系列新型免疫标记技术,如时间分辨荧光免疫分析、化学发光免疫分析(chemiluminescence immunoassay, CLIA)等。

4. **自动化分析和数据处理**　1957 年美国科学家 Skeggs LT 发明了连续流动式分析装置(continuous flow analysis),并首先在临床生化实验室中使用。1959 年,美国生理学家 Hans Baruch 发明了第一台商业化的分立式生化分析仪“Robot Chemist”,并且最先使用数字打印结果。1968 年美国 Qakridye 国立实验室的 Norman Anderson 创立了离心式自动生化分析仪。目前,临床生化检验自动化分析技术不断提高。例如,样品分析自动化、样品处理自动化(automating sample processing automation area)、模块式自动化(modular automation)和全实验室自动化(total laboratory automation, TLA)等,临床生化分析的质和量得到大幅提高。

为了提高生化流水线检测大批标本的工作效率,改进对结果的处理,各种组合报告(profile reporting)应运而生,如将蛋白质、血清酶、电解质和血气等多种项目配套分析,经过分析、整合,使数据转化为更高层次的报告。在肝功能、肾功能、心肌损害、脂质代谢、内分泌功能等检测方面的成套实验(profile tests)已被广泛使用。

5. **快速便携式检验技术**　近年来,即时检验(point of care test, POCT)有了很大发展。快速检测试纸和小型化多用途检验仪器不断应用到临床生化检验工作中以检测血糖、肌红蛋白（myoglobin，Myo）、肌钙蛋白 T（cTnT）、肌酸激酶同工酶（creatine kinase MB，CK-MB）、尿微量清蛋白等，监测患者的酸碱度（power of hydrogen，pH）、离子、气体、酶、有机物、抗生素、维生素及药物的动态变化，非常适合需要及时监测的危重患者和长期治疗监测的慢性疾病患者个人使用。

6. 检验项目评估和循证检验医学　　在过去的 20 年间，临床流行病学和循证医学的发展对临床生化检验领域产生了深远影响，研究者发展了一系列诊断实验方法来量化医学检验项目的诊断准确性，以评估检验项目在临床中的作用与价值。循证检验医学（evidence-based laboratory medicine，EBLM）内涵包括系统性评估检验项目的诊断准确性、预测准确性、对保持健康的效果和经济性等；其用途包括诊断疾病、协助治疗、监测病情、提供预后等，以便为临床实践提供指导，为检验项目的合理使用提供依据。

7. 质量管理和质量控制　　医院诊疗制度的规范化建设推进了临床生化检验质量控制和规范化管理的进程。临床生化实验室实施了室内质量控制（internal quality control，IQC）、室间质量评价（external quality assessment，EQA）等切实可行的科学方法和行政上有力的管理措施，对分析前、分析中、分析后的检测质量实行全程质量管理，开展了实验方法的溯源性（traceability）以及参考物质（reference material，RM）的量值（quantity value）溯源和测量不确定度（uncertainty of measurement）等工作，有效地保证了检验结果的准确度。目前，实验室信息系统（laboratory information system，LIS）在实验室数据储存、处理和管理中已得到广泛应用，促进了检验医学和临床生化检验的规范化发展。

8. 临床生化检验学相关教材和专著　　1957 年，北京协和医学院刘士豪（图 1-3）编著的《生物化学与临床医学的联系》是我国第一部临床生化专著，对当时临床生化检验工作起重要指导作用。1979 年、1982 年，陶义训等编写的《临床生化检验》（上、下册）是我国临床生化方法学的第一部专著。1989 年，康格非主编出版了第一部供高等医学检验专业用的《临床生物化学》教材，第 2 版改名为《临床生物化学和生物化学检验》。21 世纪以来，人民卫生出版社、中国医药科技出版社、高等教育出版社和科学出版社等分别出版了多部供高等医学检验（技术）专业用的临床生化检验教材，反映了临床生化领域的研究进展和高等医学检验教育的快速发展。

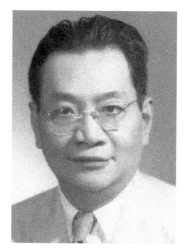

图 1-3　刘士豪（1900~1974）

本学科国外主要参考书为 *Tietz Textbook of Clinical Chemistry and Molecular Diagnostics*（5th edition）及配套的 *Tietz Fundamentals of Clinical Chemistry and Molecular Diagnostics*（7th edition）。前者是一本详尽的临床生化检验参考书，后者侧重介绍了临床生化检验的技术、方法和项目。

第三节　临床生化检验学的主要内容和学习方法

一、临床生化检验学的主要内容

本教材共 27 章，分为 7 部分：① 临床生化检验学简介（绪论）；② 临床生化实验室的质量管理；③ 检测方法评价；④ 生化检验应用技术；⑤ 物质代谢的生化检验；⑥ 组织、器官和系统疾病的生化检验；⑦ 特定生长阶段疾病的生化检验。

与其他教材相比，本教材内容具有以下特点：① 根据专业培养目标的要求，严格遵照教学大纲，结合课时数，内容高度精减；② 在代谢物等生化检验的内容上，强调检测指标的方法原理、方法学评价和临床应用。③ 由于儿童和老年人的生化代谢、常见疾病和疾病时的代谢变化与成人有显著差别，首次增加了"儿童疾病的临床生化检验"和"老年期疾病的临床生化检验"。

二、临床生化检验学的学习方法

临床生化检验学是医学检验（技术）专业的主要课程之一，学习本课程前，学生应已具备有关基础化学、生物化学、统计学及临床医学等的相关知识。在明确学科性质和主要任务的基础上,要紧紧抓住"疾病时的生化代谢变化"和"标志物的检测方法",重视训练临床生化检验规范的实践操作技能,要善于利用与本教材内容相关的网络资源拓展知识面,提高学习效率。

本章小结

临床生化检验学是在生物化学代谢的基础上,研究疾病时生物化学的变化和应用现代分析技术对相关指标(如标志物)检测方法进行开发和应用,为疾病的预防、诊断、治疗等提供信息的一门学科。近年来,随着免疫学技术、即时检验技术和循证检验医学等的应用,临床生化检验学在理论和实践上都得到了较大发展;自动化分析技术和实验室质量管理能力的不断提高,有效地保证了临床生化分析的质量。

(姜旭淦 鞠少卿)

第二章 临床生化实验室的质量管理

临床生化实验室全称为临床生物化学检验实验室,是临床医学实验室重要组成部分之一。因此,临床生化实验室的工作必须符合医学实验室质量管理体系的要求,主要包括对实验室人员、标准化文件、检验过程及实验室资源 4 个方面的管理。同时,临床生化实验室的特殊性要求其工作人员必须遵循本专业客观要求进行实验室质量管理。

第一节 概述

临床生化实验室应对人员、基础设施和环境条件、实验室仪器设备、试剂和耗材的基本要求进行规范管理,以保证其工作符合医学实验室质量管理体系要求。

一、人员

临床生化实验室的人员管理工作主要包括人员配置及资质、人员培训、人员档案管理等。一般设专业技术人员和工勤人员,其中专业技术人员至少应包括负责人和其认可的授权签字人,两者可为同一人。负责人应具备中级或中级以上技术职称、医学检验专业背景或相关专业背景并经过医学检验培训,有 2 年以上临床生化工作经验。负责人认可的授权签字人应具有中级或中级以上技术职称,从事相应授权签字领域临床生化工作 2 年以上。工勤人员主要负责标本运送、标本接收、报告单发放、检测后标本处理、实验器材洗涤等工作。

现代医学的发展推动了临床生化检验知识和技术的不断进步。这就需要实验室工作人员不断扩充知识和提升技能,需要对员工进行培训,培训内容包括:① 法律、法规、规章及制度;② 职业道德;③ 质量管理体系;④ 业务能力;⑤ 实验室安全等。

此外,临床生化实验室还应建立实验室人员档案,包括技术档案和健康档案,实施"一人一档"。技术档案主要包括工作履历、学历和学业证书、资格证书、各类聘书和授权书、继续教育证书、技术水平证明材料(论文论著、英语等级证书、计算机等级证书等)、专业培训材料等。健康档案包括个人基本信息表、健康体检表、职业暴露记录、免疫接种记录等。

二、基础设施和环境条件

基础设施和环境条件是保证临床生化实验室检测工作顺利开展的基本条件,实验室应有充分的工作空间来用于实验工作台和设备的放置、试剂及样品的储存、记录的储存、危险物品储存与处理、废弃物的处理、实验操作及办公。此外,实验室还应有员工便利设施,如洗涤间、茶水间、个人物品存放处等。生化实验室对实验室用水、实验室用电、实验室工作台和实验室工作环境应有明确要求。

(一)实验室用水

1. 纯水制备 临床生化实验室水源一般来自城市自来水供水系统,自来水的水压和水量应能满足实验室的工作要求,当室外管网压力不能满足要求时,可加装加压设备。将水源连接实验室内纯水器系统,最终可制备出满足用水要求的纯水。

纯水器系统是把多项净化水技术有效地集中到一台纯水器上,使水源经过系列处理达到纯水要求。纯水器系统包括活性炭过滤装置、反渗透装置、离子交换柱、紫外灭菌灯、终端过滤器等,其制水原理及制备流程基本相同(图 2-1)。

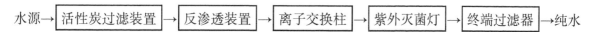

图 2-1 纯水器系统制水原理及基本流程图

2. 实验用纯水的质量要求　　实验室用水可参照中华人民共和国国家标准《分析实验室用水规格和试验方法》(GB/T 6682—2008)分级,其等级见表 2-1。临床生化实验室用水要求可参照《医院检验科建设管理规范》,其中对试剂用水要求为: ① 微生物最大含量不得超过 10 CFU(菌落形成单位)/mL; ② 在 25℃ 情况下,电阻率应 ≥10 MΩ·cm; ③ 有机物最大含碳量不得超过 500 ng/g; ④ 颗粒和胶体物最大不得超过 0.22 μm。用于仪器内部冲洗、稀释和水浴等用途的水质要求依据制造商说明书规定,如没有相关说明则按试剂用水要求进行。因此,临床生化实验室用水应至少符合二级水要求。

表 2-1　分析实验室用水等级(GB/T 6682—2008)

名　　称	一　级	二　级	三　级
pH 范围(25℃)	-	-	5.0~7.5
电导率(25℃)/(mS/m)	≤0.01	≤0.10	≤0.50
可氧化物质含量(以 O)计/(mg/L)	-	≤0.08	≤0.4
吸光度(254 nm, 1 cm 光径)	≤0.001	≤0.01	-
蒸发残渣(105℃±2℃)含量/(mg/L)	-	≤1.0	≤2.0
可溶性硅(以 SiO_2 计)含量/(mg/L)	≤0.01	≤0.02	

注: (1) 在一、二级水纯度下难以测定其真实 pH,因此对其 pH 范围不做规定。
　　(2) 在一级水纯度下难以测定可氧化物质和蒸发残渣,因此对其限量不做规定。
　　(3) 电导率=1/电阻率,如 0.1 mS/m=10 MΩ·cm。

（二）实验室用电

实验室设备较多,为了保护仪器设备并确保使用安全,在建设或装修过程中,对实验室用电的布线、供电方式、实验仪器功率的大小及摆放位置、电线的容量、用电安全及防静电措施等,都要进行总体设计,使实验室有一套功能完备、运作良好的用电系统。要设置控制电源的总闸,满足设备对电源电压及用电负荷的要求,设置电源安全保护和应急电源系统,要有防雷及接地系统。在电源设计时,除考虑满足现在的使用需求外,还应考虑实验室今后的发展,要有足够多的扩展量满足实验室的发展需要。

（三）实验室工作台

实验室工作台应保证所有操作人员安全、方便、舒适。工作台可根据一定的标准制造或直接向厂家购买,最好选择小型组合单元,便于移动、重新布置或组合,且应具备整洁的外观及适合工作需要的颜色。工作台高度一般为76.2 cm,台面应至少能承重、耐热、耐酸、耐碱、耐有机溶剂且不易滋长微生物。另外,工作台面拐角处应为圆角,避免对工作人员造成伤害。工作台下的器皿柜最好采用钢质材料,厚度应超过 1 mm,且与台面的颜色相协调。

（四）实验室工作环境要求

实验室采光和通风应良好,整体色调应简洁、明亮,且应定期对地面和工作台面进行清洁和消毒,保持整体环境干净,使工作人员感觉身心愉快。实验环境应能防干扰,避免光照、灰尘、强磁场、辐射、噪声等污染。实验室最好能保证环境温度为 18~28℃,环境湿度为 35%~80%。

三、实验室仪器设备

实验室仪器设备是实验室的重要资源之一,是开展正常检测工作的必要保障。实验室应根据所开展的检验项目、工作量及医院的财力选购仪器设备的品牌及档次,不盲目追求高配置从而造成资源浪费,也要避免仪器配置低而不能满足日常工作需要。在确保仪器设备性能可靠和售后服务优良的前提下,工作人员在购买仪器设备时要具备一定的前瞻性,所购仪器设备除能满足当前工作需求外,还应能满足至少 3 年以后的工作需求。另外,仪器设备必须具有合法性,即各种证件齐全。为保证实验室仪器设备正常运行,工作人员应对仪器设备进行维护和管理,建立仪器设备档案,并实施"一机一档"专人管理。

（一）实验室仪器设备安装

室内应安装冷暖两用空调,气候潮湿地区应安装除湿器,保证室内适宜的温度(15~30℃)和湿度(<80%)。室内需要防尘,保持环境洁净;光线应适中,避免阳光直射。实验室仪器设备要安装在平稳的地面或台面上,远

离热源,避免磁场、辐射等干扰。此外,实验室仪器设备应使用专用电源插座,不能与空调、冰箱等电器共用插座,前端必须加装不间断稳压电源(UPS 电源),并保证实验室仪器设备接地良好。

(二) 实验室仪器设备的使用

实验室仪器设备使用人员经过严格培训,考核合格并授权后方可使用实验室的仪器设备。应用培训一般在仪器安装调试后,由仪器生产厂家或经销商负责在实验室内进行。培训内容包括实验室仪器设备工作原理、日常操作程序、质控或校准实施、保养方法、常见故障排除、检测结果分析等。实验室仪器设备使用应设定权限,包括日常使用权限、校准或参数设置权限、特殊保养和简单故障排除权限及修理权限,实验室工作人员应具有前 3 个权限。

(三) 实验室仪器设备维护保养和修理

维护保养指为维护实验室仪器设备性能而进行的清洁、润滑、紧固及调整等,由专人负责,分日保养、周保养、月保养、季保养和必要时保养 5 种形式。日保养是对实验室仪器设备进行外部清洁、管道冲洗、清理废液等;周保养是使用高效清洁剂清洗实验室仪器管路、擦洗接触血标本的部件、检查实验室仪器机械部件运行情况等;月保养是使用润滑剂润滑机械部件、擦洗机械部件、清理试剂残留物及灰尘、清洗用于阻挡灰尘的过滤网;季保养主要是对影响测量结果的关键部件进行特殊维护;必要时维护保养一般是指在实验室仪器出现故障时,对其进行必要的维护。

零部件磨损、老化、腐蚀等原因可造成实验室仪器设备损坏或精度下降,因而需要通过修理或更换零部件使实验室仪器设备性能恢复。修理工作不能随意进行,即使是简单的故障排除,也要由熟练使用该仪器设备的操作人员实施。较大修理应由专业工程师完成。

(四) 实验室仪器设备检定或校准

实验室仪器设备状态对相关检验项目的测量结果有重要影响,因此,应对实验室仪器设备定期进行检定或校准,以确保检验结果准确可靠。检定应由具有资质的法定计量单位进行,一般为一年一次(实验室仪器设备维修后,应加做一次检定),出具相应的检定证书,并将其保存于实验室仪器设备档案中。校准一般由厂家或实验室工作人员进行,根据实际需要及检验项目的不同,分为年校准、月校准或日校准。此外,实验室仪器设备维修后应加做一次校准,所有原始数据均应保存于实验室仪器设备档案中。

(五) 实验室仪器间的比对

如果实验室拥有 2 台及以上测量目的相同的仪器设备,应定期进行实验室仪器设备间比对实验,以确保检验结果的一致性。比对周期可视具体情况而定,可为日比对、周比对或月比对。比对标本最好选择当日新鲜血清,尽可能包含低、中、高 3 种浓度水平。比对结果应记录并保存于实验室仪器设备档案中。具体比对方案可参考临床和实验室标准研究院(CLSI)的评价文件 EP9-A2 或 EP15-A2。

四、试剂和耗材

试剂和耗材供应厂商较多、品种繁杂,可能会对人体存在潜在危害,应由专人负责管理。除尿液防腐用二甲苯等少数试剂需人工配制外,其余均为商品化试剂盒。商品化试剂盒在用于临床标本检测前,应与现有仪器配套进行性能检查,合格后方可使用,以保证检验结果准确可靠。

第二节　临床生化实验室的工作流程

临床生化检验工作流程从"检验申请"开始,至"质量改进"结束,一般要经过以下步骤:检验申请、患者准备、标本采集、标本运送、标本验收、标本处理、标本检测、数据确认、报告审核、结果报告、标本储存、标本复检或临床医生、信息反馈、质量改进等(图 2-2)。每个环节都很重要,都可能对检验结果产生影响。因此,要确保检验结果的准确可靠,就要实行全过程质量控制。

一、临床生化检验的标本

临床生化检验的标本最常用的为血液和尿液,其次为脑脊液(cerebrospinal fluid, CSF)、浆膜腔积液、羊水等。

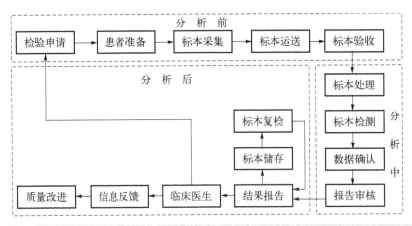

图 2-2　临床生化检验工作流程

（一）标本采集

标本采集人员必须严格按照"标本采集作业指导书"操作。采集前应先与患者建立起互信关系,消除恐惧和紧张,使之能较好地配合,尽量避免患者一些自身因素的影响。采血时应选择坐位或卧位。血流要顺畅,避免溶血和标本污染环境,采血过程一般不超过 1 min。防止过失性采集标本,如在输液侧边输液边抽血或从输液针端反流血液标本等。患者自行采集标本时应做好指导工作。标本采集后应立即贴上唯一性标识,并在操作的全过程中注意核对患者信息。

（二）标本运送

采集后的标本应立即送检。因为许多被测物在室温下稳定的时间较短,有些甚至只有几分钟,如全血葡萄糖在室温下的稳定时间只有 10 min,而且标本送达实验室后还需要一定的处理时间。标本在运送途中要避光、避高温、避冷冻、避免标本和环境污染。当发生意外时,运送人员应采取相应措施。外送标本或送往委托实验室的标本应有标本运送相关的设备。

（三）标本验收

实验室对送达的标本要有专人验收,严格的标本验收程序应该贯穿于"标本流"的全过程。所谓"标本流"是指从标本采集开始,经过运送、处理、分析中、分析后、标本保存直至标本销毁的全过程。验收内容包括送检标本的申请项目与实验室信息系统显示的信息是否相符合;唯一性标识是否正确、无误;标本容器是否正确;标本有无外溢、破损和污染;标本量是否符合要求;标本送达时间是否符合要求等。对不符合要求的标本,实验室应退回并在申请单或实验室信息系统中标明,同时填写"不合格标本拒收登记表"。

如果检测血清或血浆标本,标本接收后应尽快离心。离心后的标本要再次观察其性状是否符合检测要求,对严重影响检验结果的标本如溶血、脂血、胆红素血等要通知相关科室重新抽血复查。若能确认标本是不能排除的因素造成,应在检验报告单上注明。急诊标本要通过快速通道进入检测程序。

（四）标本储存

检验完后标本应根据需要放置于特定的温度下储存,一般于 4℃冰箱中保存备用,储存期限一般为 7 d。

二、临床生化检验的项目设置

目前,临床生化检验项目多达 300 余种,医生和患者可根据实际需要申请单项目检验或组合项目检验。

（一）单项目检验

单项目检验即通过一次采样仅完成一个项目的检测,如血清葡萄糖检测、血清人绒毛膜促性腺激素(human chorionic gonadotropin,hCG)检测、24 h 尿蛋白定量检测等。绝大多数生化检验项目都能进行单项目检验,与组合项目检验比较,其针对性强、经济、快速。

（二）组合项目检验

组合项目检验即通过一次采样完成多个项目的检测,把一组相关联、具有相同或相近临床意义、能够从不同层面反映人体器官发生病理性改变的项目罗列在一起,把这些检验结果列在一起提供给临床医生,帮助临床医生对疾病进行鉴别诊断。科学合理的检验项目组合可以向临床医生提供较全面的信息,提高实验室工作效率和临床诊疗效率。常见的检验项目组合包括肝功能、血脂、心肌酶谱、肾功能、电解质等。

三、临床生化检验报告审核

临床生化检验报告审核本质上是对检验结果的进一步核查,其目的是减少或避免差错的发生。审核内容包括检测系统的运行环境(如温度、湿度、水质等)是否符合要求,实验室仪器设备及检测系统是否运行良好,操作人员技能是否熟练,室内质量是否在控,标本是否合格,检验结果与临床资料是否相符等。

在报告审核前应关注实验室内质量控制情况,如确认质控品测定值在控,则按正常流程审核报告。如发现质控品测定值失控,则应首先查找原因,进行纠正,同时还应重新测定质控品,直至检验结果在控为止。然后评估该失控类型是否影响常规标本的检测,如有影响,则将失控时间点之后的所有标本重新进行检测(仅检测失控项目),检验完成后,再按正常流程审核报告。审核者与检验者不能为同一人,进行报告审核时应首先检查患者所检项目有无漏检,再分析同一患者各检验项目之间的检验结果有无相互矛盾。高于或低于参考区间的检验结果、危急值(critical value)是审核的重点。对于相互矛盾、无法解释的检验结果,实验室工作人员应与临床医护人员进行沟通,了解患者身体状况、饮食及用药情况、标本采集、标本运送等因素对检验结果的影响。必要时复检或重新采集标本。

四、实验室信息系统

实验室信息系统将现代信息技术、管理科学与分析技术完美结合,将实验室日常工作中涉及的所有信息,通过计算机加以收集、处理、存储、输出和应用,从而有助于提高实验室管理水平、工作效率及检验质量,并减少发生错误。实验室信息系统是医院信息系统(hospital information system, HIS)的子系统,可与 HIS 无缝对接,使实验室与门诊部、住院部、财务科及临床各科室间能高效协同工作。实验室创建实验室信息系统时,应考虑其工作流程、规模大小、信息种类、信息处理量等,从而决定建立实验室信息系统的类型。实验室信息系统必须与 HIS 相兼容,不仅有保密功能(保护患者隐私等),还有严密的安全性,能防止资料丢失、计算机病毒侵入、数据篡改和窃取等。另外,实验室信息系统还必须具有可修改性和扩充性,使实验室信息系统得以完善和发展。

各医院临床生化实验室信息系统在编写方式和表现形式上可能不同,但功能模块基本相似(图 2-3)。护士工作站和实验室工作站可按照特定程序完成标本采集并送实验室工作站。

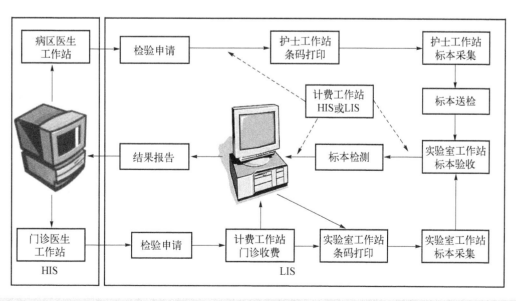

图 2-3　临床生化实验室信息系统

标本运送至实验室后,实验室工作人员进行标本验收、标本检测及数据采集、生成报告单、数据存储、报告查询、统计分析和数据处理、室内质量控制等。① 标本验收:实验人员将送达的检验标本与实验室信息系统显示的信息进行比对,对不合格标本实行拒收制度,并将相关信息反馈给临床。② 标本检测及数据采集:临床生化实验室仪器可识别标本条形码,并根据实验室信息系统指令完成对标本各检验项目的检测,由实验室信息系统数据采集模块采集检验数据,并自动传输检测结果,因此一般均具有双向通信功能。③ 生成报告单:实验室信息系统可自动生成检验报告单,并按预先设定好的格式打印和存储,报告单信息包括医院名称、患者基本信息、门诊号或住院号、标本号、送检者、检验者、审核者、检验结果、参考区间、接收标本时间、报告时间等。④ 数据存储:患者基本信息、检验结果、检验过程相关数据等均需实时存储于实验室信息系统数据库中。⑤ 报告查询:实验室信息系统可显示患者首诊以来所有检验结果,且经授权后可随时查询所有检验数据。⑥ 统计分析和数据处理:实验室信息系统可按科室、部门、组别等统计分析工作量、经济效益等,也可根据年龄、性别、病种、检验项目等信息进行统计分析,其可用于科学研究。⑦ 室内质量控制:实验室信息系统数据采集模块自动接收质控数据并自动绘制质控图,按预先设定的质控规则判断有无失控。实验室信息系统支持多种计费形式,门诊患者由 HIS 计费(标本采集前先由医院财务科收费),住院患者由 HIS 或实验室信息系统收费,实验室信息系统收费可在检验完成前或完成后。

临床生化实验室必须制订严格的实验室信息系统管理制度,应根据岗位和工作需要设置工作人员访问权限,所有工作人员仅能通过自己的登录号和密码使用计算机和访问实验室信息系统,并在操作完毕后及时退出系统。不得将自己的登录号和密码借给他人使用,也不得进入实验室信息系统后让他人操作,更不得盗用他人登录号和密码,密码失密后应及时更换。未经许可,外来计算机和移动设备不得使用本实验室网口、光驱或 USB 接口,也不能刻录光盘。如得到有关人员允许,必须在确保实验室信息系统安全的前提下才可进行相关操作。

第三节　室内质量控制

室内质量控制简称室内质控,是按照实验室规定的程序(程序文件或标准操作规程),利用统计学原理和方法,监测测量过程的精密度(precision),用以评价实验室工作可靠程度。室内质量控制基本要素包括质控物、质控图和质控规则。室内质量控制工作流程包括质控物的选择、使用与保存;质控图与质控规则的选择与应用;失控原因分析与处理。

一、质控物

(一)基本概念

质控物也称控制物或控制品。

IFCC 将质控物定义为专门用于质量控制目的的标本或溶液,但不能用于校准。

(二)质控物的选择与评价

选择合适的质控物至关重要,是做好室内质量控制的前提。临床生化实验室应根据实际需求,综合考虑,选择适宜的质控物。质控物的评价指标主要包括基质效应、稳定性、均匀性、分析物浓度水平等。

1. 基质效应　　即处于分析物周围的其他成分对测量该分析物产生的影响。理想状态下,质控物应和人体标本具有相同基质,保证其在测量时和人体标本具有相同基质效应。但是,质控物在制备时,常加入适量的防腐剂和稳定剂以保证其稳定性;需要加入人工合成或制备的该分析物,使分析物达到需要的浓度水平;有时因获取方便,使用动物血清代替人血清等。因此,质控物通常都带有一定的基质效应,临床生化实验室应对质控物基质效应进行评价,尽可能减少其对检验结果的影响。

2. 稳定性　　包括效期稳定性和开瓶稳定性。按规定条件保存,质控物效期稳定性应至少一年。为了在较长时间内观察检验质量的变化情况,实验室宜购买能满足一年使用的同一批号的质控物,避免经常更改质控物靶值、标准差和反复建立质控图。质控物一般有液体和冻干粉两种。液体质控物的开瓶稳定性一般比冻干粉复溶后要长,开瓶后可稳定 14~30 d,而冻干粉质控物开瓶复溶后一般只能稳定 48 h。如需长期保存,需小瓶分装后再冷冻保存。

3. 均匀性　　即瓶间差。瓶间差小,质控物的检测结果才能客观反映测量过程的精密度,一般要求瓶间差变异系数(coefficient of variation,CV)小于 0.5%。液体质控物均匀性一般高于冻干粉质控物,因为其减少了复溶过程带来的误差,但其含有较多防腐剂、防冻剂和稳定剂,因此基质效应较大。

4. 分析物浓度水平　　临床最关心的是各检验项目在医学决定水平(medical decision level,MDL)测量结果的质量,因此质控物浓度值最好位于医学决定水平或检测限附近。与只使用单浓度水平质控物相比,同时使用两个或更多个浓度水平的质控物质控效果更好,因为其反映的是某范围内的质量表现,而不仅仅是某一点。

（三）质控物的使用与保存

实验人员在使用质控物时应严格按照说明书进行。冻干粉质控物复溶时要求溶剂加样体积准确,加样可使用移液器或移液管,最好使用天平称重法;待内容物完全溶解后再轻轻摇匀,切忌剧烈振摇;避免沾在瓶盖上的内容物得不到溶解或溶解不完全。复溶后的质控物需分装后低温(至少-20℃)冷冻保存。

质控物测量条件要与临床标本相同,每个分析批次至少测量 1 次,可将质控物置于标本前测量,也可将质控物平均分布于整个批内测量,或将质控物随机穿插于临床标本中测量。应切忌在报告发布前评价质控结果。

二、质控图

（一）基本概念

质控图又称控制图或质量控制图,是一种对检验过程质量加以设计和记录,进而评估检验过程是否在控的统计图。该图具有质控界限,质控界限通常由质控物重复测量获得的均值($\bar{x}$)和标准差(s)来确定。质控图至少有 3 条质控线:上质控限(upper control limit,UCL)、中心线(center line,CL)和下质控限(lower control limit,LCL)。质控图的横坐标为质控物测量批次,纵坐标为质控物测量值(图 2-4)。质控图在实验室质量控制过程中起预防作用,检测质量波动时,质控图可反映这些变化,这有助于工作人员提前得到信息,采取相应的纠正措施。

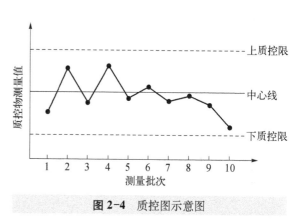

图 2-4　质控图示意图

（二）常用质控图

质控图依据质控方法和用途不同而形式多样,其中临床生化实验室最常用的为 Levey-Jennings 质控图和 Z-分数(Z-score)质控图。

1. Levey-Jennings 质控图　　又称常规质控图或 L-J 质控图。根据质控物 20 次重复测量值计算 $\bar{x}$ 和 s,从而确定质控限,$\bar{x} \pm 2s$ 为警告限,$\bar{x} \pm 3s$ 为失控限。L-J 质控图纵坐标为质控物测量值,横坐标为测量批次,质控图上共有 5 条平行线,分别为 $\bar{x}$、$\bar{x}+2s$、$\bar{x}-2s$、$\bar{x}+3s$ 和 $\bar{x}-3s$(图 2-5)。

2. Z-分数质控图　　当实验室使用多个浓度水平质控物时,因不同浓度水平的质控品的 $\bar{x}$ 和 s 不同,此时如用 L-J 质控图就无法在同一个质控图上反映所有浓度水平质控物的测量结果,此时应使用 Z-分数质控图。Z-分数是由质控物的测量值与其均值之差除以标准差而得。

$$Z-分数 = \frac{x_i - \bar{x}}{s}$$

式中,x_i 为质控物的测量值;$\bar{x}$ 为均值;s 为标准差。若某质控物的测量均值为 100,标准差是 2,某次测量值是 102,则 Z-分数=(102-100)/2=+1;若同一质控物的另一次测量结果是 98,则 Z-分数为-1。

Z-分数质控图纵坐标刻度从-4 到+4,平均值为 0,±1、±2、±3 为各界限,纵坐标为 Z-分数值,横坐标为测量批次(图 2-6)。

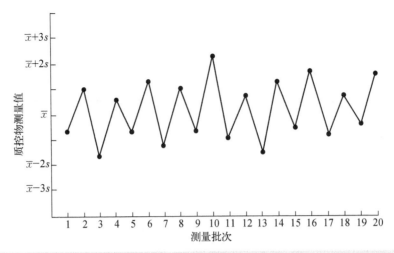

图 2-5　L-J 质控图示意图

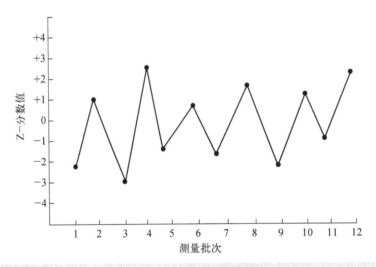

图 2-6　Z-分数质控图示意图

（三）质控图的绘制

绘制质控图最关键的是设定中心线($\bar{x}$)和质控限,根据质控物 20 次重复测量值计算 $\bar{x}$ 和 s,并以此为依据设置暂定 $\bar{x}$ 和质控限,然后将下月的在控结果与前 20 个质控物测量结果汇集在一起,计算累积 $\bar{x}$ 和 s,并据此修改之前暂定的 $\bar{x}$ 和质控限。重复上述操作,直至 $\bar{x}$ 和 s 较为稳定时才能作为长期设定 $\bar{x}$ 和质控限的依据,此过程一般需 3~5 个月,不同检验项目所需稳定期不一样。

使用新批号质控物时,应在结束使用旧批号质控物前,将新、旧批号质控物同时测量 1 个月,至少可获得 20 个新质控物测量值,对数据进行离群值检验,剔除离群值后计算 $\bar{x}$ 和 s,以此为依据设置新批号质控物暂定 $\bar{x}$ 和质控限,之后过程同上。将累积 3~5 个月在控数据汇集,计算累积 $\bar{x}$ 和 s,并设定该质控物有效期内的中心线和质控限。未经授权人员批准,不得轻易更改。

使用单一浓度水平质控物时,根据质控物的 $\bar{x}$ 和 s 绘制 L-J 质控图;使用多浓度水平质控物时,根据质控物 Z-分数绘制 Z-分数质控图。将所有原始质控结果记录在质控图上,质控记录至少保存 2 年。

三、质控规则

（一）基本概念

质控规则是解释和判断质控数据是否在控的标准。质控规则以符号 A_L 表示,其中 A 是质控物测量值超过质控限个数,L 是质控限。当质控物测量值超出质控限时,则判断该测量批次失控。

常用质控规则有如下几种。

1. 1_{2s}规则　有 1 个质控物测量值超出 $\bar{x} \pm 2s$ 质控限,此为警告,此规则对随机误差(random error,RE)敏感。

2. 1_{3s}规则　有 1 个质控物测量值超出 $\bar{x} \pm 3s$ 质控限,此为失控表现,此规则对随机误差敏感。

3. 2_{2s}规则　连续 2 个质控物测量值同时超出 $\bar{x} + 2s$ 或 $\bar{x} - 2s$ 质控限,此为失控表现,此规则对系统误差(systematic error,SE)敏感。

4. R_{4s}规则　同一批内质控物最高和最低测量值间差值超过 $4s$,此为失控的表现,此规则对随机误差敏感。

5. 4_{1s}规则　连续 4 个质控物测量值同时超出 $\bar{x} - 1s$ 或 $\bar{x} + 1s$ 质控限,此规则对系统误差敏感。

6. 7_T规则　连续 7 个质控物测量值均呈向上或向下趋势,此规则对系统误差敏感。

7. $10_{\bar{x}}$规则　连续 10 个质控物测量值落在均数 $\bar{x}$ 同一侧,此规则对系统误差敏感。

（二）质控规则的应用

临床生化实验室应根据实验室质量目标(quality goal)和技术能力选用适宜的质控规则。

1. 简易判断标准　最简易质控规则是以 1_{2s} 为警告限,以 1_{3s} 为失控限。

2. 常规判断标准　大多数临床生化实验室选用常规判断标准,即以 1_{2s} 为警告限,以 1_{3s}、2_{2s} 和 R_{4s} 为失控限。一般实验室使用两个浓度水平质控物,只要其中 1 个超出 1_{3s} 质控限,即可确定为失控;2 个浓度水平质控物中任一测量值超出 1_{2s} 质控限,不能判断为失控,只有当同一批内 2 个浓度水平质控物测量值均超出 $2s$,才可确定为失控;同一浓度水平质控物最高和最低测量值差值超过 $4s$,也判断为失控。

3. Westgard 多规则判断标准　以 6 个质控规则进行判断,即 1_{2s}、1_{3s}、2_{2s}、R_{4s}、4_{1s}、$10_{\bar{x}}$,其中 1_{2s} 为警告限,其余为失控限。发现质控物测量值超过 1_{2s} 不能算失控,需继续按 1_{3s}、2_{2s}、R_{4s}、4_{1s} 或 $10_{\bar{x}}$ 规则进行判断,如没违背这些规则,不能判断为失控;如违背其中任一项规则,即可确定为失控。Westgard 多规则判断标准对随机误差和系统误差敏感度均较高,从而有效提高了失控检出率。为增强 Westgard 多规则在实际工作中的可行性,可适当改变各质控规则的具体用途,甚至可以减少一些质控规则。如有些实验室将 4_{1s} 和 $10_{\bar{x}}$ 规则修改为警告规则等,大大增强了其实用性和可操作性。

四、失控的处理流程

失控原因一般包括人为因素、试剂因素、质控物因素、仪器因素等。当发生失控时,实验室应按照以下流程进行处理：① 立即报告实验室负责人或质控负责人;② 立即停止该测量批次报告的审核和发放;③ 迅速查明原因,及时采取纠正措施;④ 处理后再次进行质控验证,直至结果在控;⑤ 填写失控及处理记录表,交实验室负责人或质控负责人审核并签字;⑥ 审核者查验失控处理流程,并对失控纠正后的患者样本测量结果进行评价;⑦ 审核者决定是否发出同失控批次的检验报告,并随机挑选一定比例失控前患者标本进行重新测量,以判断失控前测量结果是否可靠。

若经上述各步骤处理后仍未能得到"在控"结果,且无法找出原因,则可能是存在更为复杂的原因,实验室很难依靠自己的力量解决,此时可求助技术专家或仪器、试剂厂商。实验室失控记录应至少保存 2 年。

第四节　室间质量评价

室间质量评价指利用实验室室间比对,按照预先制订的准则评价参加者的能力。20 世纪 80 年代起,我国由国家卫生部临床检验中心组织实施全国范围内的室间质量评价,大部分省级及部分地市级临床检验中心也开展了室间质量评价活动。

实验室参加室间质量评价流程如下：① 在线申请：室间质量评价提供者每年年底会发布下一年度计划,参加者按要求在线申请;② 接收室间质量评价质控物;③ 在规定日期内进行检测;④ 在线回报检测结果;⑤ 接收评价报告;⑥ 分析评价报告;⑦ 决定是否采取纠正措施;⑧ 评估采取纠正措施的效果。

一、室间质量评价的作用

室间质量评价在帮助实验室了解测量结果正确度(trueness)方面具有非常重要的作用。研究者通过将本实验室室间质量评价结果与其他实验室结果比较,从而帮助实验室了解自身检测能力与水平,发现问题并采取相应的改进措施;通过分析和比较室间质量评价信息,识别出较准确和较稳定的实验方法和仪器,帮助实验室了解自身硬件的不足,并在新实验方法选择和新仪器选购中做出正确决定;通过分析室间质量评价结果,若某项目多次检测结果与预期不符,说明该项目需要加强培训,帮助实验室提高检测能力;通过参加室间质量评价活动,还有助于实验室通过 ISO 15189 认可,因为成功的室间质量评价结果是实验室能力得到承认的重要依据和必备条件。

室间质量评价活动也存在一些缺陷,如少数参评实验室为了得到较好的成绩,不将室间质量评价质控物按常规标本检测,而是选用技能最熟练的人员在测量系统最佳状态下进行检测,从而导致实际测得的检测水平并非评价实验室常规检测水平。另外,室间质量评价不能确认分析前和分析后存在的问题,且方法学、技术能力和室间质量评价质控物本身等存在的问题也会导致室间质量评价活动失败。

二、室间质量评价计划

室间质量评价计划指对室间质量评价进行设计和运作的过程,其建立和运作者称为室间质量评价组织者,主要由各级临床检验中心承担。室间质量评价计划组织者必须满足一定的技术要求和管理要求。室间质量评价计划分为两种:顺序参加计划和同步参加计划。

1. 顺序参加计划 将室间质量评价质控物连续地从一个实验室传送至下一个实验室(即按顺序参加),有时需要传送回室间质量评价组织者再次进行核查。该计划必须有参考实验室参与,其作用是为室间质量评价质控物进行赋值。完成该计划通常需要较长时间,因此必须确保室间质量评价质控物的长期稳定性。临床生化实验室一般不参加该种类型室间质量评价计划。

2. 同步参加计划 从材料源中随机抽取子样,同时分发给参加实验室进行同步检测。参加实验室接收样本按要求完成检测后,将结果返回室间质量评价组织者。室间质量评价组织者将参加实验室检测结果与靶值进行比对,从而了解参加实验室的检测能力。该计划简单易行,临床生化实验室通常选择参加该类型室间质量评价计划。

三、室间质量评价质控物的检测

实验室在对室间质量评价质控物进行检测时,应按照室间质量评价组织者的要求,在规定时间内,用与检测患者标本相同的方式、方法、条件和人员对其进行检测,不可有任何特殊对待,也不可反复多次测定。实验室在向室间质量评价组织者报告结果前不得相互交流检测结果,更不得将质控物交由其他实验室代为检测。实验室主任和样本检测人员必须在由室间质量评价组织者提供的质评表上签字,表明室间质量评价质控物是按常规标本处理流程进行检测的。

实验室在对室间质量评价质控物检测时,每一步骤都应详细记录,内容包括样本处理过程、检测系统、仪器运行环境、使用方法、试剂、质控品等,作为实验室质量管理体系文件的重要组成部分加以保存,一般要求至少保存两年。

四、室间质量评价成绩评定方式

室间质量评价一般每年组织 3 次,每次活动至少提供 5 份质控物,质控物浓度应包括临床患者标本浓度范围。实验室按要求检测后,将结果反馈给室间质量评价组织者,室间质量评价组织者根据参加实验室检测值与靶值的比较,评定参加实验室室间质量评价成绩。

成绩评定方式多种多样,临床生化室常用的有偏倚评分法和变异指数得分法(variance index score, VIS)。

1. 偏倚评分法 以测定结果偏离靶值的距离确定每一分析项目结果的正确度,使用基于偏离靶值的百分偏倚的固定准则进行评价。国家卫生健康委员会临床检验中心推荐使用的准则是美国 CLIA'88 中能力比对时对分析质量的要求。如某项目的百分偏倚在可接受的范围内,得分为 100 分,检测结果可接受;如超出可接受范围,则得分为 0,检测结果不可接受。

（1）一个项目的总得分：一个检验项目如检测不同浓度的多个标本,可得到多个检测结果,对每一次室间质量评价活动,计算某一项目得分的公式为

$$得分 = \frac{该项目的可接受结果数}{该项目的总检测标本数} \times 100\%$$

（2）全部项目的总得分：在一次室间质量评价活动中,计算所有项目得分的公式为

$$得分 = \frac{全部项目可接受结果总数}{全部项目总的检测标本数} \times 100\%$$

室间质量评价成绩分为合格、不满意、不成功 3 种。室间质量评价活动中某一项目全部标本及所有评价项目中可接受的检测结果比例大于等于 80%,才能定为合格的室间质量评价成绩,当比例小于 80% 时,则定为不满意或不成功的室间质量评价成绩。

1）不满意的室间质量评价成绩：① 某次室间质量评价活动中某一项目全部标本中可接受的检测结果比例小于 80%,定为不满意的室间质量评价成绩;② 某次室间质量评价活动中所有评价项目中可接受项目比例小于 80%,定为不满意的室间质量评价成绩;③ 未参加室间质量评价活动则该次得分为 0,定为不满意的室间质量评价成绩;④ 在规定的回报时间内实验室未能将检测结果回报给室间质量评价提供者,则该次活动室间质量评价得分为 0,定为不满意的室间质量评价成绩。

2）不成功的室间质量评价成绩：① 对于同一项目,连续 2 次或连续 3 次中的 2 次活动未能达到满意的成绩,则定为不成功的室间质量评价成绩;② 所有评价的项目连续 2 次或连续 3 次中的 2 次活动未能达到满意的成绩,定为不成功的室间质量评价成绩。

对不是由未参加而造成的不满意或不成功的室间质量评价成绩,实验室应及时分析原因(如仪器性能问题、方法学问题、操作不当、室间质量评价质控物问题等),并采取纠正措施,同时制订相应的预防措施防止类似问题再次发生。全部处理过程应有完整记录,且记录至少保存 2 年。

2. VIS　　世界卫生组织(World Health Organization, WHO)推荐的评价方法,20 世纪在我国室间质量评价活动中广泛使用,现已少用。

变异指数得分的计算方法为

$$V = (T - X)/T \times 100$$

$$VI = V/CCV \times 100$$

式中,V 为变异百分数、X 为某项目测定结果、T 为该项目靶值、VI 为变异指数、CCV 为选定的变异系数。

当 VI<400 时,VIS=VI;当 VI>400 时,VIS=400。一般情况下,VIS 只计整数,不带正负符号。

WHO 对发展中国家在国际质评中的标准：VIS<50 为优秀;VIS<100 为良好;VIS<150 为及格。VIS 越低越好,当测定结果正中靶值时 VIS=0; VIS>200 表明结果中有临床上不允许的误差;VIS=400 的测定结果则会造成临床的严重失误。

我国的标准：VIS<80 为优良;VIS<150 为及格。

本章小结

临床生化实验室人员必须根据本专业客观要求进行实验室质量管理,以保证临床生化实验室工作符合医学实验室质量管理体系要求。现代临床生化实验室一般借助实验室信息系统对临床生化检验工作进行全过程质量控制。临床生化实验室必须制订严格的实验室信息系统管理制度,在确保实验室信息系统安全的前提下进行相关操作。

　　室内质量控制和室间质量评价是临床生化实验室质量管理的重要方面。室内质量控制是利用统计学原理和方法,监测测量过程的精密度,用以评价实验室工作的可靠程度。实验室应选择合适的室内质量控制质控物、质控图和质控规则,并做好失控原因分析与处理。室间质量评价是按照预先制订的准则评价参加者的能力,帮助实验室了解其测量结果的正确度。实验室应制订好室间质量评价计划,并按室间质量评价组织者要求对室间质量评价样本进行检测并回报结果。实验室对不满意或不成功的室间质量评价成绩,应分析原因,采取纠正措施,并制订相应的预防措施。

(鞠少卿)

第三章 方法学及试剂盒的性能评价

医学检验技术不断发展、创新和完善,新技术、新方法(试剂盒)不断涌现,当实验室应用新的检测方法(试剂盒)或对原有检测方法进行改进时,必须对方法或试剂盒进行严格、系统的性能评价或对厂家所提供的技术性能指标进行验证,使检验结果符合临床要求。

第一节 检验方法和参考物质的分级

根据检验目的,精心选择一种适合的检验方法。不同的检验方法,检验性能各不相同,对参考物的级别的要求也不同。

一、检验方法的分级

IFCC 根据检验方法的正确度与精密度的不同,将其分为决定性方法(definitive method)、参考方法(reference method)和常规方法(routine method)三级。

(一)决定性方法

决定性方法正确度最高、系统误差最小,经过研究尚未发现其不正确度或不精密度的方法,其测定结果与"真值"最为接近,因此具有权威性。主要方法有重量分析法、中子活化法、同位素稀释-质谱分析法(ID-MS)等。由于决定性方法技术要求过高,费用过于昂贵,这类方法主要用于评价参考方法和对一级标准品进行定值,而不直接用于鉴定常规方法。

(二)参考方法

参考方法是正确度与精密度已经充分证实,干扰因素少,系统误差与重复测定的随机误差相比可以忽略不计,有适当的灵敏度、特异度(specificity, Spe)及较宽的分析范围的方法。一个标准的参考方法必须有确切的实验条件和实验过程,最好能直接与决定性方法做比较,证明其结果的可靠性。参考方法可以在生产厂家和临床实验室使用,由经过专业培训的技术人员操作,条件许可的实验室也可以用参考方法进行常规分析。参考方法主要用于鉴定常规方法,评价其误差大小、干扰因素,并决定其是否可以被接受,也用于二级参考物和质控血清定值,或用于商品试剂盒的质量评价等。由于其应用范围较广,参考方法可分为三级,具体见表3-1。

表 3-1 参考方法的分级

分 级	说 明
A 级	已经用决定性方法和一级参考物验证的参考方法
B 级	分析原理和实验条件满足参考方法要求,但未完全经决定性方法和一级标准品验证
C 级	满足参考方法的分析原理和条件,但由于分析物自身成分复杂,没有相应的决定性方法能做比对验证

(三)常规方法

常规方法指性能指标符合临床需要,有足够的精密度、正确度、特异度和适当的分析范围,经济实用的临床常规检验方法。这类方法经有关学术组织认可后可作为推荐方法(recommended method)。

随着生化检验技术的不断进步,常规方法已发生了较大的变化,有更多正确度好、精密度高的酶法用于常规检验,从而使检验方法性能有较大提高。

临床实验室在选择实验方法时,一定要根据临床需求,结合实验室自身条件和检测要求来确定。条件好的实验室可以选择和建立参考方法,用于对常规方法的评价和参考物的定值;一般的临床实验室主要选择常规方法和使用方便的参考方法。选择常规方法时,要结合实验室仪器设备、人员技术力量、检测成本等因素,尽量选用国内外通用方法或推荐方法,便于方法的规范化和质量控制。

二、参考物质的分级

参考物质也称标准品或标准物质(standard material,SM),国际标准化委员会将其定义为一种或几种物理或化学成分已经充分确定,可用于校准仪器、评价测定方法或给其他物质定值的物质。参考物质有稳定性、均匀性和准确性。稳定性是标准物质在规定的时间间隔和环境条件下,其特性量值或标称特性保持在规定范围内的能力;均匀性是标准物质的一种或几种特性具有相同组分或相同结构的状态;准确性为标准物质具有准确计量的或严格定义的标准值(也称保证值或鉴定值)。附有"参考物证书"的参考物称为有证参考物(certified reference material,CRM),其定值由建立了溯源性的测量程序确定,每个参考物都附有其置信水平的不确定度,即标准值±总不确定度。

(一)WHO 标准物质的分级

WHO 将标准物质分为三级,即一级标准物质(国际)、二级标准物质(地区和国家)和三级标准物质(地方)。

1. 一级标准物质　　由 WHO 管理,并由其指定的专门实验室来制备,经过大量工作并通过国家间的协作标定建立,是各国承认,或至少是成员国承认的。

2. 二级标准物质　　包括地区和国家发布的标准物质,通常是根据与一级标准物质对比分析来制备建立的,也有由某一国家根据需要在其国内自行建立的。二级标准物质用于对三级标准物质的校准,同时也用于检测系统的校准和验证。

3. 三级标准物质　　它是采用二级标准物质,并用与二级标准物质相同的校准程序进行校准得到的标准物质,通常是工作标准物质,供实验室特定检测的校准或其他机构使用,是非法定的。

(二)我国标准物质的分级

根据 1987 年 7 月发布的《标准物质管理办法》第六条的规定,我国标准物质分为两级,即一级标准物质和二级标准物质。

1. 一级标准物质　　指用绝对测量法或两种以上不同原理的准确可靠的方法定值的标准物质(编号以 GBW 开头)。其在只有一种定值方法的情况下可用多个实验室以同种准确可靠的方法定值。其准确度具有国内最高水平;稳定性在一年以上或达到国际上同类标准物质的先进水平;包装形式符合标准物质技术规范的要求。

2. 二级标准物质　　指用与一级标准物质进行比较测量的方法或一级标准物质的定值方法定值的标准物质[编号以 GBW(E)开头]。其准确度和均匀性未达到一级标准物质的水平,但能满足一般测量的需要;稳定性在半年以上,或能满足实际测量的需要;包装形式符合标准物质技术规范的要求。

(三)校准品

体外诊断试剂校准品是用于体外诊断仪器或检测系统校准的测量标准,是保证量值传递的实物计量标准。

校准品的基质一般为生物源性基质,其基体应与实际测试样品尽可能保持一致。均匀性、稳定性和互换性是校准品的基本特征,其中互换性是指校准品在测定过程中应与待测标本具有一致的表现性,即具有相同的基质效应。

校准品的校准值应使用规范的表示方式,如赋值结果±不确定度。校准品应按照国家标准 GB/T 21415-2008《体外诊断医疗器械—生物样品中量的测量—校准品和控制物质赋值的计量学溯源性》(ISO 17511:2003,IDT)的规定建立溯源性。

三、量值溯源

1. 量　　可用一个数和一个参照对象表示大小的现象、物体或物质的属性。

2. 量值　　又称量的值(value of a quantity)或值(value),用数和参照对象共同表达的量的大小。

3. 溯源性　　通过一条具有规定不确定度的不间断的传递链(或实验室间的比对等),使测定结果或标准值能够与规定的参考标准(通常是国家标准或国际标准)联系起来,使测定结果的准确性得到技术保证和验证。

临床实验室的检测结果应该有证据证明是准确的。通常,检验过程中使用可溯源性校准品是保证检验结果准确性的前提。

溯源顺序通常采用溯源性等级来描述,要求校正常规方法的参考物必须溯源到国家或国际规定的参考方法上,最好溯源到 SI(国际单位制)。SI 表示了该物质量值的准确性达到计量基准,具有非常小的不确定度。除了保证参考物的溯源性外,临床实验室和生产厂商必须对检测系统各组分(仪器、试剂、参考物和操作程序)实行严格的标准化程序,才能实现患者检验结果的溯源性,实现各实验室测定结果的一致性或不同医院的实验室检验结果的互认性。

量值溯源作为提高和保证检验结果准确性的重要手段,已逐渐被广泛接受。临床实验室的定量分析是通过不同级别的测量程序、参考物和校准品来实现连续测量。用一个测量程序为某种物质定值,该物质用作下一级测量程序的校准品。依此类推,形成一条不间断的比较链,也称溯源链,具体见图3-1。

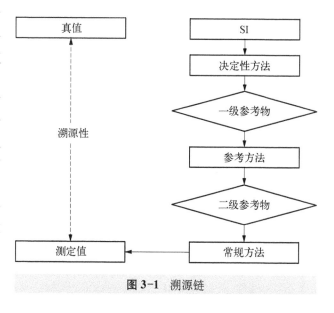

图 3-1　溯源链

四、测量不确定度

测量不确定度是与测量结果相联系的一个参数,表征合理地赋予被测量量值的分散性,给出了被测量的结果可能出现的区间。

(一)标准不确定度分量

测量结果的不确定度有多个来源,对每个不确定度来源评定的标准差,称为标准不确定度分量。标准不确定度分量的评定包括以下两类。

1. A 类评定　　A 类不确定度(type A uncertainty),在规定测量条件下测得的量值用统计分析的方法进行的测量不确定度分量的评定,其结果可以用标准差表征。该类评定需要在规定条件下进行多次重复性或复现性实验,从而得到一组或多组观测列并对观测列进行统计分析,其结果较客观、可信。

2. B 类评定　　B 类不确定度(type B uncertainty),根据经验或其他信息假设的概率分布,估算标准不确定度分量,其结果也可以用标准差表征。该类评定需要有可靠的数据来源,或有充分的经验、专业知识及理论分析能力,方法简单,但主观性、经验性较强。

在 A 类评定不可用时,可考虑采用 B 类评定。无论是 A 类评定还是 B 类评定都要注意不能遗漏分量,也不能重复计算分量。

批内重复性:将质控品或患者标本在一分析批内进行重复测定至少 10 次以上,计算其标准差 s_w;由批内重复性引起的不确定度 $u_w = s_w / \sqrt{n}$ (n 为测量观测值个数)。

批间重复性:根据质控品在不同批次内测得的不少于 10 次的室内质量控制结果,计算批间标准差 s_b;由批间重复性引起的不确定度 $u_b = s_b / \sqrt{n}$ (n 为测量观测值个数)。

A 类评定要求参评单位参加国家卫生健康委员会或各省(自治区,直辖市)临床检验中心组织的室间质评活动至少两次。根据室间质评结果,计算偏倚 b_i(b_i =结果-靶值),再计算相对 $b_i\%$($b_i\% = b_i /$ 靶值),最后计算由方法偏倚(系统效应)导致的不确定度 $u_{\text{bias}}\left(u_{\text{bias}} = \sqrt{\dfrac{\sum (b_i\%)^2}{n}} \right)$。

(二)合成标准不确定度

当测量结果是由若干个输入量求得时,测量结果的标准不确定度由各输入量的标准不确定度用方差和(或)协方差方法合并得到,称为合成标准不确定度。

$$u_c = \sqrt{u_w^2 + u_b^2 + u_{\text{bias}}^2}$$

（三）扩展不确定度

扩展不确定度又称总不确定度,是确定测量结果区间的量,合理赋予被测量值在一定概率下包含于此区间。扩展不确定度是合成标准不确定度与一个大于1的数字因子的乘积,该因子称为包含因子(k)。包含因子的取值决定了扩展不确定度的置信水平,$k=2$对应约95%置信水平,$k=3$对应约99%置信水平。

第二节　方法学的性能评价

方法学评价的基本内容是通过实验途径,测定并评价方法的精密度与正确度,评价实验的过程就是对误差的测定。美国临床和实验室标准协会(Clinical and Laboratory Standards Institute,CLSI)先后制订了一系列评价方案(evaluation protocols,EP),包括精密度评价(EP5-A、EP5-A2)、线性范围评价(EP6-P、EP6-P2、EP6-A)、干扰评价(EP7-P、EP7-P2)、方法对比评价(EP9-A、EP9-A2)、定量方法的初步评价(EP10-A、EP10-A2)、基质效应评价(EP14-A、EP14-A2)等,目前国内多参照上述方案实施。

多数情况下,临床生化实验室需要针对完整的检测系统进行评价。对于配套系统,实验室需要通过精密度、正确度和分析测量范围(analytical measurement range,AMR)的测定来进行性能验证。对于自建系统及超出预定使用范围或经修改的配套系统,实验室需要对其分析性能进行全面确认,包括精密度评价,正确度评价,检测限、分析灵敏度(analytical sensitivity)评价,分析测量范围、临床可报告范围和线性评价,分析特异性和干扰评价,方法学性能判断等。

一个检测系统或检验方法经选择或建立后,在临床应用前都应对其性能进行评价。

一、精密度评价

（一）基本概念

精密度指在规定的条件下,对同一或类似被测对象进行重复测量所得值之间的一致程度,包括重复性精密度(repeatability precision)、中间精密度(intermediate precision)和重现性精密度(reproducibility precision)。重复性精密度指在相同检测条件下,对同一待测物进行连续测量所得结果的接近程度。中间精密度指不同检测条件下,在同一仪器上运用相同的方法对同一待测物进行测量所得结果的接近程度。重现性精密度是不同检测条件下,在不同仪器上运用同一方法对同一待测物进行测量所得结果的接近程度。

精密度用重复性实验测定,通常用不精密度表示,如在规定测量条件下的标准偏差、方差或CV。

（二）评价方案

1. **基本方案**　在规定条件下,对同一标本连续测定20次以上,计算其均值、标准差和CV。

（1）批内重复性实验:在一个批次内对同一样本进行20次重复测定,计算批内不精密度。

（2）日内重复性实验:一天内对同一样本进行多批次测定,达到20次,计算日内不精密度。

（3）日间重复性实验:将同一样本每天一次随机插入常规标本中测定,连续测定20个工作日,计算日间不精密度。

总的不精密度包括日内不精密度和日间不精密度。

2. **EP5-A2方案**

（1）实验用样品:一般选择两个(亦可更多),一个在参考范围或在医学决定水平附近,另一个为异常值。实验样品的介质应与临床样品一致并应妥善保存,应保证其在整个实验过程中的稳定。

（2）初步的批内精密度测定:根据实验结果,计算标准差和CV(此为初始精密度)。批内精密度符合规定的质量标准才能进行下面的实验。

（3）精密度确认实验:至少两个浓度水平的样本,每天运行两个分析批(每批至少间隔2 h),每批进行双份重复测定,连续测定20 d。至实验结束时,每个浓度水平应至少收集80个数据,分别计算批内不精密度、批间不精密度、日间不精密度及总不精密度。如果双份重复测定结果的差值(绝对值)超出5.5倍初始精密度,即判定为离群值并剔除。

二、正确度评价

正确度指多次重复测量所得量值的平均值与一个参考量值的一致程度,通常以偏移(偏倚)或偏移系数表示。测量正确度与系统误差有关,与随机误差无关。

(一)评价方案

1. 与参考方法进行方法学比对 选取足够数量的新鲜患者血清样本(如每天选取 8 个患者新鲜血清样本,连续 5 d,至少 40 份样本),分别用参考方法和待评价的方法进行双份平行测定。采用回归分析得到两种方法的回归方程,并计算偏倚的置信区间。如果偏倚小于预期的可接受范围,则正确度可接受。

2. 检测定值的标准物质 选择两个或两个以上浓度水平的定值标准物质,进行多次重复测定,计算均值并与给定的参考值进行比较,确定偏倚。定值的标准物质可以是由参考方法定值的新鲜冰冻血清、具有互换性的有证参考物质、正确度质控物、厂家提供的正确度确认物等。

3. 回收实验 将样本分成两份,其中一份样本加入已知量的待测物(多为纯品标准液),另一份样本加入等体积溶剂。同时测定两份样本中待测物浓度,计算测定结果的差值,即回收量。回收量与"理论值"之比的百分率即回收率(recovery)。回收率越接近 100%,检测正确度越高。

(二)注意事项

(1)在确认检测系统或检验方法无漂移和携带污染后,方可进行正确度评价实验。

(2)评价实验期间,应确保做好校准及室内质量控制。

(3)方法学比对实验所选择的样本浓度应尽可能覆盖整个分析测量范围,各浓度应有合适的比例。

(4)进行回收实验时要注意加样量的准确性;向样本中加入的待测物纯品标准液的体积不应超过样本总体积的 10%;同时需要加入低、中、高不同浓度的待测物,计算平均回收率。

三、检测限和分析灵敏度评价

(一)检测限

检测限是反映检测系统或方法对低浓度分析物的检测能力,包含针对检测限低值附近的检测准确性进行评估的一组性能参数,即空白限(limit of blank,LoB)、检出限(limit of detection,LoD)及定量限(limit of quantification,LoQ)。

1. 基本概念 LoB 为测量空白样本时能观察到的最高测量结果,通过空白样本的重复测定得到。LoD 也称检测低限(lower limit of detection)或最小检出浓度(minimum detectable concentration),指在给定的显著性水平内,可以定性地从样本中检出分析物的最低浓度。LoQ 指满足既定的精密度和(或)正确度,在规定的实验条件下能够可靠地定量分析物的最低浓度。

一般情况下,LoB<LoD,而 LoD 小于或等于 LoQ。检测结果≤LoB,结果应报告"未检出"或"浓度<LoD";LoB<检测结果≤LoD 或 LoD<检测结果<LoQ,结果应报告"检出,浓度<LoQ";检测结果≥LoQ,则直接报告检测结果。

2. 评价方法

(1)LoB 和 LoD:分别由对空白样本或低值样本的重复测定获得。在不同实验条件下(不同天数、不同试剂批号等)对空白样本或低值样本进行多次重复测定,根据测定值的数据分布状态(正态分布或非正态分布)选择参数或非参数统计方法。如果默认 I 类、II 类错误水平为 5%($\alpha=\beta=0.05$),那么 LoB 为空白样本测定值的第 95 百分位数,LoD 为 95%测定值高于 LoB 的低值样本的浓度。

(2)LoQ:预先选择一个靶浓度作为实验 LoQ,并根据该浓度制备多个低值样本。分别在不同条件下(不同天数、不同试剂批号等)进行多次重复测定,计算不精密度(CV 或标准差)、偏倚或总误差(total error,TE)等。如果满足既定目标,那么该浓度即为此检测系统或方法的 LoQ。

3. 注意事项 ① 用于 LoB 评价的空白样本为不含待测分析物的样本,实验室较易获得的空白样本包括实验室纯水、超纯水、商业化生理盐水、检测系统清洗缓冲液,或经证实不含特定分析物的商业化样本稀释液。② 用于 LoD 评价的低值样本是具有能够检出的最低分析物浓度的样本。如果 LoD 已知,可通过患者样本稀释或向空白样本中添加特定分析物的方法获得低值样本。如果 LoD 未知,需要对低值样本进行系列稀释,获得一系列低值样本。③ 理想的空白样本或低值样本要求与患者样本具有相同或相似的基质。

（二）分析灵敏度

分析灵敏度是以浓度为横坐标、以测量信号为纵坐标的校准曲线的斜率,它反映检测系统或方法辨别微量分析物浓度差异的能力。

四、分析测量范围、临床可报告范围和线性评价

（一）基本概念

分析测量范围指患者样本未经稀释、浓缩等形式的预处理,由检测系统直接测量得到的可靠结果范围。在此范围内,不同样本的测量值与其真值呈线性比例关系。在理想情况下,校准曲线(响应对分析物浓度之间关系图)应该是线性,并通过原点。如果校准曲线是线性,检测范围被称为方法的线性范围。方法的分析物范围应足够宽,应包括没有预稀释期望样本的95%以上。

临床可报告范围(clinical reportable range, CRR)是定量检验项目向临床能报告的检测范围。患者样本可经稀释、浓缩或其他预处理来获得测量值。通常选择高值标本,用专用稀释液、生理盐水或蒸馏水将样本稀释成不同浓度再进行检测。获得实测值与预期值比较,求稀释回收率,回收率在90%～110%为合格;求出最大稀释倍数,分析测量范围的上限乘以最大稀释倍数即为临床可报告范围的上限,下限为定量检测限或功能灵敏度。

（二）线性评价

线性评价是将样本进行系列稀释,或使用(具有已知值/已知关系的)线性评价材料,对测定值与指定值(或稀释值)进行回归分析,评价该方法能准确报告的最低、最高浓度(或活性)范围,即建立定量测定方法的分析测量范围(线性范围)。

1. 样品制备　　收集临床检测过程中的高值样品(H)和低值样品(L),将 H 和 L 样品按:1L、0.8L+0.2H、0.6L+0.4H、0.4L+0.6H、0.2L+0.8H、1H 关系各自配制混合,形成系列评价样品。

2. 样品测定　　在进行线性范围确立时,应进行 9～11 个浓度水平的样品测定,每个样品重复测定 2～4 次。进行线性范围验证时,应进行 4～6 个浓度水平的样品测定,每个样品重复测定 2～4 次。所有样品应在一次运行中或几次间隔很短的运行中随机测定,样品随机编码,双盲测定且最好在 1 d 之内完成。

3. 数据收集　　可采用电子表格或其他记录形式,但应注意保留原始数据。

4. 结果分析　　以预期值为横坐标,以实测值为纵坐标进行线性回归,得到直线回归方程 $Y = bX + a$,若 $r^2 > 0.995$,b 为 0.97～1.03,a 趋于 0,则可直接判断测定方法可报告范围在实验已涉及的浓度范围内。若 b 不在 0.97～1.03,a 较大,试着舍去某组数据,另做回归统计,直至 b 为 0.97～1.03,a 趋于 0,此时,缩小后的范围是真实的可报告范围。

（三）注意事项

（1）用于线性评价的样本应与患者样本具有相同或相似的基质且不应对检测方法有明显干扰(如溶血、脂血症、黄疸等)。

（2）样本浓度应覆盖待评价线性范围的上、下限。

（3）线性评价应包含医学决定水平附近浓度的样本。

五、分析特异性和干扰评价

分析特异性是指检测系统或分析方法只对确定分析物起作用,而对其他相关的物质(如三酰甘油、血红蛋白、胆红素、抗体、分析物的代谢物或降解产物、抗凝剂、防腐剂等)不起作用的能力。例如,测定葡萄糖的方法仅可准确地测量葡萄糖,对甘露糖和半乳糖等不反应,则此方法具有特异性。同理,当抗体与被测抗原类似的分子无交叉反应时,该法是特异的。

干扰是因样本特性或其他成分影响,分析物浓度出现有临床意义的偏差。在进行干扰评价前需要确定可接受的干扰标准。干扰标准指在某分析物浓度水平,相对于真值可接受的最大干扰结果(最大允许偏差),该偏差可能影响医生的医疗决定。干扰标准的建立可以基于生物学变异、分析变异或医生的临床经验。

（一）干扰评价方案

1. 配对差异实验 收集一定量患者样本,将其分为测试组和对照组。向测试组样本中加入潜在干扰物,一般使干扰物浓度达到临床样本中能出现的最高浓度;对照组中加入等体积不含干扰物的溶剂。分别测定测试组和对照组的分析物浓度。根据配对样本中结果差异和干扰标准,确定干扰效应是否存在。

2. 剂量效应实验 将含有高浓度干扰物的样本和不含干扰物的样本(样本中分析物浓度相同)按比例混合,制备一系列含有不同浓度干扰物的样本(一般5个浓度)。分别测定分析物浓度,通过回归分析明确干扰物剂量效应,确定有临床意义的干扰物浓度水平。

3. 利用患者样本进行偏倚分析 选择两组患者样本,一组含有潜在干扰物(测试组样本),另一组无干扰物(对照组样本),每组含20~40个样本。分别用待评价方法与参考方法或比较方法(具有低干扰性、高特异度)进行重复测定。比较两种方法测定结果之间的差异。若测试组有差异,对照组无差异,则提示测试组样本中存在潜在干扰物;如两组均无显著差异则说明不存在干扰。

（二）注意事项

（1）用于干扰评价的样本应与患者样本具有相同或相似的基质。

（2）向测试组样本中添加干扰物时,干扰物储备液的浓度至少应该是干扰浓度的20倍(即加入体积不超过样本总体积的5%),以避免稀释样本基质。

（3）分析物浓度需要进行多次重复测定(3次及以上)。

（三）干扰的处理

干扰物对检测结果的影响可通过一些方法进行补偿或修正,以尽量减少干扰对特定患者检测结果的影响。例如,常见的内源性干扰物(如血脂、胆红素等)可通过样本前处理、样本空白等方法减少干扰效果。如果怀疑检验结果的严重偏差可能由干扰物引起,实验室需要采取以下措施:① 收集资料,调查是否存在干扰。② 告知医生干扰对结果可能的影响。③ 使用分析特异性高的方法。

六、方法学性能判断

通过一系列评价实验获得的相应数据,我们需要将其转化成误差,与实验室规定的质量目标进行对比。检测的误差在质量目标范围内,则方法学的性能在可接受的范围内。

（一）误差

误差反映的是测量结果对真值(或可接受参考值)的偏离,包括随机误差和系统误差。

1. 随机误差 是测量结果与重复性条件下对同一被测量进行无限多次测量所得结果的平均值之差。随机误差由不精密度反映,用标准差或CV表示。

2. 系统误差 是在重复性条件下,对同一被测量物经多次测量所得结果的平均值与被测量物的真值(或可接受参考值)之差。系统误差包括恒定误差(constant error, CE)和比例误差(proportional error, PE)。系统误差由不正确度反映,用偏倚或偏倚系数(CB)表示。

3. 总误差 是随机误差和系统误差的总和,用公式表示:$TE = CB + Z \times CV$,Z值与选定的置信水平有关,通常选择1.65(90%置信水平)或1.96(95%置信水平)。

（二）质量目标

1. 概念 质量目标又称为分析目标或分析性能目标,是临床医学决策所要求达到的质量水平。检验质量目标主要包括允许不精密度、允许偏倚和允许总误差等。其中以允许总误差最为重要,它反映了从临床实用角度所能接受的分析误差大小。

2. 基于生物学变异设定分析质量目标 1999年国际纯粹与应用化学联合会(International Union of Pure and Applied Chemistry, IUPAC)、IFCC及WHO在瑞典斯德哥尔摩提出"全球检验医学分析质量规范设定策略",从而提出了多种分析质量目标的设定方式,其中基于生物学变异设定分析质量目标是目前采用较广的方式。

依据生物学变异设定的分析质量目标几乎适用于所有的定量检验项目。其以每个检验项目的生物学变异[个体内生物学变异(CV_I)及个体间生物学变异(CV_G)]为依据。

分析质量目标包括允许不精密度、允许偏倚和允许总误差。

（1）允许不精密度的设定：当分析项目用于疾病监测时，其结果的总变异包含了分析前变异、分析变异（CV_A）和 CV_I。在忽略分析前变异的情况下，如果 $CV_A < 0.5CV_I$，则检验结果总变异的增加不超过 12%；如果 $CV_A < 0.25CV_I$，则检验结果总变异的增加不超过 3%；如果 $CV_A < 0.75CV_I$，则检验结果总变异的增加不超过 25%。由此制订的允许不精密度的最低、适当和最佳性能目标分别为 $0.75CV_I$、$0.5CV_I$ 和 $0.25CV_I$。

（2）允许偏倚的设定：当分析项目用于疾病诊断时，需要将结果与参考区间进行比较。在不考虑 CV_A 的情况下，参考区间的变异主要由 CV_I 和 CV_G 决定，即人群生物学变异 $CV_T = (CV_I^2 + CV_A^2)^{1/2}$。分析偏倚（$B_A$）会引起人群的错误划分，从而出现误诊。如果 B_A 小于 1/4 人群生物学变异，则超出参考区间的人群增加不超过 16%；如果 B_A 小于 1/8 人群生物学变异，则超出参考区间的人群增加不超过 2%；如果 B_A 小于 3/8 人群生物学变异，则超出参考区间的人群增加不超过 34%。由此制订的允许 B_A 的最低、适当和最佳性能目标分别是 $0.375(CV_I^2 + CV_G^2)^{1/2}$、$0.25(CV_I^2 + CV_G^2)^{1/2}$ 和 $0.125(CV_I^2 + CV_G^2)^{1/2}$。

（3）允许总误差的设定：按照总误差计算公式得到允许总误差的最低、适当和最佳性能目标。

（三）应用举例

A 实验室和 B 实验室对 LDH 进行了方法学性能评价实验。A 实验室的 CV 为 9%，CB 为 3%；B 实验室 CV 为 2%，CB 为 8%。试问：在 90% 置信水平上，A、B 两个实验室检测 LDH 的方法学性能是否可接受？

1. 质量目标设定　　根据生物学变异数据库，得到 LDH 的 $CV_I = 8.6\%$、$CV_G = 14.7\%$，则 $CV_T = (CV_I^2 + CV_G^2)^{1/2} = (8.6\%^2 + 14.7\%^2)^{1/2} \approx 17.05\%$。

（1）允许不精密度：① 最低目标 $0.75CV_I = 0.75 \times 8.6\% = 6.45\%$；② 适当目标 $0.5CV_I = 0.5 \times 8.6\% = 4.30\%$；③ 最佳目标 $0.25CV_I = 0.25 \times 8.6\% = 2.15\%$。

（2）允许偏倚：① 最低目标 $0.375(CV_I^2 + CV_G^2)^{1/2} \approx 0.375 \times 17.05\% \approx 6.39\%$；② 适当目标 $0.25(CV_I^2 + CV_G^2)^{1/2} \approx 0.25 \times 17.05\% \approx 4.26\%$；③ 最佳目标 $0.125(CV_I^2 + CV_G^2)^{1/2} \approx 0.125 \times 17.05\% \approx 2.13\%$。

（3）允许总误差：① 最低目标 $1.65 \times 0.75CV_I + 0.375(CV_I^2 + CV_G^2)^{1/2} \approx 10.64\% + 6.39\% \approx 17.03\%$；② 适当目标 $1.65 \times 0.5CV_I + 0.125(CV_I^2 + CV_G^2)^{1/2} \approx 7.095\% + 4.26\% \approx 11.36\%$；③ 最佳目标 $1.65 \times 0.25CV_I + 0.125(CV_I^2 + CV_G^2)^{1/2} \approx 3.55\% + 2.13\% \approx 5.68\%$（90% 置信水平）。

2. 实验室的总误差计算　　A 实验室的总误差（90% 置信水平）为 3% + 1.65 × 9% = 17.85%；B 实验室总误差为 8% + 1.65 × 2% = 11.3%。

3. 方法性能可接受性分析

（1）A 实验室总误差 17.85%，超过允许总误差"最低目标"，方法性能不可接受。

（2）B 实验室总误差 11.3%，在"适当目标"之内，方法性能可接受。从检测结果可看出，虽然精密度性能较好，但偏倚 8%，超过允许偏倚"最低目标"。实验室应查找原因，通过校准等措施改进正确度性能。

第三节　试剂盒的性能评价

用于检验项目测定的带有使用说明书的所有配套试剂的组合，称为试剂盒。目前，临床生化检验用试剂多以商品化试剂盒的形式供应，使用前应对试剂盒进行评价或验证。

一、试剂盒的分类和特点

试剂盒根据试剂物理性状可以分为固体试剂盒和液体试剂盒。根据其组合方法，其可分为单试剂盒和双试剂盒。

（一）固体试剂盒和液体试剂盒

在使用以前，主要组分以固体形式存在的试剂盒称为固体试剂盒，其包括冻干试剂盒、粉状试剂盒、干片试剂盒等。固体试剂盒具有运输方便、保存期长的优点，但组分均一性较差，瓶间差较大，分装过程中的称量误差和复溶时加入水量的误差都会引起瓶间的不均一性。

在使用以前以液体形式存在的试剂盒称液体试剂盒。液体试剂盒是当前的主要试剂形式,其稳定性高,组分高度均一,瓶间差小,测定重复性好,使用方便。缺点是液体试剂(尤其是酶试剂)保存时间较短,不便于运输。

(二)单一试剂盒和双试剂盒

试剂盒在使用时,只有一种试剂的称为单一试剂盒。单一试剂盒的优点是操作简单,缺点是稳定性较差、抗干扰能力差。例如,内源性 NH_4 对尿素酶法测定尿素的干扰,维生素 C 和尿酸对 Trinder 反应的干扰,以及内源性丙酮酸对丙氨酸转氨酶(alanine aminotransferase,ALT)〔即谷丙转氨酶(glutamic-pyruvic transaminase,GPT)〕、天冬氨酸转氨酶(aspartate aminotransferase,AST)〔即谷草转氨酶(glutamic-oxaloacetic transaminase,GOT)〕测定的干扰等。

试剂盒在使用时,有两种试剂的称为双试剂盒。双试剂盒是目前的主要试剂形式,特点表现在以下两方面。

1. **抗干扰反应的能力**　　提高了抗干扰反应的能力,在临床生化测定过程中,样品除了含有待测物质外,还含有许多其他物质,这些物质都会干扰或参与测试反应,引起非特异性反应或干扰。双试剂盒设计的一个主要目的就是克服这种干扰反应。在测定过程中,首先让第一试剂 I 与样品中的干扰物质反应,反应一段时间后,再用第二试剂 II 启动待测物质的反应,从而使测定结果更加准确。

例如:尿素的酶法测定,通过以下两步化学反应来完成。

$$尿素 + 2H_2O \xrightarrow{\text{脲酶}} 2NH_3 + CO_2$$

$$NH_3 + \alpha\text{-酮戊二酸} + NADH + H^+ \xrightarrow{\text{GLDH}} 谷氨酸 + NAD^+ + H_2O$$

在 340 nm 下监测吸光度值的变化,与同样处理的尿素标准液比较,计算出样品尿素含量。这一反应的第一步特异度高,脲酶只对样品中的尿素起催化作用,但第二步反应就存在一些干扰:样品(如血清、尿液)中含有 NH_3,内源性 NH_3 会消耗 NADH,从而使测定结果偏高;复溶试剂时所用蒸馏水如含有 NH_4^+ 或者所用器材不够清洁而被 NH_3 污染(外源性 NH_3)也会消耗 NADH,使测定结果偏高;当样品(如血清)中含有较高的丙酮酸时,血清中的 LDH 会催化下列反应: $NADH + 丙酮酸 + H^+ \xrightarrow{\text{LDH}} L\text{-乳酸} + NAD^+$,从而也会消耗 NADH,使测定结果偏高。由此可见,用单一试剂盒测定尿素时存在内源性 NH_3、外源性 NH_3、内源性丙酮酸的干扰,使测定结果产生正误差。如采用双试剂盒即可克服:第一试剂含 α-酮戊二酸、NADH、谷氨酸脱氢酶(glutamate dehydrogenase)及维持 pH 的缓冲物质。第二试剂含脲酶等。当被检样品加入第一试剂在 37℃ 环境下作用 5 min 后,可将内源 NH_3、外源性 NH_3 及内源性丙酮酸消耗掉。接着加入第二试剂使样品中的尿素被脲酶水解成 NH_3,再进行第二步反应,消耗 NADH 量与消耗尿素量成正比,从而保证尿素测定的准确性。

三酰甘油(triglyceride,TG)测定时游离甘油的干扰,一些项目测定时胆红素的干扰等,都可通过双试剂盒克服。

2. **稳定性**　　可提高稳定性,全液体酶法双试剂盒在使用时无须任何辅助试剂及蒸馏水,避免了外源水质对试剂的影响,保证了试剂在有效期内的稳定性和测定结果的可靠性。全液体酶法双试剂盒:① 用户可根据每次样品量多少按一定比例配制适量工作液,当天配制当天用完,这样便可减少试剂损失。② 如果自动生化分析仪有双试剂测定功能,直接放置仪器内即可,不必把双试剂混合成工作试剂,从而保证了试剂的稳定性。

二、试剂盒的质量标准

我国有关临床生化体外诊断试剂盒的质量标准有两个:WS/T 124-1999《临床化学体外诊断试剂盒质量检验》和国家卫生健康委员会颁发的《临床检验体外诊断试剂质量检定暂行标准》(卫药发〔1992〕第 1 号、卫药政发〔1994〕第 444 号、卫药政发〔1997〕第 115 号)。质量标准主要包括外观,说明书,试剂盒的包装、标志、标签、运输和储存,分析性能。

(一)外观

干粉试剂应为白色粉末。液体试剂溶液的外观应澄清、无异物。冻干品或干粉试剂经复溶后,其溶液应澄清、无异物。

（二）说明书

试剂盒必须附有试剂说明书,其包括下述内容:① 名称;② 用途;③ 测定原理;④ 包装盒内容物;⑤ 适用仪器;⑥ 样品要求;⑦ 测定步骤;⑧ 结果计算方法;⑨ 注意事项;⑩ 储存条件、有效期、参考范围、主要参考文献以及生产单位名称、地址、咨询电话及传真号。

（三）试剂盒的包装、标志、标签、运输和储存

1. 包装　　试剂应装在耐酸耐碱的塑料瓶或硬质中性玻璃内,应密封无漏液,应有完整的外包装盒。

2. 标志　　外包装应标明:① 产品名称;② 产品可供测定次数和(或)装量;③ 产品批号、有效期、储存条件;④ 产品的批准文号;⑤ 生产单位名称和地址。

3. 标签　　每个试剂瓶应有标签,其标志比外包装上略少。

4. 运输　　应在规定的温度下进行,避免雨淋、倒置与重压。

5. 储存　　应按规定的条件保存,在有效期内应完全符合质量标准的要求。

（四）分析性能

性能指标包括正确度、精密度、线性范围、试剂空白吸光度和吸光度变化、时间反应曲线、稳定性等。

三、试剂盒的性能评价

（一）正确度

可以选择做方法对比实验、干扰实验等评价试剂盒的正确度,也可用有溯源性的、血清基质的标准品进行检测。用待检试剂盒测定已知浓度的样品,做三管平行测定,计算样品测定结果均值($\bar{x}$),用相对偏差（Bias%）表示测定结果的不正确度。计算公式为

$$Bias\% = (T - \bar{x}/T) \times 100\%$$

式中,T 为样品靶值。

（二）精密度

1. 批内精密度（瓶间差）的测定　　用同批号 20 份待检试剂盒分别测定 1 份已知血清样品(浓度略高于参考范围上限),计算测定结果的均值($\bar{x}_1$)与标准差(S_1)。另用上述 20 份试剂盒中的 1 份试剂对相同样品连续测定 20 次,计算测定结果的均值($\bar{x}_2$)与标准差(S_2),按以下公式计算 $S_{瓶间}$ 和 CV:

$$S_{瓶间} = \sqrt{S_1^2 - S_2^2}, \quad CV_{瓶间}(\%) = S_{瓶间} / X_1 \times 100$$

当 $S_1 < S_2$ 时,令 $CV_{瓶间}(\%) = 0$。

2. 批间精密度（批间差）的测定　　取 3 个批号的待检试剂,每个批号取 3 瓶。分别测定 1 份浓度略高于参考范围上限的血清样品,分别计算测定结果总均值($\overline{x_T}$)和每个批号 3 份试剂的测定均值($\overline{x_1}$、$\overline{x_2}$、$\overline{x_3}$),并求出 3 个批号试剂盒测定均值的 CV(%):

$$CV(\%) = (\overline{x_{max}} - \overline{x_{min}}) / \overline{x_T} \times 100$$

式中,$\overline{x_{max}}$ 为 $\overline{x_1}$、$\overline{x_2}$、$\overline{x_3}$ 中的最大值,$\overline{x_{min}}$ 为 $\overline{x_1}$、$\overline{x_2}$、$\overline{x_3}$ 中的最小值,$\overline{x_T}$ 为总均值。

（三）线性范围

线性范围是该试剂盒按其说明使用时可准确测量的样品浓度范围。被检样品的含量超出测定线性范围时,必须稀释样品后重新测定才能得到准确结果。检测线性范围至少应取 6 个点［包括线性范围的下限(或零)、中间浓度及上限(高浓度)］,每个点应重复测定 3 次。计算直线方程 $y = a + bx$ 与相关系数:

$$b = \frac{n\sum X_i Y_i - \sum X_i \sum Y_i}{n\sum X_i^2 - (\sum X_i)^2}, \quad a = \frac{\sum Y_i - b\sum X_i}{n}$$

$$r = \frac{n\sum X_i Y_i - \sum X_i \sum Y_i}{\sqrt{[n\sum X_i^2 - (\sum X_i)^2][n\sum Y_i^2 - (\sum Y_i)^2]}}$$

式中,b 为斜率;a 为截距;r 为相关系数;X_i 为测定管溶液的浓度;Y_i 为测定管溶液的吸光度均值;n 为测定样品数。

如 $r^2 \geqslant 0.995$,候选试剂盒测定值 Y_i 与回归线的相对偏差 $\leqslant 2\%$,表明在此浓度范围内溶液与吸光度变化呈良好线性关系。

(四)试剂空白吸光度和吸光度变化

用蒸馏水调整分光光度计的零点后,测定待测试剂在测定波长、37℃条件下稳定 30 s 后的吸光度,连续测定 3 次,取其平均值作为试剂空白吸光度。

用蒸馏水调整分光光度计的零点后,测定待测试剂在测定波长、37℃条件下稳定 30 s 后,每 30 s 测定一次吸光度,连续测定 5 min,计算出 5 min 内的吸光度变化($\Delta A/5$ min)。

(五)时间反应曲线

酶活性测定时用中等酶活性的定值血清,代谢产物测定时用稍高于参考值上限的标准液或定值血清,按说明书规定对样品进行测定,每 2~10 s 记录 1 次吸光度,连续监测 15 min。同时用蒸馏水代替样品做空白试剂的时间反应曲线,以吸光度为纵坐标、反应时间为横坐标作图,观察动态期(包括延迟期、线性期、混合期)和平衡期出现、持续和终止的时间,分析有关的性能指标。

1. 终点法 ① 空白试剂的吸光度应符合规定标准,否则会影响测定的精密度和正确度;② 空白试剂的时间反应曲线应平坦且无明显波动,否则说明试剂本身不稳定,从而导致测定偏差;③ 反应能否在规定的时间内达到平衡,达到平衡的时间应在终点法读取测定吸光度的时间之前;④ 反应达到平衡后,吸光度最大并维持不变。

2. 速率法 ① 试剂空白值是否符合规定,吸光度下降型的反应,试剂空白吸光度应在 1.5 左右,吸光度上升型的试剂空白吸光度越低越好,不符合说明书中规定值者不宜使用;② 试剂空白的时间反应曲线应平坦,吸光度变化应 $\leqslant 0.001$。若大于此值,表明试剂本身分解变化,会使测定结果产生误差;③ 延迟期、线性反应期与设定的实验参数是否相符,若不相符应予修改;④ 观察时间反应曲线的斜率,通过定值血清,分析试剂盒的灵敏度。当试剂盒中底物浓度不足,辅助酶或指示酶的酶量不足或质量不好,反应条件不是最适条件等情况时,时间反应曲线斜率下降,灵敏度低,测定结果有严重比例误差,这种试剂盒无法纠正,不能使用。

(六)稳定性

试剂盒稳定性是试剂盒在不同条件下储存仍保持其性能指标的期限。该期限应符合规定的储存期。

1. 原包装试剂的稳定性 按说明书的方法储藏,于不同时期取出一瓶试剂复溶,测定试剂准确度、精密度、线性范围、试剂空白吸光度和试剂空白吸光度值变化,直到这些指标变化超出规定值的 10% 以上的期限,为原包装试剂的稳定期。

2. 复溶后试剂的稳定性 将复溶试剂分别放在 4℃、25℃ 条件下保存,逐日与新复溶试剂对比,观察上述指标(见原包装试剂稳定性),直到测定结果与新复溶试剂的差值>10%,这一期限为复溶后试剂的稳定期。

3. 不同温度下的保存期 将原包装试剂盒置 4℃、25℃、37℃、45℃ 条件下保存,以出现说明试剂变质的指标来确定在不同温度下的保存期。

本章小结

检验方法根据正确度和精密度可分为决定性方法、参考方法和常规方法。我国标准物质(参考物质)分为一级标准物质和二级标准物质。校准品为用于体外诊断仪器或检测系统校准的测量标准,其校准值表示方法为赋值结果±不确定度。方法学评价是通过实验途径,测定并评价方法的精密度与正确度。精密度评价可通过 EP5-A2 方案进行,正确度评价可通过与参考方法进行方法学比对、检测值的标准物质和回收实验进行。试剂盒的性能评价指标有正确度、精密度、线性范围、试剂空白吸光度和吸光度变化、时间反应曲线和稳定性等。

(杨 勇)

第四章 检验项目的诊断性能评价

临床生化的检验项目是指应用各种生化的检验技术、方法,对受试者的血液、体液和组织中的物质进行检验,为临床医生诊断某种疾病提供实验信息和诊断依据的项目。检验项目设计是否科学、操作是否规范、结果是否准确、结果解读是否全面都将影响医疗决策的正确度及患者的健康甚至生命。因此,我们不仅要对临床生化检验项目的实验方法进行选择和评价,还应对检验项目的临床应用价值和应用性能进行研究和评价,确定其适用范围,不断提高临床生化检验的临床服务质量。本章主要介绍检验项目的诊断性能评价的相关基本概念、方法、指标及其应用。

第一节 概述

临床工作中,不可能只靠几项检验结果就划分生理与病理状态。以参考区间为基础,根据不同的临床目的(如早期诊断、疗效观察等),通过流行病调查和医生的临床经验,综合分析病理值的分布、诊断灵敏度和特异度等指标,确定"分界值"(cut off value)和"医学决定水平",作为判断参照标准的方法是合理、可行的。

一、参考区间

人们曾以"正常值""正常范围""正常值范围"等来表示健康者的生理数据或其测量结果。实际上,绝对健康或者完全"正常"的人是不存在的,每个人都可能存在某种程度的亚健康或病理状态,因此,用上述概念来表示健康者的生理数据或其测量结果并不恰当。1967年Grasbeck等首次提出参考值的概念,1970年IFCC成立了参考值专家委员会,随后发表了相关的文件和研究报告,参考值的概念逐渐被越来越多的人所接受。

(一)参考区间相关概念

1. 参考个体(reference individual) 根据临床对某个检验项目的使用要求来确定选择标准,以此标准选择检验个体。根据需求不同,设置参考个体的纳入和排出标准。排出标准中有的要求不能有高血压、器质性疾病等,有的要求近期不能有急性感染、输血、手术、用药等,还有的会界定地区、民族、性别、年龄等条件。

2. 参考群体(reference population) 所有参考个体的总和。参考群体中参考个体的数量一般是未知的,其人数通常是估算的,又称参考总体。

3. 参考样本组(reference sample group) 被选择用来代表参考群体的足够数量参考个体。

4. 参考值(reference value) 通过检验或测量一定数量的某种类型的参考个体所获得的值或者测量结果称为该参考群体的参考值。因为目的不同,参考值选定的参考个体可以是健康状况良好的个体,也可能是处于其他生理或病理状态中的个体。

5. 参考分布(reference distribution) 指所有参考样本组的各个参考值的集合。

6. 参考限(reference limit) 依据所有参考值的分布特性及临床使用需求,选择合适的统计方法进行归纳分析后确定的限值,包括参考上限和参考下限。通常将包含中间95%的参考值称为该项目的参考限。大多数检验项目以参考值分布的2.5%为参考下限,以参考值分布的97.5%为参考上限;如果有些检验项目只有单侧参考限有临床意义,则可确定5%或者95%为参考限。

7. 参考区间(reference range) 指介于参考上限和参考下限之间,包括参考上限和参考下限的值。例如,空腹血糖(fasting plasma glucose, FPG)的参考下限为3.89 mmol/L,参考上限为6.11 mmol/L,则空腹血糖的参考区间为3.89~6.11 mmol/L。有些检验项目可能只有一个参考上限,如尿液中溶菌酶的参考上限为2 mg/L,其参考区间则为0~2 mg/L。参考区间通常作为参考人群的判断参考标准,即检验结果在参考区间内,临床上可视为"正常";超出或低于参考区间,临床上则视为"异常"。

参考区间相关术语间的关系见图4-1。

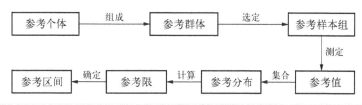

图 4-1　参考区间相关术语间的关系

（二）参考区间的建立及其步骤

1. 参考区间的建立（establishing reference interval）　指在一个地区的人群中,按预先规定的若干标准,从参考群体中抽取一定数量的参考个体进行调查和测定,将这些结果用适当的统计方法进行处理,得出相应的统计参数,并确定参考区间的过程。

2. 建立参考区间的步骤　① 查阅文献资料,了解某项检验项目的生物学变异和干扰因素,建立选择、排除和分组标准,供选择参考个体;② 从参考群体中抽选出一定数量的参考个体,即选择参考样本组;③ 在良好的控制条件下,用事先选定的方法对参考个体的样品进行检验,获得该样本组所有个体的检验结果即参考值结果;④ 利用适当统计学方法,处理和分析参考值结果,获得参考值分布状态并计算参考限;⑤ 确定参考区间。

（三）参考区间的转移与验证

1. 参考区间的转移（transference of reference interval）　是将一个已经建立的参考区间改变成适应新的分析方法或新地点的过程。

2. 参考区间的验证（validation of reference interval）　使用相对较小标本量的参考个体、合理的置信度,检验别处已建立的参考区间或其他研究的参考区间转移应用于本地的有效性的过程。

在合适的情形下,实验室基于其他实验室或厂商先前建立的参考区间转移他处是可以接受的,而不需要进行新的全程研究。参考区间的转移和验证需采用规范的研究程序来验证它的有效性,其主要内容为检验系统的可比性和受试群体的可比性。

（1）检验系统的可比性：参考区间会随检测方法、试剂厂商、试剂批号、检测仪器、检验程序等的不同而发生改变。不同检验系统的可比性可以通过 CLSI EP9-A2 文件（《利用患者样本进行方法学比对和偏倚评估》）来进行验证和确认。如果检验系统不能通过 CLSI EP9-A2 文件的验证和确认,则必须建立新的参考区间。

（2）受试群体的可比性：可通过以下 3 种方法对其进行评估。

1）主观评定：通过认真审查原始参考区间研究的有关因素,进而评价参考区间转移的可接受性。

2）小样本参考个体的验证：在受试人群中抽选 20 例参考个体进行检验,比较小样本参考值与原始参考值间的可比性。若不超过 2 例（即 10%以下）的检验结果在原始参考限之外,则参考区间的转移可接受。若 3 例以上（即 10%以上）的检验结果超出参考限,需再抽选 20 例参考个体进行验证,若再次有 3 例以上的检验结果超出参考限,则应考虑两个参考总体的生物学特征可能存在差异。

3）大样本参考个体的验证：一般从本地受试人群抽选出稍多的参考个体（如 60 例）进行相关检验,分析该样本组的参考值与原始研究中相对较大的样本群体的参考值间的可比性。

二、分界值

当检验项目作为筛查、确诊或排除某种疾病等不同用途时,单独使用参考区间就不能满足不同的临床要求。为了提高诊断指标的临床应用性能,不仅要研究基本健康的受试者的参考区间,也要研究其他无关疾病患者的测定值及有关疾病在不同阶段中的检验结果,即根据不同的需求和目的,研究患病的与不患病的分界值。

1. 分界值的概念　指划分检验项目结果正常与异常或阴性与阳性的界值,又称阈值、临界值、鉴别值、诊断界值等。

2. 分界值的选择　分界值高低的确定直接影响检验项目的诊断性能：① 当对照组的分布与患者组的分

布没有重叠,如图4-2(1)所示,可以取中间一点(D点)为分界值,这时假阳性和假阴性均为0,这是一种理想的情况。② 当对照组的分布与患者组的分布完全重叠,在其中间取一点(D点)为分界值,此时敏感度和特异度均为50%,这种情况非常少见。③ 许多检验项目中对照组与患者组的分布是存在交叉的,如4-2(2)所示。这时分界值需综合研究来确定。当D向右移动时,假阳性减少,假阴性增加,敏感度降低,特异度增加;当D向左移动时,假阳性增加,假阴性减少,敏感度增大,特异度减少。

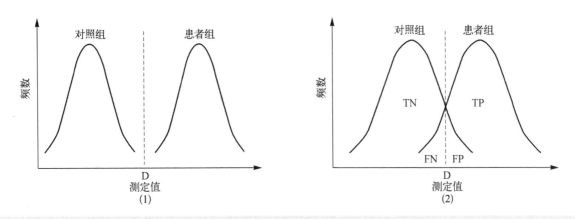

图4-2 对照组和患者组检验结果的分布曲线示意图

D为分界值,TN为真阴性,TP为真阳性,FN为假阴性,FP为假阳性

三、医学决定水平

由于生物学变异、分析中变异和健康与患病组的数据存在相互交叉等,临床上常见到患者处于疾病的不同阶段,其检验结果也不同,这与患者状况、临床诊疗方案和预后有密切关系。因此,临床上对检验指标的要求为需要其有确定病情、判断疗效和预后的一系列界值。1968年Beknett首先提出了医学决定水平。

1. **医学决定水平的概念** 指临床按照不同的病情给予不同处理的指标阈值。医学决定水平可根据不同疾病的诊断要点和标准、不同的治疗要求和治疗方法,设定多个阈值,医生可以根据不同的阈值采取不同的处理措施。

2. **医学决定水平的确定** 不但要根据健康状况良好人群的参考值,而且要根据无关疾病患者的参考值及有关疾病患者分型、分期的测定值,同时还要参考相关文献资料及有丰富经验的临床医生的意见。

一个检验项目一般确定3个医学决定水平:① 提示需要制订进一步检查计划的阈值,相当于待诊值;② 提示需要采取治疗措施的界值,相当于确诊值;③ 提示预后或需要紧急处理的界值,相当于危急值。通过观察检验项目的结果高于或低于某一医学决定水平,可以提示临床医生应采取何种处理方式。

例如,成人血清总钙的参考区间为2.20~2.65 mmol/L。当检验结果等于或低于1.75 mmol/L时,受试者可能会出现手足抽搐等情况,此时应加做其他检查以明确受试者发生抽搐的可能性,并采取相应措施;当血清总钙的测定结果等于或高于2.75 mmol/L时,受试者可能出现甲状旁腺功能亢进,应及时加做其他检查来明确血清总钙升高的原因;当检测结果大于3.38 mmol/L时,患者可出现高血钙昏迷,必须及时做出诊断,采取有效的治疗措施。因此成人血清总钙的医学决定水平为1.75 mmol/L、2.75 mmol/L、3.38 mmol/L。

四、危急值

1. **危急值的概念** 指某项或某类检验项目的检验结果出现异常时,表明患者有可能正处于有生命危险的边缘状态,临床医生需要及时得到检验结果,进而迅速给予患者有效的干预或治疗措施,以挽救受试者的生命,否则就可能出现严重的后果。危急值包括① 危及生命的、极度异常的检测结果,如成人血糖>39.2 mmol/L或<2.2 mmol/L;血钙>3.5 mmol/L或<1.5 mmol/L等。② 重大的传染疾病,反映那些需要引起足够重视的检验结果,如严重急性呼吸综合征(severe acute respiratory syndrome,SARS)、新型冠状病毒肺炎等。

2. **危急值检验项目的选择** 涉及危急值的检验项目有很多,如成人及新生儿空腹血糖、血清钾、血清钙、凝血酶原时间等。不同的实验室选择的危急值检验项目可能差别很大,需由医院组织相关科室的专家协商确定。

3. **危急值的确定**　　危急值需要根据多种因素进行综合确定,其主要依据如下:① 根据地区、年龄、民族、性别等条件设置不同亚组的危急值;② 基于医学决定水平,提出可能的危急值;③ 基于本单位的检验系统的生物参考区间,进行危急值的确定;④ 基于医疗机构、不同科室的临床救治能力,提出可能的危急值;⑤ 以国家卫生健康委员会临床检验中心组织的全国性的现况调查为基础,建立危急值数据库,参照统计结果制订危急值;⑥ 可参考公开发表的文献资料和循证医学的依据;⑦ 由医院组织相关临床科室的专家与检验科的专家就不同部门具体的危急值项目的界限进行讨论设置;⑧ 周期性地评估各危急值项目的界限,根据危急值发生的频率及临床救治效果调整危急值的设置。

第二节　检验项目诊断性能评价的内容、方法和指标

检验项目诊断性能评价的内容包括真实性、先进性和实用性等。检验项目诊断性能评价的方法是以流行病学调查为基础,对某种或某类检验项目在某种或某类疾病的筛查、诊断、疗效评价、不良反应检测等方面的价值进行评估。

一、检验项目诊断性能评价的内容和方法

(一)检验项目诊断性能评价内容

1. **真实性**　　指检验项目及其结果能真实地反映某种疾病的本质或病理过程,其评价指标包括诊断准确性和可靠性等。

2. **先进性**　　是指与其他检验项目或旧的检验项目相比,待评价的检验项目应在某项或某些方面具有先进性。

3. **实用性**　　指待评价的检验项目在某项或某些方面更容易推广和应用,如成本、操作难度、效率、性能、效益、副作用、患者依从性甚至仪器本身等。

(二)检验项目的结果与患某病间的关系

一般情况下,健康人和患者检测结果的分布会有部分重叠,因此检验项目的结果和患某病间可能会出现4种关系。

1. **真阳性(true positive,TP)**　　指金标准确诊为患某病且检验项目的结果为阳性的例数。

2. **假阳性(false positive,FP)**　　指金标准确诊为无某病而检验项目的结果为阳性的例数。

3. **真阴性(true negative,TN)**　　指金标准确诊为无某病且检验项目的结果为阴性的例数。

4. **假阴性(false negative,FN)**　　指金标准确诊为患某病且检验项目的结果为阴性的例数。

(三)评价检验项目诊断性能的方法

常用的方法是病例对照研究法,即将待评价的检验项目与诊断该疾病的金标准进行同步的盲法比较。疾病诊断的金标准是指医学界公认的诊断某种疾病最可靠、最准确的方法。临床上常用的金标准有组织病理学检查(活检、尸检等)、影像诊断(CT、造影、磁共振成像、彩色B超等)、手术发现、病原体的分离培养和长期随访所得出的结论等。目前,有些疾病还没有诊断的金标准,由专业委员会或 WHO 制定的临床诊断标准可作为该疾病的参考标准。

病例对照研究法的基本步骤包括① 确定某种或某类疾病的诊断金标准(无金标准时,则使用参考标准),将受试者(研究对象)分为患病组和不患病组(对照组);② 用检验项目在盲法的条件下对受试者进行检验,按检验项目的分界值将受试者划分为阳性、阴性;③ 将检验结果列入四格表中,分析得出真阳性、假阳性、真阴性和假阴性的结果,并计算诊断灵敏度、诊断特异度、预测值(predictive value,PV)等检验项目诊断性能评价指标(表4-1)。

表4-1　病例对照研究法四格表

检验项目结果	患某病情况		合计
	患某病	不患某病	
阳性	TP(a)	FP(b)	$a+b$
阴性	FN(c)	TN(d)	$c+d$
合计	$a+c$	$b+d$	$a+b+c+d$

注:a为患某病阳性的人数,b为不患某病阳性的人数,c为患某病阴性的人数,d为不患某病阴性的人数。

二、检验项目诊断性能评价指标

(一)准确性评价指标

诊断准确性指检验项目的检验结果与受试者的实际情况之间的符合程度,即检验项目判断受试者是否患某病或不患某病的能力,又称为真实性。

1. **灵敏度与漏诊率(β)**　灵敏度指某检验项目检验所得真阳性结果的例数占金标准确诊患某病总数的百分比,又称为真阳性率(true positive rate, TPR),其反映检验项目正确识别患病者的能力。漏诊率指某检验项目检验所得的假阴性例数占金标准确诊患某病总数的百分比,又称为假阴性率(false negative rate, FNR),其反映检验项目将患某病的受试者诊断错误的概率。漏诊率=1(100%)-诊断灵敏度。

$$灵敏度 = \frac{真阳性}{真阳性 + 假阴性} \times 100\% = \frac{a}{a+c} \times 100\%$$

理想情况下,检验项目的灵敏度为100%。灵敏度高的检验项目通常用于:① 拟诊断严重但疗效好的疾病,或普查或定期健康体检筛查某一疾病,以防漏诊;② 拟诊断为有一定治疗效果的恶性肿瘤,以便早期确诊和及时治疗;③ 存在多种可能疾病的诊断,能排除某一诊断。

2. **特异度与误诊率(α)**　特异度指某检验项目检测所得真阴性结果的例数占金标准确诊不患某病总数的百分比,又称为真阴性率(true negative rate, TNR),其反映检验项目正确地鉴别非患者的能力。误诊率指某检验项目检验所得假阳性结果的例数占金标准确诊非患某病的百分比,又称假阳性率(false positive rate, FPR),反映检验项目将非患者诊断错误的概率。误诊率=1(100%)-诊断特异度。

$$特异度 = \frac{真阴性}{假阳性 + 真阴性} \times 100\% = \frac{d}{b+d} \times 100\%$$

理想情况下,检验项目的特异度为100%。特异度高的检验项目通常用于:① 拟诊断患有某病的概率较大时,便于确诊;② 拟诊断疾病严重但疗效与预后均不好的疾病,以防误诊;③ 拟诊断疾病严重且根治方法具有较大损害时,以免造成患者不必要的损害。

3. **诊断一致性**　反映检验项目的结果与受试者患某病情况的一致性程度,其主要指标有以下几个。

(1) 诊断准确度(diagnostic accuracy, AC):指在患某病和非患某病的受试者中,用检验项目能准确划分患某病和非患某病受试者的百分比,又称为总符合率、诊断效率,其反映检验项目正确划分患者与非患者的能力。理想情况下,检验项目的诊断准确度为100%。检验项目准确度越高,真实性越好。

$$诊断准确度 = \frac{真阳性 + 真阴性}{真阳性 + 假阳性 + 真阴性 + 假阴性} \times 100\% = \frac{a+d}{a+b+c+d} \times 100\%$$

(2) 尤登指数(Youden's index, YI):又称为正确指数,指检验项目发现真正的患某病和非患某病的受试者的总能力,为灵敏度和特异度之和减1。尤登指数为0~1,该值越大,检验项目的真实性越好。

$$尤登指数 = 灵敏度 + 特异度 - 1 = 1 - \alpha - \beta$$

(3) Kappa指数:它是评价不同地点或不同操作者对同一检验项目的检验结果一致性,又称为rater一致性。Kappa指数比较稳定,不易受发病率的影响。

$$\text{Kappa 指数} = \frac{2(ad - bc)}{(a + b)(b + d) + (a + c)(c + d)}$$

（二）有效性评价指标

临床医生对就诊者进行问诊并结合其病史、症状等做出其可能患某病的初步判断的量化指标,称为验前概率(pre-test probability)。验前概率的大小在总体上符合该病的流行率(prevalence,P)。结合相关检验项目的结果,得出就诊者患某病可能性大小的估计值,称为验后概率(post-test probability),也称为预测值。

1. 预测值 是根据检验项目的结果确定或排除某种疾病存在与否的诊断概率,包括阳性预测值[positive predictive value, PPV 或+PV 或 PV(+)]和阴性预测值[negative predictive value, NPV 或–PV 或 PV(–)]。预测值受流行率的影响,不同流行率的人群中疾病的预测值不同。

(1) 阳性预测值:在检测结果为阳性的受试者中,真正患某病的受试者所占的百分比。

$$\text{阳性预测值} = \frac{\text{真阳性}}{\text{真阳性 + 假阳性}} \times 100\% = \frac{a}{a + b} \times 100\%$$

理想情况下,检验项目的阳性预测值为100%。阳性预测值主要受流行率的影响,流行率越高,则阳性预测值就越高;临床医生根据某种疾病的流行率和检验项目的阳性结果就能预测就诊者患某病的可能性大小;当流行率一定时,检验项目的特异度越高,阳性预测值就越准确。

(2) 阴性预测值:在检验结果为阴性的受试者中,非患某病的受试者所占的百分比。

$$\text{阴性预测值} = \frac{\text{真阴性}}{\text{真阴性 + 假阴性}} \times 100\% = \frac{d}{c + d} \times 100\%$$

理想情况下,检验项目的阴性预测值为100%。当流行率一定时,检验项目的敏感度越高,则阴性预测值也越高。

2. 流行率 在所有受试者中,真正患某病的受试者所占的百分比,也称为患某病的实验前可能性或患病率。

$$\text{流行率} = \frac{\text{真阳性 + 假阴性}}{\text{真阳性 + 假阳性 + 真阴性 + 假阴性}} \times 100\% = \frac{a + c}{a + b + c + d} \times 100\%$$

3. 似然比(likelihood ratio, LR) 又称为拟然比,它是检验项目的某一特定结果在患某病的受试者中出现的可能性与在非患某病者的受试者中出现的可能之比,是表征验后概率对验前概率的符合程度和变化方向的量化指标,包括阳性似然比[positive likelihood ratio,+LR 或 LR(+)]和阴性似然比[negative likelihood ratio,–LR 或 LR(–)]。似然比性质稳定,不受流行率改变的影响。

(1) 阳性似然比:它是用检验项目检验患某病患者群的阳性率与非患某病患者群的阳性率之间的比值,即真阳性率与假阳性率之比。阳性似然比数值越大,能够确诊该患者患有该病的可能性越大。

$$\text{阳性似然比} = \frac{\text{灵敏度}}{1 - \text{特异度}} = \frac{\text{真阳性率}}{\text{假阳性率}} = \frac{a}{a + c} \div \frac{b}{b + d}$$

(2) 阴性似然比:是用检验项目检验患某病患者群中的阴性率与非患某病患者群的阴性率之间的比值,即假阴性率与真阴性率之比。阴性似然比数值越小,能够排除该患者患有该病的可能性越大。

$$\text{阴性似然比} = \frac{1 - \text{灵敏度}}{\text{特异度}} = \frac{\text{假阴性率}}{\text{真阴性率}} = \frac{c}{a + c} \div \frac{d}{b + d}$$

似然比可直接判断一个检验项目的好坏。例如,阳性似然比>1.0,超过 1.0 的部分是当实验结果为阳性时,实验提示患病可能性增高的一种度量。阳性似然比为 2.0~5.0 时,认为该检验项目不太好;超过 10.0,认为该检验项目是好的检验项目。相反,若阴性似然比<1.0,小于 1.0 的部分是当结果为阴性时,实验提示患病可能性降低的一种度量。阴性似然比为 0.5~0.2 时,认为该检验项目不太好,而小于 0.1,可认为是好的检验项目。

（三）可靠性评价指标

检验项目的可靠性是指检验项目在完全相同的条件下进行重复检验得到相同结果的稳定程度，又称为重复性、精密度。理想的检验项目应有较好的可靠性。检验项目的可靠性可以用 CV 或符合率来评价。

1. CV　　评价计量资料可靠性或精密度的指标为标准差和 CV 等，用 CV 评价可靠性有利于相互比较。CV 越小，表示可靠性越好。

$$CV = \frac{测定值均数的标准差}{测定值均数} \times 100\%$$

2. 符合率　　用于计数资料、等级资料可靠性的评价指标。将同一批受试者两次检测的结果列入四格表，其中两次结果均为阳性和均为阴性的人数之和与总人数的比值，称为符合率。符合率越高，表示检验项目的可靠性越好。

$$符合率 = \frac{a + d}{a + b + c + d}$$

3. 影响检验项目可靠性的因素

（1）受试者的生物学变异：包括受试者的个体内变异和个体间的变异。如同一操作者用同一方法测量同一受试者的血压，测量的结果可因时间、地点及受试者情绪不同等而不同。

（2）操作者的变异：由操作者对测定结果判断的不一致所致的差异，包括同一操作者内的变异（如不同时间、条件）和不同操作者之间的变异。

（3）实验因素造成的差异：包括仪器、试剂及测定条件等因素引起的差异。

（四）ROC 曲线分析

1. ROC 曲线的概念及特点

（1）ROC 曲线的概念：ROC 曲线（receiver operator characteristic curve）是根据一系列不同的二分类方式（分界值或决定阈），以真阳性率（灵敏度）为纵坐标，假阳性率（1-特异度）为横坐标绘制的曲线（图 4-3）。

（2）ROC 曲线的特点：ROC 曲线是对可能存在混淆的两种条件或自然状态，需要由操作者做出精准判别或准确决策的一种定量方法。ROC 曲线可以根据多个临界值进行系统的分类评价，使假阳性和假阴性达到最小，且检验项目的结果允许为多个有序分类，如划分为正常、大致正常、可疑、大致异常和异常 5 个等级。因此，ROC 曲线评价方法含有大量有用的信息，检验效能较高，适用范围更广。

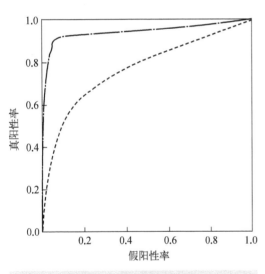

图 4-3　ROC 曲线示意图

2. ROC 曲线的主要作用

（1）查询某个分界值时对疾病的识别能力：ROC 曲线能够很容易地查出任意分界值对疾病的识别能力。ROC 曲线图上的每一点代表某一分界值的敏感度和特异度。

（2）选择最佳的诊断界限值：ROC 曲线是表示灵敏度与特异度之间相互关系的一种评价方法，所得的曲线可以决定最佳的诊断分界值。一般多选择 ROC 曲线转弯处，即以敏感度与特异度均较高的点为分界值。

（3）两种或两种以上不同检验项目对某疾病识别能力的比较：我们根据检验项目的 ROC 曲线，比较两种或两种以上不同检验项目诊断同种疾病的可靠性，可将各检验项目的 ROC 曲线绘制到同一坐标中，也可以直接鉴别优劣，还可通过计算各个实验的 ROC 曲线下的面积（area under the c-t curve, AUC）进行比较。

3. ROC 曲线分析的主要步骤

（1）ROC 曲线绘制：根据专业知识，对疾病组和对照组测定结果进行分析，确定测定值的上限、下限、组距及分界值；按选择的组距间隔列出累积频数分布表，分别计算出所有分界值的敏感度、特异度和假阳性率（1-特异度）；然后以敏感度为纵坐标（代表真阳性率），1-特异度为横坐标（代表假阳性率），绘制 ROC 曲线。

（2）ROC 曲线评价统计量计算：AUC 及其标准误（SE）的计算方法很多,可以在计算机上用统计学的 Wilcoxon 非参数方法进行推算,目前已有相应的软件可供使用。

AUC 为 0.5~1.0。在 AUC>0.5 的情况下,AUC 的值越接近于 1,表示检验项目诊断效果越好。AUC 为 0.5~0.7 时有较低准确性,AUC 为 0.7~0.9 时有一定准确性,AUC>0.9 时有较高准确性。AUC=0.5 说明诊断方法完全不起作用,无诊断价值。AUC<0.5 不符合真实情况,在实际工作中极少出现（图 4-4）。

4. ROC 曲线的优点与局限性

（1）ROC 曲线的优点：① 评价方法简单、直观,通过图示即可观察检验项目的临床准确性,操作者可用肉眼做出判断。② 将灵敏度与特异度以图示的方法结合在一起,可准确反映检验项目的特异度和敏感度的关系。③ 与阳性预测值不同的是 ROC 曲线评价方法与群体的患病率无关,但实际工作中选取患某病的受试者与非患某病的受试者的例数相近则更好。④ 不固定分类界值,允许中间状态存在,利于操作者结合专业知识,权衡漏诊与误诊的影响,便于选择最佳分界值。⑤ 提供不同检验项目之间的直观比较,ROC 曲线越靠近左上角表明其诊断价值越大。

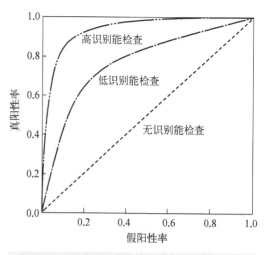

图 4-4　ROC 曲线判断诊断性实验的诊断效果

（2）ROC 曲线的局限性：① ROC 曲线图上显示的不是真正的分界值。② 受试者的例数不能在图上表示出来。③ 当样品数较少时,ROC 曲线图形呈锯状和崎岖不平,即使样品数目较大,图形也可能不光滑平整。④ 当没有计算机及专用软件时,画图和计算都比较烦琐。

三、联合实验的诊断性能评价

由于生物学和方法学等因素的影响,不少检验项目一般难以具有理想的诊断性能。临床工作中,我们常会根据不同检验项目的特性,采取联合实验的方法来提高检验项目的诊断性能。联合实验的方法有两种,即并联实验和串联实验。

（一）并联实验

1. 并联实验的概念　　同时做几种检验项目的检验,其中一项检验结果为阳性即可判断为阳性,又称为平行实验。与单项检验项目相比,并联实验可提高检验项目的灵敏度,但降低了特异度。

2. 并联实验的诊断性能　　并联实验的灵敏度和特异度的计算公式如下：

（1）2 种检验项目的并联实验

$$灵敏度_{(A+B)} = 灵敏度_A + (1 - 灵敏度_A) \times 灵敏度_B$$

$$特异度_{(A+B)} = 特异度_A \times 特异度_B$$

（2）3 种检验项目的并联实验：需先计算 2 种检验项目并联实验的灵敏度之和,再计算 3 种检验项目并联实验的灵敏度和特异度。

$$灵敏度_{(A+B+C)} = 灵敏度_{(A+B)} + (1 - 灵敏度_{(A+B)}) \times 灵敏度_C$$

$$特异度_{(A+B+C)} = 特异度_A \times 特异度_B \times 特异度_C$$

3. 并联实验的临床应用　　并联实验能从不同的角度解释检验项目与疾病的关系,如反映器官损伤、代谢、解毒、合成的肝功能实验,以检测分子量不同的尿蛋白来鉴别肾脏疾病等。

（二）串联实验

1. 串联实验的概念　　同时进行几项检验项目的检测,只有全部检验项目的结果为阳性时才能判断为阳性。与单项检验项目相比,串联实验可提高检验项目的特异度,但降低了灵敏度。

2. 串联实验的诊断性能　　串联实验的灵敏度和特异度的计算公式如下：

（1）2 种检验项目的并联实验

$$灵敏度_{(A+B)} = 灵敏度_A × 灵敏度_B$$

$$特异度_{(A+B)} = 特异度_A + （1 - 特异度_A）× 特异度_B$$

（2）3 种检验项目的并联实验：需先计算 2 种检验项目并联实验的特异度，再计算 3 种检验项目并联实验的特异度和灵敏度。

$$灵敏度_{(A+B+C)} = 灵敏度_A × 灵敏度_B × 灵敏度_C$$

$$特异度_{(A+B+C)} = 特异度_{(A+B)} + （1 - 特异度_{(A+B)}）× 特异度_C$$

3. 串联实验的临床应用　　串联实验可以提高检验项目的特异度和阳性预测值；当出现阳性结果时受试者患某病的概率更大。当几项检验项目的特异度都不是很高时，采用串联实验较为合适。例如，诊断心肌梗死时肌酸激酶、AST、LD 都不是特异度高的检验项目，采用串联实验可以提高心肌梗死诊断的特异度，降低误诊率。

第三节　诊断性能评价的应用

检验项目诊断性能的临床评价应符合临床流行病学的基本原则，并采用正确的设计方案和统计方法。

一、检验项目诊断性能评价的基本步骤

（一）确定研究目标

要清楚地阐明：① 被评价的检验项目；② 评价实验观察的内容；③ 诊断性能评价的临床意义。

（二）选择受试对象

1. 确定纳入标准和排除标准　　纳入标准一般包括纳入研究的类型、纳入受试者的要求、金标准的要求、原始数据的要求（一般要求能够获得四格表数据）等；排除标准一般指排除一些对检验项目结果具有明显干扰的因素。

2. 受试者分组　　根据某种疾病的诊断金标准将受试者分为患病组和非患病组（对照组）。检验项目诊断性能评价属于内对照设置，检验前不分组，整理和分析数据时再按诊断金标准分组。① 患病组是受试者总体的一个随机参考样本组，可能影响检验结果的因素如性别、年龄、疾病类型、病情进展等能代表整个患病人群。患病组应包含各种类型的病例，如典型和不典型的病例，早期、中期、晚期的病例，轻度、中度、重度的病例，有并发症和无并发症的病例，经过治疗和未经过治疗的病例等。② 非患病组是除被证实未患该疾病外，在其他可能影响检验项目结果的因素方面应与患病组具有可比性。

3. 确定诊断标准　　诊断标准必须是国内外公认的金标准或者是专业委员会/WHO 制订的参考标准。

4. 估算样本含量　　检验项目诊断性能的评价需要有足够的样本量。患病组和非患病组的样本含量，可用公式计算法或查表法进行估算。一般样本含量不少于 100 例，特殊情况下样本含量也不能少于 30 例。

5. 确定检测指标和检测方法　　① 要选择客观、具有特异度的检验指标，判断结果要标准明确、具体。② 测量方法应标准化，即检验方法要有具体的规定和明确的标准。③ 将患病组和非患病组的样本用待评价的检验方法进行盲法测定。

6. 选定分界值计算诊断性能评价指标　　① 分界值的选定：可采用统计学方法（如正态分布和百分位数法等）、函数法、ROC 曲线法、尤登指数计算法、两组分布交叉法等选定分界值。② 计算诊断正确度、有效性、可靠性的相关指标及 AUC。

7. 性能指标的分析和比较　　若待评价的检验项目所要诊断的疾病已有其他相关的检验项目，通常会将新、老检验项目的诊断性能进行分析和比较。

二、临床应用案例

以心肌型脂肪酸结合蛋白(heart type fatty acid binging protein,H-FABP)对急性心肌梗死(acute myocardial infarction,AMI)的诊断性能为例来说明诊断指标的评价过程。

(一)诊断性能评价的步骤

1. 确定研究对象的纳入标准与排除标准　纳入标准为以急性胸痛症状为主诉就诊于医院急诊科与心内科门诊的患者,包括重度、轻度病例及未治疗的患者。排除外伤、肌肉病变、内分泌疾病及肾功能不全者等影响检验结果的患者。

2. 确定诊断标准　采用1979年WHO发布的急性心肌梗死诊断标准,将上述纳入的急性胸痛症状患者区分为急性心肌梗死确诊患者与疑似患者,以下三项具备其二可确诊为急性心肌梗死:① 急性胸痛症状;② 心电图示坏死性Q波或ST段的抬高或压低;③ 心肌酶谱先升高后降低的典型过程。

3. 确定抽样方法　采用简单随机抽样。

4. 确定样本含量　估计检测指标的敏感度为0.9、特异度为0.8,检验水准α取双侧0.05,允许误差取0.1。则根据相关公式计算出所需要的急性心肌梗死确诊患者为35例,疑似患者为61例。

5. 标本的采集与检测　受试者均于接诊即刻抽血5 mL,置于促凝剂试管中,离心5 min分离血清,即刻测定血清肌钙蛋白I(cTnI)与肌红蛋白,剩余血清分装2份冻存在-20℃冰箱中备用以检验血清H-FABP。测量采用单盲原则,检测师在未知被测标本所代表患者的确诊诊断的前提下完成所有的定量检验工作。

6. 选定分界值计算诊断性能评价指标　根据分界值和疾病诊断标准计算诊断灵敏度、诊断特异度、预测值、似然比等指标。

(二)具体计算分析

以急性胸痛症状主诉就诊于医院急诊科与心内科门诊的患者,经金标准诊断,急性心肌梗死患者有46名,疑似患者有87名。血清H-FABP>6.42 μg/L的受试者共有51人,其中41人为急性心肌梗死患者;<6.42 μg/L的受试者共有82人,其中77人为非急性心肌梗死患者。

1. 将相关结果填入四格表中　具体见表4-2。

表4-2　血清H-FABP和标准诊断对照四格表

血清H-FABP水平	患某病情况		合 计
	患 病	不患病	
阳性(>6.42 μg/L)	a(41)	b(10)	$a+b$(51)
阴性(<6.42 μg/L)	c(5)	d(77)	$c+d$(82)
合计	$a+c$(46)	$b+d$(87)	$a+b+c+d$(133)

2. 计算诊断性能相关指标

(1) 灵敏度 $=a/(a+c)\times100\%=41/46\times100\%=89.13\%$

(2) 特异度 $=d/(b+d)\times100\%=77/87\times100\%=88.51\%$

(3) 诊断准确度 $=(a+d)/(a+b+c+d)\times100\%=88.72\%$

(4) 尤登指数=灵敏度+特异度-1=0.78

(5) 阳性预测值 $=a/(a+b)\times100\%=41/51\times100\%=80.39\%$

(6) 阴性预测值 $=d/(c+d)\times100\%=77/82\times100\%=93.90\%$

(7) 阳性似然比 = 灵敏度/(1-特异度)=0.891 3/(1-0.885 1)=7.76

(8) 阴性似然比 = (1-灵敏度)/特异度=(1-0.891 3)/0.885 1=0.12

3. 进行ROC曲线分析

(1) 绘制ROC曲线和计算AUC:应用SSPSS软件绘制ROC曲线并计算AUC。

(2) 确定阈值(cutoff值)和计算诊断准确性:根据ROC曲线及"灵敏度+特异度"取最大值的原则确立的血清H-FABP,用于诊断急性心肌梗死的cutoff值为5.7 ng/mL。在此cutoff值下的诊断灵敏度度与特异度分别为0.783和0.854。

本章小结

建立参考区间时,应充分考虑参考人群的选择标准、生物学变异、分析方法和数据统计等因素对参考区间的影响,按照规定程序严格执行。对其他实验室或试剂厂商已建立的参考区间,经转移验证研究程序通过后也可以接受。检验项目诊断性能评价的内容包括真实性、先进性和实用性,其常用的方法是病例对照研究法。检验项目的诊断性能的评价指标包括诊断的准确性、有效性和可靠性,它们能从不同方面反映检验项目对疾病诊断的价值。依据不同检验项目的特性,实际工作中采用联合实验的方法可以提高检验项目的诊断性能。与单项检验项目相比,并联实验可以提高检验项目的诊断灵敏度,串联实验可以提高检验项目的诊断特异度。

（梁照锋）

第五章 酶学检验技术

酶是由生物细胞产生的,是对特异底物起高效催化作用的蛋白质,是机体内催化代谢反应的生物催化剂(biocatalyst)。其他生物催化剂还包括核酶(ribozyme)、脱氧核酶(deoxyribozyme)、人工酶(artificial enzyme)和抗体酶(abzyme)。

在组织缺氧、炎症、增生、坏死等各种病理情况下,任何影响细胞内酶的合成、分泌、释放、降解、排泄等过程的因素均可导致体液酶含量的改变。酶或同工酶(isozyme;isoenzyme)在不同器官、组织、细胞内的分布和定位存在明显差异且在细胞内外有明显浓度梯度差,因此,体液酶和同工酶含量的改变对诊断患者不同的病理状态具有较高的敏感度和特异度。酶含量的测定方法包括利用免疫化学法测定体液中酶蛋白质量浓度和利用酶促反应测定酶催化活性浓度两类。

根据酶的高效催化性、高度特异度、反应条件温和等特点发展起来的酶法分析技术已经广泛应用于临床生化实验室。

第一节 酶蛋白质量浓度的测定

酶蛋白质量浓度是利用酶蛋白的抗原性,制备特异度抗体后用免疫化学法直接测定酶蛋白的浓度,以 ng/mL、μg/L 表示。目前临床开展的项目有神经元特异性烯醇化酶(neuron-specific enolase, NSE)、前列腺酸性磷酸酶(prostate-acid phosphatase, PACP)、CK-MB、胃法蛋白酶原(pepsinogen)等。

一、酶蛋白质量浓度的测定方法

用于酶蛋白浓度测定的免疫化学法有免疫抑制法、免疫沉淀法、放射免疫测定(radioimmunoassay, RIA)法、化学发光免疫分析法、酶免疫分析(enzyme immunoassay, EIA)法、荧光酶免疫法(fluorescent enzyme immunoassay, FEIA)等。

获得高纯度的酶抗原是此类方法的关键。传统酶提取技术多取材于动物组织和细菌。因天然酶的含量较低,提取纯化过程步骤烦琐。为了防止酶的变性失活,提取纯化过程常使用低温、减少泡沫形成、防止聚合、添加金属螯合剂、添加蛋白酶抑制剂和巯基保护剂等手段,采用分段盐析等电点沉淀、有机溶剂分级沉淀、选择性热变性等纯化技术。现代酶提取时,选材可采用基因重组技术生产的克隆酶及对酶基因进行修饰产生的突变酶,因酶含量相对较高且稳定、杂蛋白含量相对较少,纯化手段更易标准化,纯化酶的种类和产量逐渐满足临床的需要。

获得抗原后即可以制备单克隆抗体,再用不同的标志物对抗体进行标记从而实现酶蛋白的定量分析。同时,本实验应注意同工酶抗原的交叉反应及校准品的选择和定值。

二、酶蛋白质量浓度的测定方法评价

免疫化学法测定酶蛋白质量浓度与测定酶催化活性相比具有很多优点:① 酶活性测定只是相对定量技术,酶催化活性因测定方法不同、反应条件不同而结果不同;而免疫化学法测定酶蛋白量是质量定量方法。② 灵敏度高,检测限达到 ng/L~μg/L 的水平。③ 特异度高,比酶活性测定的影响因素少,几乎不受体液中激活剂、抑制剂的影响,不受药物的干扰。④ 可测定无活性的酶,如酶原或脱辅基的酶蛋白或失活的酶蛋白。⑤ 适用于同工酶的测定。⑥ 联合酶活性测定,计算比活性,可能提供新的临床信息。

酶在组织中含量低、稳定性差、纯化困难,制备高效价的酶抗体有一定困难,建立免疫化学法的周期长、成本较高。

第二节 酶活性浓度的测定

酶活性浓度的测定主要是利用酶的催化活性,即能加快化学反应速度的特性来进行的。根据酶促反应进程曲线优化酶活性浓度测定条件,通过检测酶促反应的速率即可确定酶活性浓度。

一、酶催化活性浓度的表示方法

1. **酶活性单位** 酶催化活性浓度用活性单位表示,常用的酶活性单位有惯用单位、国际单位和 Katal 单位。

（1）惯用单位:20 世纪 80 年代以前,常用方法建立者用自定的单位定义来表示该酶的活性单位,如测定淀粉酶的 Somogyi 单位、转氨酶的 Karmen 单位等。酶不同,单位定义就不同;同一种酶也因测定方法不同而有不同的单位定义。

（2）国际单位:1963 年国际酶学委员会推荐采用国际单位来统一表示酶活性的大小,即在 25℃ 及其他最适条件下,每分钟催化 1 μmol 底物并将其转化成产物所需要的酶量为一个国际单位。1976 年酶活性单位的定义改为:在特定的条件下,1 min 内转变 1 μmol 底物的酶量为一个国际单位,以 IU 表示,即 1 IU = 1 μmol/min。由于未指定反应温度,目前省略国际二字,即常将 IU 简写为 U。

（3）Katal 单位:1979 年国际生化协会为了使酶活性单位与国际单位制（SI）的反应速率相一致,推荐用 Katal 单位（也称催量,简写为 Kat）。即在规定条件下,每秒钟催化 1 mol 底物转化所需的酶量,1 Katal = 1 mol/s。我国法定计量单位制中的酶催化活性单位为 Katal,其对血清中酶量而言显然过大,故常用单位为 μKatal 或 nKatal。$1 \text{ Katal} = 60 \times 10^6 \text{ U}$,$1 \text{ U} = 1 \text{ μmol/min} = 16.67 \text{ nmol/s} = 16.67 \text{ nKatal}$。

2. **酶活性浓度单位** 临床上测定的不是酶的绝对量而是浓度。酶活性浓度以单位体积所含的酶活性单位数表示。常用 U/L 或 Katal/L 来表示体液中酶活性浓度。

二、酶促反应进程

酶促反应体系中,底物浓度[S]和产物浓度[P]随着反应的进行不断发生变化。以酶反应过程中测得的[P]或[S]变化量与相对应时间为横、纵坐标作图,可得酶促反应时间进程曲线(图 5-1)。

典型的酶促反应过程一般包括 3 个时期,即延滞期（lag phase）、线性期（linear phase）和非线性期（non-linear phase）。

1. **延滞期** 是反应开始的一段时间,此时[S]开始下降,随之有相应[P]逐渐增加。但受多种因素的影响,该期酶促反应速度比较慢。不同反应的延滞期长短不等,可以从几秒到几分钟。

单一酶促反应的延滞期是从反应开始至达到最大反应速度所需要的时间,其间发生的变化包括酶活性中心的形成与催化位点的暴露、酶与辅酶因子的结合、底物与酶的结合等。酶偶联反应的延滞期较长,除了以上过程之外,还包括中间产物和指示反

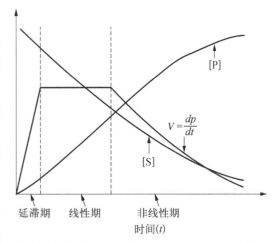

图 5-1 酶促反应的时间进程曲线示意图

应速度增加、指示反应速度与待测酶的酶促反应速度达到平衡所需的时间。因此,辅助酶越多延滞期就越长,通常为 1~3 min。

2. **线性期** 是延滞期后酶促反应速度达到最大反应速度并保持相对恒定的一段时期,时间进程曲线呈直线或接近直线状态。

因线性期底物量足够,酶促反应速率不受底物浓度的影响,产物[P]和底物[S]变化与时间(t)成直线关系,因此测定此时的酶促反应速度就能较好地反映酶活性的大小。一般认为,当底物消耗量小于 5%,不足以明显改变反应速度时,就可认为酶促反应以初速度即最大速度进行。在特定条件下,标本中酶浓度越高,其线性期就越短。

3. 非线性期　　又称底物耗尽期,是指线性期后反应速率明显下降、酶促反应进程曲线偏离直线的一段时期。随着反应的进行,底物浓度不断下降,产物浓度不断上升,使反应体系中逆反应增加;反应产物的抑制作用、酶的热失活、酶的聚合或解离等也会增加,这些原因会使酶促反应变慢。这段时期酶促反应速度受底物浓度的影响较大,产物[P]和底物[S]变化与时间(t)之间不成直线关系。

可见,只有酶促反应进程曲线中线性期的反应速度才能准确计算出反应体系中的酶活性浓度。因此,在临床工作中应该尽量保证在线性期进行检测,延滞期或非线性反应期检测将会造成较大的误差。

三、酶活性测定方法

酶活性测定方法可分为定时法和速率法两大类。

(一)定时法

定时法是将酶与底物在特定条件(缓冲液、温度等)下孵育,酶促反应开始进行,经过一定时间(t)后,用终止液终止反应,此时酶促反应已经停止,底物和产物不再变化,通过化学或生化反应测出底物或产物的总变化量,根据单位定义计算酶活性浓度,多以惯用单位表示。

早期的酶活性测定方法都采用定时法(表5-1)。定时法需要加入终止液,终止反应后再加入"显色剂"检测产物(或底物),显色剂与酶促反应无关。定时法的主要缺点为不能确保选定的测定时段全部处于线性期,因此测定误差难以估计。

表5-1　定时法测定酶活性的原理

测 定 酶	测产物/底物	反 应 原 理
ALT/AST、LDH	α-酮酸	α-酮酸与2,4-二硝基苯肼在酸性环境生成2,4-二硝基苯腙化合物,后者在碱性环境中呈棕红色
碱性磷酸酶/酸性磷酸酶、5′-核苷酸酶	无机磷	无机磷与钼酸铵在酸性环境下生成钼蓝
碱性磷酸酶/酸性磷酸酶	苯酚	酚与4-氨基比林、铁氰化钾生成醌衍生物
肌酸激酶、γ-谷氨酰转移酶	萘胺	萘胺与重氮试剂反应生成偶氮化合物
腺苷脱氨酶	氨	波氏反应(为早期氨测定方法,现已不用)
淀粉酶	淀粉	碘遇直链淀粉生成蓝色化合物
LDH、苹果酸脱氢酶、葡糖-6-磷酸脱氢酶、谷氨酸脱氢酶	NADH	还原四氮唑盐生成不溶性染料

(二)速率法

速率法(又称连续监测法)是指连续监测酶促反应进程中某一反应产物或底物浓度随时间变化的多点数据,找出反应的线性期,求出最大酶促反应速度,从而计算酶活性浓度。具体方法是将待测酶与合适底物在特定条件下孵育,在酶促反应的线性期每隔一定时间连续多次检测酶促反应过程中某一底物或产物的特征信号的变化,从而计算出每分钟的信号变化速率,再求出酶活性浓度。

1. 速率法的特点　　速率法不需要终止酶促反应,不需要添加其他显色试剂,直接检测待测酶反应或偶联的指示酶反应的产物或底物变化,容易观察反应的整个过程。速率法具有结果准确可靠、标本和试剂用量少、可在短时间内完成测定等优点。随着自动生化分析仪的普及,速率法已取代定时法,成为酶活性测定最常用的方法。

2. 速率法酶活性的计算　　假设某一样品的酶活性为X(U/L),取样品量V_s(mL)与底物缓冲液V_r(mL)孵育,延滞期为t_0(min),测定间隔时间为t_1(min),读数次数为n,检测产物的摩尔消光系数为ε,比色皿光径为b cm。检测到线性期内的每分钟吸光度变化即$\Delta A/min$,酶活性计算公式如下

$$X = \frac{\Delta A/min \times 10^6}{\varepsilon \times b} \times \frac{V_t}{V_s}$$

设 $K = \frac{10^6}{\varepsilon b} \times \frac{V_t}{V_s}$,则 $X = \Delta A/min \times K$

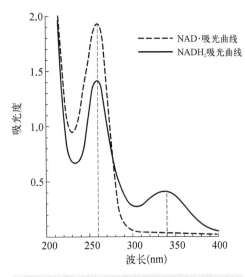

图 5-2　NAD(P)H/NAD(P)$^+$吸收曲线

3. 速率法检测原理分类

（1）脱氢酶指示系统：NAD(P)H 在 340 nm 处有特异吸收峰，而 NAD(P)$^+$只在 260 nm 处有明显的吸收峰（图 5-2），340 nm 吸光度变化速率反映了 NAD(P)H 的生成或消耗速度。直接测定氧化还原酶有 LDH、葡糖-6-磷酸脱氢酶（glucose-6-phosphate dehydrogenase，G6PD）、α-羟丁酸脱氢酶（HBD）、醇脱氢酶（AD）、山梨醇脱氢酶（SD）、谷氨酸脱氢酶等，利用酶偶联反应间接酶活性的酶有 ALT、AST、肌酸激酶、腺苷脱氨酶等。

（2）过氧化物酶指示系统：过氧化氢（H_2O_2）与 4-氨基安替比林（4-AAP）和酚反应，生成红色的醌亚胺，醌亚胺的最大吸收峰在 500~520 nm。这一反应最初由 Trinder 在 1969 年提出，故称为 Trinder's 反应。

因苯酚自身在空气中容易被氧化且灵敏度较低，后来用酚或苯胺的衍生物进行替代（表 5-2），提高了方法的灵敏度与呈色的稳定性，可用于连续监测脂肪酶（lipase，LPS）、腺苷脱氨酶、5'-核苷酸酶等。

表 5-2　常用的 Trinder's 反应色原

化 学 名	英 文 缩 写
酚	P
2,4-二氯酚	2,4-DCP
2-羟-3,5-二氯苯磺酸	DHBS
N-乙基-N-(3-甲苯)-N-乙酰乙二胺	EMAE
N-乙基-N-(2-羟基-3-丙磺酰)间甲苯胺	TOOS
3,3',5,5'-四甲基联苯胺	TMB
N-乙基-N-(3-丙磺酰)-3,5-二甲氧基苯胺	ESPDMA

（3）人工合成色素原底物：一些水解酶类或转移酶类，经过酶促反应将化合物中的某一基团水解或移去，使无颜色的底物转变为有颜色的产物。这类底物称为色素原底物，因其需要人工合成，故称为人工合成色素原底物，利用这类底物测定的酶见表 5-3。

表 5-3　人工合成色素原底物与待测酶

人工合成色素原底物	待 测 酶	产物的毫摩尔吸光系数
4-硝基磷酸酚钠盐（PNPP-Na$_2$）	碱性磷酸酶	4-硝基酚 PNP（405 nm）18.5
3-羧基-γ-L-谷氨酰对硝基苯胺	γ-谷氨酰转移酶	5-氨基-2-硝基苯甲酸（405 nm）9.87，pH 为 8.10
2-氯-硝基苯-α-半乳糖-麦芽糖苷	淀粉酶	2-氯-对硝基酚（405 nm，pH 为 6.0）6.1
2-氯-硝基苯-α-岩藻糖苷	α-L-岩藻糖苷酶	2-氯-对硝基酚（405 nm，pH 为 6.5）6.2
甘氨酰脯氨酰-对硝基苯胺-对甲苯磺酸	甘氨酰脯氨酸二肽氨基肽酶	对硝基苯胺 4-NA（405 nm）9.88

（4）人工合成非色素原底物：这类底物虽然也是人工合成，但经酶促反应后不能直接产生色素，需在加入另一种化学试剂与产物反应而显色。若该试剂不影响酶促反应可在反应一开始加入，通过与酶促反应的某一产物反应生成有特征性的化合物来实现连续监测。例如，胆碱酯酶催化人工合成的酰基硫代胆碱类底物后，生成的硫代胆碱与试剂中 5'-硫代-2-硝基苯甲酸（DTNB）反应，生成黄色阴离子 5-巯基-2-硝基苯甲酸（5-TNBA）。DTNB 对酶促反应无明显影响，反应一开始就加入试剂中。酰基硫代胆碱虽然也是人工合成底物，但不是色素原底物，其产物本身无色，需与 DTNB 反应后呈色。

酸性磷酸酶（acid phosphatase，ACP）测定中，以人工合成 α-萘酚磷酸盐作为底物，经酸性磷酸酶水解后释放萘酚,与试剂中的固红 TR 发生偶氮反应,生成黄色化合物。

脂肪酶测定时,碱性环境中人工合成底物 1,2-二月桂基-rac-丙三氧基-3-戊二酸试灵酯在脂肪酶和辅脂肪酶 Colipase 作用下水解生成 1,2-O-二月桂基甘油和戊二酸-6′-甲基试卤灵。后者不稳定,可自发分解生成戊二酸和甲基试卤灵。甲基试卤灵是蓝紫色的显色基团,在 577 nm 有最大吸收峰,连续监测其吸光度变化可定量测定脂肪酶活性。

4. 酶活性测定的影响因素 酶的催化活性测定是基于测定酶促反应速度,任何影响酶促反应速度的因素都应严格控制,并力求各实验室的反应条件一致,才能保证各实验室结果的互认。方法设计和选择原则如下:以速率法代替定时法;优先选择正向反应;测定产物优于测定底物;底物浓度等条件按最适反应条件原则选择。

所谓最适条件是指能满足酶发挥最大催化效率所需的条件。影响酶活性的因素包括① 底物种类和浓度;② 缓冲液种类、最适 pH 和离子强度;③ 反应温度;④ 辅助因子和激活剂;⑤ 抑制剂;⑥ 酶偶联法中的辅助酶和指示酶;⑦ 酶促启动模式;⑧ 延滞期与线性期的确定;⑨ 样品量与反应液总量的比例;⑩ 校准类型。

(1)底物种类和浓度

1)底物种类的选择:不同酶对底物的专一性有很大的区别。ALT 检测中,由于 ALT 对底物有立体结构选择性,只能催化 L-丙氨酸;若选择 DL-丙氨酸,要达到同样的反应速度,则需 2 倍于 L-丙氨酸的用量。碱性磷酸酶是一组非特异的磷酸酯酶,可选择的底物种类很多,如 β-甘油磷酸钠、磷酸苯二钠、萘酚磷酸盐,目前使用最多的是人工合成底物对硝基酚磷酸盐。

底物选择的原则:① 选择 K_m 最小的底物,最好是酶的天然底物,要使酶达到同样反应速度的底物用量最低;② 要有足够的溶解度,如 γ-谷氨酰转移酶测定,过去用 γ-L-谷氨酰对硝基苯胺作底物,由于它溶解度差而被 3-羧基-γ-L-谷氨酰对硝基苯胺所取代;③ 酶对底物特异度高;④ 底物稳定性好。

2)底物浓度的确定:最大反应速度指酶的结合位点与底物结合饱和时的反应速度,通常用 V 或 V_{max} 来表示。底物足够时,酶促反应速度才能最大,此时酶的所有结合位点被底物所饱和。实际工作中,受溶解度和价格等因素影响,一般确定[S]为 K_m 的 10~20 倍,此时酶促反应速度达到最大反应速度的 90%~95%,酶活性的测定误差较小。

(2)缓冲液种类、最适 pH 和离子强度

1)缓冲液种类:酶与底物的结合、酶催化基团作用的发挥等需要酶、底物、辅助因子的有效解离,因此都离不开缓冲液。依据缓冲液对酶活性的影响,缓冲液可分为活性、惰性和抑制三大类,应用时尽量使用活性缓冲液,而且其 pK_a 与测定 pH 比较接近。

2)最适 pH:指在一系列不同 pH 的最终反应体系中,酶促反应速度达到最大时的 pH。最适 pH 并非是酶的特征性常数,易受多种因素影响而改变,如缓冲液种类、底物浓度、反应温度、样品与反应试剂的比例、各种防腐剂和其他添加剂等。

3)离子强度:缓冲液的离子强度也影响着酶的活性,一般选择与生理环境的体液比较接近的离子强度。离子强度过高,电解质会干扰酶和底物结合,酶活性将逐步下降,但离子强度过低也会抑制酶活性。

理想的缓冲液应具备以下条件:① 有足够的缓冲容量;② 纯度高,不含有抑制酶活性的杂质;③ 温度依赖性小;④ 最好对酶活性表达有促进作用;⑤ 对酶有稳定作用。

(3)反应温度:温度越高,酶与底物结合的机会越多,反应速度越快。但是,温度越高,酶的变性失活也会增加,不同酶的最适温度不同。

(4)辅助因子和激活剂

1)辅助因子:根据酶催化反应最适条件的要求,原则上在酶测定体系中应加入一定量的辅助因子,辅助因子包括辅酶和辅基。

2)激活剂:激活剂多数是金属离子,如 Mg^{2+}、Zn^{2+}、Mn^{2+}、Ca^{2+}、Cl^- 等。重金属离子大多是酶的变性剂,金属离子之间往往相互拮抗或相互抑制。在酶测定体系中经常加入乙二胺四乙酸(ethylenediaminetetraacetic acid, EDTA),目的是螯合一部分非必要的离子。

(5)抑制剂:酶活性测定过程中最常见的抑制剂有产物的抑制剂、底物的抑制剂、分析器材或试剂中的重金属及体液中的药物等,其造成的抑制应尽量去除。采取的措施包括选用高纯度的原料、高纯净水、器材干净,在反应液中加入金属螯合剂甚至可以引入一个副作用来去除产物的抑制作用等。

（6）酶偶联法中的辅助酶和指示酶：酶偶联反应的反应模式如下公式所示。

$$A \xrightarrow{E_x} B \xrightarrow{E_a} C \xrightarrow{E_i} D$$

式中，E_x 是待测酶，E_a 是辅助酶，E_i 是指示酶。辅助酶可以一个或多个，也可以不用辅助酶。待测酶反应遵循 0 级反应，而指示酶和辅助酶反应应遵循 1 级反应。

1）指示酶与辅助酶的选择：① 特异度，尤其是指示酶，如果指示酶存在副作用，则使测定酶的结果假性偏高。② 辅助酶的数量，减少辅助酶可以缩短延滞期。③ 应尽量选择 K_m 小的指示酶和辅助酶，以缩短延滞期。④ 指示酶和辅助酶的最适条件（尤其是最适 pH）尽量与测定酶的"最适条件"接近。整个体系的测定条件必须以测定酶为准。⑤ 需考虑价格、来源、纯度及酶的稳定性。来源不同的酶，K_m 有明显差别甚至辅酶也不同，耐热性也有很大的区别，酶试剂的质量很大程度上取决于酶的来源。

2）指示酶与辅助酶用量：需经过方法学优化后确定。辅助酶或指示酶用量不足导致延滞期延长，待测酶的可测范围变窄，严重时不出现线性期。辅助酶或指示酶用量过大，成本增加，杂酶的干扰程度增加。

（7）酶促反应启动模式

1）底物启动模式：样品先与部分试剂（缺乏某个底物）预孵育一定时间，消除某些内源性、外源性干扰物以及杂酶的副作用，然后加入底物，启动待测酶的酶促反应。

2）样品启动模式：反应所需的试剂先混合在一起，然后加入样品，依靠样品中的待测酶来启动酶促反应，在延滞期去除部分干扰物。

（8）延滞期与线性期的确定

1）延滞期：观察几例浓度不等、病理情况不同标本的酶反应进程曲线，以延滞期最长者作为确定值。

2）线性期：线性期的确定离不开酶浓度的可测上限，因为酶浓度越高，在同样时间内消耗底物越多，生成产物越多，底物的不足和产物的抑制将导致非线性期的提前。

（9）样品量与反应液总量的比例：与方法检测的灵敏度和检测上限有关，与测定误差也有关。由酶活性计算公式可看出，改变样品与反应液总量的比例就可以改变 K 值。仪器噪声按 0.001 计算，K 值不宜过大，否则会造成检测误差加大。

值得注意的是，酶活性的发挥与介质有关，经常发现改变样品量与反应液总量的比例，测定结果并不会成正比例改变，这可能与激活剂、抑制剂、酶的解聚和聚合、酶的稳定性等因素有关。因此，样品量与反应液总量的比例一旦选定，就不能随意更改。

（10）校准类型：酶活性测定的计算是 K 值乘以 $\Delta A/min$。

1）理论 K 值：由通过查阅文献将待测物的摩尔消光系数代入 K 值计算公式得出。

2）校准 K 值：指临床实验室通过酶校准品（enzyme calibrator）和酶参考品（reference material）定标得到的 K 值。目前，国际上已经有 ALT、AST、肌酸激酶、LDH、γ-谷氨酰转移酶、碱性磷酸酶、淀粉酶等 7 个 IFCC 推荐的参考方法和认可的有证参考物酶参考品。有证参考物酶参考品仅适用于参考实验室使用的 IFCC 的参考方法，临床实验室基本已采用 IFCC 推荐法试剂盒，试剂盒生产厂家应提供经溯源到参考系统的校准品。

3）实测 K 值：对硝基酚、4-氯酚、对硝基苯胺等酶促反应产物有基准物质，将其配制成一定浓度，在酶测定条件下测定吸光度，计算出摩尔吸光系数和 K 值，此 K 值称为实测 K 值。产物 NAD(P)H 的摩尔吸光系数可以用己糖激酶（HK）法测定葡萄糖标准来间接计算。

为提高实验室检测结果的可比性，试剂供应商应尽量选择 IFCC 或中华医学会的推荐方法，按"最适条件"生产试剂盒，并提供可溯源的酶校准品。酶校准品的定值必须由参考实验室将参考物质经逐级不间断传递而得出；没有参考方法或参考物质的酶类项目，最好用产物标准品的实测 K 值来校准；若按理论 K 值计算，则应对仪器经常进行校准。

第三节　同工酶检测技术

同一种属中由不同基因或等位基因所编码的多肽链单体、纯聚体或杂化体，具有相同的催化作用，但其分子构成、空间构象、理化性质、生物学性质及器官分布或细胞内定位不同的一组酶称为同工酶。同工酶的不同形式可以是由肽链的不同聚合方式、乙酰化、脱酰胺、磷酸化、巯基氧化、糖侧链修饰、与其他蛋白形成复合物等形成。某些同工酶从组织进入体液后在蛋白酶作用下降解成不同的亚型,如 CK-MB 可分为 CK-MB$_1$ 和 CK-MB$_2$ 两个亚型。

同工酶的测定方法可分为直接法和间接法两类。直接法是指利用同工酶之间酶催化动力学性质或免疫原性的不同,同工酶各组分不需要预先分离,直接测定某一种同工酶的方法。直接测定多利用抑制、热变法、免疫化学法等原理。间接法是依据同工酶之间理化性质(带电性、分子大小、糖链等)的不同先用电泳、凝胶层析和亲和层析等将各种同工酶组分分开,再利用酶催化性质测定同工酶的活性。

一、电泳法

各种同工酶的一级结构或空间构象不同,因此可因在一定电场中电泳迁移率的不同而得到分离,分离后利用酶催化性质选择合适的显色系统使区带呈色。同工酶的显色与一般蛋白质不同,需依赖其催化活性,因此,不能经过固定步骤,呈色产物需为非水溶性。常用的显色系统:① 重氮试剂染料,人工合成的萘酚或萘胺衍生物,在酶促反应后产生萘酚或萘胺,其与偶氮染料(如固蓝 B)生成难溶于水的有色的重氮化合物,如碱性磷酸酶、γ-谷氨酰转移酶同工酶的测定。② 电子传递染料,脱氢酶反应或脱氢酶偶联的指示反应产生 NAD(P)H,其中 H$^+$经吩嗪二甲酯硫酸盐(PMS)传递,交给四氮唑盐生成不溶性有色的甲臢(formazan,音 zā)化合物,如 LDH 同工酶测定。

目前,临床实验室多使用自动化电泳系统和配套的商品试剂盒,从而有效地改善了电泳法操作烦琐、重复性较差等缺点。

二、抑制法

抑制法分为免疫抑制法与化学抑制法两种。

免疫抑制法的抑制特异度高,但需要制备抗体,测定成本高。

免疫抑制法测定 CK-MB 同工酶的原理:肌酸激酶同工酶分 CK-MM(肌型)、CK-MB(心型)、CK-BB(脑型)3 种,试剂中含有抗 CK-M 亚基的抗体,其与标本中的 CK-MM、CK-MB 结合,使 CK-MM 100% 被抑制,CK-MB 则有 50% 被抑制,若不考虑 CK-BB 的含量,抑制后的酶活性的 2 倍就是原来 CK-MB 的酶活性。该法的缺点是巨型肌酸激酶不能被抑制,测定结果不真实性升高。

化学抑制法指加入一定浓度的化学试剂选择性抑制某类同工酶,测定抑制前后的酶活性,间接计算出某同工酶的活性。化学抑制法特异度差,往往存在待测同工酶同时被抑制或其他同工酶抑制不彻底的缺点。

三、热变法

热变法利用各型同工酶对热的稳定性差异的原理来测定同工酶,因特异度较差而较少使用。例如,碱性磷酸酶同工酶分为 4 型:肠型、生殖细胞型、胎盘型和非特异组织型。非特异组织型在酶蛋白合成后,经过不同形式的修饰和加工,形成的肝型、胆型、肾型、骨骼型等酶的多种形式。各型对热稳定性顺序为:胎盘型>肠型>其他两型。这 4 型同工酶经 65℃ 15 min 的样品预处理后只留下胎盘型同工酶。

四、亲和层析法

碱性磷酸酶的肝型、胆型、肾型、骨骼型等各型同工酶糖链的组成或长度不同。因此,我们可以利用糖链亲和剂凝集素如麦胚凝集素(WGA)、刀豆凝集素(ConA)等与同工酶结合率的不同,对某型同工酶加以分离后进行测定。其中骨型同工酶与 WGA 有较高的亲和力,结合后形成沉淀,总酶活性减去上清液中未结合部分的酶活性就是骨型同工酶的活性。但是,由于肝型、胆型同工酶也有部分结合特性,因此,测定结果需要校正。

五、免疫化学法

通过制备同工酶抗体,利用免疫化学法直接对同工酶进行定量,如前列腺酸性磷酸酶、胰腺型淀粉酶(p-淀粉酶)、神经元特异性烯醇化酶、CK-MB 质量等。

第四节 代谢物酶法分析

酶法分析(enzymatic method)是以酶促反应为基础,酶作为主要试剂测定酶促反应的底物及酶促反应的相关物质(辅酶、辅基、激活剂或抑制剂)的一类方法。

酶法分析的优点是特异度高,催化速度快,在准确性、精密度、灵敏度和线性范围等方面都优于传统的化学法。主要优点是:① 由于酶作用的特异度高,成分复杂的血清等体液样品不需要进行预处理(提取纯化等步骤)就能直接测定,从而简化了实验程序;② 酶促反应高速、高效(反应时间短,分析效率高);③ 试剂酶的化学本质是蛋白质,没有毒性,环境污染少;④ 酶促反应的条件温和,实验过程没有强酸、强碱、加热煮沸等条件;⑤ 反应步骤简单,反应时间短,特别适用于自动生化分析仪。因此,酶法分析在临床上应用日益广泛。

一、代谢物酶法分析的分类

代谢物酶法分析通常分为平衡法(equilibrium method)和速率法(rate assay)两大类。

(一) 平衡法

平衡法又称终点法(end-point method),指在代谢物酶促反应中,随着时间的延长,待测物浓度逐渐减少而产物逐渐增多,一定时间后反应趋于平衡,指示反应信号逐渐达到稳定,测定反应达到平衡后底物或产物变化的总量,计算出待测物浓度。该法的酶促反应并没有终止,而是达到了一个平衡状态。

根据酶促反应动力学原理,达到平衡所需的时间与 V_{max}、K_m 和待测物浓度 $[S_0]$ 有关,V_{max} 越大、K_m 越小、$[S_0]$ 越小则达到平衡所需的时间就越短。

平衡法中应该注意:① 工具酶的特异度要高;② 工具酶中的杂酶应低于允许限;③ 酶的用量要足够大,以保证反应能在较短时间内(一般为 1~3 min)达到平衡;④ 在保证测定线性的前提下,K_m 要尽量小;⑤ 所用的底物对酶应构成零级反应;⑥ 试剂中的添加剂不应抑制酶的活性。

(二) 速率法

速率法又称动力学法(kinetic method),是根据酶促反应动力学,准确测定反应的初速度(v),采用标准浓度对照法求得待测物浓度的方法。

根据米氏方程

$$v = \frac{V_{max}[S]}{K_m + [S]}$$

当 $[S] << K_m$,则 $[S] + K_m \approx K_m$。

若体系中酶量不变,酶促反应的最大速度 V_{max} 也不变,此时,酶促反应呈一级反应:

$$v = \frac{V_{max}[S]}{K_m} = K[S]$$

若同时带标准管,因 K_m、V_{max} 一致则有

$$\frac{标准管\ v}{测定管\ v} = \frac{标准管\ [S]}{测定管\ [S]}$$

标准管的 $[S_0]$ 与测定管的 $[S_0]$ 分别表示为 C_s 和 C_u,速度用 $\Delta A/min$ 来表示。上式改写为

$$\frac{标准管\ \Delta A/min}{测定管\ \Delta A/min} = \frac{C_s}{C_u}$$

当反应体系中酶量固定、底物浓度变化很小时,反应速度(单位时间内的底物减少或产物增加量)与初始底物浓度呈正相关,如同时检测测定管和标准管反应速度,即可计算出待测物浓度。

速率法中应该注意：① 所用酶的 K_m 应足够大，以保证有足够的测定线性和较长的反应动态期。如果所用试剂酶 K_m 太小，可在反应体系中加入竞争性抑制剂，以加大 K_m。例如，在尿素酶促紫外速率法测定中加羟基脲，碳酸氢盐酶法测定试剂中加硫氰酸盐等。② 酶用量要合适，用多了浪费，用少了可能导致线性期缩短甚至一级反应丧失。

平衡法若要将代测物在较短时间内消耗接近完全，必须加大酶量。其优点是试剂酶活性的下降对测定结果影响没有速率法明显，仅使达到平衡所需时间延长，检测范围变窄。

速率法和平衡法测定对于测定仪器的要求不同。平衡法测定由于信号较大，加上反应达到平衡，故对仪器的电噪声和温控要求不严。速率法测定的是反应动态过程中的吸光度的改变，检测的信号小，温度对测定的影响很大，这要求仪器的电噪声小，吸光度应读准到 0.000 1，温度变化<0.1%。

另外，产物的堆积和样品色原对动态法影响较小，而对平衡测定法影响较大。

二、代谢物酶法分析的应用

(一) 待测物有特征性光吸收的直接测定法

有些酶促反应的待测物有特征性的吸收峰，测定酶促反应前后某特定波长下的吸光度变化即可对待测物浓度进行定量分析。

1. 尿酸氧化酶(UAO)紫外法测定尿酸　尿酸在 282~293 nm 处有吸收峰，经尿酸氧化酶催化生成的尿囊素在此波长范围内几乎无吸收，利用反应前后吸光度的下降来测定尿酸的含量，反应式如下：

$$尿酸 + O_2 + H_2O \xrightarrow{\text{尿酸氧化酶}} 尿囊素 + CO_2 + H_2O_2$$

2. 胆红素氧化酶(BOD)法测定胆红素　胆红素在胆红素氧化酶作用下生成胆绿素，造成胆红素在 450 nm 处的吸光度下降，据此来测定胆红素的浓度；并利用最适 pH 不同分别测定总胆红素(pH=8.5)和结合胆红素(pH=4.5)，反应式如下：

$$胆红素 + O_2 \xrightarrow{\text{胆红素氧化酶}} 胆绿素 + H_2O$$

(二) 脱氢酶指示系统

脱氢酶指示系统测定的是氧化型辅酶Ⅰ(NAD⁺)或辅酶Ⅱ(NADP⁺)与还原型辅酶 NAD(P)H 之间的互相转换，以测定在 340 nm 处吸光度的下降或增加来计算出被测物的浓度。

对于氧化还原酶底物而言，其辅酶有特征性光吸收作用，而辅酶的浓度变化与待测物浓度成正比。若用酶偶联反应，试剂酶有 1 个或多个，以氧化还原酶作指示酶较常见(表5-4)。常用的试剂酶有 LDH、谷氨酸脱氢酶(GLDH)、葡糖-6-磷酸脱氢酶、苹果酸脱氢酶(malate dehydrogenase, MD)等。体液葡萄糖、尿素、肌酐、TG、胆汁酸、乳酸、丙酮酸、酮体、乙醇、唾液酸(sialic acid, SA)以及氨、钾、镁等离子的酶法测定大多使用该指示系统。

表5-4　脱氢酶指示系统

测定项目	试剂酶	反应方向
乳酸	LDH	正
丙酮酸	LDH	负
乙醇	醇脱氢酶	正
碳酸氢根	磷酸烯醇式丙酮酸羧化酶-苹果酸脱氢酶	正
葡萄糖	己糖激酶-葡糖-6-磷酸脱氢酶	正
尿素	脲酶-谷氨酸脱氢酶	负
肌酐	肌酐亚胺水解酶-谷氨酸脱氢酶	负
三酰基甘油	脂蛋白脂肪酶-葡萄糖脱氢酶	正
唾液酸	醛缩酶-LDH	负

脱氢酶指示系统的主要缺点：① 脱氢酶共用辅酶系统，相互干扰严重，虽然体内相对应的底物含量低，但在不同病理情况下，其干扰程度不确定。② 灵敏度低。

（三）过氧化物酶指示系统

过氧化物酶（peroxidase，POD）指示系统已广泛用于葡萄糖、肌酐、尿酸、胆固醇、TG 等项目的测定。在一定的样品/试剂比例情况下，血清中浓度越低的物质则需要越高灵敏度的色原（表5-5）。

表5-5 过氧化物酶指示系统

测 定 项 目	试 剂 酶	常 用 色 原
葡萄糖	葡萄糖氧化酶-过氧化物酶	酚
胆固醇	胆固醇酯水解酶-胆固醇氧化酶-过氧化物酶	酚
三酰基甘油	脂蛋白脂肪酶-甘油激酶-甘油磷酸氧化酶-过氧化物酶	4-氯酚
高（低）密度脂蛋白胆固醇	胆固醇酯水解酶-胆固醇氧化酶-过氧化物酶	2,4-二氯酚
尿酸	尿酸氧化酶-过氧化物酶	2,4-二氯酚
肌酐	肌酐酰胺水解酶、肌酸酶肌氨酸氧化酶	N-乙基-N-(2-羟基-3-丙磺酰)间甲苯胺

氧化酶指示系统的主要缺点：① 催化该反应的过氧化物酶对底物专一性差，标本中其他过氧化物也可一起被转化，使测定结果偏高，因血清内氧化物含量较低对整个反应而言干扰较小；② 反应过程中容易受维生素 C、尿酸、胆红素、谷胱甘肽（glutathione，GSH）等还原性物质的干扰，干扰机制有竞争 H_2O_2、破坏色素、延迟生色反应等，严重时可使结果出现假性负值。一般采用双试剂剂型，在试剂Ⅰ中加入抗坏血酸氧化酶、亚铁氰化钾等来消除维生素 C、胆红素的干扰。

（四）酶循环法

酶循环法（enzymatic cycling assay）是测定含量较低的待测物时，在底物和产物之间、氧化性辅酶和还原性辅酶之间实现循环反应，指示产物不断增加以利于测定的方法。

1. 胆汁酸　　3α-羟基类固醇脱氢酶（3α-HSD）催化胆汁酸和 3-酮类固醇之间的反应，正反应对硫代氧

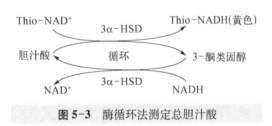

图5-3 酶循环法测定总胆汁酸

化型辅酶Ⅰ（Thio-NAD⁺）的亲和力远远大于对氧化型辅酶Ⅰ（NAD⁺）的亲和力，而逆反应对还原型辅酶Ⅰ的亲和力大于对硫代还原型辅酶Ⅰ（Thio-NADH）的亲和力。反应系统中有足够的 Thio-NAD⁺ 和 NADH，只要有少量的胆汁酸就可生成少量的3-酮类固醇，并在两者之间构成循环，不断产生硫代还原型辅酶Ⅰ（黄色）并消耗 NADH，反应速度与待测物胆汁酸的起始浓度成正比（图5-3）。

该循环反应要求：① 酶对 Thio-NAD⁺ 和 NADH 有高亲和力；② 溶液 pH 和缓冲体系同时有利于双向反应（底物氧化和还原）；③ Thio-NAD⁺ 和 NADH 两者的浓度和配比达最适条件。胆汁酸在体内的浓度只有 μmol 的水平，用此循环反应，灵敏度可增加数十倍。

2. 同型半胱氨酸（homocysteine，HCY）　　在三(2-羧乙基)膦盐酸盐（TCEP-HCl）作用下，氧化型同型半胱氨酸转化为游离型同型半胱氨酸，游离型同型半胱氨酸与共价底物 S-腺苷甲硫氨酸（SAM）反应形成甲硫氨酸和 S-腺苷同型半胱氨酸（SAH）。S-腺苷同型半胱氨酸被 S-腺苷同型半胱氨酸水解酶（SAHase）水解成腺苷（Ado）和同型半胱氨酸，形成同型半胱氨酸的循环。在同型半胱氨酸不变的情况下，腺苷的生成越来越多。腺苷立即水解为次黄嘌呤和氨，氨在指示酶 GLDH（也可用亮氨酸脱氢酶）的作用下，使 NADH 转化为 NAD⁺，样本中的同型半胱氨酸浓度与 NADH 转化速率成正比（图5-4）。

（五）酶激活剂测定法与酶抑制剂测定法

1. 酶激活剂测定法　　使酶由无活性变为有活性或使酶活性增加的物质称为酶激活剂。很多酶需要某些无机离子、微量元素或辅酶存在才发挥其催化活性。脱去酶中关键的无机离子、微量元素或辅酶之后，酶即失去了其催化活性。无活性的酶与标本混合，标本中的无机离子、微量元素或辅酶使该酶重新复活，复活的比例可以反映这些无机离子、微量元素或辅酶的含量。

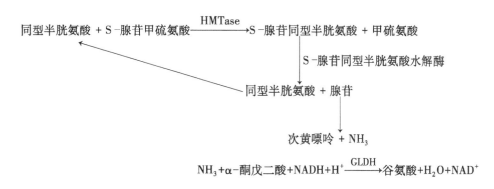

图 5-4　酶循环法测定同型半胱氨酸

异柠檬酸脱氢酶法测定血清镁离子：用 EDTA 和乙二醇二乙醚二胺四乙酸（GEDTA）两种金属螯合剂在适宜浓度下抑制钙离子，标本中 Mg^{2+} 通过恢复异柠檬酸脱氢酶（ICD）活性，催化异柠檬酸脱氢的正向反应，使 $NADP^+$ 还原，340 nm 测定吸光度的增加，与 Mg^{2+} 标准品在同一条件下测定即可测定 Mg^{2+}。反应式如下：

$$异柠檬酸 + NADP^+ \xrightarrow{\text{ICD} + Mg^{2+}} \alpha\text{-酮戊二酸} + CO_2 + NADPH + H^+$$

该类方法还见于丙酮酸激酶法或色氨酸酶法测定 K^+、己糖激酶法测定 Mg^{2+}、α-半乳糖苷酶法测定 Na^+、淀粉酶法测定 Cl^-、超氧化物歧化酶（SOD）法测定 Cu^{2+}、碳酸酐酶或碱性磷酸酶法测定 Zn^{2+} 等。

2. **酶抑制剂测定法**　　能够使酶的催化活性下降而不引起酶蛋白构象发生非常显著变化的物质称为酶抑制剂。将待测物质（酶抑制剂）加入反应体系，此时酶的活性被部分抑制，然后测定体系中剩余酶的活性，通过测定被抑制的酶的活性即可计算出标本中待测物质的含量。

有机磷的酶法测定：有机磷是乙酰胆碱酯酶（AchE）的抑制剂，用标准乙酰胆碱酯酶与标本在 37℃ 下水浴 10 min，测定剩余的乙酰胆碱酯酶的活性，根据被抑制的乙酰胆碱酯酶的活性可以计算出标本中有机磷的含量。

该类方法还见于抑制性碱性磷酸酶法测定茶碱等。

本章小结

根据酶是蛋白质和生物催化剂这两大特性，酶浓度的定量可以用酶蛋白质量浓度或酶催化活性浓度来表示。酶催化活性浓度测定方法简便、快速、经济，是酶浓度定量的主要手段，分为定时法和速率法，速率法按原理可分为脱氢酶指示系统、过氧化物酶指示系统、人工合成色素原底物、人工合成非色素原底物等。

酶催化活性是一种酶浓度相对定量的方法，与底物种类和浓度、缓冲液种类、最适 pH 和离子强度、反应温度等多种因素有关。为提高实验室检测结果的可比性，试剂供应商应尽量选择 IFCC 或中华医学会推荐方法，按"最适条件"生产试剂盒，并提供可溯源的酶校准品。

同工酶及其亚型与总酶相比更具有脏器特异性，同工酶分析以电泳法和抑制法较为常用。随着免疫学技术的发展，免疫法测定酶蛋白质量有望得到发展。

代谢物酶法分析按检测类型可分为平衡法和速率法。平衡法关键是确定酶用量，使代谢物酶促反应在规定时间内趋于平衡。代谢物酶法分析按原理可分为脱氢酶指示系统、氧化酶指示系统、酶循环法、酶激活剂测定法和酶抑制剂测定法。

（沈财成）

第六章　自动生化分析仪分析技术

自动生化分析仪是以紫外-可见光分光度法为主要分析技术,由计算机控制将取样、加试剂、混匀、保温反应、吸光度检测、结果计算、可靠性判断、数据显示、数据传输及清洗等步骤实现自动化的仪器。

第一节　概述

一、自动生化分析仪的发展历史

临床生化分析仪于 20 世纪 50 年代问世,最初是一台单通道、连续流动式自动分析仪,只能以光密度(OD)值的形式报告结果,主要应用于临床实验室的比色分析。1964 年,Skeggs 报道了能同时测定多个项目的自动生化分析仪。随后,美国泰尔康(Technicon)公司生产出连续多通道自动分析仪系列,20 世纪 70 年代中期研制出由电子计算机控制、分析速度可达 150 T/h、同时测定 20 个项目的连续流动式自动生化分析仪。

20 世纪 80 年代至今,各仪器生产厂商如 Roche、Beckman、Olympus、Hitachi、Abbott、Bayer 等不断推出不同型号和规格的生化分析仪,它们不仅可用于临床生化的常规检测,还能够测定尿液和脑脊液成分、各种药物与毒品、电解质、特定蛋白和激素等,为实验医学提供了广泛的应用空间,已成为临床实验室分析最常用的检验仪器。

二、自动生化分析仪的分类

根据不同分类标准,自动生化分析仪可分成不同的种类:① 按照反应装置的不同,可以分为连续流动式自动生化分析仪、离心式自动生化分析仪、分立式自动生化分析仪和干片式自动生化分析仪 4 类,其中连续流动式自动生化分析仪和离心式自动生化分析仪现已很少使用。② 按照可测定项目数量的不同,可以分为单通道自动生化分析仪和多通道自动生化分析仪两类,单通道自动生化分析仪每次可以检测一个项目,但项目可以更换;多通道自动生化分析仪每次可以同时检测多个项目。③ 按照自动化程度,可分为全自动生化分析仪和半自动生化分析仪两类。

以下主要介绍分立式自动生化分析仪和干片式自动生化分析仪。

(一) 分立式自动生化分析仪

分立式自动生化分析仪具有结构紧凑、分析效率高、交叉污染小、试剂开放性能好等优点,由机械部分和电脑控制单元所组成。机械部分包括样品针、样品盘或样品架、反应杯、清洗站、混匀装置、试剂仓、试剂针、比色系统等(图 6-1)。

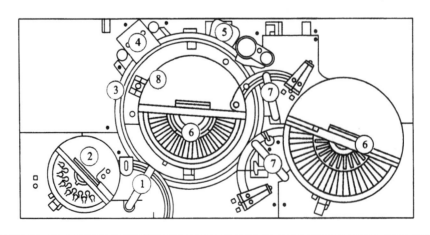

图 6-1　分立式自动生化分析仪俯视图
① 样品针　② 样品盘　③ 反应杯　④ 清洗站　⑤ 混匀装置　⑥ 试剂仓　⑦ 试剂针　⑧ 比色系统

分立式自动生化分析仪的主要部件及其工作原理如下：

1. 样品盘或样品架　　样品盘用来放置一定数量的样品（如常规患者标本、急诊患者标本、校准品、质控品等），通过转动到特定位置来控制不同样品的加样。

样品架多为分散式，通过轨道进行样品传送。轨道有单通路和双通路两种，双通路轨道可实现样本在不同模块间的传递，样品复检更容易。样品架的移动由步进马达控制，到达加样臂位置后横向步进移动，实现逐一顺序进样。每个样品架上都有条形码和（或）底部编码孔，用来设置或识别样品架及样品位置号，部分仪器有急诊样品、校准品和质控品的专用架。

不同仪器对样品管的要求不同，直接使用真空采血管较为便利。

2. 取样装置　　取样装置由步进马达或传动泵、取样注射器和样品探针组成，能定量吸取样品并将其加入反应杯。不同分析仪的取样范围不同，一般为 $2 \sim 35 \mu L$，步进 $0.1 \mu L$。最低取样量是评价分析仪性能的一个重要指标。

样品探针位于取样针下部，具液面感应和随量跟踪功能，装机时可根据样品杯（管）的规格设置取样针的位置。取样针于样品上方下降，一旦接触到样品液面就缓慢下降并开始吸样，下降高度则是根据需要吸样量计算得出。探针上的感应器还设有防碰撞报警功能，遇到障碍时取样针立即停止运动并报警。某些取样针还具有阻塞报警功能，即当取样针被样品中的凝块、纤维蛋白等物质阻塞时，机器会自动报警并加大压力冲洗取样针，或跳过当前样品。

由于取样量较小，取样针在各样品间可产生严重的携带交叉污染。因此生化分析仪均设置了防止交叉污染的措施。防止取样针交叉污染的方法有空气隔绝、试剂清洗、化学惰性液清洗和水洗 4 种。Technicon 公司的 RA 系列分析仪采用化学惰性液的方式来隔绝样品与取样针内外壁之间的接触，水洗方式是对接触样品的样品针内外壁用水进行冲洗。试剂针、搅拌棒的防止交叉污染措施与此相似。

3. 试剂室　　大型的分析仪都设两个试剂室，分别放置第一试剂和第二试剂，每个试剂室分隔成一系列小室，利用支架放置不同规格和容量的试剂瓶。

大多数试剂室都有冷藏装置，使试剂保存在 $4 \sim 12 ℃$。为防止某些试剂成分在低温时因溶解度下降而析出，Toshiba 30FR 则将试剂室分为室温和低温两个区。与样品盘相同，试剂室也有条形码装置，有条形码的试剂放在任意位置均可被自动识别。

4. 试剂分配系统　　试剂分配系统用于定量吸取试剂加入反应杯，可加入试剂容量一般为 $20 \sim 380 \mu L$，步进 $1 \sim 5 \mu L$，取样精度在 $\pm 1 \mu L$ 左右。多具备液面感应、防碰撞和防试剂间携带交叉污染的功能。液面感应系统能检测剩余试剂高度，利用规定试剂瓶的横断面计算试剂剩余量。大型的生化分析仪都有两套独立的试剂分配系统，可同时加两种试剂，且不影响测试速率。有些分析仪的试剂臂里还装有试剂预热部件，目的是对试剂进行预热。

Hitachi 系列仪器试剂的加入方式分为经济模式和准确模式，两者的区别在于试剂针冲洗液不同，前者用去离子水而后者是用试剂冲洗。因此，准确模式状态下，若使用双试剂，则两种试剂都会有等量的消耗，在日常工作中应引起注意。

5. 反应杯　　反应杯是标本与试剂混合进行化学反应的场所，兼作比色杯用途。多数自动生化分析仪均普遍采用塑料比色杯和硬质玻璃比色杯（石英杯）。塑料比色杯的透光性差，不易清洁，易磨损，需定期更换。硬质玻璃比色杯的透光性好，容易清洁，不易磨损，使用时间长。仪器有严格的自动冲洗步骤，并可进行自动监测。如检测出不合要求的比色杯，提醒及时更换。

一项检验项目完成后，反应杯随即被自动实时清洗。反应杯清洗时，先吸走废液，灌入清洗液，再吸走清洗液，灌入清水，并自动进行水空白自检，以确定反应杯是否清洗干净。水空白自检通过后，由冲洗站吸掉水，真空吸干燥反应杯，再做下面的检验项目。假如反应杯污染，不能冲洗干净，仪器会自动放弃使用该反应杯，并且由电脑发出警告，在屏幕上显示出污染的反应杯所在位置。

反应杯的光径为 $0.5 \sim 1.0 cm$，除 Beckman 仪器外都已经自动校正到 $1.0 cm$；容量为 $80 \sim 500 \mu L$。

6. 混匀装置　　混匀的方式有机械振动、搅拌和超声混匀等。

搅拌系统须使样品与试剂混合后迅速分布均匀，过去使用向试剂中冲入空气或振荡等手段，常引起反应液外溢和起泡,从而导致测定结果不稳定。目前先进的自动生化分析仪采用搅拌棒搅拌方式,在搅拌棒表面涂有特氟隆不粘层防止交叉污染,采用多头回旋技术减少泡沫产生。日立仪器采用超声混匀技术,可以避免搅拌棒携带污染。

7. 恒温系统　　全自动生化分析仪一般都设有 30℃ 和 37℃ 两种温度,要求温度控制在 ±0.1℃。目前恒温方式多采用水浴恒温和空气浴恒温。水浴恒温的优点是温度均匀、稳定;缺点是升温缓慢,开机预热时间长,要定期换水。空气浴恒温的优点是升温迅速,无须保养;缺点是温度不稳定,易受外界环境影响。

8. 光学监测系统　　无相差蚀刻凹面光栅是当今最先进的全息光栅,是生化分析仪的核心部分。无相差蚀刻凹面光栅每毫米画线条数达到 4 000 条,可以色散,也能够聚光,检测吸光线性范围为 0~3.2 Abs;光栅使用寿命长,无须保养,常固定波长 340 nm、380 nm、410 nm、450 nm、520 nm、570 nm、600 nm、700 nm、750 nm 和 800 nm等的光;结合后分光技术降低了杂散光的干扰,提高了测定精度。

9. 计算机控制系统　　软件采用 Windows-NT 全新彩色图形界面。此控制系统可进行质控管理及参数修改,显示所有反应曲线,可进行项目计算、检测空白修正、正常值、异常值报警、试剂空白吸光度检查、异常结果重复或稀释再检操作。此控制系统能实时进行质量控制,监测反应曲线,判断重复测试曲线;能显示试剂消耗情况,每天测试统计;可进行自动标定及校正因数,进行必要的曲线拟合,运行功能组合测试,编辑和储存样品测试的数据等。

仪器备有条码识别系统,可自动识别试剂、样品架及样品编号。同时,其还可实现电脑智能化操作,增加远程通信功能,即可通过局域网或 INTERNET 进行远程监控同时实现远程指定测试及维修检查等。

三、干片式自动生化分析仪

随着酶分离、提纯、保存技术的进步,反射光度计和微电极的发展及电子计算机的应用,干片式自动生化分析仪得到了长足的进步。

（一）干片式自动生化分析仪的结构

干片式自动生化分析仪与配套试剂组成一个检测系统,主要结构包括进样器、取样装备、干片式自动生化分析仪试剂载体、保温器、检测器、微处理器、功能检测器、打印机等。干片式自动生化分析仪的加样装置与分立式自动生化分析仪基本相同,但无加试剂装置。

（二）干片式自动生化分析仪试剂载体

干片式自动生化分析仪试剂载体由最简单的三层结构、稍加改进的三层结构发展至比较完善的多层膜。多层膜分为 3 种类型:基于反射光度法的多层膜、基于差示电位法的离子选择性电极(ion selective electrode, ISE)多层膜、基于荧光反射法的多层膜。

（三）干片式自动生化分析仪的检测原理

1. 反射光度法　　主要采用比色速率法干片,适用于常规生化项目的测定。其多层膜片主要分为 5 层,从上至下依次为:① 渗透扩散层,其毛细网状结构能够使标本溶液快速均匀地分布到下层。不仅可以阻留细胞、结晶和其他小颗粒,还可根据需要让大分子物质(如蛋白质等)滞留,消除溶液中影响检测反应的干扰物质。② 试剂层,即反应层,固定该检验项目所需的试剂,可由数层功能试剂层组成,按照反应的顺序涂布不同的化学试剂,使反应依次进行。③ 辅助试剂层,主要作用是去除血清中的内源性干扰物。例如,尿酸干片辅助试剂层含有抗坏血酸氧化酶,用于抗坏血酸转化,消除其对 Trinder 反应的干扰。④ 反射层,为白色不透明层,下侧涂布反射系数>95%的物质如 $BaSO_4$,能隔离渗透扩散层中有色物质。⑤ 支持层,为透明的塑料基片,允许反射光完全透过,而标本浓度与反射光强度成反比。另外,在试剂层和支持层之间,可加一层吸水层,从而加快标本和试剂的渗透速度。

检测时从仪器内部光源发出一束光透过支持层,光在试剂层被有色化合物部分吸收后,在渗透扩散层提供的反射面被反射,反射光经滤光装置后到达光度检测器被读数。透过光由此被转化为电压读数,由此可计算出分析物浓度。

2. 差示电位法　　主要采用离子法干片。此法基于离子选择性电极原理,适用于 CO_2 和无机离子的测定。其多层膜片包括两个完全相同的"离子选择性电极",两者均由离子选择敏感膜、参比层、氯化银层和银层组成,并以一纸盐桥相连。其中一个为标本电极,另一个为参比液电极。测定时取 10 μL 血清和 10 μL 参比液分别加入两个并列而又分开的电极构成的加样槽内,即可通过电位计测定此两者差示电位的值,从而计算出待测离子的浓度。

3. 荧光反射光度法　主要采用免疫速率法干片。此法基于荧光技术和竞争免疫技术的原理,适用于药物浓度和微量蛋白质的检测。其多层膜片包括扩散层、光屏层、信号层和基片层。扩散层内含有缓冲剂、表面活性剂等,只允许小分子物质如半抗原通过;光屏层内含有氧化铁,可阻止游离的荧光标记半抗原被激发;信号层内含有固相抗体与荧光标记的半抗原结合的复合物;基片层起支持作用。标本通过扩散层和光屏层,进入信号层,竞争性地结合固相抗体上的结合位点,从而使一部分荧光标记半抗原被置换下来成为游离荧光标记半抗原,并从信号层扩散到渗透层。在激发光的激发下,由于光屏层的阻挡作用,仅信号层的荧光标记半抗原可被激发而产生荧光,荧光强度与标本中待测半抗原浓度呈负相关,从而确定待测半抗原的浓度。

第二节　自动生化分析仪的常用分析方法

自动生化分析仪主要采用分光光度法来测定分析物,其分析方法按检测类型可以分为终点法和速率法两种,固定时间法可以看成终点法或速率法的特殊形式。

一、终点法

被测物在反应过程中被转换成另一种物质或被消耗,经一定时间后反应达到终点或平衡,吸光度将不再改变,通过检测吸光度的改变来求出被测物质含量的方法称为终点法。

自动生化分析仪通常在反应终点附近连续选择两个吸光度值,求出其平均值并计算结果,由此可根据两点的吸光度差来判断反应是否到达终点。终点法参数设置简单,反应时间较长,精密度较好。

终点时间的确定:① 根据时间-吸光度曲线来确定,如 Trinder 反应测定尿酸,反应曲线在 3~5 min 时其吸光度已趋向稳定,因而可将 5 min 作为反应终点;② 根据被测物反应终点,结合干扰物的反应情况来确定,如在血清清蛋白的溴甲酚绿法测定中,血清清蛋白与溴甲酚绿在 10 s 内很快完成反应,之后 α-球蛋白和 β-球蛋白与溴甲酚绿发生“慢反应”,使反应曲线上吸光度在 10 s 后仍继续缓慢上升,持续约达 10 min,因此终点时间应采用 10~30 s,而不应选择 10 min。

终点法分为一点终点法和两点终点法。

1. 一点终点法　指在时间-吸光度曲线上吸光度不再改变时,选择一个时间点测定吸光度值,其反应曲线见图 6-2。样品和第一试剂加入时刻作为 0 点,第二试剂加入时间是 16~17 点,因每两个测光点间间隔为 18 s,故接近 5.1 min,第 24 点基本达到平衡,即反应“终点”。若以最后一点 33 点读取吸光度 A_{33},则真正反应时间为 9.6-5.1=4.5 min。

计算公式为

$$待测物浓度 C = (A_m - A_B) \times C_s/(A_s - A_B) = (A_m - A_B) \times K$$

式中,A_m 和 A_s 为待测物和标准液终点读数点的吸光度,A_B 为试剂空白吸光度,C_s 为标准液浓度,K 为校正系数。

2. 两点终点法　指在第二试剂加入以前,选择某一点(m)读取吸光度 A_m(主要由样品本身或第一试剂与样品的非特异反应引起,相当于样品空白);经过一定时间后反应达到终点(平衡)后选择第二个点读取吸光度 A_n,此两点吸光度之差用于计算结果。如图 6-2 所示,通常读取 16 点为 A_m,第 33 点读取 A_n。

计算公式为

$$待测物浓度 C = (A_n - K_0 \times A_m) \times K$$

$$K_0 = (S_v + R_1)/(S_v + R_1 + R_2)$$

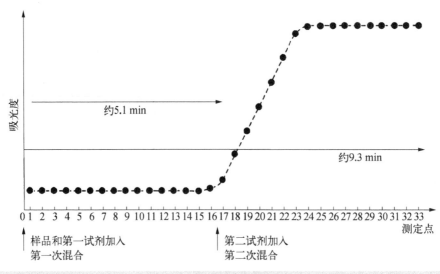

图 6-2　终点法反应过程曲线

式中,S_v、R_1、R_2分别为样品、第一试剂、第二试剂的体积;A_m为第一读数点的吸光度,A_n为第二读数点的吸光度,K_0为体积校正因子,K为校正系数。

在单试剂分析加入试剂的初期或双试剂分析中第二试剂加入之初,若指示反应吸光度尚无明显变化,则可在此时选择第一个吸光度,在指示反应终点时选择第二个吸光度,从而设置成两点终点法。但指示反应初期吸光度无明显变化的化学反应较少,如以单试剂方式测定总蛋白、清蛋白、钙、磷、镁等的终点法分析项目,以及以双试剂方式测定葡萄糖、总胆固醇(total cholesterol, TC)、TG 等的终点法分析项目,反应初期吸光度已有明显变化,因而均难以用上述方式设置两点终点法。但在双试剂分析中,如果将第一吸光度选择在第二试剂加入前,此时指示反应一般尚未开始,则容易设置为两点终点法。但要注意,将两次读吸光度时不同比色液体积进行校正,目前多数型号仪器均具有自动校正功能,不必手工进行校正。

两点终点法能有效地消除测定波长样品自身的吸光度,如溶血、黄疸、脂血、NADH 等原因造成的干扰(图 6-3)。

终点法反应曲线的类型见图 6-4。

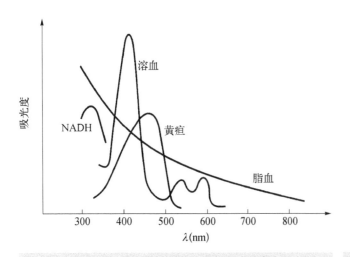

图 6-3　溶血、黄疸、脂血、NADH 的吸光度

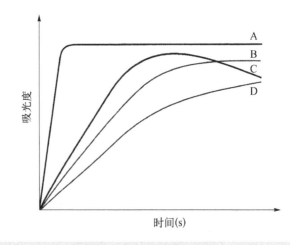

图 6-4　终点法反应曲线类型

A 为即刻反应而且反应产物颜色稳定、特异度高,如比色法测定钙、镁等;B 为反应缓慢达到平衡,如酶法测定胆固醇;C 为产物不稳定,即吸光度随着时间延长而下降者或抗原过剩时;D 为反应接近终点但未达到平衡,读数点通常选择最后一点,如氧化酶法测定葡萄糖

二、速率法

速率法是根据反应速度与待测物的浓度或活性成正比，通过测定一段时间内吸光度的变化速率（$\Delta A/\min$）来计算待测物的浓度或活性浓度。图6-5表示单试剂反应方向上升的反应曲线，分析仪连续监测t_0、t_1、t_2、t_3、t_4、t_5的吸光度，每个时间间隔的吸光度变化表示为δ_1、δ_2、δ_3、δ_4、δ_5，从图中看出$\delta_2 = \delta_3 = \delta_4$，将$t_1$~$t_4$这段时间称为线性期。分析仪能记录整个反应过程的吸光度变化，并自动判断线性度。

计算公式为

$$酶活性(U/L) = \Delta A/\min \times K$$

$$代谢物浓度 C = \Delta A/\min \times K$$

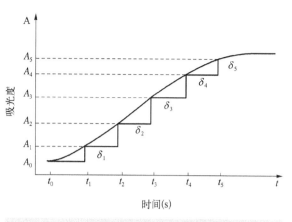

图6-5 速率法反应进程曲线

三、固定时间法

固定时间法指在时间吸光度曲线上选择两个测光点，此两点既非反应初始吸光度又非终点吸光度，这两点的吸光度差值用于结果计算，固定时间法反应曲线见图6-6。

计算公式为

$$代谢物浓度 C = (A_2 - A_1) \times K$$

式中，A_1、A_2为两个测光点的吸光度，K为校正系数。

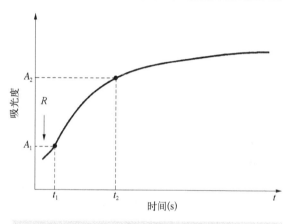

图6-6 固定时间法反应曲线

固定时间法有助于解决某些反应的非特异性问题。例如，苦味酸法测定肌酐，反应的最初30 s内，血清中快反应干扰物（丙酮酸、乙酰乙酸等）能与碱性苦味酸反应；接下来的50 s内碱性苦味酸主要与肌酐反应，且此段时间的时间-吸光度曲线的线性较好（故也可用速率法测定肌酐）；在80~120 s及以后，碱性苦味酸可与蛋白质及其他慢反应干扰物反应。故选择反应的50~80 s为测定时间。

固定时间法也用于线性期较短的项目如谷氨酸脱氢酶偶联法测定尿素，因其用速率法测定提示非线性，只能用固定时间法测定。

第三节 自动生化分析仪分析参数的设置

自动生化分析仪的分析参数也称为具体的实验参数。分析系统配套试剂的分析参数已经存储在分析仪的硬盘中，用户不能更改，称为封闭通道。在自动生化分析仪的开放通道中，用户可以重新编制或修改分析参数，用于非配套试剂。

自动生化分析仪的分析参数的设置分为基本分析参数（也称通用分析参数）的设置和特殊分析参数（或称质量保证参数）的设置。

一、基本分析参数的设置

（一）实验名称

实验名称或通道名称设置的目的是与其他通道相区别，常以项目的英文缩写来表示。个别仪器还需要设置输出名称，一般仪器的输出以通道号为主，为避免与实验室信息系统或HIS系统间的传输差错，实验名称与输出名称最好一致。

（二）方法类型

1. 终点法 可以分为减试剂空白和不减试剂空白两种，多选择前者。

2. **速率法**　　可以分为减试剂空白或不减试剂空白的两种方法。色素原底物自身水解引起的空白速率应该在测定速率中减去。而某些内源性干扰引起的速率,由于包含在测定阶段的速率中,故无法减去,只能通过设置一定的延迟时间或恰当的主读数区间,再加上双波长检测来尽量避免。

3. **固定时间法**　　实际上就是特殊的两点法。

（三）反应温度

一般可选择 30℃、37℃,通常固定为 37℃。此项一般在系统参数中设置。

（四）测定波长

分析仪可选择单波长或双波长,双波长法需设置主波长和次波长。

1. **主波长选择原则**　　选择反应体系中待测组分吸收峰对应的波长,尽量避开或减少来自试剂空白和样品空白对测定组分的干扰。具体选择时应考虑以下几点。

（1）使用全息衍射光栅获得的单色光,波长的个数是固定的,测定波长只能选择距吸收峰最近者。例如,某分析仪在 400~500 nm 的波长范围内只有 420 nm、470 nm 两个波长可供选择,用钒酸盐氧化法测定总胆红素的吸收峰是 450 nm,测定波长只能选择 470 nm。

（2）尽量选择待测物与干扰物吸收峰相差悬殊的波长作为待测波长。$NAD(P)^+$ 或 $NAD(P)H$ 是生化检验中常用的指示系统,选择其吸收峰 340 nm 作测定波长是合理的,因为 340 nm 是 $NAD(P)H$ 的第二吸收峰,而此波长 $NAD(P)^+$ 的吸光度很低。

（3）有时主波长的选择需要考虑多方面因素。例如,碱性磷酸酶底物对硝基酚磷酸盐(4-NPP)被碱性磷酸酶水解可生成产物对硝基苯酚(4-NP),二者吸收光谱如图 6-7 所示。4-NP 的吸收峰在 402 nm,但 402 nm 波长时底物 4-NPP 的背景光吸收明显,这会造成分析范围受限;如果选用 410~420 nm 为测定波长,4-NP 的光吸收尽管下降,但 4-NPP 的光吸收下降更明显,二者差距拉大,有利于降低 4-NPP 干扰,并提高了测定灵敏度和特异度;但 410~420 nm 是 4-NP 吸收光谱曲线的倾斜段,仪器波长稍有偏移就会导致 4-NP 摩尔吸光系数有较大变动,为避免这一弊端,IFCC 在建立碱性磷酸酶推荐方法时选择了 405 nm 作为测定波长。

（4）有时要选择偏离待测成分吸收峰的测定波长。例如,以上 γ-谷氨酰-3-羧基-4-硝基苯胺为底物测定 γ-谷氨酰转移酶(γ-GT),产物 5-氨基-2-硝基苯甲酸的吸收峰在 380 nm,但此波长时底物背景光也可被明显吸收,如图 6-8 所示。随波长增加,底物和产物的背景光吸收都有所下降,但前者下降更明显。因此,选择 410 nm 作为测定波长。

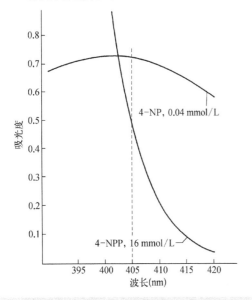

图 6-7　4-NP、4-NPP 的吸收光谱曲线

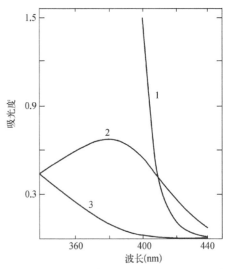

图 6-8　L-γ-谷氨酰-3-羧基-4-硝基苯胺与
5-氨基-2-硝基苯甲酸的吸收光谱

曲线 1 为 6 mmol/L L-γ-谷氨酰-3-羧基-4-硝基苯胺的吸收光谱;曲线 2 为 0.05 mmol/L 5-氨基-2-硝基苯甲酸的吸收光谱;曲线 3 为 0.05 mmol/L L-γ-谷氨酰-3-羧基-4-硝基苯胺的吸收光谱(pH 7.90,30℃,150 mmol/L 双甘肽为溶剂)

2. 次波长选择原则

(1) 吸收光谱曲线中的"波谷"作为次波长,使主、次波长间的吸收差值最大。

(2) 根据待测物与干扰物的吸收光谱选择次波长,使干扰物在主、次波长处尽可能有相同的吸光度,而待测物在主、次波长处的吸光度差异较大。

(3) 选择试剂空白的吸收峰为次波长,在反应液中待测物浓度越大,剩余的显色剂量越小,主、次波长的吸光度差距越大,使"表观"吸光度越大。

3. 双波长设置的应用 吸收曲线有重叠的单组分(显色剂与反应物的吸收光谱重叠)或多组分(两种性质相近的组分所形成的反应物吸收光谱重叠)样本、混浊样本(脂血)以及背景光吸收较大的样本(溶血、黄疸)由于存在很强的散射和特征吸收,对待测组分的测定会造成很大干扰,具体见图6-3。利用双波长吸光光度法可以从分析波长的吸光度信号中减去来自次波长的信号,消除上述各种干扰,求得待测组分的含量。

(五)反应方向

反应方向有正向反应和负向反应两种。

(六)样品量(S_v)/第一试剂量(R_1)/第二试剂量(R_2)

1. 样品体积分数(sample volume fraction,SVF)的确定 分析仪的最小反应液总体积为80~500 μL,样品量和试剂量的设置主要由SVF来决定。SVF是样品体积(V_s)与反应总体积(V_t)的比值,即SVF = V_s/V_t。V_t为反应系统中所用的样品体积、样品稀释液体积、试剂(单试剂、双试剂或多试剂)体积、试剂稀释液体积之和。

要评价某个方法的方法性能必须首先规定SVF,SVF越大,线性范围越窄,灵敏度越高。表面上看,使用标准品或校准品的方法,因标准品(校准品)、质控血清及标本测定的SVF是相同的,测定结果变化不大。这也是分析仪对超出线性范围标本处理方法的依据,即通过样品量增量或减量来改变SVF,结果除以或乘以稀释倍数。但是,很多证据表明,随意改变SVF不可靠,尤其是在测定酶活性时。将酶样品稀释,SVF减少,酶的变性失活、酶的抑制或激活、酶的聚合或解离等都随之发生改变,酶活性并不与SVF成正比关系。

2. 总反应液量的确定 一般选择仪器总反应液量允许范围的中值,同时兼顾成本因素和样品量的范围。一旦确定了SVF和总反应液量,样品量和试剂量就很好确定。

(七)反应时间

在试剂盒说明书中,终点法会给出反应达到终点的时间;两点终点法会给出t_1和t_2;速率法会给出反应需要的延迟时间和线性反应时间。半自动生化分析仪对时间的设置比较简单,终点法是在仪器外使反应达到终点后吸入仪器检测;两点终点法和速率法则是手工将样品和试剂混匀后立即吸入仪器比色杯,仪器按预先设置的时间参数进行检测。全自动生化分析仪为使仪器在正确时间提取数据,操作人员必须具体了解仪器运行原理、分析流程、光学测定的特点、测光点与时间的关系,才能将试剂盒规定的测定时间正确地转换为仪器的时间参数。

一般来讲,应了解从试剂、样品加至一个测定循环结束总共有多长时间?第一试剂加入与样品混合后需反应多长时间才能完成第一步反应?如果是使用双试剂(两步反应程序),第二试剂应在哪个点加入,才能既保证第一步反应已完成,又保证第二步反应在测定流程结束前完成。例如,某仪器全反应过程监测时间为10 min,血糖试剂盒说明书(己糖激酶法)规定为37℃ 10 min反应才能达到终点,那么试剂必须在测光点0点前加入,才能保证线性测量范围内的所有样品都能在分析流程结束前达到终点。如果是双试剂终点法测定,安排第二试剂在16~17测光点加入,剩下的时间不足10 min,那么就有可能出现反应尚未达到终点而分析流程结束,此时得到的结果将不可靠。

(八)校准参数

分析仪测定方法基本上都需要校准,也称定标。校准类型分为线性校准和非线性校准。

1. 线性校准

(1) 线性校准的方程

1) 终点法

$$K = \frac{C_s}{A_s} \quad C_u = a \times K \times A_u + b$$

式中,K 为校正值,C_s 为标准管的浓度,A_s 为标准管的吸光度,C_u 为待测样本的浓度,a 为校正系数,A_u 为待测样品的吸光度,b 为斜率。

2）速率法

$$K = \frac{C_s}{\Delta A_s/\min} \quad C_u = a \times K \times \Delta A_u/\min + b$$

式中,K 为校正值,C_s 为标准管的浓度,$\Delta A_s/\min$ 为标准管每分钟的吸光度,C_u 为待测样本的浓度,a 为校正系数,$\Delta A_u/\min$ 为待测样本每分钟的吸光度,b 为斜率。

（2）校准液个数及浓度:线性好并通过坐标零点的校准曲线可采用 1 个校准液;线性好但不通过坐标零点的校准曲线应使用 2 个以上校准液。校准曲线呈非线性者必须使用 3 个以上校准液。每个校准液都要有一个合适的浓度。

2. 非线性校准

（1）logit（3~5 p）校正模式:校准曲线为抛物线形（图 6-9）,则多考虑用 logit 方法拟合,根据校准品的个数来选择 logit(3p) 或 logit(4p) 和 logit(5p)。

（2）Splain 校正模式:也称样条函数,在曲线类型不确定时或校准曲线类型为图 6-10 所示的 S 形,则多考虑 Splain 方法拟合。

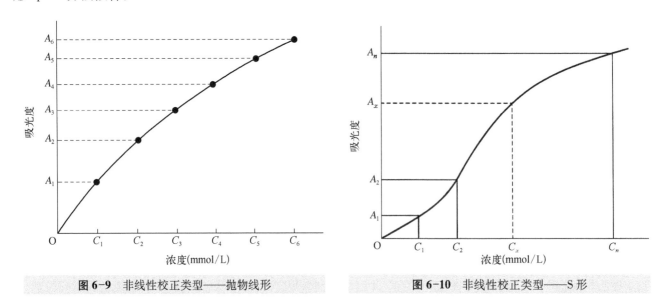

图 6-9　非线性校正类型——抛物线形　　　　图 6-10　非线性校正类型——S 形

二、特殊分析参数设置

（一）试剂空白（吸光度）核查

1. 试剂空白监测　是检查试剂质量的一个指标。每种试剂的试剂空白都有一定的吸光度范围,试剂空白吸光度的改变往往提示试剂变质。例如,Trinder 反应的试剂会随时间延长而变红(酚被氧化为醌);碱性磷酸酶、γ-谷氨酰转移酶、淀粉酶试剂会随时间延长而变黄(基质分解出硝基酚或硝基苯胺);NADH 氧化为 NAD^+ 吸光度会随时间延长而下降;有些试剂久置后变混浊从而使吸光度升高等。通常,试剂空白吸光度在很窄的范围内波动,将该波动范围输入仪器,如经核查发现试剂空白超限,则会报警或"拒绝"。试剂空白范围的设置一般以试剂说明书为准。

试剂空白吸光度只是核查试剂质量较为方便实用的指标之一,并不能反映试剂质量的全部。特别是酶法分析中,工具酶的来源、性质和用量,并不能用试剂空白吸光度的高低反映出来。另外,"表观"吸光度也不一定完全反映试剂原料纯度的实质。例如,含还原型辅酶 I（或 II）的试剂,劣质的原料可通过加大用量使 340 nm"表观"吸光度增加,但试剂盒质量较差,灵敏度、准确性、重复性和线性测量范围都会下降,这可在与优质试剂盒对比实验、定值质控血清测定或室间质评中显露出来。

2. 试剂空白速率监测　　在一定的温度下,一些酶试剂的空白吸光度往往会随时间发生改变,如酶偶联法测定尿素,其中的 NADH 由于存在杂酶或干扰物而被氧化为 NAD^+;用色素原为底物的酶类可测定碱性磷酸酶、γ-谷氨酰转移酶、淀粉酶,其色素原在 37℃ 的反应温度下会自发分解产生黄色色素(最大吸收峰 405 nm)。校正系数 K 值越大,试剂空白速率造成的影响就越大,在结果计算时应酌情考虑减去此吸光度变化速率。

（二）校准核查

校准核查是每次校准时仪器给出校准报告提示的信息(图 6-11)。

1. 双份重复性核查　　双份标准空白或双份标准测定的吸光度之间的差值应有一个允许范围,这可作为参数"重复界限"输入。双份测定所用的试剂、标准或校正物相同。如出现超出"重复界限"的情况,可使质控分析时将原因集中到样品、试剂的定量吸注、反应温度的控制及光电检测系统的稳定性等方面。

2. 敏感度核查　　在分析系统稳定的条件下,一定浓度标准物质的吸光度测定值与试剂空白吸光度之间的差值应保持相对恒定,这个差值同样有一定的经验范围,也可作为参数输入仪器,用作灵敏度检查。差值越大,敏感

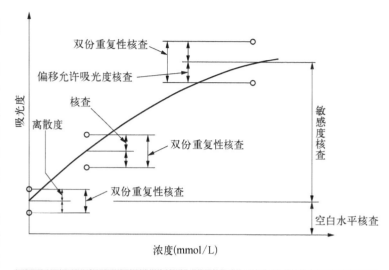

图 6-11　校准核查示意图

度就越好。若差值变小,低于敏感度检查下限,则可能因为试剂空白吸光度过高,也可能是标准物质降解而致吸光度下降。如果是试剂出了问题,则会在上述空白水平核查中发现;如果试剂、标准物质没问题,敏感度下降可能由仪器信号转换、放大系统故障所致。

3. 离散度核查　　在多点校正或非线性多点校正中,浓度与吸光度都有一定的数学关系,自动生化分析仪可以比较吸光度实测值与计算值,二者之差 SD 应在允许范围内。SD 的大小表明各实测值与近似值的离散度,将设定的 SD 限作为参数输入仪器,进行偏移允许吸光度核查。如 SD 值大于偏移允许吸光度的输入值,则出现偏移允许吸光度超限报警,打印出"SD"的报警信号。

4. 校准因子核查　　在自动生化分析仪中,已知浓度的校准品吸光度测出后,会自动计算出校准常数 K,并将其存储于计算机中供计算样品测定时用。正常情况下,测得的 K 值应在较小范围波动,有的仪器已设定为 ±20%,如果当前测定比上次测定 >20% 则报警为校准错误。有些仪器得出的校准 K 值,要求操作者确认后才存储于计算机中。

（三）血清指数校正

自动生化分析仪能用双波长法对不同程度的溶血(hemolysis, H)、黄疸(icterus, I)和脂血(lipemia, L)干扰进行定量,从而给出血清指数或血清信息。

血清指数可以随某个项目的测定而同时测定,选择测定血清指数的项目最好满足以下条件:① 无色透明双试剂;② 测定主波长为 340 nm;③ 分析方法为速率法;④ 样本和第一试剂的反应总量应大于反应杯的最低检测量。

临床上血清指数主要应用在两个方面:① 帮助临床医生判断结果的可靠性。例如,溶血标本对 LDH 含量及 K 值的影响,脂血标本对生化测定的正干扰、黄疸标本对肌酐苦味酸测定的负干扰等,使临床医生在了解血清指数的范围后,能较好理解检验结果。② 由自动生化分析仪根据补偿系数对不同测定项目结果计算时进行校正。补偿系数主要取决于方法学性能,对不同项目影响不一,一般与配套试剂同时使用。

（四）线性核查

线性核查主要用于速率法,根据设定的非线度对监测期进行线性判断。一般是将连续监测到的读数点进行线性回归分析,计算出各点的方差,根据方差的大小来判断是否处于线性期。若在监测时间内发现非线性结果,则即刻报警。此时应及时调出实时反应曲线进行检查。

实时反应曲线是指空白、样品、标准物质(校准品)、质控的时间进程曲线,即所有测光点与吸光度变化曲线。其可以观察终点法是否达到终点、是否有明显的基质效应等。对速率法而言,主要观察读数时间段是否呈线性,并分析非线性的原因。读数时间错误或样品浓度过高是最常见的原因。现在有些仪器在线性检查的基础上增加了线性范围扩展功能,也称自动线性延伸,仪器对读数区内的各个测光点进行自动搜寻,剔除不符合线性的读数点,寻找符合线性度的读数时间段来计算结果,减少高浓度样品的重复或稀释后检测。

(五) 反应限核查

反应限核查可以避免因底物耗尽出现报告低浓度结果的假象。底物耗尽指高活性浓度的样品在反应开始的早期或主要读数区间之前就将反应底物用尽,反应的吸光度表现相对稳定的现象,在速率法中可以看到曲线由陡峭突然变得平缓。不正确设置或是无视仪器反应限核查报警,会直接将极高浓度结果(如淀粉酶、肌酸激酶等)报为正常结果,从而大大延误患者的诊疗甚至影响患者的急救。

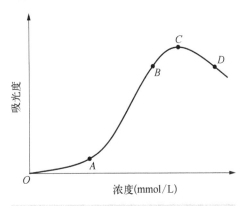

图6-12　透射比浊法中的带现象

(六) 前带现象核查

典型的抗原抗体反应的校正曲线呈 S 形(图 6-12)。刚开始,抗原量很少,抗体过量,称为前带(prezone)(OA 段);免疫复合物随着抗原增加而增加,反应液浊度缓慢升高,接着进入相对的线性期(AB 段);抗原继续增加,免疫复合物形成也增加,反应液浊度升高至反应平衡区(BC 段);若进一步增加抗原将导致沉淀增加,反应液浊度反而下降,即抗原过剩区,称为后带(postzone)(CD 段)。

如出现抗原过剩,抗原浓度悬殊的两个样品(B 和 D)的吸光度却可以相同,这样可造成严重的错误结果。针对这一潜在的问题,大多仪器都带有核查功能(或前带检查功能),不同仪器核查方式不同。

(七) 线性范围和可报告范围

超过方法的线性范围和可报告范围时,应增加样品量或减少样品量重测。

(八) 小数点位数

有些仪器有检测结果的小数点位数设值。小数点位数增加,K 值位数也相应增大,在输入 K 值时应引起注意。

(九) 参考区间

若测定结果在参考区间之外,仪器会有提示。

第四节　自动生化分析仪的校准指标及性能验证

目前,自动生化分析仪承担了生化检验的大部分常规工作,成为临床实验室必备的检验仪器,操作人员应熟悉其校准指标及性能验证。

一、自动生化分析仪的校准指标

1. 运行环境检测　　电源在 AC220 V±10%;零地电压要求≤2 V;环境温度要求在 18~32℃;湿度要求在 20%~80%;供水水质电导率要求<0.5 μS/cm;进水压力要求在 50~190 kPa。

2. 仪器状态检测　　反应盘温度要求在(37.0±0.3)℃;试剂仓温度要求在(4~12)℃。

3. 杂散光　　用蒸馏水作参比,在 340 nm 处测定 50 g/L 的亚硝酸钠标准溶液的吸光度,吸光度不小于 2.3。

4. 吸光度线性范围　　自动生化分析仪对 340 nm 和 480 nm 波长进行 11 点的线性范围测定。重铬酸钾溶液用于 340 nm 波长测定,橘红 G 溶液用于 480 nm 波长测定。每个浓度测 5 次并求平均值,用最小二乘法对 0/10、1/10、2/10、3/10 这 4 个点进行线性拟合,按照下列公式计算后 5~11 点的相对偏倚(D_i),要求相对偏倚<5%。

$$D_i = \frac{A_i - (a + b \times C_i)}{a + b \times C_i} \times 100\%$$

式中,A_i 为某浓度点实际测量吸光度的平均值;a 为线性拟合的截距;b 为线性拟合的斜率;C_i 为相对浓度;i 为浓度序号,范围为 5~11。

$$b = \frac{n \sum\limits_{i=1}^{n} A_i C_i - \sum\limits_{i=1}^{n} A_i \sum\limits_{i=1}^{n} C_i}{n \sum\limits_{i=1}^{n} C_i^2 - \left(\sum\limits_{i=1}^{n} C_i\right)^2} \qquad a = \frac{\sum\limits_{i=1}^{n} A_i}{n} - b \times \frac{\sum\limits_{i=1}^{n} C_i}{n}$$

式中,A_i 为某浓度点实际测量吸光度的平均值;C_i 为相对浓度;n 为选定的浓度个数;i 为浓度序号,范围为 1~4;a 为截距;b 为斜率。

5. 吸光度准确性　　以蒸馏水作参比,340 nm 测定两种吸光度标准物质,重复测量 3 次,计算 3 次测量值的算术平均值和标准值之差(即为误差)。要求吸光度 0.5 的允许误差为 ±0.025;吸光度 1.0 的允许误差为 ±0.07。

6. 吸光度重复性　　以蒸馏水作参比,340 nm 主波长,测量两种生化吸光度标准溶液,反应时间为该仪器的最长反应时间,反应体积为最小反应体积 120 μL,随机取 20 个吸光度,CV 值符合要求。要求 CV 不大于 1.5%。

7. 温度准确度与波动　　将经过校准,测量范围包含 0~50℃,精度为 0.1 以上的温度检测探头放入比色杯中。温度恒定后,每隔 30 s 测定 1 次温度,连续检测 10 min。要求温度值为 (37.0±0.3)℃,波动不大于 ±0.2℃。

8. 样品携带污染率　　人源血清可溶解适量橘红 G,配制 340 nm 波长吸光度大约为 1 的原液。以蒸馏水作为试剂,橘红 G 和蒸馏水作为样本,样本的加入量为仪器标称的最大加入量。按原液、原液、原液、蒸馏水、蒸馏水、蒸馏水的顺序为一组,在分析仪上测定上述样本反应结束时的吸光度,共进行 5 组测试,计算污染率。要求样品污染率不大于 0.5%。

9. 批内精密度　　使用原装试剂、定标品和合适浓度的质控或者新鲜患者血清进行重复性检测,每个项目重复测定 20 次。要求 ALT CV≤5%、总蛋白 CV≤2.5%、尿素 CV≤2.5%。

二、自动生化分析仪的性能验证

(1) 实验室应采用能满足客户需要的检测设备和方法;在开始临床检测之前,实验室应该确认能正确使用该设备和方法,并能满足实验室预期的用途。

(2) 性能验证用于对仪器性能的初步评估,确定设备的分析性能与其规定参数的符合程度,以决定最终的可接受性。

(3) 性能验证的操作可依据中华人民共和国卫生行业标准 WS/T 228-2002《定量临床检验方法的初步评价》进行。

(4) 性能验证的内容应至少包括精密度、偏倚、波长校正;必要时,应验证参考区间。

1) 精密度:包括批内重复性和总精密度两方面。测定批内重复性的方法为重复测定同一样品的某一个或几个项目,共测 20 次,计算 CV 值,然后与厂家提供的该项指标进行比较。测定总精密度的方法为选择 2 个浓度(有医学决定水平的正常和异常值),每天测定 2 批,每个浓度各平行测定 2 次,2 批之间的时间间隔不少于 2 h,连续 20 d,要求每天必须做室内质量控制,然后计算总精密度。

2) 偏倚:不同自动生化分析仪的测定结果会存在一定的差别,为了保持结果的一致性,拥有两台以上自动生化分析仪的实验室,应进行仪器间的校正。若仅有一台自动生化分析仪,则可与参考实验室的仪器进行校正,以保证不同实验室之间结果的一致性。方法是在不同的仪器上测定相同的项目,然后用线性回归进行比较和校正,自动生化分析仪上一般都设有校正程序。

3) 波长校正:包括线性检查和准确性检查。线性检查方法为用系列标准溶液在最大吸光处读取吸光度,然后绘制标准曲线或用回归法计算线性相关。准确性检查的方法有两种：一种是用已知准确浓度和摩尔消光系数(ε)的溶液在其特定波长读取吸光度 A 值，计算 $\varepsilon=A$ 值/浓度，然后与标准 ε 比较；另一种是与已知准确波长的仪器比较，如有漂移时应进行适当校正。

（5）性能验证的结果应有完整记录，应能证实设备在安装时及常规应用中能够达到所要求的性能标准。

（6）在设备经过维修重新投入使用之前，实验室应对其进行检查，并确保其性能已达到预期要求。

本章小结

自动生化分析仪主要包括连续流动式、离心式、分立式和干片式。干片式自动生化分析仪因成本较高多用于急诊，临床实验室普遍使用分立式自动生化分析仪。其多采用终点法、速率法对各项目进行测试。检测系统包括自动生化分析仪及其配套的试剂、校准品和检测程序等。操作人员不仅需要熟悉仪器结构和原理、正确设置各项分析参数，还需要做好检测系统的校准、性能评价、维护和保养。随着自动生化分析技术高速发展、日臻完善，许多医学实验室已实现了样本准备、检测分析和结果处理的自动化，并整合了实验室信息系统（实验室信息系统），实现了实验室管理的智能化。

（顾红兵）

第七章 专用自动化分析仪分析技术

随着医学和医学检验的发展,临床生化检验实验室开展的检验项目越来越多,样本量大幅增加。为了提高检测速度和准确度,目前大部分项目测试涉及的分析技术和相关环节均实现了自动化,从而大大提高了工作效率和检验质量。

第一节 特定蛋白自动化分析仪分析技术

免疫比浊分析技术是基于抗原抗体反应形成的复合物在一定条件下产生浊度,通过专用仪器测定浊度,从而计算出所检测抗原含量的分析技术,具有灵敏度高、简便快速、线性范围宽且易于自动化的优点。根据测定仪器和方法不同,免疫比浊分析技术可分为透射比浊法(turbidimetry)和散射比浊法(nephelometry)两种,基于散射比浊法的特定蛋白自动化分析仪已成为临床免疫比浊分析技术的首选。

散射比浊法可分为速率散射比浊法(rate nephelometry assay)、终点散射比浊法(end-point nephelometry assay)和固定时间散射比浊法(fixed-time nephelometry assay)。

1. 速率散射比浊法 速率是抗原与抗体结合的动态反应过程中,单位时间内形成免疫复合物的速度。速率散射比浊法是指测定最大反应速率,即抗原抗体反应速度的最高峰时测定其免疫复合物的形成量。由仪器连续动态监测单位时间内形成的复合物产生的散射光强度,可以发现在某单位时间内抗原抗体反应最快、散射光最强(速率峰),该峰值高低与抗原浓度成正比。若采用竞争性结合或竞争性抑制实验,则称为速率抑制散射比浊法。

2. 终点散射比浊法 抗原抗体反应达到终点时,形成的免疫复合物量不再增加,反应体系的浊度不再变化,还没有出现絮状沉淀而影响到浊度的判断。因此,终点散射比浊法检测的是在抗原抗体反应平衡时所形成的免疫复合物的总量。该法反应时间较长,一般需要 10 min 以上;检测灵敏度低于速率散射比浊法。

3. 固定时间散射比浊法 抗原抗体反应初期检测到的散射光强度变化极不稳定,之后趋于稳定。选定抗原抗体反应趋于稳定的某一段时间的测量结果,计算被测物质的含量。该法避开了反应初期不稳定阶段,减少了系统误差;与终点散射比浊法比较,缩短了反应时间;其灵敏度不如速率散射比浊法。

一、特定蛋白自动化分析仪的原理

可溶性抗原与抗体在液相中特异性结合,形成免疫复合物微粒。当受到光线照射的时候,微粒对光有折射和散射(或衍射)等作用,形成了散射光,通过检测散射光的强弱,从而推算出被测物质的含量。微粒的大小和数量、入射光的强度和测量的角度等都会对散射光的强度有影响。一般测量散射光强度的角度是在光路 5°~90°角的方向上进行。

二、特定蛋白自动化分析仪的基本结构和使用

(一)基本结构

散射比浊分析仪临床常称为特定蛋白自动化分析仪。特定蛋白自动化分析仪主要由分析系统和计算机系统组成。分析系统一般包括加液系统、样本盘、试剂盘、反应杯、散射浊度测定仪和清洗工作站等。计算机系统包括计算机主机、显示器、键盘等,用于输入患者信息、选择程序菜单、计算标准曲线及存储结果,其大概工作原理如图 7-1所示。

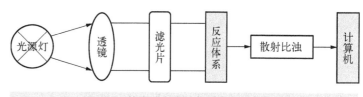

图 7-1 特定蛋白自动化分析仪工作原理

（二）校准

通用的方法是用已知浓度的校准品对分析项目进行多点校准从而得到校准曲线,不同的系统所用的校准方法不同。

（三）质量控制

仪器安装后,需要对其性能指标进行验证和定期检查,精密度、准确度、线性、灵敏度、干扰实验等评价仪器的性能指标要符合要求。质量控制中,可以用仪器厂家配套的或第三方的质控物。每天进行室内质控物的检测,并且根据质控规则绘制质控图从而判断是否在控。主动参加各级临床检验中心组织的室间质评活动,以解决室内质量控制不易发现的误差。

（四）注意事项

1. 抗原过剩监测　　免疫比浊分析基本要求是要始终保持反应过程中抗体适量过剩,如果抗原过量会由于钩状效应而导致检测失败。因此,需要对抗原过剩进行监测。特定蛋白自动化分析仪可通过对反应动力学数据的处理,确定反应体系是否处于抗原过剩状态,检测方法有:① 连续监测抗原抗体反应曲线,若抗原过剩,则反应曲线呈现异常。② 用反应体系中抗体追加法时,若浊度继续增大则提示抗原过剩。③ 用两种稀释度的待测标本测定法时,若浓度高的样本浊度反而降低则提示抗原过剩。

2. 减少伪浊度　　伪浊度是在反应体系中除了待测抗原与抗体特异结合形成的免疫复合物产生的浊度之外,其他可以引起散射光或透射光发生变化的浊度。减少伪浊度的方法有:① 标本,应新鲜合格,应彻底离心,避免血清混有血细胞,尽量避免溶血、黄疸、脂浊及反复冻融的标本。② 检测体系,比色杯和稀释杯尽量使用一次性的。如果需要重复使用,一定要彻底洗涤干净。③ 试剂,使用合格特异度高的抗体试剂。④ 增浊剂浓度,严格控制其浓度。

3. 选择合适的入射光波长　　入射光波长选择原则为除了抗原抗体免疫复合物外,反应体系中其他成分对入射光的干扰应最小。如果其他成分吸收了部分入射光,那么将导致抗原浓度在散射比浊法中假性偏低,透射比浊法结果假性偏高。

（五）维护和保养

在临床工作中,必须做好仪器的维护和保养,使仪器始终处于良好的工作状态。不同的仪器保养要求会不同,基本的注意点有:① 仪器设备表面的消毒;② 检查过滤器、注射器、管路、探针等是否正常,如受损则进行更换;③ 每周关闭并重启一次仪器。

三、特定蛋白自动化分析仪的临床应用

特定蛋白自动化分析仪的使用范围随着其不断发展和完善而不断扩大,已经在体液中各种特定蛋白和一些小分子治疗性药物的检测中广泛应用,一些常规检测指标见表 7-1。

表 7-1　特定蛋白自动化分析仪临床常规检验指标

应用领域	检测指标
免疫功能检测	免疫球蛋白 IgG、IgA、IgM,补体 C3、C4 等
风湿、类风湿检测	抗链球菌溶血素 O(ASO)、类风湿因子(RF)、C-反应蛋白(CRP)等
肾功能检测	尿微量清蛋白(MA)、尿转铁蛋白(TRU)、α_1-微球蛋白、β_2-微球蛋白、尿免疫球蛋白(IgU)等
炎症检测	C-反应蛋白、α_1-酸性糖蛋白(AAG)、触珠蛋白(HPT)、铜蓝蛋白(CER)和 α_1-抗胰蛋白酶(AAT)和血清淀粉样蛋白 A(SAA)等
多发性骨髓瘤辅助诊断	游离免疫球蛋白轻链 κ 型和 λ 型
营养状况检测	前清蛋白(PA)、转铁蛋白(TRF)等
脑脊液特殊蛋白检测	IgG、IgA、IgM、α_2-巨球蛋白(AMG)
血液病检测	抗凝血酶-III(AT$_3$)、转铁蛋白(TRF)、触珠蛋白
血浆药物浓度测定	卡马西平、庆大霉素、苯巴比妥、奎尼丁、茶碱、妥布霉素等
其他	一些毒物和激素等

第二节　电解质自动化分析仪分析技术

电解质测定方法有多种,如离子选择性电极法、离子色谱法、同位素稀释分析法、等离子体发射光谱法、质谱法、分光光度法、原子吸收光谱法、火焰发射分光光度法(flame emission spectrophotometry, FES)等。离子选择性电极法具有标本用量少、快速准确、操作简单的优点,以离子选择性电极法分析技术为基础的电解质自动化分析仪在临床生化检验中得到了广泛应用。

一、电解质自动化分析仪的原理

离子选择性电极法属于电位分析法,通过检测电极表面电位的改变,计算测量电极与参比电极表面电位的差值,与已知离子浓度标准溶液而获得的校准曲线进行对比,从而得出样本中被测定的离子浓度。

电位分析法的理论基础是 Nernst 方程式,电极电位(E)与离子的浓度(或活度 α)的关系:

$$E = K \pm \frac{2.303RT}{nF} \times \lg \alpha$$

式中,测定条件一定时 K 可视为常数、正负号分别对应阳离子和阴离子,R 为气体常数,T 为绝对温度,n 为离子电荷数,F 为普朗克常数。

电位分析法利用测量电极(对待测离子响应的电极)及参比电极构成一个测量电池。在电池回路零电流及溶液平衡体系不发生变化条件下,测得电池的电动势(或测量电极的电位):

$$E = \varphi_{参比} - \varphi_{指示}$$

由于 $\varphi_{参比}$ 不变,$\varphi_{指示}$ 符合 Nernst 方程式,所以 E 的大小取决于待测物质离子的浓度,由上式可见,测定了电极电位,就可确定离子的浓度。

离子选择性电极法按照测定过程分为间接测定法和直接测定法。在间接测定法中,标本要经过大比例稀释再进入测量池,现广泛用于全自动、高通量临床生化检测系统。在直接测定法中,标本无须稀释,直接与电极接触,常用于电解质的独立测定及血气分析仪的联合检测。

引起离子选择性电极法测量误差的原因有 3 方面:① 电极选择性减弱;② 蛋白质反复沉积在敏感膜上或膜被污染,电极间盐桥被离子竞争或与选择性离子反应等,改变对选择离子的响应;③ 存在间接测定法引起的"电解质排斥效应",即由于样本中脂质和蛋白质的溶剂置换效应而造成检测结果偏低。

二、电解质自动化分析仪的基本结构和使用

电解质自动化分析仪是采用离子选择性电极技术来实现检测生物标本如血清、血浆、全血及稀释尿液中电解质浓度的仪器,按自动化的程度分为半自动电解质自动化分析仪和全自动电解质自动化分析仪。半自动电解质自动化分析仪可自动进行校准、检测、冲洗、显示及结果打印,每次进样需人工操作。全自动电解质自动化分析仪无须人工进样,可同时测定多个标本中的 K^+、Na^+、Cl^- 等。

(一) 基本结构和功能

电解质自动化分析仪一般可分为电极系统、液路系统、电路系统、界面系统和软件系统等 5 个系统。电极系统由指示电极和参比电极组成,是电解质自动化分析仪的关键部件,决定了测定结果的准确度和灵敏度。液路系统由标本盘、试剂瓶、加样针、三通阀、蠕动泵等组成,在计算机控制下,蠕动泵为标本和各种试剂的流动提供动力,通过特定的转动和转换等实现不同液体在仪器内的流动。不同类型电解质自动化分析仪电路系统存在一定的区别,但一般电路模块均由电源电路模块、输入输出模块、微处理器模块、信号放大和数据采集模块、控制模块等组成。界面系统是仪器上具有人机对话功能的操作部件,样品检测分析时,操作者通过操作不同的按键来控制分析仪。软件系统是控制仪器动作的关键,提供仪器微处理系统、设定程序、测定程序和自动清洗等程序操作。

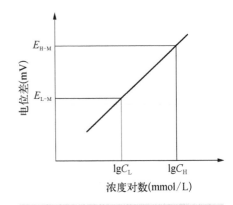

图 7-2　离子选择性电极法的两点校准
　　C_H 为已知浓度的高浓度标准液，C_L 为已知浓度的低浓度标准液，E_{H-M} 为高浓度标准液与内标液的电位差，E_{L-M} 为低浓度标准液与内标液的电位差

　　在临床工作中，基于直接电位法的干式电解质自动化分析仪具有多层膜片组成的样品电极和参比电极，两电极由纸盐桥相连。测定时，将待测血清和参比液同时分别滴加到表层相邻的加样槽内，测定二者的差示电位。每测定一个项目需要一个干片，每个干片都带有条形识别码，仪器自动识别进行项目测定。

　　（二）校准

　　电解质自动化分析仪通常需要用校准品进行校准，校准品应可溯源至国际或国家参考物质。

　　离子选择性电极法多采用两点校准，测定已知浓度的高、低浓度的校准液，可以获得电极电位与离子浓度之间的关系，并计算出 K^+、Na^+、Cl^- 的校准系数 S（斜率），具体见图 7-2。

　　（三）质量控制

　　1. 分析前的质量控制　　标本类型、采集方法、性状、温度和保存时间等对电解质测定均有影响。细胞内的 K^+ 含量远高于细胞外，而细胞内的 Na^+ 含量仅为血浆中的 1/10，故溶血时对 K^+ 的影响很大而对 Na^+ 基本没有影响。全血标本分离前如储存在 37℃ 环境下，由于糖酵解增强，使得 K^+ 进入细胞内从而细胞外 K^+ 降低。因此，标本采集后应及时离心和测定。电解质多采用血清或肝素锂抗凝血浆进行分析，EDTA、草酸、枸橼酸盐等抗凝剂不能用于 Ca^{2+} 的测定。而高浓度肝素可使 Ca^{2+} 结果明显降低、K^+ 结果升高。Ca^{2+} 测定时，血液中 CO_2 丢失会导致 pH 升高，使结合钙增加，而 Ca^{2+} 结果降低，所以最好用肝素抗凝、密封、隔绝空气保存，并且立刻检测。

　　2. 分析中的质量控制　　首先应对仪器进行性能评价，要符合要求才能使用。其次每天要进行室内质量控制，定期参加室间质量评价活动或参加外部能力验证实验准确度评价计划。操作者必须严格执行操作规程检测标本，并且周期性保养维护仪器。

　　3. 分析后的质量控制　　实验室应该建立危急值报告制度，对于危急值应该及时与临床进行沟通联系。

　　（四）维护和保养

　　在使用过程中，电解质自动化分析仪的维护和保养常需注意以下几点。

　　（1）定期对进样针和管道系统进行清洗，特别是清洗盐类结晶和漏液，其可以干扰分析仪测量的电极电位。

　　（2）定期更换仪器的泵管。

　　（3）确保仪器接地良好，最好使用不间断稳压电源。

　　（4）定期对电极进行去蛋白清洗及活化。仪器长期使用时，电极膜被蛋白质吸附后可改变电极电位，从而使校准失败或者影响测量结果。执行去蛋白后，必须先进行清洗，然后进行校准，室内质量控制通过后再进行标本的检测。

　　（5）参比电极的内充液主要是氯化钾，长期使用可能会使其渗漏到电极表面，因此应定期擦洗电极的外表面，并及时添加电极内充液。

三、电解质自动化分析仪的临床应用

　　目前，临床上有 Na^+、K^+、Cl^-，或 Na^+、K^+、Cl^-、Ca^{2+}，或 Na^+、K^+、Cl^-、二氧化碳总含量（total carbon dioxide content, TCO_2）、pH 等组合的电解质自动化分析仪。血气分析仪主要检测 pH、二氧化碳分压（partial pressure of carbon dioxide, PCO_2）、氧分压（partial pressure of oxygen, PO_2）等项目，有些电解质自动化分析仪增加了电解质模块。含电解质模块的电解质自动化分析仪，实现了常规项目与电解质项目的同时检测。

第三节　血气自动化分析仪分析技术

　　血气分析是对血液中氧气、二氧化碳等进行测定，一般采用电极法，可将检测过程自动化。血气自动化分析

仪（blood gas analyzer）是利用电极对全血中的 pH、PCO_2 和 PO_2 进行测定的仪器。根据所测得的 pH、PCO_2、PO_2 数值及输入或直接测得的血红蛋白值，计算出血液中其他的参数值，如实际碳酸氢根浓度（AB）、标准碳酸氢根浓度（SB）、缓冲碱（BB）、TCO_2、碱剩余（buffuer excess，BE）、血氧饱和度（hemoglobin oxygen saturation，SO_2）等。

一、血气自动化分析仪的原理

血气自动化分析仪直接测定的指标是 pH、PCO_2、PO_2。

（一）pH 电极测量原理

血气自动化分析仪中的 pH 电极和 pH 参比电极组成测量系统对 pH 进行测量。pH 电极是一个对 H^+ 敏感的玻璃电极，利用电位法原理测量溶液（血样）中的 H^+ 浓度，将其转化为 pH。

（二）PCO_2 电极测量原理

PCO_2 电极是一个气敏电极，是由 pH 玻璃电极、参比电极和装有电极液的电极套组成的复合电极。电极套头部有 CO_2 透气膜，可以选择性地透过 CO_2，而带电荷的 H^+ 和 HCO_3^- 则不能通过。5 mmol/L 的碳酸氢钠溶液（内充液）充满透气膜内侧与 pH 电极之间。当血液中 CO_2 分子通过膜与碳酸氢盐平衡改变了 pH 时，pH 电极和参比电极将 pH 的变化测量出来就间接地测出了 PCO_2 的浓度。内充液中 pH 变化与 PCO_2 为负对数关系。

（三）PO_2 电极测量原理

PO_2 电极由铂阴极、Ag/AgCl 阳极和盛有 PO_2 电极内充液（含 KCl 的磷酸盐缓冲液）的有机玻璃套组成的氧化还原电极。玻璃套的顶端覆盖有能选择性透过 O_2 的聚丙烯膜。在外加 0.65 V 极化的直流电压时，当血液中的 O_2 透过膜扩散到阴极表面时被还原，其所产生电解电流与 PO_2 成正比，从而得出 PO_2 值。

二、血气自动化分析仪的基本结构、校准和质量控制

（一）基本结构

血气自动化分析仪一般分为电极系统、管路系统和电路系统三大部分，基本结构见图 7-3。样品室内壁有 4 个孔，分别被 pH 参比电极、pH 电极、PCO_2 电极和 PO_2 电极的电极头堵严，电极敏感膜暴露在样品室内。被测量的血液吸入样品室后，4 支电极测定血液中的 pH、PCO_2 和 PO_2，各自将它们转换成电信号，经放大、模数转换后，输送至仪器的计算机系统。经计算机处理、运算后，将所得测量和计算值发送至显示器、打印机及实验室信息系统。

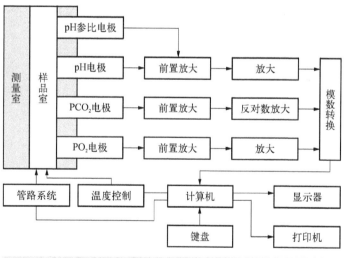

图 7-3　血气自动化分析仪的基本结构

（二）校准

血气自动化分析仪的电极不能保持长时间的稳定，需要频繁地进行校准。

1. pH 电极校准　　pH 电极校准过程中，先将 pH 为 7.384 的缓冲液引入测量池，计算机发出指令把电子部分 pH 调校到 7.384。再将 pH 为 6.840 的斜率缓冲液引入测量池。最后将 pH 为 7.384 的缓冲液再引入，这时所获得的数据即回到 pH 为 7.384±0.005，则 pH 电极校准完成。

2. PCO_2 电极校准　　校准时，先后引入 5% CO_2 和 10% CO_2 的混合气体，其调整的过程与 pH 电极校准相似。

3. PO_2 电极校准　　PO_2 值为零时，电路中电流并不为零，存在一个微小的电流值，称为基流。校准 PO_2 电极时，需要两种气体。先用不含氧的纯 CO_2 通过测量管，将电路中基流调零；再用一种标准气体去测定 PO_2，就可得出 PO_2 跟电流的标准曲线。

（三）质量控制

1. 分析前的质量控制 临床上最常用的采血部位是桡动脉,也可选用足背动脉、肱动脉或股动脉等。采集时,选择含冻干肝素抗凝剂的无菌注射器,穿入动脉后,应由动脉压力使针筒活塞自动上升。采集后,离体的针头应该立即刺入橡皮塞,使血液与空气隔绝,并轻搓针筒使动脉血与抗凝剂充分混匀,存放于隔绝空气的37℃环境下,15 min 内进行检测。分析时间超过 2 h,测定值将会受到显著影响。当存放时间长时,血细胞进行代谢,产生了 CO_2 及有机酸等代谢产物,使得 pH、碱剩余值进行性下降,而 PCO_2 值上升。空气的 PO_2 高于血液的 PO_2,空气中的氧扩散进入血液中,使得 PO_2 值上升。

2. 分析中的质量控制 首先要正确地维护保养仪器,验证其精密度和准确度,并选择合适的室内质量控制方案。美国病理学家学会(CAP)对于临床实验室的血气分析测定项目的室内质量控制方案要求每 24 h 内测定质控物 3 次,每次要 3 个水平。

3. 分析后的质量控制 血气分析是临床比较重要的诊断和病情监测手段,要及时审核和发放报告,加强与临床的沟通联系,给临床医生提供必要的咨询和建议。

三、血气自动化分析仪的临床应用

低氧血症是常见并随时可危及患者生命的并发症,许多疾病如呼吸系统疾病、心脏疾病、休克、中毒等各种危重病均可引起低氧血症。单凭临床表现和体征,无法对低氧血症及其程度做出准确判别和评价,动脉血气分析是可靠的确诊低氧血症和判别其程度的检查项目。

在危重病救治过程中,酸碱平衡紊乱是较常见的临床并发症,及时确诊和纠正酸碱失衡对危重病的救治有重要意义。血气分析能提供人体酸碱平衡情况的指标,已成为急诊、手术室、ICU 和 CCU 等部门必不可少的设备,为患者进行快速诊断和及时治疗提供帮助。

第四节 电泳自动化分析仪分析技术

电泳是指带电颗粒在电场的作用下,以不同的速度向电荷相反方向迁移的现象。利用这种现象对化学或生化组分进行分离分析并实现全程自动化的技术为电泳自动化分析技术,其仪器为电泳自动化分析仪。电泳自动化分析仪包括凝胶电泳分析仪和毛细管电泳分析仪。

一、电泳自动化分析的原理

（一）荷电性质与移动方向

机体中的许多生物分子,如氨基酸、多肽、蛋白质和核酸等都是两性物质,其荷电性质受介质 pH 的影响。生物分子 pH 在等电点(isoelectric point, IEP)以下时带正电荷,在等电点以上时带负电荷。生物分子带电性质不同,在电场强度中移动的方向不同。在某个设定的电场中,带电粒子在支持介质中可向与其所带电荷相反的电极方向移动,即带有负电荷的粒子向正极方向移动;带有正电荷的粒子向负极方向移动。

（二）移动的速度与迁移率

假设有一电荷量为 Q、半径为 r 的粒子,在电场强度为 E、黏度为 η 的溶液中移动。粒子运动的动力或电场力 $F = EQ$,粒子受到的阻力(F')或黏滞力为

$$F' = 6\pi r\eta v$$

式中,r 为球形粒子的半径;η 为溶液的黏度系数;v 为带电粒子运动速度。

当 $F = F'$ 时,$EQ = 6\pi r\eta v$,则 $v = EQ/6\pi r\eta$。

电泳迁移率(M)是指在单位电场强度(1 V/cm)时带电粒子的迁移速度:

$$M = v/E = Q/6\pi r\eta$$

由上式可以看出,迁移率与带电粒子所带净电荷成正比,与粒子的大小和缓冲液的黏度成反比。

二、电泳自动化分析仪的基本结构

电泳自动化分析仪将电泳整流器、电泳槽、烘箱、染色缸等组合在一起,采用计算机对电泳过程进行控制,部分乃至全部操作由仪器自动完成。

1. 电泳整流器 电泳时供给一定电流和电压,并可根据实验要求做调整。特点是电泳完毕时具有及时报警功能;调节器可调节电泳的电压和时间,使电泳迁移长度标准化,并使电泳自动停止;电流短路或超负荷时具有保护功能;具有屏幕指示功能。

2. 电泳槽 有机玻璃制成的水平式电泳槽含有生产厂家提供的专用电泳凝胶片。多采用半干式水平电泳,无须缓冲液和滤纸搭桥,将胶片倒置放上后,即可进行电泳。

3. 烘箱 是对各种电泳凝胶片(如免疫电泳、免疫固定电泳等)快速处理的一种装置。具有较强的加热吹风喷射系统,使该箱温度快速上升并十分均匀,从而大大减少烘干时间。

4. 染色缸 有多个容器,用于染色、脱色和固定。

5. 扫描仪 电泳自动化分析仪所配备的光密度扫描仪由计算机控制,可以分析多达 30 种不同的电泳条带,有些还可采用荧光法分析电泳条带,对电泳图谱进行定量分析。

三、毛细管电泳自动化分析仪

毛细管电泳(capillary electrophoresis, CE)自动化分析仪又称高效毛细管电泳(high performance capillary electrophoresis, HPCE)自动化分析仪。该仪器以毛细管为分离通道,以高压直流电场为驱动力,样品中离子或带电粒子依据迁移速度和分配行为上的差异而实现分离。

1. 基本原理 以两个电极槽和与之相连的内径为 20~100 μm 的毛细管为工具。在 pH>3 的情况下,毛细管的内表面带负电,和缓冲液接触时形成双电层,在高压电场的作用下,形成双电层一侧的缓冲液由于带正电荷而向负极方向移动形成电渗流。同时,在缓冲液中,带电粒子在电场的作用下,以不同的速度向其所带电荷极性相反方向移动,形成电泳,电泳流速度即电泳淌度。带电粒子在毛细管缓冲液中的迁移速度等于电泳淌度和电渗流的矢量和,各种粒子由所带电荷多少、质量、体积及形状不同等因素引起迁移速度不同从而实现分离(图 7-4)。

2. 组成 由进样系统、分离系统、检测系统和数据处理系统组成(图 7-5)。

(1)毛细管:外围直径是 180~375 μm,内径是 20~180 μm,总长为 20 cm 到数米。在毛细管电泳室中毛细管的末端和检测器相连,并且通过缓冲液池和高压电源相连。

(2)加样:样本量为 1~50 μL,通过流体动力进样法或电动进样法被加入毛细管室内。所加的样本量由毛细管的内径、缓冲速度、外加压力、温度等因素控制。

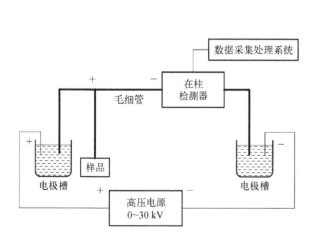

图 7-4 毛细管电泳自动化分析仪基本原理示意图

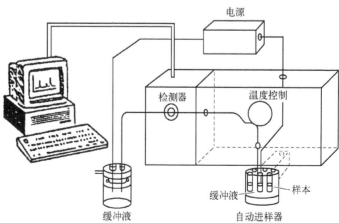

图 7-5 毛细管电泳自动化分析仪的结构

（3）检测器：包括紫外检测器(UV)、激光诱导荧光检测器(LIF)、二极管阵列检测器(DAD)、电化学检测器(ECD)、质谱检测器、拉曼光谱检测器等。

四、电泳自动化分析技术的影响因素

1. 待分离物质的性质　　生物分子所带的电荷、粒子大小和性质会对电泳有明显影响。一般来说，粒子带的电荷量越大、直径越小、形状越接近球形，则其电泳迁移速度越快。

2. 缓冲液的性质　　包括缓冲液 pH 和缓冲液离子强度。① 缓冲液 pH：决定了待分离生物分子的解离程度，从而对其带电性质、净电荷量产生影响。对于蛋白质、氨基酸等两性电解质，缓冲液 pH 不仅影响其电泳方向，还影响其电泳的速度。② 缓冲液离子强度：为了保持电泳过程中待分离生物大分子的电荷及缓冲液 pH 的稳定性，缓冲液通常要保持一定的离子强度。离子强度过低会导致缓冲液的缓冲容量减小，不易维持 pH 的恒定；离子强度过高则会使电泳速度下降。一般适宜的离子强度为 $0.02\sim0.20$ mol/kg。

3. 电场强度　　是单位长度的电压(V/cm)。电压越高，电场强度越大，迁移率越大，带电粒子移动越快。但增大电场强度会引起通过介质的电流强度增大，从而造成电泳过程产生的热量增大，引起介质温度升高，对电泳产生影响。

4. 支持介质的性质

（1）支持介质的分子筛：在筛孔大的介质中泳动速度快，反之，则泳动速度慢。

（2）电渗作用：指在电场作用下，液体对固体支持物的相对移动作用。电渗现象往往与电泳同时存在，所以带电粒子的移动距离也受电渗作用影响。

（3）温度：温度升高时，介质黏度下降，分子运动加剧，引起自由扩散加快、区带变宽和分辨率下降。温度每升高 1℃，迁移率约增加 2.4%。

五、电泳自动化分析仪的临床应用

（一）蛋白质电泳自动化分析仪

1. 血清蛋白电泳(serum protein electrophoresis, SPE)自动化分析仪　　许多疾病可使血清蛋白浓度和组分比例发生改变，形成具有一定特征的血清蛋白电泳图谱。

2. 免疫固定电泳自动化分析仪　　可对各类免疫球蛋白及其轻链进行分型，最常用于临床常规 M 蛋白的分型与鉴定。

3. 脂蛋白电泳自动化分析仪　　主要用于高脂血症的分型。

4. 尿蛋白电泳自动化分析仪　　用于确定尿蛋白的来源和了解肾脏病变的严重程度。

（二）同工酶电泳自动化分析仪

1. 肌酸激酶同工酶电泳自动化分析仪　　通过电泳分析，肌酸激酶同工酶可分为 CK-MM、CK-MB 和 CK-BB 三种组分。出现异常同工酶很容易从电泳图谱上发现。CK-MM 亚型(CK-MM1、CK-MM2、CK-MM3)和 CK-MB 亚型(CK-MB1、CK-MB2)可采用琼脂糖凝胶电泳进行快速分析。

2. LDH 同工酶电泳自动化分析仪　　LDH 经电泳分离后分离出 5 种同工酶区带。急性心肌梗死发病后平均 6 h LDH_1 即开始升高，$LDH_1/LDH_2 \geqslant 1$ 为心肌损伤的阳性决定性水平。肝癌(carcinoma of the liver)时可见 LDH_5 明显升高。

第五节　化学发光免疫分析仪分析技术

化学发光免疫分析是将具有高灵敏度的化学发光测定技术与高特异度的免疫反应相结合，用于检测各种抗原、半抗原、抗体、激素、酶、脂肪酸、维生素和药物等的分析技术。化学发光反应是在一个反应体系中的 A、B 两种物质，通过化学反应生成激发态的产物(C＊)，C＊在回到基态的过程中，释放出的能量转变成光子从而产生发光现象。对所发出的光子进行定量测定的仪器为化学发光免疫分析仪。

一、化学发光免疫分析技术的原理

（一）化学发光分析技术

根据化学发光反应在某一时刻的发光强度或反应的发光总量,来确定反应中相应组分含量的分析方法称为化学发光分析。化学发光分析测定的物质可以分为 3 类:化学发光反应中的反应物;化学发光反应中的催化剂、增敏剂或抑制剂;偶合反应中的反应物、催化剂、增敏剂等。这 3 类物质还可以通过标记的方式测定其他物质,进一步扩大化学发光分析的应用范围。

（二）化学发光免疫分析技术

化学发光免疫分析含有免疫分析和化学发光分析两个系统。免疫分析系统是以化学发光物质或发光底物为标志物,标记在抗原或抗体上,抗原与抗体反应形成抗原抗体免疫复合物且同时产生发光反应,根据待测物浓度与发光强度的关系,可以计算出被测物的含量。

$$抗原 + 发光物或发光底物标记抗原 + 待测抗体 \xrightarrow{\text{启动发光试剂}} h\nu$$

$$固相抗体 + 发光物或发光底物标记抗体 + 待测抗原 \xrightarrow{\text{启动发光试剂}} h\nu$$

式中,h 为普朗克常数,ν 为频率。

二、化学发光免疫分析仪的检测原理

根据化学发光方式不同,化学发光免疫分析仪可分为化学发光免疫分析（chemiluminescence immunoassay）仪、化学发光酶免疫分析（chemiluminescence enzyme immunoassay）仪和电化学发光免疫分析（electrochemiluminescence immunoassay）仪 3 种类型。

（一）化学发光免疫分析仪

1. **工作原理**　用化学发光剂（吖啶酯吖啶类衍生物）直接标记抗体（或抗原）与待测标本中相应的抗原（或抗体）、磁颗粒包被的抗体（或抗原）反应。通过磁场把结合状态和游离状态的化学发光剂标志物分离,然后在结合状态的化学发光剂标志物中加入发光促进剂（NaOH-H_2O_2）进行发光反应,对其发光强度进行定量或定性检测。该免疫反应分析系统的类型包括夹心法、竞争法和抗体捕获法 3 种。

2. **检测系统**

（1）加样和孵育:将包被了捕捉分子的磁性微粒子和样品加到反应管中,用涡旋混匀器混匀。经过孵育反应,混合物中的样品待测物与包被在磁性微粒子上的捕捉分子反应形成免疫复合物。加入吖啶酯或吖啶类衍生物标记的结合物,再次进行孵育反应,形成磁性微粒子标志物-待测物-吖啶酯或吖啶类衍生物标志物三者结合的免疫复合物。

（2）吸附和洗涤:反应管到达磁铁区域,磁铁将结合了分析物的磁性微粒吸附到反应容器壁,将未结合物洗去,实现磁性分离。

（3）发光和检测:经过洗涤的磁性颗粒中,加入 pH 纠正液（NaOH）使其呈碱性,然后加入氧化剂（H_2O_2）,这时吖啶酯在不需要催化剂的情况下分解并发光。光量子由集光器进行接收,经光电倍增管放大,记录单位时间内所产生的光强度,即可计算出待测抗原含量。

3. **技术评价**　在发光反应中,吖啶类衍生物在形成电子激发态中间体之前,结合于吖啶环上的不发光的取代基部分可从吖啶环上脱离开来,即未发光部分与发光部分分离,因而其发光效率基本不受取代基结构的影响。吖啶类衍生物在酸性溶液中（pH<4.8）很稳定,该类化合物及其与蛋白的偶联物在室温下保存 4 周,其光量子产率不降低;冻干品在-20℃下可保存一年以上。

吖啶类衍生物的化学发光属于典型的闪光型发光（flash type systems）,不需要催化剂（catalyzer）,在有 H_2O_2 的稀碱性溶液中即能发光,从而降低了本底（background）发光,提高了信噪比（signal/noise, S/N）,干扰少。该类化合物作为化学发光免疫分析的发光标志物,还具有如下几个优点。

（1）光释放快速,加入发光启动试剂后,0.4 s 左右发射光强度达到最大,半衰期为 0.9 s 左右。

（2）光效率高、发光强度大,与大分子抗原的结合并不会减小所产生的光量子效率,检测的灵敏度可高达 10^{-15} g/mL。

（3）标志物稳定，在2~8℃下可保存数月。

（二）化学发光酶免疫分析仪

1. **工作原理**　化学发光酶免疫分析仪用参与催化某一发光反应的酶来标记抗原或抗体，在抗原抗体反应结束后，加入底物，通过酶催化底物发光反应，发出的光在化学发光酶免疫分析仪上进行测定。常采用的标记酶有辣根过氧化物酶（HRP）和碱性磷酸酶。在辣根过氧化物酶和启动发光剂（NaOH-H₂O₂）的催化下，发光底物鲁米诺能生成不稳定的激发态中间体，当其返回到基态时可发射波长为425 nm的光。

2. **检测系统**　全自动化学发光酶免疫分析仪可以自动完成加试剂、混合、温育、洗涤、加发光试剂、发光测量、数据处理、绘制标准曲线直至完成样品测量的整个过程，还可打印出结果。

3. **分析评价**　经过酶和发光两级放大，并加入发光增强剂以提高敏感度和发光稳定性，故该分析方法灵敏度较高。但酶标抗体或酶标抗原存在非特异性吸附，产生较高本底，实验评价时应予以注意。如洗涤不够彻底，血清中其他来源的过氧化物酶类物质易产生非特异性酶发光反应，从而影响测定结果。若标本中含有影响标记酶活性的物质，也会影响结果测定。

（三）电化学发光免疫分析仪

1. **工作原理**　电化学发光反应主要在电极表面进行。

（1）三联吡啶钌：如图7-6所示。其中反应a：二价的三联吡啶钌 $[Ru(byp)_3]^{2+}$ 在电极的阳极发生氧化反应，失去电子成为三价的三联吡啶钌 $[Ru(byp)_3]^{3+}$；反应b： $[Ru(byp)_3]^{2+}$ 在电极的阴极发生还原反应获得电子成为一价的三联吡啶钌 $[Ru(byp)_3]^{+}$；反应c： $[Ru(byp)_3]^{3+}$ 和 $[Ru(byp)_3]^{+}$ 反应形成 $[Ru(byp)_3]^{2+}$ 并被电激发成为激发态的 $[Ru(byp)_3]^{2+}$；反应d：当激发态的 $[Ru(byp)_3]^{2+}$ 返回到基态时发出617 nm的光。

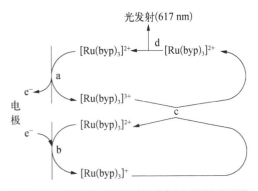

图7-6　三联吡啶钌电化学发光反应

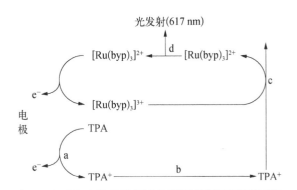

图7-7　三联吡啶钌联合三丙胺电化学发光反应

（2）三联吡啶钌联合三丙胺：如图7-7所示，三丙胺（TPA）用来激发光反应。在化学发光过程中，具有强氧化性的 $[Ru(bpy)_3]^{3+}$ 和具有强还原性的 TPA 发生氧化还原反应，使 $[Ru(bpy)_3]^{3+}$ 被还原成激发态的 $[Ru(bpy)_3]^{2+}$。

上述电化学发光反应在电极表面周而复始地进行，产生许多光子，用光电倍增管检测光强度，根据标准曲线算出待测抗原的含量。

2. **检测系统**　电化学发光免疫分析仪由样品装卸区、样品通道、试剂盘、反应盘、吸头和反应杯装卸机构、样品和试剂分配机构、流动池和电化学发光检测单元等主要部件组成。

3. **技术评价**　电化学发光免疫分析仪是电化学发光和免疫测定相组合的全自动电化学发光免疫系统。其优点有以下几项。

（1）应用广泛：三联吡啶钌 NHS 酯可与蛋白质、半抗原激素、核酸等各种化合物结合。例如，检测分子量小的蛋白质抗原时可采用竞争法，检测分子量大的蛋白质抗原时可采用夹心法，检测抗体时可用间接法，运用钌标记的核酸探针也可检测核酸。

（2）灵敏度高，线性范围宽：磁性微球包被采用了"链霉亲和素-生物素"新型固相包被技术，使检测的灵敏度<1 pmol，线性范围>10⁴，反应时间<20 min。例如，hCG 的可测范围为 1~100 000 U/mL，癌胚抗原（carcinoembryonic antigen，CEA）的可测范围为 0.07~1 000 ng/mL。

（3）钌化合物稳定性好，室温下半衰期可达 1 年以上。被标记的蛋白质活性在 2~5℃可保存 1 年以上。电化学发光免疫分析试剂稳定，35℃可放置 3 周。

三、化学发光免疫分析仪的临床应用

化学发光免疫分析仪具有高度的准确性和特异性，成为检验方法中最为重要的技术之一。化学发光免疫分析仪已被广泛用于机体免疫功能、传染性疾病、内分泌功能、肿瘤标志物、性激素、甲状腺功能等方面指标的测定中。

第六节 层析自动化分析仪分析技术

层析自动化分析技术是利用样品中各成分的物理化学性质的差异，使其不同程度地分布在固定相和流动相中，并随流动相前进的速率不同而把它们分离开，从而进行定性与定量分析并实现全过程自动化的分析技术。

一、层析自动化分析技术的原理

（一）层析自动化分析系统

所有层析自动化分析系统都由固定相和流动相组成。当待分离的混合物随溶媒（流动相）通过固定相时，各组分由于理化性质的差异，与两相发生吸附、溶解、结合作用的能力不同，在两相中的分配量也不同。随着溶媒向前移动，各组分不断地在两相中进行再分配。与固定相亲和力弱的组分，随流动相移动时受到的阻力小，向前移动的速度快。反之与固定相亲和力强的组分，向前移动速度就慢。分步收集流出液，可得到样品中所含的各单一组分。

（二）层析自动化分析技术的分类

1. 按固定相所处的外形不同分类　固定相装于柱内的自动化分析技术称为柱层析法；于滤纸上的自动化分析技术称为纸层析法；固定相涂于平板上的自动化分析技术称为薄层层析法（表 7-2）。

表 7-2　固定相所处的外形的层析自动化分析技术分类

名　称	操　作　形　式
柱层析法	固定相装于柱内，使样品沿着一个方向前移而达到分离
薄层层析法	将适当黏度的固定相均匀涂铺在薄板上，点样后用流动相展开，使各组分分离
纸层析法	用滤纸作液体的载体，点样后用流动相展开，使各组分分离

2. 按分离原理的不同分类　见表 7-3。

表 7-3　分离原理不同的层析自动化分析技术分类

名　称	分　离　原　理
吸附层析法	各组分在吸附剂表面吸附固定相，吸附能力不同
分配层析法	各组分在流动相和固定相中的分配系数不同
离子交换层析法	固定相是离子交换剂，各组分与离子交换剂亲和力不同
凝胶层析法	固定相是多孔凝胶，各组分的分子大小不同，因而在凝胶上受阻滞的程度不同
亲和层析法	固定相只能与一种待分离组分专一结合，以此和无亲和力的其他组分分离
聚焦层析法	固定相偶联具有两性解离功能的有机分子为配基，与流动相中某些具有两性粒子发生等电聚焦反应而进行分离

二、层析自动化分析仪的基本结构

(一) 气相层析分析仪

气相层析分析仪一般由载体系统和流量控制、注射器、层析柱、温度控制单元、检测器、计算机组成。用于气相层析的检测器有火焰电离检测器(flame ionization,FID)、热离子选择检测器(thermionic selective detector,NPD)、光离子化检测器(photoionization detector,PID)、热导检测器(thermal conductivity,TCD)和电子捕获检测器(clcctron capture,ECD)。

(二) 高效液相层析分析仪

1. 高效液相层析分析仪结构组成 高效液相层析(high performance liquid chromatography,HPLC)系统一般由输液泵、进样器、色谱柱、检测器、数据记录及处理装置等组成。其中输液泵、色谱柱、检测器是关键部件。有的仪器还有梯度洗脱装置、在线脱气机、自动进样器、预柱或保护柱、柱温控制器。

2. 高效液相层析分析仪评价

(1) 高效液相层析分析仪的特点:① 速度较快,通常分析一个样品需要15~30 min,有些样品甚至在5 min内即可完成。② 分辨率高,可选择固定相和流动相以达到最佳分离效果。③ 灵敏度高,紫外检测器可达0.01 ng/mL,荧光和电化学检测器可达0.1 pg/mL。④ 柱子可反复使用,用一根色谱柱可分离不同的化合物。⑤ 样品用量少、易回收,样品经过色谱柱后不被破坏,可以收集单一组分。

(2) 高效液相层析分析仪的局限性:① 流动相易挥发、有毒,会造成环境污染。② 缺少通用型检测器。③ 不能替代气相层析完成低沸点的物质的分析。④ 不能替代中压,低压液相层析(low pressure liquid chromatography,LPLC)分析仪去分离、制备有生物活性的生化样品。

三、层析自动化分析仪的临床应用

(一) 用于生物分子的分离与测定

1. 氨基酸及其序列分析 氨基酸分析主要是制成荧光衍生物或酰氯的衍生物,然后测定其序列。近来,用高效液相层析的柱后衍生物法来测定其序列,操作简便、速度快。

2. 糖的分析 把糖与硼酸缓冲液混合,生成糖-硼酸络合离子,再用高效液相层析分析仪进行分离。

3. 维生素的测定 维生素B_1、维生素B_2、维生素B_6等水溶性维生素的经典的测定方法是荧光分析法,但该方法操作复杂,所用试剂繁多,分析时间过长。用高效液相层析分析仪进行定量测定,可大大缩短分析时间。

4. 核酸的分析 近年来有关核酸分析的研究很多,主要是分离RNA、DNA及碎片。使用硅烷化的硅藻土或长碳链季铵盐涂渍制成系列填充柱,能分离tRNA、rRNA及DNA碎片。

5. 蛋白质和酶的分析 简便快捷,而且选择性好,分离效率高,灵敏度高,在临床上广泛用于糖化血红蛋白的测定。

(二) 用于药物的检测和分析

在医学检验中,高效液相层析分析仪可应用于体液代谢物、药代动力学、临床药物等方面的检测,如合成药物——抗生素、抗抑郁药物(氯丙嗪、氯丙咪嗪、地西泮、氯氮平、苯巴比妥等)、磺胺类药物等;天然药物生物碱(吲哚碱、颠茄碱、鸦片碱、强心苷)等。

第七节 即时检验分析仪分析技术

即时检验技术及其分析是医学检验的一种新模式,其快速发展得益于当今高新技术的发展和综合应用,顺应当前高效、快节奏的工作方式,能使患者尽早得到诊断和治疗。

一、即时检验分析技术的原理

(一) 干化学技术

干化学技术是将多种反应试剂干燥、固定在纸片上,将液体检测样品直接加到不同项目的干燥试剂条上,以被测样品的水分作为反应介质,引起特定的化学反应,从而产生颜色反应,用肉眼观察(定性)或仪器检测(半定量)的化学技术。

干化学技术具有如下特点:① 检验速度快,一般在 3~4 min 即可得出检验结果;② 标本无须预处理,操作简便;③ 无须储备任何其他试剂或配制任何溶液。

(二) 免疫层析技术

1. 胶体金免疫标记技术　　又称免疫金标记技术,是即时检验中应用较广泛的方法。用胶体金标记单克隆抗体,可用于快速检测蛋白质类和多肽类抗原。其配合小型检测仪可做半定量和定量分析。

2. 免疫荧光技术　　是用荧光物质标记抗体而进行抗原含量检测的技术。许多新一代即时检验分析仪使用了免疫荧光技术,检测系统由一个荧光读数仪和检测板组成。检测板使用的是层析法,分析物在移动的过程中形成免疫复合物。通过检测板条上激光激发的荧光,可同时定量检测以 pg/mL 为单位的检测板条上单个或多个标志物。

(三) 选择性电极多层膜技术

选择性电极多层膜技术的干片包括两个完全相同的"离子选择性电极",两者均由离子载体(敏感)膜、内部参比层、银/氯化银层、支持层组成,由纸桥(盐桥)相连。测定时,待检标本和参比液同时分别滴加到表层相邻的加样槽内,几分钟后再通过高灵敏度的电压计检测两电极的电位差。电位差与电解液离子活度(浓度)的对数值线性相关,采用插入法与校准曲线对比即可获得待测物质的浓度。

二、即时检验分析仪的基本结构和使用

(一) 组成部分

1. 样本的移动　　样本接收及将样本传递到试纸条的实际检测部分、试剂盘、试剂盒或流体单元是使用者与设备的关键互动。

2. 反应单元　　它是反应发生并检测的部位,类型从简单的多孔板到一个单元或腔室的表面。

(1) 传感器:包括化学传感器(chemical sensor)和生物传感器(biosensors)。

(2) 数据管理和存储:包括校准曲线数据、质量控制和患者结果的数据管理。

(二) 质量管理

1. 制度　　要建立即时检验质量管理制度和即时检验操作人员培训制度。

2. 标准操作程序文件　　每一即时检验项目均应结合实际,建立健全相应的标准操作程序文件。该文件包括:① 患者准备;② 标本留取;③ 检验方法原理;④ 仪器品牌,试剂(纸)保存;⑤ 检测操作步骤;⑥ 结果的分析和报告;⑦ 室内质量控制;⑧ 比对;⑨ 仪器校准和维护;⑩ 干扰因素及注意事项;⑪ 经验证的项目性能要求;⑫ 结果超出可报告范围的处理程序等。标准操作程序文件必须经即时检验管理委员会指定的检验专家审核,报委员会主任签字后,方可实施。

3. 日常质量控制　　操作人员必须按照下述要求认真做好日常质量控制、填写相关质量控制记录,供即时检验管理委员会检查和备案。

(1) 预防性质量控制:医疗机构须要求仪器厂商定期对本机构的即时检验分析仪进行巡回质量检查和检测,要求每月 1 次,并做好记录;做好仪器的校准和使用前后的保养,有内部模拟质控装置的,每次开机后应先确认模拟质控通过后再进行患者标本检测;正确存放和使用试剂。

(2) 室内质量控制:使用无内部质控装置的检验系统,质控品检测每两天不少于 1 次;使用有内部质控装置的检验系统,质控品检测每周不少于 1 次。

4. 比对　　每个即时检验项目均应使用新鲜患者样本就近与规范化管理的临床实验室的同类项目(该项目必须是室间质评或室间比对合格)进行比对,比对至少每半年进行 1 次,具体比对方法由各区临床检验中心推荐。相同项目要进行全院统一比对。

5. 室间质量评价　　国家卫生健康委员会和各省卫生健康委员会有要求时,应按照要求进行。

6. 资料档案　　每个即时检验项目均应有项目验证记录,样品检测原始记录、室内质量控制记录(包括原始数据和质控判断)、比对记录、室间质量评价记录、仪器使用维护校准记录、与质量有关的投诉和处理意见记

录,所有记录和资料至少保存两年。

7. 质量问题　即时检验出现质量问题应暂停使用,及时寻求负责的检验专家帮助寻找原因并进行纠正,视情况向主管领导作书面汇报。

三、即时检验分析仪的临床应用

(一) 糖尿病的监测

即时检验分析仪通过对血糖、糖化血红蛋白(HbA_{1c})和尿微量清蛋白的检测,在糖尿病(diabetes mellitus,DM)诊断、治疗和早期并发症的监测上发挥作用。

(二) 心血管疾病的诊断

1. B 型钠尿肽　主要在心室特别是在左心室中合成,可协助诊断充血性的心力衰竭,是早期诊断发现心力衰竭的良好指标。

2. cTnI 和 cTnT　cTnI 具有高度的心肌特异性,是诊断急性心肌梗死的首选标志物。

3. 肌红蛋白　肌红蛋白分子量小,心肌梗死发作 1~2 h 后血清中即开始增高,3~8 h 达高峰,是心肌梗死最早期的敏感指标。

4. CK-MB　为心肌损伤的特异性标志物。若由于某些原因不能检测 CTnI 时,也可进行 CK-MB 检测。

本章小结

随着仪器材料学、电子技术等学科的发展,临床实验室的自动化分析技术发展迅速并日臻完善,向智能化、模块化和即时检验方向发展。作为检验工作者,不仅需要熟悉仪器结构和原理、正确设置各项参数、严格遵守标准操作规程,还必须做好检测系统校准、性能验证、维护和保养。

(丁金国　张汉园)

第八章 血浆蛋白质和氨基酸代谢的临床生化检验

蛋白质是人体生命活动中重要的物质,许多疾病均可引发蛋白质代谢紊乱,从而导致血浆蛋白质的种类与含量发生变化,故对其进行检测分析可用于诊断疾病和监测病情等。氨基酸代谢紊乱则以遗传性为主,其发病率虽然很低,但种类较多,其诊断主要依赖于血、尿等体液中氨基酸及其代谢物的检测。

第一节 血浆蛋白质的临床生化检验

血浆蛋白质是血浆固体成分中含量最多、组成复杂、功能广泛的一类化合物,我们目前已有所了解的血浆蛋白质约有 500 种,疾病时血浆蛋白质的功能、合成、分解和代谢均有可能发生变化。

一、概述

(一)血浆蛋白质的生理功能

血浆蛋白质有多方面的功能,可概括为:① 营养和修补组织;② 维持血浆胶体渗透压;③ 组成血液 pH 缓冲系统的一部分;④ 作为激素、维生素、脂类、代谢产物、离子、药物等的转运载体;⑤ 蛋白酶抑制作用;⑥ 一些酶蛋白在血液中起催化作用;⑦ 参与凝血与纤维蛋白溶解;⑧ 代谢调控作用;⑨ 免疫球蛋白与补体等免疫分子构成体液免疫防御系统。

(二)血浆蛋白质的分类

通过盐析法,血浆蛋白质可分为清蛋白和球蛋白两大类。最常用的分类方法是电泳分类法和功能分类法。

1. 电泳分类法 以乙酸纤维素薄膜为支持物,血清蛋白质在电泳后由正极到负极可依次分为清蛋白、α_1-球蛋白、α_2-球蛋白、β-球蛋白、γ-球蛋白 5 条区带(图 8-1),各组分的含量通常采用各区带的百分比(%)表示,也可将各区带百分浓度与血清总蛋白浓度相乘后,以绝对浓度(g/L)表示。

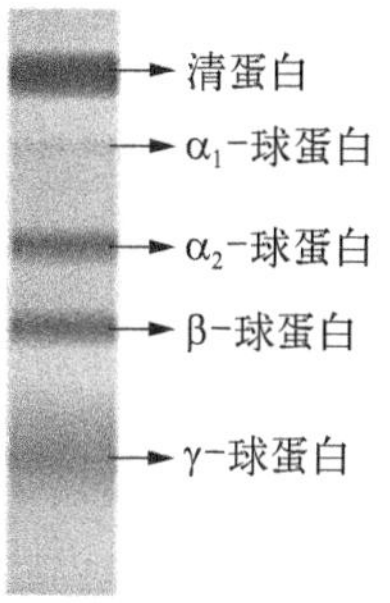

血浆蛋白质电泳各组分中包含多种蛋白质,其中在临床上重要的血浆蛋白质的性质、功能及其与电泳区带的关系参见表 8-1。

图 8-1 正常血浆蛋白质电泳图谱

表 8-1 血浆蛋白质的性质与电泳区带的关系

电泳区带	蛋白质种类	英文简称	半衰期(d)	分子量(kDa)	含糖量(%)	成人参考值(g/L)
前清蛋白	前清蛋白	PA	0.5	54	-	0.2~0.4
清蛋白	清蛋白	ALB	15~19	66.3	0	35~55
α_1-球蛋白	α_1-抗胰蛋白酶	AAT	4	51	10~12	0.9~2.0
	α_1-酸性糖蛋白	AAG	5	40	45	0.5~1.5
	高密度脂蛋白	HDL	-	200	-	1.7~3.25
	甲胎蛋白	AFP	-	69	-	3×10^{-5}
α_2-球蛋白	结合珠蛋白	Hp	2	85~400	12	0.3~2.0
	α_2-巨球蛋白	α_2-MG	5	725	8	1.3~3.0
	铜蓝蛋白	Cp	4.5	132	8~9.5	0.1~0.4
β-球蛋白	补体 C_3	C_3		185	2	0.9~1.8
	补体 C_4	C_4		206	7	0.1~0.4

续　表

电泳区带	蛋白质种类	英文简称	半衰期(d)	分子量(kDa)	含糖量(%)	成人参考值(g/L)
	转铁蛋白	TRF	7	79.5	6	2.0~3.6
	β_2-微球蛋白	β_2-MG	–	11.8	–	0.001~0.002
	纤维蛋白原	FIB	2.5	340	3	2.0~4.0
	低密度脂蛋白	LDL	–	300	–	0.6~1.55
γ-球蛋白	IgG	IgG	24	144~150	3	7.0~16.0
	IgM	IgM	5	900	12	0.4~2.3
	IgA	IgA	6	160~170	8	0.7~4.0
	IgD	IgD	–	170	–	0.005~0.2
	IgE	IgE	–	190	–	6×10^{-4}
	C-反应蛋白	CRP	0.8	115~140	–	0~0.008

2. 功能分类法　　血浆蛋白质的功能分类见表8-2。

表8-2　血浆蛋白质的功能分类

功能分类	蛋　白　质	功　能　特　征
运输载体类	血浆脂蛋白、清蛋白、转铁蛋白、结合珠蛋白、血色素结合蛋白、铜蓝蛋白、视黄醇结合蛋白、甲状腺素结合球蛋白、皮质素结合球蛋白、类固醇激素结合球蛋白等	运载、营养等
补体蛋白类	C_{1q}、C_{1r}、C_{1s}、C_2、C_3、C_4、C_5、C_6、C_7、C_8、C_9、B因子、D因子、备解素等	参与机体的防御效应和自身稳定
免疫球蛋白类	IgG、IgA、IgM、IgD、IgE	排除外来抗原
凝血与纤溶蛋白	除Ⅳ因子（Ca^{2+}）外的13种凝血蛋白、前激肽释放酶、HMW激肽原、抗凝血酶Ⅲ、纤维蛋白溶酶原等	血液凝固、抗凝血、纤维蛋白溶解作用
蛋白类激素	胰岛素、胰高血糖素、生长激素等	多种代谢调节作用
蛋白酶抑制物	包括α_1-抗胰蛋白酶、α_1-抗糜蛋白酶、α_2-巨球蛋白等6种以上	抑制蛋白酶作用
血浆酶	卵磷脂胆固醇酰基转移酶、假性胆碱酯酶等	多种代谢调节作用

（三）急性时相反应蛋白

在急性炎症性疾病如感染、手术、创伤、心肌梗死、恶性肿瘤等,血浆中浓度发生改变的蛋白质统称为急性时相反应蛋白(acute phase reaction proteins, APP),这种现象称为急性时相反应(acute phase reaction, APR)。其中 α_1-抗胰蛋白酶(α_1-antitrypsin, α_1-AT 或 AAT)、α_1-酸性糖蛋白(α_1-acid glycoprotein, AAG)、结合珠蛋白(haptoglobin, Hp)、铜蓝蛋白(ceruloplas min, Cp)、C-反应蛋白(C-reactive protein, CRP)及 α_1-抗糜蛋白酶、血红素结合蛋白、C_3、C_4、纤维蛋白原等浓度升高;而前清蛋白(prealbu min, PA)、清蛋白(albu min, ALB)和转铁蛋白(transferrin, TRF)浓度下降,常称为负性急性时相反应蛋白。急性时相反应是对炎症的一般反应,不是对某一疾病的特异性反应。在炎症和损伤时释放的某些细胞因子,如白介素、肿瘤坏死因子 α、肿瘤坏死因子 β、干扰素和血小板活化因子等,引发肝细胞中上述蛋白质合成量发生改变。在复杂的炎症防御过程,尤其是补体活动和酶活性调节控制中,以上血清蛋白起着一定的作用,这是机体防御机制的一部分。各种急性时相反应蛋白升高的速度不同,C-反应蛋白和 α_1-抗糜蛋白酶首先升高,在12 h内 α_1-酸性糖蛋白也升高,然后 α_1-抗胰蛋白酶、结合珠蛋白、C_4 和纤维蛋白原升高,最后是 C_3 和铜蓝蛋白升高,这些急性时相反应蛋白通常在2~5 d达到最高值。检测急性时相反应蛋白有助于监测炎症进程和判断治疗反应,尤其是检测那些升高最早和最多的蛋白质。

二、血浆蛋白质的检测方法与评价

（一）血清总蛋白测定

测定蛋白质一般利用蛋白质特有的结构或性质：① 重复的肽链结构；② 分子中均含有氮原子；③ 与色素

结合的能力;④ 沉淀后的浊度或光折射;⑤ 酪氨酸和色氨酸残基对酚试剂反应或紫外光吸收。测定血清总蛋白的方法有多种,常用的有化学法、物理法(如紫外吸收法)和染料结合法,化学法包括双缩脲法(biuret method)、凯氏定氮法和酚试剂法。各种方法性能和应用情况不同,临床用得最多的是双缩脲法。

1. 双缩脲法　血清中蛋白质的两个相邻肽键(—CO—NH—)在碱性溶液中能与二价铜离子作用产生稳定的紫色络合物。此反应和双缩脲在碱性溶液中与铜离子作用形成紫红色的反应相似,因此将蛋白质与碱性铜的反应称为双缩脲反应。生成的紫色络合物颜色的深浅与血清蛋白含量成正比,故可用来测定蛋白质含量。

双缩脲法早在1914年就被用来测定血清总蛋白,目前仍是简单而准确的方法之一,是临床测定血清总蛋白首选的常规方法。该法对各种蛋白质的反应性相近、显色稳定性好、干扰物质少、试剂单一、方法简便。虽然该法灵敏度较低,反应时间较长,但已能满足常规血清蛋白测定需要。双缩脲反应对肽键具有较高的专一性,干扰因素较少,最主要的干扰物质是右旋糖酐,血清中的右旋糖酐能与反应混合液中的铜和酒石酸结合形成沉淀,影响测定结果的准确度。其他的干扰物质包括胆红素、血红蛋白、某些抗生素和铵盐等。

2. 凯氏定氮法　定量准确性好、精密度高、灵敏度高,适用于任何形态的样品测定,至今仍被公认为是测定生物样品中蛋白质含量的参考方法。但此法操作流程长,程序复杂,不适合临床常规测定。

3. 酚试剂法　灵敏度高,约为双缩脲法的100倍,有利于检出较微量的蛋白质。缺点是费时较长,试剂配制复杂,特异度较差,大部分具有还原性的物质均对其有不同程度的干扰作用。

4. 紫外吸收法　该法需要紫外分光光度计且受其他对紫外光具有吸收能力的物质干扰,准确性不如双缩脲法,因而不能作为常规方法广泛应用。

5. 染料结合法　氨基黑、丽春红常作为血清蛋白乙酸纤维素薄膜电泳或琼脂糖凝胶电泳的染料。考马斯亮蓝常用于需高呈色灵敏度的蛋白电泳中,也可用于测定尿液、脑脊液等的蛋白质。缺点是不同蛋白质与染料的结合力不一致,且试剂对比色杯有吸附作用。

血清总蛋白参考区间为65~85 g/L。

(二)血清清蛋白测定

清蛋白是血清内含量最多的一种蛋白质,最早分离清蛋白和球蛋白的方法是盐析法,将球蛋白沉淀,清蛋白留在溶液中,再分别测定。染料结合法是目前临床检测清蛋白最常用的方法,常用的染料有溴甲酚绿和溴甲酚紫,其中溴甲酚绿法是目前我国临床上测定清蛋白最常用的方法。血清清蛋白测定还可运用电泳法和免疫化学法。

1. 溴甲酚绿法

(1) 原理:清蛋白具有可与阴离子染料溴甲酚绿结合的特性,在pH 4.2的缓冲液中带正电荷,在有非离子型表面活性剂存在时,可与带负电荷的染料溴甲酚绿结合形成蓝绿色复合物,其颜色深浅与清蛋白浓度成正比。与同样处理的清蛋白标准比较,可求得血清中清蛋白含量。

(2) 方法学评价:溴甲酚绿法灵敏度高、操作简便、重复性好,既可手工操作也可自动化分析。但要注意试剂标准化、标准品的选用、反应时间等,如不严格掌握,将会对测定结果造成严重影响。溴甲酚绿也能与血清中多种蛋白质成分显色,但显色程度远弱于清蛋白。溴甲酚绿在30 s内显色对清蛋白特异,故与血清混合后,在30 s内读取吸光度,可明显减少非特异性反应。非离子型表面活性剂可增强溴甲酚绿-清蛋白复合物的溶解度,消除溴甲酚绿同清蛋白反应时可能产生的沉淀,但其浓度变化可导致敏感度降低和直线性丧失,对测定结果有较大影响。该法随着显色时间的延长,溶液色泽会加深,因为血清中除清蛋白以外还有与溴甲酚绿有迟缓作用的蛋白质,将溴甲酚绿反应时间定为30 s就是为了防止非特异反应的干扰。溴甲酚绿是一种变色阈较窄的酸碱指示剂,受酸、碱影响比较大,故所用的器材必须干净,无酸碱污染。黄疸和一般脂血对测定无明显干扰,血红蛋白浓度在1 000 mg/L以下无明显的干扰。药物中氨苄西林和肾上腺色腙片可产生明显的干扰反应。

(3) 参考区间:血清清蛋白参考区间为40~55 g/L。

2. 溴甲酚紫法

(1) 原理:阴离子染料溴甲酚紫能与血清清蛋白结合,反应形成的绿色复合物在603 nm波长处有吸收峰,其颜色深浅与血清清蛋白浓度成正比,与同样处理的血清清蛋白标准比较,可求得血清清蛋白含量。

(2) 方法学评价:溴甲酚紫法测定的精密度较好,回收率高,而且不易受溶血、黄疸和脂血等临床常见因素的干扰,但线性范围较窄,与牛、猪等动物血清清蛋白的反应性比与人的反应性低,而质控血清往往是动物血清,故其应用受限。

(三) 血清特定蛋白质的测定

血清中的蛋白质因为都是由氨基酸组成的,性质相似,故除血清清蛋白等少数蛋白质有某种特性可用于测定外,其他都需制备特异的抗血清,采用免疫比浊法、免疫扩散法、化学发光免疫分析法、放射免疫分析法等测定。目前临床上特定蛋白质多采用免疫比浊法测定,其包括散射比浊法和透射比浊法,透射比浊法可在自动生化分析仪中测定,散射比浊法则通常需利用特定蛋白自动化分析仪。

1. **免疫比浊法原理**　体液中的某种蛋白质与其特异性抗体,在特殊缓冲液中快速形成抗原抗体复合物,使反应液出现浊度。当反应液中抗体过量时,形成的复合物随抗原量增加而增加,反应液的浊度亦随之增加,与一系列的校准品对照,即可计算出受检蛋白质的含量。透射比浊法检测反应终点或一定时间后的吸光度值。散射比浊法检测入射光遇到复合物后成一定角度散射的光量,常测定浊度形成的速率。

2. **免疫比浊法方法学评价**　免疫比浊法精密度较好,批内 CV 通常小于 5%。免疫复合物需几分钟到几小时才形成可见的复合物,故需加入促聚剂而加速大的免疫复合物形成,目前多用聚乙二醇,浓度约为 4%。抗原或抗体量过剩时易出现可溶性复合物,从而造成测定误差,由此可影响该法的检测范围。免疫比浊法受血脂影响,尤其是低稀释度时,脂蛋白的小颗粒可形成浊度,使测定值假性升高。

目前免疫比浊法可以测定多种血清蛋白,即前清蛋白、α_1-抗胰蛋白酶、α_1-酸性糖蛋白、结合珠蛋白、α_2-巨球蛋白、铜蓝蛋白、转铁蛋白、C-反应蛋白,以及免疫球蛋白 IgG、IgM、IgA 和补体 C_3、C_4 等。此外,免疫球蛋白轻链 κ 和 λ、甲胎蛋白(α-fetoprotein, AFP)、β_2-微球蛋白(β_2-microglobulin, β_2-MG)等血液和尿液蛋白质也可用上述方法测定。

(四) 蛋白质电泳的检测

1948 年 Wieland 等建立了区带电泳后,相继出现了滤纸、乙酸纤维素薄膜、淀粉凝胶、琼脂糖凝胶、聚丙烯酰胺凝胶等各种类型的电泳方法,并在临床生化检验中得到了广泛应用。1957 年 Kohn 开始将乙酸纤维素薄膜用于血清蛋白电泳分析。现在,乙酸纤维素薄膜或琼脂糖凝胶电泳检测血清蛋白已成为临床常规检验项目,常用染色剂有丽春红 S、氨基黑 10B 等,通过光密度扫描仪对染色的区带进行扫描可进行半定量分析,确定样品中不同蛋白质区带的百分含量。

1. **血清蛋白电泳原理**　血清蛋白电泳常采用乙酸纤维素薄膜或琼脂糖凝胶。在 pH 8.6 的缓冲液中,血清中各种蛋白质都电离成负离子,在电场中向正极移动;因各种蛋白质等电点不同,相同 pH 下带电荷量有差异,同时各蛋白质的分子大小与分子形状也不相同,因此在同一电场中泳动速度不同;带电荷多、分子量小者,泳动较快,反之则较慢。血清蛋白一般被分成 5 个主要区带,从正极起依次为清蛋白、α_1-球蛋白、α_2-球蛋白、β-球蛋白及 γ-球蛋白,有时能出现 β_2 区带(C_3 和 β_2-微球蛋白)。分离后的蛋白质区带经氨基黑 10B 或丽春红 S 等染色后,由光密度扫描仪对各区带进行吸光度检测,并可自动画出吸光度积分曲线。血清蛋白电泳各区带百分含量为:清蛋白 57%~68%、α_1-球蛋白 1.0%~5.7%、α_2-球蛋白 4.9%~11.2%、β-球蛋白 7%~13%、γ-球蛋白 9.8%~18.2%。不同染色剂和电泳条件时参考区间不同,各实验室应建立自己的参考区间。

2. **血清蛋白电泳异常图谱**　在疾病时血清蛋白电泳的区带有很多种变化,根据它们在电泳图谱上的异常特征可进行分型,有助于临床疾病的诊断,见表 8-3。

表 8-3　异常血清蛋白电泳图谱的分型及其特征

图谱类型	血清总蛋白	清蛋白	α_1-球蛋白	α_2-球蛋白	β-球蛋白	γ-球蛋白
低蛋白血症型	↓↓	↓↓	N 或 ↑	N	↓	N 或 ↑
肾病型	↓↓	↓↓	N 或 ↑	↑↑	↑	↓ 或 N 或 ↑
肝硬化型	N 或 ↓ 或 ↑	↓↓	N 或 ↓	N 或 ↓	β-γ 桥 ↑	
M 蛋白血症型	在 α-γ 区带中出现 M 蛋白区带					
慢性炎症型	-	↓	↑	↑	-	↑

续　表

图　谱　类　型	血清总蛋白	清蛋白	α_1-球蛋白	α_2-球蛋白	β-球蛋白	γ-球蛋白
弥漫性肝损害型	N↓	↓↓	↑↓	–	–	↑
急性时相反应型	N	↓N	↑	↑	–	N
高 $\alpha_2(\beta)$-球蛋白血症型	–	↓	–	↑↑	↑	–
妊娠型	↓N	↓	↑	–	↑	N
蛋白质缺陷型	个别区带出现特征性缺乏					

（1）肾病型：肾病综合征等的典型图谱特征,除清蛋白下降外,α_2-球蛋白显著升高,β-球蛋白明显升高,γ-球蛋白不确定(图 8-2)。

（2）肝硬化型：见于肝硬化患者,其图谱特征是清蛋白下降,γ-球蛋白明显升高,典型者 β 区带和 γ 区带融合,出现 β-γ 桥(图 8-2)。

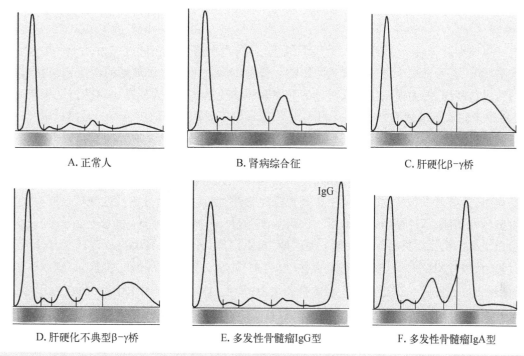

A. 正常人　　　　　　　　　B. 肾病综合征　　　　　　　C. 肝硬化β-γ桥

D. 肝硬化不典型β-γ桥　　　　E. 多发性骨髓瘤IgG型　　　　F. 多发性骨髓瘤IgA型

图 8-2　几种典型电泳图谱及其扫描曲线

（3）M 蛋白血症型：血清蛋白电泳正常图谱上显示的宽 γ 区带的主要成分是免疫球蛋白,而免疫球蛋白由浆细胞产生。发生浆细胞病时,异常浆细胞增殖,产生大量单克隆免疫球蛋白或其轻链或重链片段,在患者的血清或尿液中可出现结构单一的 M 蛋白,蛋白电泳时即呈现一个色泽深染的窄区带(图 8-2),此区带较多出现在 γ 或 β 区,偶见于 α 区。M 蛋白有 3 种类型：① 免疫球蛋白型；② 轻链型；③ 重链型。

3. 血清蛋白电泳评价　　影响血清蛋白电泳精密度的因素很多,如电泳介质性质、缓冲液成分和浓度、电泳时间、染色液成分、电泳时温度和电压大小等。目前,不少实验室已经采用自动电泳仪及配套的商品试剂进行血清蛋白电泳,其电泳区带整齐,分离效果好,操作速度快;而且每次电泳时的电压、时间甚至温度等都能准确控制,有利于提高电泳结果精密度。

血清蛋白电泳各区带中多个蛋白质组分可有重叠、覆盖,有时 β-球蛋白区带中可分出 β_1 和 β_2 区带,β_1 区带中主要是转铁蛋白,β_2 区带中主要是 C_3；各个区带中多个蛋白质组分可有重叠、覆盖,如铜蓝蛋白常被 α_2-巨球蛋白及结合珠蛋白所掩盖,两条区带之间也有少量蛋白质,如 IgA 位于 β 区带和 γ 区带之间；某些蛋白质组分染色很浅,如脂蛋白和 α_1-酸性糖蛋白,其中的脂质或糖类不能被蛋白染料着色,因此,血清蛋白电泳对异常蛋白质的分析及对疾病的诊治意义比较有限。

三、血浆蛋白质检测指标的临床应用

临床上已有较明确诊断意义的血浆蛋白质主要有前清蛋白、清蛋白、α_1-抗胰蛋白酶、α_1-酸性糖蛋白、结合珠蛋白、α_2-巨球蛋白、铜蓝蛋白、转铁蛋白和 C -反应蛋白等(其他血浆蛋白质将在其他章节和《临床免疫检验学》中叙述),它们在机体某些疾病中的诊断特异度和敏感度越来越受到人们的关注。

(一)前清蛋白

前清蛋白是由肝细胞合成的 一种糖蛋白,在电泳中迁移在清蛋白之前而得名。前清蛋白即甲状腺素转运蛋白(transthyretin,TTR),分子量为 55 kDa,半衰期为 2 d。正常情况下,50% ~ 70% 的 TTR 与视黄醇结合蛋白(retinol-binding protein,RBP)以 1 ∶ 1 的比例结合成复合体,可避免小分子视黄醇结合蛋白从肾小球滤过(glomerular filtration)。

前清蛋白是负性急性时相反应蛋白,在急性炎症、恶性肿瘤、创伤等任何急需合成蛋白质的情况下,前清蛋白均迅速下降。前清蛋白在临床上可以:① 作为营养不良的指标,其评价标准是前清蛋白 200 ~ 400 mg/L 为正常,100 ~ 150 mg/L 为轻度缺乏,50 ~ 100 mg/L 为中度缺乏,<50 mg/L 为严重缺乏;② 作为肝功能不全的指标,在反映肝损害与恢复方面的敏感度优于清蛋白。

(二)清蛋白

清蛋白由肝实质细胞合成,是血浆中含量最多的蛋白质,占血浆总蛋白的 57% ~ 68%。其合成率主要由血清中清蛋白水平调节,并受食物中蛋白质含量的影响。各种细胞外液中均含微量的清蛋白,正常情况下清蛋白在肾小球中的滤过量甚微,约为血浆中清蛋白量的 0.04%,但即便如此,每天从肾小球滤过液中排出的清蛋白可达 3.6 g,为终尿中蛋白质排出量的 30 ~ 40 倍,由此可见滤过液中多数清蛋白可被肾小管重新吸收。

清蛋白是血浆中主要的载体蛋白,许多水溶性差的物质,如胆红素、长链脂肪酸、前列腺素、类固醇激素、金属离子(如 Cu^{2+}、Ni^{2+}、Ca^{2+})、多种药物(如磺胺类药物、青霉素)等,可以通过与清蛋白结合增加亲水性而便于运输。具有活性的激素或药物等与清蛋白结合时,可不表现活性;因其结合具有可逆性,当清蛋白含量或血液 pH 等因素发生变化时,这些激素和药物的游离型含量也随之变化,使其生理活性增强或减弱。同时,清蛋白具有维持血清胶体渗透压的功能,某种原因引起清蛋白丢失或浓度过低时将引起水肿、腹水等症状,此时机体可通过输入血浆或清蛋白缓解。清蛋白具有维持酸碱平衡的能力,蛋白质是两性电解质,有许多—NH_2 和—COOH 基团,当血液酸性过强时,以—NH_3^+ 和—COOH 形式存在(结合 H^+ 的状态);当血液碱性过强时,则以—NH_2 和—COO^- 形式存在(解离出 H^+ 的状态)。清蛋白是重要的营养蛋白,清蛋白可在不同组织中被细胞内吞而摄取,其氨基酸用于组织修补。因疾病等食物摄入不足或手术后患者常给予静脉清蛋白注射液。

清蛋白增高仅见于严重失水时。

清蛋白受饮食中蛋白质摄入量影响,可作为个体营养状态的评价指标,但体内清蛋白总量多、生物半衰期长、早期缺乏时不易检出。其评价标准:>35 g/L 为正常,28 ~ 34 g/L 为轻度缺乏,21 ~ 27 g/L 为中度缺乏,<21 g/L 为严重缺乏。清蛋白浓度低于 28 g/L 时,会出现组织水肿。

低清蛋白血症见于下述许多疾病情况。① 清蛋白合成不足,严重的肝脏合成功能下降如肝硬化、重症肝炎;蛋白质营养不良或吸收不良。② 清蛋白丢失增加,清蛋白由尿中丢失如肾病综合征、慢性肾小球肾炎、糖尿病肾病、系统性红斑狼疮肾炎等;胃肠道蛋白质丢失,如肠道炎症性疾病时因黏膜炎症坏死等丢失;皮肤丢失如烧伤及渗出性皮炎等。③ 清蛋白分解代谢增加,组织损伤如外科手术和创伤;组织分解增加如感染性炎症疾病等。④ 清蛋白的分布异常,如门静脉高压时大量蛋白质尤其是清蛋白从血管内漏入腹腔;肝硬化导致门静脉高压时,清蛋白合成减少和大量漏入腹水的双重原因使清蛋白显著下降。⑤ 无清蛋白血症,是极少见的遗传性缺陷,清蛋白含量常低于 1 g/L。但可以没有水肿等症状,部分原因可能是血管中球蛋白含量代偿性升高。

(三)α_1-抗胰蛋白酶

α_1-抗胰蛋白酶是具有蛋白酶抑制作用的一种急性时相反应蛋白,占血清中抑制蛋白酶活力的 90% 左右。

α_1-抗胰蛋白酶的抑制作用有明显的 pH 依赖性,最大活力处于中性和弱碱性,当 pH4.5 时活性基本丧失,这一特点具有重要的生理意义。α_1-抗胰蛋白酶的主要功能是对抗多形核白细胞发挥吞噬作用时释放的溶酶体蛋白水解酶。由于 α_1-抗胰蛋白酶的分子量较小(比 α_2-巨球蛋白小),它可透过毛细血管进入组织液与蛋白水

解酶结合而又回到血管内，α_1-抗胰蛋白酶结合的蛋白酶复合物有可能转移到α_2-巨球蛋白分子上，经血液循环转运而在单核吞噬细胞系统中被降解。

α_1-抗胰蛋白酶具有多种遗传表型，迄今已分离鉴定的有33种等位基因，其中最多见的是Pi^{MM}型，占人群的90%以上；另外，还有Pi^{ZZ}型、Pi^{SS}型、Pi^{SZ}型、Pi^{MZ}型、Pi^{MS}型。S型蛋白与M型蛋白之间的氨基酸残基仅有一个差异，对蛋白酶的抑制作用主要与血循环中M型蛋白的浓度有关。以Pi^{MM}型的蛋白酶抑制能力作为100%，Pi^{ZZ}型的相对活力仅为15%，Pi^{SS}型为60%、Pi^{MZ}型为57%、Pi^{MS}型为80%，其他则无活性。

血清α_1-抗胰蛋白酶含量下降见于：① α_1-抗胰蛋白酶缺陷，Pi^{ZZ}型、Pi^{SS}型和Pi^{MS}型常伴有早年（20～30岁）即出现的肺气肿。当吸入尘埃和细菌而引起肺部多形核白细胞的吞噬活跃时，溶酶体弹性蛋白酶释放；如果M型蛋白缺乏，溶酶体弹性蛋白酶可作用于肺泡壁的弹性纤维而导致肺气肿的发生。Pi^{ZZ}型可引起肝细胞损害，Pi^{ZZ}型蛋白聚集在肝细胞，可导致肝硬化。② 胎儿呼吸窘迫综合征，急性时相反应时α_1-抗胰蛋白酶增加。

（四）α_1-酸性糖蛋白

α_1-酸性糖蛋白主要在肝脏合成，某些肿瘤组织亦可合成。α_1-酸性糖蛋白分解代谢首先是其唾液酸的分子降解，随后蛋白质部分在肝中很快降解。

α_1-酸性糖蛋白是一种典型的急性时相反应蛋白，在急性炎症时增高，其与免疫防御功能有关。其在风湿病、恶性肿瘤及心肌梗死等炎症或组织坏死时一般增加3～4倍，3～5d时出现浓度高峰。糖皮质激素增加，包括内源性的皮质醇增多症和外源性泼尼松、地塞米松等药物治疗时，可引起α_1-酸性糖蛋白升高。营养不良、严重肝损害、肾病综合征及胃肠道疾病致蛋白严重丢失等情况可使α_1-酸性糖蛋白降低；雌激素也可使α_1-酸性糖蛋白降低。另外，α_1-酸性糖蛋白可以结合利多卡因和普萘洛尔等，急性心肌梗死时α_1-酸性糖蛋白升高，从而使药物的有效血药浓度下降。

（五）结合珠蛋白

结合珠蛋白（Hp）又称触珠蛋白，是由α链与β链形成的$\alpha_2\beta_2$四聚体。α链有α^1及α^2两种，而α^1又有α^{1F}及α^{1S}两种遗传变异体（F表示电泳迁移率相对快，S表示慢）；两种变异体的多肽链中只有一个氨基酸残基不同。α^{1F}、α^{1S}、α^2三种等位基因编码形成$\alpha\beta$聚合体，因此个体之间可有多种遗传表型（表8-4）。

表8-4　结合珠蛋白的遗传表型

表 型	亚单位的结构	组 成
Hp1-1	$(\alpha^{1F})_2\beta_2$ $\alpha^{1F}\alpha^{1S}\beta_2$ $(\alpha^{1S})_2\beta_2$	分子量约为80 kDa，α链含氨基酸残基83个，β链含氨基酸残基245个
Hp2-1	$(\alpha^{1S}\alpha^2\beta_2)_n$ $(\alpha^{1F}\alpha^2\beta_2)_n$	分子量为120～200 kDa的聚合体，由于n不同，可以在电泳中出现多条区带
Hp2-2	$(\alpha^2\beta)_n$	分子量为160～400 kDa，由于n不同，可在电泳中出现多条区带

注：$n=3\sim8$。

结合珠蛋白是一种急性时相反应蛋白，能与血浆中的游离血红蛋白结合，每分子结合珠蛋白可结合两分子血红蛋白。结合后的复合物不可逆，在几分钟之内便转运到网状内皮系统分解，其中氨基酸和铁可被机体再利用。结合珠蛋白可以防止血红蛋白从肾丢失而为机体有效地保留铁，并能避免血红蛋白对肾脏的损伤。结合珠蛋白不能被重新利用，溶血后其含量急剧降低，血浆结合珠蛋白浓度多在一周内通过再生而恢复。

在烧伤和肾病综合征引起的大量清蛋白丢失的情况下，血清结合珠蛋白常明显增加，此属于代偿性合成增加。结合珠蛋白浓度下降可见于：① 溶血性疾病如溶血性贫血、输血反应、疟疾。血管外溶血不会使结合珠蛋白发生变化。② 严重肝病患者结合珠蛋白合成降低。

（六）α_2-巨球蛋白

α_2-巨球蛋白由4个分子量相同的结构亚单位组成，是血浆中分子量最大的糖蛋白，由肝细胞与单核吞噬细胞系统合成。α_2-巨球蛋白对纤维蛋白溶酶、胃蛋白酶、糜蛋白酶、胰蛋白酶及组织蛋白酶D等蛋白功能酶活力有抑制作用。当酶与α_2-巨球蛋白处于复合物状态时，酶的活性虽没有失活，但能导致酶不易作用于大分子底物而发挥不了其催化活性;若酶的底物属于分子量小的蛋白质,则能被 α_2-巨球蛋白-蛋白酶复合物所催化水解。因此, α_2-巨球蛋白可起到选择性地保护某些蛋白酶活性的作用。

低清蛋白血症,尤其是肾病综合征时, α_2-巨球蛋白含量可代偿性显著增高。 α_2-巨球蛋白降低见于严重的急性胰腺炎和进展型前列腺癌治疗前。 α_2-巨球蛋白不属于急性时相反应蛋白。

(七) 铜蓝蛋白

铜蓝蛋白是一种含铜的 α_2-球蛋白,每分子结合 6~8 个铜原子,由于含铜而呈蓝色。95%的血浆铜存在于铜蓝蛋白中,另 5%呈可扩散状态。铜蓝蛋白在血循环中可视为铜的无毒性代谢库。

铜蓝蛋白有两个主要功能:① 调节铁的吸收和运输,有催化多酚及多胺类底物氧化的能力,具有亚铁氧化酶及胺氧化酶的活性。② 抗氧化作用,可防止组织中脂质过氧化物(lipid peroxide, LPO)和自由基的生成,特别在炎症时具有重要意义。

铜蓝蛋白可协助威尔逊病(Wilson 病)的诊断。Wilson 病是一种常染色体隐性遗传病,即患者血清铜蓝蛋白含量明显减少,血浆游离铜增加,铜沉积在肝可引起肝硬化,沉积在脑基底节的豆状核则导致豆状核变性,因而该病又称为肝豆状核变性。大部分患者可有肝损害并伴有神经系统症状,有 80%肝损害患者中血浆铜蓝蛋白低于 100 mg/L。此病是进行性的和致命的,因此宜及时诊断,并可用铜螯合剂——青霉胺治疗。

铜蓝蛋白也属于一种急性时相反应蛋白,血浆铜蓝蛋白在感染、创伤和肿瘤时增加。但在营养不良、严重肝病及肾病综合征时往往下降。

(八) 转铁蛋白

转铁蛋白为单链糖蛋白,主要由肝细胞合成。转铁蛋白能可逆地结合多价阳离子,包括铁、铜、锌、钴等,每一分子转铁蛋白可结合两个三价铁离子形成略带红色的复合物。

转铁蛋白浓度受食物铁供应的影响,机体在缺铁状态时转铁蛋白浓度上升,经铁剂有效治疗后转铁蛋白可恢复到正常水平。从小肠进入血液的 Fe^{2+} 在血液中被铜蓝蛋白氧化为 Fe^{3+},再被载体蛋白结合。每种细胞表面都有转铁蛋白受体,其对转铁蛋白- Fe^{3+} 复合物的亲和力比对转铁蛋白的载体蛋白的亲和力要高得多。与受体结合后,转铁蛋白- Fe^{3+} 复合物被摄入细胞。以转铁蛋白- Fe^{3+} 复合物的形式运输到骨髓,用于合成血红蛋白,小部分则运输到各组织细胞,用于形成铁蛋白及肌红蛋白、细胞色素等。

转铁蛋白在临床上可用于:① 贫血的鉴别诊断,在缺铁性贫血中,转铁蛋白代偿性合成增加,但因血浆铁含量低,结合铁的转铁蛋白少,所以铁饱和度很低(正常值在 30%~38%)。而再生障碍性贫血时,血浆中转铁蛋白正常或低下,红细胞对铁的利用障碍使铁饱和度增高。铁负荷过量时,转铁蛋白水平正常,而饱和度可超过50%甚至达 90%。② 急性时相反应中含量降低。③ 在营养不良及慢性肝脏疾病时下降。与清蛋白相比,体内转铁蛋白总量较少、半衰期较短,故能及时反映脏器蛋白的急剧变化。在高蛋白膳食治疗时,血浆中浓度上升较快,是判断疗效的良好指标。

(九) C-反应蛋白

C-反应蛋白是由肝细胞合成的急性时相反应蛋白,含 5 个相同的亚单位,它们非共价地结合为盘形多聚体。C-反应蛋白的特征反应是能在钙离子存在条件下特异性地结合磷脂酰胆碱基团。C-反应蛋白通过与配体(凋亡与坏死的细胞或入侵的细菌、真菌、寄生虫等的磷脂酰胆碱)结合,激活补体和单核吞噬细胞系统,将载有配体的病理物质或病原体清除。

C-反应蛋白是 1941 年第一个被认识的急性时相反应蛋白,可作为急性时相反应的一个极灵敏的指标。血浆 C-反应蛋白浓度在急性心肌梗死、创伤、感染、炎症、外科手术、肿瘤浸润时可迅速显著增高,可达正常水平的 2 000 倍。

第二节　氨基酸代谢的临床生化检验

氨基酸是构建蛋白质的基本成分,其主要的生理功能是合成蛋白质、多肽以及转变成其他的含氮的生理活性物质。食物蛋白经过消化吸收的氨基酸称为外源性氨基酸,体内组织蛋白降解产生的氨基酸称为内源性氨基酸,这两种来源的氨基酸分布在体内各处,参与代谢组成氨基酸代谢池。

一、概述

（一）氨基酸分解代谢

氨基酸分解代谢的主要途径是脱氨基生成 NH_3 和相应的 α-酮酸，α-酮酸氧化分解形成 5 种主要产物：乙酰辅酶 A、α-酮戊二酸、琥珀酰辅酶 A、延胡索酸和草酰乙酸，进入柠檬酸循环，最后氧化成 CO_2 和 H_2O，释放能量。另一条分解途径是脱羧基生成 CO_2 和胺类。

（二）氨基酸代谢紊乱

氨基酸代谢紊乱一般分为两类，一类是由于参与氨基酸代谢的酶或其他蛋白因子缺乏而引起的遗传病，称为原发性氨基酸代谢紊乱。另一类是与氨基酸代谢有关的器官如肝、肾出现严重病变导致的继发性氨基酸代谢紊乱。原发性氨基酸代谢紊乱种类很多，至今已发现 70 余种，多数是由缺乏某种酶引起，也有因缺乏某种载体蛋白而致肾脏或肠道吸收氨基酸障碍。当酶缺乏出现在代谢途径的起点时，其催化的氨基酸将在血循环中增加，从而形成氨基酸血症（aminoacidemia）。这种氨基酸会从尿中排出，称为氨基酸尿症（aminoaciduria）。当酶的缺乏出现在代谢途径的中间时，则此酶催化反应前的中间代谢产物便在体内堆积，使其血浓度增加，也会从尿中排出。由于正常降解途径受阻，氨基酸可通过另外的途径代谢，此时血和尿中可能出现这些途径中的产物。表 8-5 中列举了一些氨基酸遗传病的名称和体液的检测结果。

表 8-5　氨基酸遗传病的名称和体液的检测结果

疾病名称	缺乏的酶或载体	血清中增高的成分	尿液中增高的成分
苯丙酮尿症	苯丙氨酸羟化酶	苯丙氨酸、苯丙酮酸	苯丙氨酸、苯丙酮酸
Ⅰ型酪氨酸血症	延胡索酰乙酰乙酸水解酶	酪氨酸、甲硫氨酸	酪氨酸、对-羟苯丙酮酸等
尿黑酸尿症	尿黑酸氧化酶	尿黑酸	尿黑酸
同型胱氨酸尿症	胱硫醚-β-合成酶	甲硫氨酸、同型胱氨酸	同型胱氨酸
组氨酸血症	组氨酸酶	组氨酸、丙氨酸、苏氨酸、丝氨酸等	丙酮酸、咪唑
甘氨酸血症	甘氨酸氧化酶	甘氨酸	甘氨酸
支链酮酸尿症（槭糖尿症）	支链酮酸氧化酶	缬氨酸、亮氨酸、异亮氨酸、相应的酮酸	-
胱硫醚尿症	胱硫醚酶	胱硫醚	胱硫醚
Ⅰ型高脯氨酸血症	脯氨酸氧化酶	脯氨酸	脯氨酸、羟脯氨酸
精氨酸琥珀酸尿症	精氨酸琥珀酸酶	谷氨酰胺、脯氨酸、甘氨酸等	精氨酸、琥珀酸
精氨酸血症	精氨酸酶	精氨酸	精氨酸、胱氨酸
胱氨酸尿症	肾小管碱性氨基酸载体	-	胱氨酸、精氨酸、赖氨酸、鸟氨酸
二羧基氨基酸尿症	肾小管酸性氨基酸载体	-	谷氨酸、天冬氨酸
亚氨基甘氨酸尿症	肾小管亚氨基酸载体	-	脯氨酸、羟脯氨酸、甘氨酸

二、氨基酸的检测方法与评价

氨基酸种类繁多，理化性质相似，并同时存在于各种生物样品中，因此检测某种氨基酸时必须先将其分离再分别检测。氨基酸检测方法包括定性的过筛试验和定量测定，前者又包括薄层层析、尿液颜色试验和 Guthrie 微生物试验。

（一）过筛试验

1. 薄层层析　　将体液中氨基酸用薄层层析法分离，再用茚三酮显色。大多数氨基酸与茚三酮反应呈紫色，脯氨酸和羟脯氨酸则呈黄色反应。薄层层析分为单向和双向两种，单向层析一般适用于某一个或一组氨基酸增高时的筛选检测，能反映血和尿中大部分病理性氨基酸增多。如获异常结果可进一步用双向层析分离或其他定量方法证实，双向层析可基本识别体液和组织中的各种氨基酸。

2. 尿液颜色试验　　为光度法定性试验，尿液呈色试剂有三氯化铁、氰化物/硝基氰酸盐、2,4-二硝基苯肼、亚硝基萘酚等，具体见表 8-6。

表 8-6　尿氨基酸光度法过筛试验

试 验 和 颜 色	被 检 测 的 代 谢 物	被 检 测 疾 病
三氯化铁		
暗蓝绿(持久)	苯丙酮酸	苯丙酮尿症
绿(短暂)	对-羟苯丙酮酸	酪氨酸血症
蓝(短暂)	尿黑酸	尿黑酸尿症
灰绿	咪唑、丙酮酸	组氨酸血症
灰蓝	支链酮酸	支链酮酸尿症
蓝绿	5-羟吲哚乙酸	类癌
紫色	水杨酸盐	(干扰物)
紫褐	吩噻嗪	(干扰物)
氰化物/硝基氰酸盐		
樱桃红	胱氨酸	胱氨酸尿症
	同型胱氨酸	同型胱氨酸尿症
	胱氨酸-同型胱氨酸二硫化物	同型胱氨酸尿症
	青霉胺-胱氨酸二硫化物	(治疗)
2,4-二硝基苯肼		
黄白色	支链酮酸、苯丙酮酸、对-羟苯丙酮酸	支链酮酸尿症、苯丙酮尿症、酪氨酸血症
亚硝基萘酚		
橙红色	酪氨酸及其代谢物	酪氨酸代谢紊乱、酪氨酸血症

　　3. Guthrie 微生物试验　　琼脂培养基中含有能特异针对某种待检氨基酸的竞争性抑制剂,该抑制剂的结构与待检氨基酸相似。将加入枯草芽孢杆菌芽孢的血清或尿液样品点到纸片上,并放到琼脂表面,琼脂板孵育后观察细菌生长。若有高浓度的待检氨基酸存在,则氨基酸抑制剂的作用将减弱或被克服,便能观察到菌株生长。将系统设计成待检氨基酸超过其参考上限时显示细菌生长,来检测疾病(表 8-7)。目前该方法已应用于临床上苯丙酮尿症的常规筛查中。

表 8-7　Guthrie 微生物试验

样品中氨基酸	抑 制 剂	疾　　病	参考上限(mg/L)
L-苯丙氨酸	β-2-噻吩丙氨酸	苯丙酮尿症	40
L-亮氨酸	2-氨基-3-(二甲氨基)丙酸	支链酮酸尿症	40
L-甲硫氨酸	甲硫氨酸亚砜	同型胱氨酸尿症	20
L-酪氨酸	D-酪氨酸	酪氨酸血症	80
L-赖氨酸	S(β-氨乙基)半胱氨酸	赖氨酸血症	40

(二) 定量测定

　　体液中氨基酸的定量测定方法包括毛细管电泳法(CE)、气相色谱法(GC)、高效液相层析法、串联质谱等。气相色谱法的优点是样品用量少、灵敏和快速,较大的限制是在仪器所具有的温度下可挥发性低,因此,采用衍生剂来增加其可挥发性、色谱性能和可检测性。高效液相层析法分辨率和灵敏度均高,分析时间相对较短,因此较广泛地应用于体液氨基酸的测定。个别氨基酸定量也可采用酶法,少数氨基酸和尿氨基酸可采用化学法定量。

　　1. 氨基酸的自动分析法　　氨基酸自动分析仪主要由 5 部分组成,即色谱系统、检测系统、加样系统、控制系统和数据处理系统。其中,检测系统包括反应器、比色计或荧光计与记录器。20 世纪 70 年代以前设计的分析仪都是利用氨基酸与茚三酮加热产生紫色产物的原理,产物在 570 nm 测定,亚氨基酸(脯氨酸和羟脯氨酸)与茚三酮反应生成黄色化合物,在 440 nm 测定。从色谱柱上被逐步洗脱的氨基酸,随即与茚三酮试剂混合并在反应器中加热。茚三酮法只能检出 nmol 水平的氨基酸。20 世纪 70 年代以后检测系统中的比色法有的被荧光法所取代,所用的荧光试剂是邻苯二甲醛(OPT),它可检出 pmol 水平的氨基酸,但缺点是亚氨基酸不发生反应,必须加入某些氧化剂(如次氯酸钠)后才发生荧光反应,使仪器结构复杂化。荧光的激发波长为 340 nm,发射波长为 455 nm。

2. 氨基酸的酶法分析

(1) 苯丙氨酸测定:有两类酶法分析,一是用 L-苯丙氨酸氧化酶氧化 L-苯丙氨酸产生的 H_2O_2,与 4-APP 和 N, N′-二甲苯胺生成醌亚胺,550 nm 测定吸光度。二是利用 L-苯丙氨酸脱氢酶催化 L-苯丙氨酸,同时 NAD^+ 被还原成 NADH,340 nm 吸光度的增加速率可反映苯丙氨酸含量。

(2) 谷氨酰胺测定:在谷氨酰胺酶作用下分解为谷氨酸,后者被谷氨酸脱氢酶催化,有 NADH 的生成,因而可检测 340 nm 的吸光度。

(3) 支链氨基酸(branched chain a mino acids, BCAA)测定:包括亮氨酸、异亮氨酸和缬氨酸,其均可被亮氨酸脱氢酶催化氧化脱氨生成相应酮酸,同时 NAD^+ 被还原成 NADH,可检测 340 nm 的吸光度。

(4) 酪氨酸测定:酪氨酸在酪氨酸酶的作用下氧化生成多巴醌,用氧电极测定氧的消耗来对酪氨酸进行定量。

3. 氨基酸的化学法测定

(1) 色氨酸测定:色氨酸与甲醛缩合,并被三氯化铁氧化,形成具有荧光的去甲哈尔曼(noreharman),用荧光分光光度计测定其荧光可做色氨酸定量。

(2) 尿液羟脯氨酸测定:尿中羟脯氨酸主要以多肽形式存在,是体内胶原蛋白的分解产物。先用盐酸加热使结合型的羟脯氨酸水解成为游离的羟脯氨酸,再用氯胺 T 氧化使其成为吡咯类化合物。后者与对二甲氨基苯甲醛作用生成红色化合物。

三、氨基酸代谢检测指标的临床应用

(一)原发性氨基酸代谢紊乱

1. 苯丙酮尿症　是主要由苯丙氨酸羟化酶缺乏引起的常染色体隐性遗传病,因患儿尿液中排出大量的苯丙酮酸等代谢产物而得名。我国新生儿苯丙酮尿症发病率大约为 1/16 500。

(1) 苯丙氨酸的代谢紊乱:苯丙氨酸在体内主要通过羟化作用转变为酪氨酸,反应由苯丙氨酸羟化酶催化,辅酶是四氢生物蝶呤,具体见图 8-3。

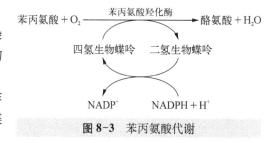

图 8-3　苯丙氨酸代谢

当出现遗传性苯丙氨酸羟化酶缺乏或不足时,苯丙氨酸不能正常转变成酪氨酸,在体内蓄积,并可经转氨基作用生成苯丙酮酸等代谢产物。血中苯丙氨酸浓度极度升高,可超过 1.2 mmol/L(正常仅为 0.12 mmol/L 以下),苯丙酮酸浓度可达 0.1~0.5 mmol/L。苯丙氨酸及苯丙酮酸蓄积并从尿中大量排出,此外还有苯乳酸、苯乙酸和苯乙酰谷氨酰胺等物质。少数苯丙酮尿症个体是由于苯丙氨酸羟化酶的辅酶四氢生物蝶呤生成不足,即二氢蝶呤还原酶缺陷引起。

(2) 临床表现及治疗:苯丙酮尿症患者有智力缺陷,其严重程度与血中苯丙氨酸升高的水平和持续时间相关。苯丙酮尿症患者还表现有毛发和皮肤色素较正常人略浅,这是因为苯丙氨酸竞争性抑制了酪氨酸酶的活性,使黑色素生成减少。

患儿出生后 3 个月内即需用低苯丙氨酸膳食(如低苯丙氨酸的奶粉)治疗,控制血中苯丙氨酸浓度,可以改善症状,防止痴呆发生。这种治疗最少持续至 10 岁甚至终生。在停止饮食治疗前需做负荷试验,即进食苯丙氨酸含量正常的普通饮食,观察血中苯丙氨酸浓度是否仍保持正常,脑电图是否亦保持正常。患病女性在幼儿时若治疗恰当,可正常地生长发育;但到妊娠时,又应低苯丙氨酸饮食,以免因再发高苯丙氨酸血症而影响胎儿正常发育。

2. 酪氨酸血症　酪氨酸是合成蛋白质的基本成分,并且是甲状腺激素和儿茶酚胺的前体。

(1) 酪氨酸的正常分解代谢和转变

1) 酪氨酸的正常分解代谢:正常情况下酪氨酸在酪氨酸转氨酶的催化下,生成对-羟苯丙酮酸,进一步氧化生成尿黑酸,最终转变为延胡索酸和乙酰乙酸,然后分别进入糖和脂肪酸的代谢途径。

2) 酪氨酸的转变：酪氨酸先转变为多巴，然后生成肾上腺素和去甲肾上腺素；酪氨酸在皮肤黑色素细胞中生成多巴，多巴经氧化、脱羧等反应转变成吲哚-5,6-醌,吲哚-5,6-醌可聚合生成黑色素。

酪氨酸酶是黑色素代谢中目前唯一已知的酶，如酪氨酸酶缺乏，酪氨酸则不能转变为黑色素，此时将导致白化病，发病率约为 1/13 000，患者表现为白色头发、浅色皮肤和灰蓝色眼睛等。

（2）Ⅰ型酪氨酸血症（tyrosinemia Ⅰ）：是由于延胡索酰乙酰乙酸水解酶（fumaroyl acetoacetate hydrolase）缺乏引起酪氨酸代谢异常，另外，对-羟苯丙酮酸氧化酶（p-hydroxyphenylpyruvate oxidase）活性也可下降。酪氨酸在血和尿中水平增加，血中甲硫氨酸浓度也增加；甲硫氨酸增加是由琥珀酰丙酮抑制甲硫氨酸腺苷转移酶的活性所致。马来酰乙酰乙酸或延胡索酰乙酰乙酸可还原生成琥珀酰乙酰乙酸，后者如再脱羧则成为琥珀酰丙酮，其可损害肝肾功能。

Ⅰ型酪氨酸血症又称肝肾型酪氨酸血症，急性患者有肝大、肝细胞脂肪浸润或坏死，如未治疗，常在 1 岁前死于肝衰竭。慢性患者可有肝纤维化、肝硬化甚至肝癌，症状较轻者常在 10 岁前死亡。范可尼综合征（Fanconi 综合征）患者为近端肾小管复合性功能缺陷性疾病，临床上有肾性糖尿、磷酸盐尿、尿酸盐尿、碳酸盐尿、肾小管性酸中毒及全氨基酸尿；这种疾病有时会并发肝肾型酪氨酸血症的特异性氨基酸尿。Ⅰ型酪氨酸血症发病率约为 1/10 万，限制酪氨酸、苯丙氨酸和甲硫氨酸的摄入可减轻症状。

（3）Ⅱ型酪氨酸血症（tyrosinemia Ⅱ）：是由肝脏细胞中酪氨酸转氨酶缺乏所致，血液和尿液中酪氨酸水平均增高。该症患者有流泪、惧光、角膜混浊、皮肤过度老化、智力发育不全等症状。本病罕见。

3. 含硫氨基酸代谢紊乱　含硫氨基酸包括甲硫氨酸、半胱氨酸和胱氨酸。同型半胱氨酸是甲硫氨酸代谢的中间产物。同型半胱氨酸不稳定，很易氧化成为同型胱氨酸或同型半胱氨酸-Cys 二硫化合物，只有少量以还原型同型半胱氨酸形式存在于血清。

（1）含硫氨基酸的正常代谢：甲硫氨酸循环是含硫氨基酸的主要代谢途径（图 8-4）。同型半胱氨酸还可与丝氨酸在胱硫醚-β-合成酶（cystathionine-β-synthase，CBS）作用下，缩合成胱硫醚，后者进一步生成半胱氨酸和 α-酮丁酸。

（2）同型半胱氨酸代谢紊乱

1）同型胱氨酸尿症：它是一种先天性代谢障碍性疾病，先是同型半胱氨酸增加，随之引起同型胱氨酸增加。其病因有以下几种：① 胱硫醚-β-合成酶缺乏，该酶的缺失使同型半胱氨酸转变为胱硫醚的途径受阻。有一半的患者在其肝、脑、白细胞和培养的成纤维细胞中测不出此酶，其余一半患者该酶活性也只有正常人的 1%~10%。患者血浆同型胱氨酸可达 12.3 mmol/L，甲硫氨酸也明显增高，尿中排出同型胱氨酸。多数患者有智力发育不全、骨骼畸形、动脉粥样硬化等。② 甲硫氨酸合成酶缺乏，甲硫氨酸合成酶即 N⁵-甲基四氢叶酸转甲基酶。患者血清和尿中同型胱氨酸和胱硫醚升高，但血清甲硫氨酸降低。③ 营养缺乏，维生素 B₆ 是胱硫醚-β-合成酶的辅酶，维生素 B₁₂ 是甲硫氨酸合成酶的辅酶，而 N⁵-甲基四氢叶酸则是体内甲基的间接供体，因此维生素 B₆、维生素 B₁₂ 和叶酸的缺乏会导致同型胱氨酸尿症。

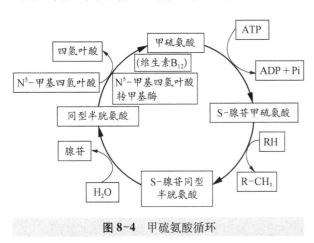

图 8-4　甲硫氨酸循环

同型胱氨酸尿症的诊断：新生儿筛选只适用于胱硫醚-β-合成酶缺乏型，可用 Guthrie 微生物试验检测血浆甲硫氨酸是否升高。但阳性结果的解释应慎重，因为有可能是暂时的，或由于肝损害、酪氨酸代谢病或肝 S-腺苷甲硫氨酸合成酶的缺失所致。如果未进行新生儿筛选，同型胱氨酸尿症需待症状出现或尿液检测才能被发现。

2）同型半胱氨酸与心血管疾病：高同型半胱氨酸水平能增加人体内自由基的生成，使动脉受到损伤，降低血管壁的光洁度，从而使血小板更易形成血块，血栓是引发心血管疾病的危险因子。

目前，国内外逐渐把血清同型半胱氨酸水平检测作为心脑血管病临床常规检查指标。特别是对于那些血脂正常，胆固醇又不高的人群；有严重动脉粥样硬化性疾病和家族史人群；有早期（<50 岁）冠心病、脑血管或外周血管病症状的人群均应进行血清同型半胱氨酸检测。同型半胱氨酸水平与神经管畸形、肾损害、甲状腺功能低

下、糖尿病、妇女绝经期后血管并发症的发生、免疫性疾病、肿瘤（如肺癌、子宫癌、直肠癌等）及阿尔茨海默病等都有一定关联性。值得注意的是，在服用一些药物如甲氨蝶呤、氨茶碱、苯妥英钠等的人群中，同型半胱氨酸升高的比例较高，有进一步引发血管疾病的可能，需要联合考虑。

（二）继发性氨基酸代谢紊乱

继发性氨基酸代谢紊乱主要发生在肝、肾疾病等，其氨基酸异常是该类患者机体物质代谢异常的一部分。

1. 肝脏疾病　　大多数氨基酸如芳香族氨基酸（aromatic a mino acids，AAA）、丙氨酸主要在肝脏降解，而支链氨基酸主要在肌肉、肾及脑中降解。骨骼肌是身体最大的组织，约占体重的45%。因此，在蛋白质代谢中，肌肉氨基酸的代谢占相当重要的位置。在胰岛素的作用下，大多数氨基酸进入肌肉，而使血清中的浓度下降，其中以支链氨基酸的下降最为明显。

肝衰竭患者有明显的氨基酸代谢紊乱，芳香族氨基酸在肝脏中的降解减少，从而引起血清芳香族氨基酸浓度增高。而支链氨基酸在肌肉等组织中的分解没有减少，相反因肝脏降解胰岛素减少致血清胰岛素含量增高，促进支链氨基酸进入肌肉而降解增多，导致血清支链氨基酸浓度降低。正常情况下，支链氨基酸/芳香族氨基酸比值即支/芳值为3.0~3.5。慢性肝病时可降至2左右；该比值降至1左右往往提示发生肝性脑病（hepatic encephalopathy，HE），肝昏迷时该比值可降到0.71~0.77。色氨酸、苯丙氨酸因血浓度增加使得进入脑组织中的量增加，形成假神经递质，可引起肝性脑病和肝昏迷。临床上给肝昏迷患者以含高支链氨基酸的膳食或输液，提高其血液的支/芳值，能有效地解除症状。

2. 肾脏疾病　　一般来说，继发性肾性氨基酸尿是由于肾小管损害、肾近曲小管的功能障碍引起。某些肾脏疾病仅有肾小管重吸收氨基酸障碍而导致氨基酸尿；另一些患者则肾近曲小管的所有重吸收功能均受影响，如范可尼综合征患者，除氨基酸尿外，还可出现肾性糖尿和高钙尿症及肾小管性蛋白尿（proteinuria）等。

本章小结

血浆蛋白质异常可反映许多病理情况。一些血浆蛋白质在临床上已有较明确的诊断意义：前清蛋白可作为营养不良和肝功能不全的指标；α_1-抗胰蛋白酶缺陷者可发生肺气肿（年轻者）、新生儿或成人肝损害；转铁蛋白主要用于贫血的鉴别诊断；C-反应蛋白是急性时相反应的灵敏指标。某些疾病时血清蛋白电泳区带可出现特征性改变，其中肾病综合征、肝硬化较多见，且具有特征性。

氨基酸代谢紊乱分为原发性和继发性。原发性种类很多，多数是由缺乏某种酶引起。继发性氨基酸代谢紊乱主要发生在肝肾疾病等。

临床上血清总蛋白可用双缩脲法测定，血清清蛋白多用溴甲酚绿法测定，血清特定蛋白质多采用免疫比浊法测定。利用氨基酸自动分析仪或高效液相层析仪可检测出血液中的各种氨基酸。

（曹凤华）

第九章 糖代谢的临床生化检验

糖是人体的主要能量来源,主要以葡萄糖的形式进行代谢。检测体液中葡萄糖、糖代谢中间产物和调节物(酶、激素)的浓度或活性可反映其代谢情况,并用于糖代谢紊乱性疾病的诊断、监测和疗效判断。

第一节 糖代谢紊乱

糖代谢紊乱包括高血糖(hyperglycemia)、低血糖(hypoglycemia)和先天性糖代谢障碍等。

一、血糖浓度的调节

血糖是指血液中的葡萄糖,其来源和去路见图 9-1。

在神经、内分泌激素和肝脏等调节下,成人空腹血糖浓度的参考区间为 3.89~6.11 mmol/L。

1. 神经系统 主要通过下丘脑-垂体-靶腺轴和自主神经系统调控激素分泌。下丘脑的食欲中枢(腹内侧核和外侧核)对机体血糖水平存在两种相反的效应。下丘脑通过内脏神经作用于肾上腺髓质、胰岛 A 细胞和肝脏,刺激肾上腺素和胰高血糖素的分

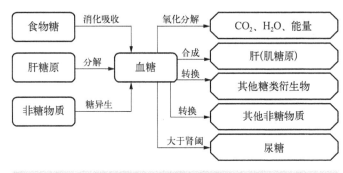

图 9-1 血糖的来源与去路

泌,糖原分解加速和糖异生作用增加,从而使血糖浓度升高。下丘脑也可通过迷走神经兴奋作用于胰岛 B 细胞和肝脏,使胰岛素分泌增加,促进肝糖原合成和抑制糖异生,促进糖的氧化和转化,使血糖浓度降低。

2. 内分泌激素 降低血糖的激素是胰岛素和胰岛素样生长因子(insulin-like growth factor, IGF)。升高血糖的激素有胰高血糖素、肾上腺素、糖皮质激素和生长激素(growth hormone, GH)等。主要内分泌激素对血糖的调节机制见表 9-1。

表 9-1 主要内分泌激素对血糖的调节机制

内 分 泌 激 素	调 节 机 制
降低血糖的激素	
胰岛素	促进细胞摄取葡萄糖、葡萄糖氧化利用和糖原合成、抑制糖异生,使血糖降低;促进脂肪和蛋白合成,抑制脂肪和蛋白分解
升高血糖的激素	
胰高血糖素	使肝糖原分解增加、糖异生增加抑制糖原合成,使血糖升高
肾上腺素	促进肝糖原分解,降低外周组织对血糖的利用,使升高血糖
糖皮质激素	促进糖异生和糖原分解,促进蛋白质和脂肪分解

3. 肝脏 餐后食物中糖类经消化吸收,以葡萄糖形式大量进入血液,使血糖浓度暂时轻度升高。此时葡萄糖直接促进肝等组织摄取葡萄糖,使肝细胞内糖原合成明显增加,同时抑制肝糖原的分解,使糖转为脂肪。饥饿或剧烈运动时,储存的肝糖原分解成葡萄糖,糖异生增加。当肝功能严重受损时,进食糖类或输注葡萄糖液都可发生一时性高血糖甚至糖尿,而饥饿时则可出现低血糖。

二、高血糖与糖尿病

空腹血糖浓度高于 6.11 mmol/L 时称为高血糖。高血糖分为生理性高血糖和病理性高血糖,临床上常见的

病理性高血糖有空腹血糖受损(impaired fasting glucose，IFG)、糖耐量减低(impaired glucose tolerance，IGT)和糖尿病。

糖尿病是一组由胰岛素分泌不足和(或)作用低下而引起的以血糖水平增高为特征的代谢性疾病,其典型症状为多食、多饮、多尿和体重减轻,一些患者会出现酮症酸中毒或高渗性昏迷等急性并发症。

(一)糖尿病分型和特点

1999 年 WHO 糖尿病专家委员会将糖尿病按病因分为四大类型：1 型糖尿病(type 1 diabetes mellitus，T1DM)、2 型糖尿病(type 2 diabetes mellitus，T2DM)、其他特殊类型糖尿病(other specific types of diabetes mellitus)和妊娠期糖尿病(gestational diabetes mellitus，GDM),各型糖尿病主要特点见表 9-2。

表 9-2　各型糖尿病主要特点

类　　　型	特　　　点
T1DM	
免疫介导性 T1DM	① 胰岛 B 细胞自身免疫性损伤,多数患者体内存在自身抗体 ② 血清胰岛素或 C 肽水平低 ③ 具有酮症酸中毒倾向,治疗依赖胰岛素 ④ 遗传因素起重要作用,特别与人类白细胞抗原某些基因型有很强关联 ⑤ 任何年龄均可发病,但常见于儿童和青少年,起病较急
特发性 T1DM	具有很强的遗传性,胰岛素缺乏,易发生酮症酸中毒 缺乏自身免疫机制参与及与人类白细胞抗原关联的特点
T2DM	① 常见肥胖的中老年人,偶见于幼儿 ② 起病较慢,在早期可无明显症状,常以并发症出现为首诊 ③ 血清胰岛素水平可正常或稍高,在糖刺激后呈延迟释放 ④ 自身抗体呈阴性 ⑤ 早期单用口服降糖药一般可以控制血糖 ⑥ 自发性酮症酸中毒较少 ⑦ 有遗传倾向,但与人类白细胞抗原基因型无关
其他特殊类型糖尿病(很少)	
胰岛 B 细胞遗传性缺陷性糖尿病	成年发病性糖尿病、线粒体基因突变糖尿病
胰岛素作用遗传性缺陷性糖尿病	A 型胰岛素抵抗、脂肪萎缩型糖尿病等
胰腺外分泌性疾病所致糖尿病	胰腺炎、创伤或胰岛切除、肿瘤、纤维钙化性胰腺病等
内分泌疾病所致糖尿病	肢端肥大症、皮质醇增多症、嗜铬细胞瘤等
药物或化学品诱导所致糖尿病	吡甲硝苯脲、糖皮质激素、苯妥英钠、烟酸等
感染所致糖尿病	风疹病毒、巨细胞病毒等
不常见的免疫介导性糖尿病	胰岛素自身免疫综合征、抗胰岛素受体抗体等
其他遗传综合征伴糖尿病	唐氏综合征、Wolfram 综合征、强直性肌营养不良症等
妊娠期糖尿病(很少)	妊娠期首次发生或发现的糖尿病,大部分妊娠糖尿病妇女在分娩后血糖将回到正常水平,但在若干年后有发生 T2DM 的高度危险性

研究发现,一部分初诊为 T2DM 的患者,随着病程的延长,可表现为口服降糖药失效或出现无诱因酮症或酮症酸中毒,此时须联用或改用胰岛素治疗,此类患者谷氨酸脱羧酶抗体(glutamic acid decarboxylase antibody，GADA)和(或)胰岛细胞抗体呈阳性,这类疾病被称为成人隐匿性自身免疫性糖尿病(latent autoimmune diabetes in adult，LADA),按病因学分类其属于免疫介导型 T1DM。该病在>35 岁糖尿病患者中的发病率为 10%,在≤35 岁的糖尿病患者中的发病率为 25%。

(二)糖尿病时的主要代谢紊乱

糖尿病患者由于胰岛素的绝对和相对不足,机体会出现糖、脂类、蛋白质、水及电解质等多种物质的代谢紊乱。

1. 糖代谢　　葡萄糖在肝、肌肉和脂肪组织的利用减少,肝糖原分解和糖异生加速,糖原合成减少,引起血糖增高。血糖过高如超过肾糖阈可产生渗透性利尿,严重高血糖可使细胞外液的渗透压急剧升高,引起脑细胞脱水,出现高渗性高血糖昏迷。

2. 脂类代谢　　脂肪合成减少,分解增加,血中游离脂肪酸(free fatty acid,FFA)和 TG 浓度增加。脂肪酸β-氧化增强,大量乙酰辅酶 A 致肝脏胆固醇合成增加,血 TC 增高。胰岛素严重不足时,因为脂肪大量分解,生成酮体过多,当超过机体对酮体的利用能力时,可造成酮血症,严重时引起酮症酸中毒。

3. 蛋白质代谢　　蛋白质合成减少,分解加速,从而导致机体出现负氮平衡、体重减轻、生长发育迟缓等现象。

三、低血糖

低血糖是指血糖浓度低于参考区间下限,临床出现以交感神经兴奋和脑细胞缺糖为主要特点的综合征,一般以血糖浓度低于 2.80 mmol/L 作为诊断低血糖的标准。低血糖临床表现的严重程度与低血糖的程度、血糖下降的速度和持续时间、机体对低血糖的反应和年龄等因素有关,主要是交感神经兴奋症状如出汗、神经质、颤抖、无力、眩晕、心悸、饥饿感,以及中枢神经系统症状如意识混乱、行为异常、视力障碍、昏迷和癫痫等。低血糖类型及病因见表 9-3。

表 9-3　低血糖的类型及病因

类　型	病　因
新生儿低血糖	早产、母体糖尿病、妊娠期糖尿病和妊娠子痫、呼吸窘迫综合征、其他(冷应激、红细胞增多症等)
婴幼儿低血糖	遗传性代谢缺陷、酮症性低血糖、先天性的酶缺乏、半乳糖血症
成人空腹低血糖	① 内分泌性:胰岛素或胰岛素样物质过多、升高血糖激素缺乏等 ② 肝源性:严重肝脏疾病、重度心力衰竭伴肝淤血、肝酶异常等 ③ 过度消耗、摄入不足:高热、慢性腹泻、长期饥饿、过度饮酒、肾性糖尿、严重营养不良等 ④ 先天性代谢病:如糖原贮积病等
餐后低血糖	原因不明的功能性低血糖、T2DM 早期、胃肠手术后、大量摄入半乳糖或果糖等
糖尿病性低血糖	胰岛素或降糖药使用过多

第二节　糖代谢紊乱临床生化检测指标的检测与评价

目前,糖代谢紊乱相关的临床生化检测指标包括体液葡萄糖、糖化蛋白质(glycated protein)、血糖调节物、糖尿病自身抗体及糖尿病并发症的相关指标如β-羟丁酸、乳酸、丙酮酸等。

一、体液葡萄糖

临床上需要定量检测葡萄糖浓度的体液标本有血液、脑脊液和 24 h 尿液。血糖分为空腹血糖和随机血糖。空腹血糖是在隔夜空腹(至少 8~10 h 未进任何食物,饮水除外)后,早餐前采集血标本进行检测所得的葡萄糖浓度;随机血糖则是指任意时间采集血样本进行检测所得的葡萄糖浓度。

(一)样本的收集与储存

1. 血液　　多数实验室以空腹静脉血浆或血清作为样本来检测葡萄糖浓度,用干式血糖仪进行床旁检测或自我监测血糖时则以全血作为样本。葡萄糖可自由透过红细胞膜,使红细胞水相中葡萄糖浓度与血浆中葡萄糖浓度相同。血浆含水量(93%)比全血含水量高 11% 左右,对正常血细胞比容的患者而言,空腹全血葡萄糖浓度比空腹血浆葡萄糖浓度低 10%~12%。

室温下糖酵解会使未分离血清的血液样本中的葡萄糖以每小时 5%~7%(0.28~0.56 mmol/L)的速度下降,所以采血后应尽快分离和测定。在样本中加入氟化钠后,氟离子能通过抑制烯醇化酶而防止糖酵解,血糖浓度可在室温下稳定 3 d。血浆葡萄糖检测时建议使用氟化物-草酸盐混合物[每毫升血液中加 2 mg 草酸钾($K_2C_2O_4$)和 2 mg 氟化钠]抗凝,其他一些抗凝剂,如 EDTA、柠檬酸盐、肝素等,也可用于血糖检测样本的采集。

2. 脑脊液　　脑脊液中可能含有细菌或其他细胞,因此在样本采集后应立即检测葡萄糖含量。如果必须延迟检测,则样本需要离心后于4℃或-20℃储存。

3. 24 h 尿液　　尿液收集时需要预先在容器中加入 5 mL 冰醋酸和 5~10 mL 甲苯或二甲苯,使尿液 pH 为4~5,抑制细菌生长;也可以在 24 h 尿液中加入 5 g 苯甲酸钠或氯己定、0.1%硝酸钠($NaNO_3$)与 0.01%苄索氯铵。整个样本收集期间,尿液都需要存储于4℃。若置于室温,24 h 后尿液中葡萄糖的丢失可达 40%。

（二）检测方法

葡萄糖的检测方法主要有己糖激酶法、葡萄糖氧化酶(glucose oxidase, GOD)法和葡萄糖脱氢酶(glucose dehydrogenase, GDH)法。

1. 己糖激酶法

（1）检测原理:在己糖激酶及 Mg^{2+} 存在的情况下,葡萄糖被 ATP 磷酸化成为葡糖-6-磷酸,后者被葡萄糖-6-磷酸脱氢酶氧化成为 6-磷酸葡萄糖酸,同时 $NADP^+$(NAD^+)被还原为 NADPH(NADH)和 H^+。在 340 nm 波长下检测 NADPH(NADH)生成速率或吸光度即可求出样本中葡萄糖含量。本法中使用的葡糖-6-磷酸脱氢酶若来源于酵母,则以 $NADP^+$ 作为辅因子;若来源于细菌,则以 NAD^+ 作为辅因子。

（2）方法学评价:己糖激酶法被推荐为血糖测定的参考方法。在参考方法中,血清或血浆需要加入 $Ba(OH)_2$ 和 $ZnSO_4$ 以去除蛋白质,取上清液与含有 ATP、NAD^+、己糖激酶及葡糖-6-磷酸脱氢酶的试剂混合,25℃孵育直至反应完成,NADH 被检测。校准品和空白组也同样完成整个检测过程,包括去蛋白步骤。临床实验室中将己糖激酶法用于常规标本检测时,经改进后省去了去蛋白的步骤。

血清或血浆都能作为样本,NaF、EDTA、肝素、草酸盐、柠檬酸盐对本法无干扰。因血红蛋白和红细胞释放的磷酸酯等能干扰检测,故溶血样本不适用。一些药物、胆红素及脂血等也能对检测结果产生干扰。

2. 葡萄糖氧化酶法

（1）检测原理:葡萄糖经葡萄糖氧化酶催化可生成葡萄糖酸和 H_2O_2,经偶联过氧化物酶催化的成色反应进行检测,反应式如下:

$$葡萄糖 + 2H_2O + O_2 \xrightarrow{葡萄糖氧化酶} 葡萄糖酸 + 2H_2O_2$$

$$4-氨基安替比林 + 酚 + H_2O_2 \xrightarrow{过氧化物酶} 红色醌类化合物 + H_2O$$

（2）方法学评价:本法第一步反应特异度高,第二步反应特异度较低。多种物质如尿酸、维生素 C、胆红素、血红蛋白、四环素、GSH 等都能抑制第二步反应(与色原物竞争结合 H_2O_2),从而导致结果偏低。

葡萄糖氧化酶对 β-D-葡萄糖有高度特异性,溶液中的葡萄糖36%是 α-D-葡萄糖,β-D-葡萄糖占 64%,因此需要 α-D-葡萄糖变旋为 β-D-葡萄糖后才能完全反应。一些商品化试剂中含有变旋酶,能加速变旋过程;若无变旋酶,则需要延长孵育时间使之自然转化。一些葡萄糖氧化酶制剂中有过氧化氢酶(catalase, CAT)污染,可降低有色物质的生成,从而导致结果偏低。

葡萄糖氧化酶法准确度和精密度均可达到临床要求,操作简便,因此被推荐为血糖测定的常规方法。

葡萄糖氧化酶法适用于血液和脑脊液中葡萄糖含量的测定,不能直接用于 24 h 尿液标本葡萄糖测定,因为尿液中较高浓度还原性物质如尿酸的干扰,会使测定值出现负偏差。

3. 葡萄糖脱氢酶法

（1）检测原理:葡萄糖经葡萄糖脱氢酶催化可生成葡萄糖酸内酯,同时生成 NADH, NADH 的生成量与葡萄糖浓度呈正相关。反应式如下:

$$葡萄糖 + NAD^+ \xleftrightarrow{葡萄糖脱氢酶} 葡萄糖酸内酯 + NADH + H^+$$

（2）方法学评价:本法对葡萄糖高度特异,常规抗凝剂和血清中的常见物质都不会对本法产生干扰,其检测结果与己糖激酶法有很好的一致性。

（三）参考区间

不同年龄人群和不同样本中葡萄糖浓度的参考区间见表9-4。

表9-4 不同年龄人群和不同样本中葡萄糖浓度的参考区间

样　　本	年　龄　人　群	参考区间(mmol/L)
血浆/血清	成人	3.89~6.11
	儿童	3.5~5.5
	早产新生儿	1.1~3.3
	足月新生儿	1.7~3.3
脑脊液	儿童	2.8~4.5
	成人	2.5~4.5
尿液(24 h 尿液)	–	0.1~0.8

30~60岁患者,血浆葡萄糖浓度随年龄增大而升高,空腹血糖浓度每10年增高约0.11 mmol/L,餐后血糖浓度每10年增高0.22 mmol/L。

二、葡萄糖耐量试验

葡萄糖耐量试验(glucose tolerance test, GTT)是经口服或静脉给予受试者一定负荷量的葡萄糖后,通过测定不同时间的血糖浓度,了解受试者的血糖调节能力。其包括口服葡萄糖耐量试验(oral glucose tolerance test, OGTT)和静脉葡萄糖耐量试验(intravenous glucose tolerance test, IGTT),前者较常用。

(一)检测方法

WHO 推荐的标准化 OGTT:试验前3 d,受试者每天食物中含糖量不低于150 g,且维持正常活动,影响试验的药物应在3 d前停用。试验前应空腹10~16 h,坐位取血后5 min内饮入250 mL 含75 g 无水葡萄糖的糖水(小孩按1.75 g/kg 体重计算,总量不超过75 g)。之后,每隔30 min 取血1次,历时2 h(孕妇可采用100 g 葡萄糖,历时3 h)。将采集的血液标本进行血糖浓度测定。同时在试验前、1 h、2 h 留取尿液做尿糖测定。整个试验过程中不可吸烟、喝咖啡、喝茶或进食。

(二)结果判断

根据不同时间得到的血糖浓度绘制的口服糖耐量曲线见图9-2。

OGTT 结合空腹血糖可协助诊断糖尿病及相关状态:① 空腹血糖正常(<6.11 mmol/L),且 OGTT 2 h血糖<7.80 mmol/L 为正常糖耐量。② 空腹血糖为6.11~7.00 mmol/L 时,OGTT 2 h 血糖<7.80 mmol/L 为空腹血糖受损。③ 空腹血糖<7.00 mmol/L,2 h 血糖介于7.80~11.10 mmol/L 为糖耐量减低。④ 空腹血糖 ≥ 7.00 mmol/L 和(或)OGTT 2 h 血糖 ≥ 11.10 mmol/L 为糖尿病。

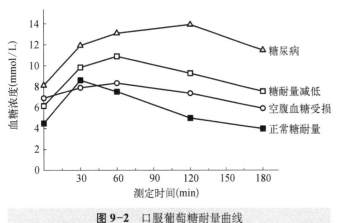

图9-2 口服葡萄糖耐量曲线

(三)方法学评价

OGTT 是糖尿病诊断的金标准试验,比空腹血糖更灵敏,但因受多种因素影响在糖尿病在糖尿病的诊断中也并非必需,因此不推荐临床常规应用。

IGTT 的适应证与 OGTT 相同,某些不宜做 OGTT 的患者(如不能承受大剂量口服葡萄糖、胃切除后及其他可致口服葡萄糖吸收不良的患者),为排除葡萄糖吸收因素的影响,应按 WHO 的方法进行 IGTT。

30~60岁患者,OGTT 结果每10年增高0.44~0.72 mmol/L。60岁以后虽然空腹血糖水平不会显著升高,但OGTT 结果会增高。

在临床上有采用餐后2 h 血糖试验来了解胰岛的储备功能,监测空腹血糖已获良好控制但仍不能达到治疗目标者。在口服75 g 葡萄糖或100 g 慢头餐后,从第一口饭的时间开始计算,抽取餐后2 h 的血液作为样本进行血糖测定。实际上,该试验是一简化的 OGTT,因抽血次数少,简单易行,易为患者接受。若胰岛 B 细胞的储备功能良好,周围组织对胰岛素作用敏感,则餐后 2 h 血糖值应降到 7.80 mmol/L 以下。如果胰岛 B 细胞的储备功能良好甚至高于正常水平,但存在明显的胰岛素抵抗,或胰岛素抵抗不明显,但胰岛 B 细胞功能已较差,则餐后 2 h 血糖可明显升高。

三、糖化蛋白质

血液中的糖类物质通过非酶促反应将糖基加到蛋白质的氨基酸基团上,形成糖化蛋白质,其生成速率与糖类物质的浓度成正比。糖化血红蛋白、糖化血清蛋白(glycated albumin, GA)等都可发生糖基化反应,糖化后的蛋白可发生变性,此为引起糖尿病慢性并发症的原因之一。

(一) 糖化血红蛋白

糖化血红蛋白是血红蛋白 β 链 N 端的缬氨酸残基与葡萄糖等进行非酶促反应的产物,它的生成是一个缓慢的、不可逆的过程,生成量与血糖浓度、高血糖存在的时间及红细胞寿命相关,不受每天葡萄糖波动的影响,也不受运动或食物的影响,反映过去 6~8 周的平均血糖浓度,为评估血糖的控制情况提供了可靠的实验室指标。

1. 糖化血红蛋白的组成　　成人血红蛋白(Hb)通常由 HbA(97%)、HbA_2(2.5%)和 HbF(0.5%)组成。HbA 由两条 α 链和两条 β 链组成,如果 β 链 N 端的缬氨酸残基上糖基化则称为糖化血红蛋白(HbA_1);未被糖基化或糖基化发生在血红蛋白 β 链的其他位点上,则称为 HbA_0。表 9-5 显示了糖化血红蛋白的组成。

表 9-5　糖化血红蛋白的组成

名　称	组　成
HbA_0	未糖基化或糖基化发生在 β 链的其他位点,如赖氨酸残基或 α 链上
HbA_1	由 HbA_{1a}、HbA_{1b}、糖化血红蛋白组成
HbA_{1a}	
HbA_{1a1}	1,6-二磷酸果糖结合在 HbA 的 β 链 N 端上
HbA_{1a2}	6-磷酸葡萄糖结合在 HbA 的 β 链 N 端上
HbA_{1b}	丙酮酸结合在 HbA 的 β 链 N 端上
糖化血红蛋白(HbA_{1c})	葡萄糖结合在 HbA 的 β 链 N 端缬氨酸残基上
pre-糖化血红蛋白	糖化血红蛋白中存在不稳定的希夫碱

糖化血红蛋白(可写成 HbA_{1c})是由葡萄糖的醛基与 HbA 的 β 链氨基末端缬氨酸残基缩合而成。其先迅速形成一种不稳定、可逆的醛亚胺中间物(即希夫碱、前糖化血红蛋白),再经缓慢的 Amadori 分子重排形成稳定、不可逆的酮胺化合物,即 HbA_{1c}。HbA_{1c} 占 HbA_1 总量的 70%~90%。

2. 检测方法　　糖化血红蛋白的测定方法包括离子交换层析法、亲和层析法、免疫化学法、酶法等。

(1) 离子交换层析法

1) 检测原理:血红蛋白在偏酸性溶液中具有阳离子的特性,其在通过阳离子交换层析柱时可被偏酸的缓冲液平衡过的树脂吸附。糖化血红蛋白所带正电荷较少、吸附力较低,其他血红蛋白所带正电荷较多吸附力较强。用不同 pH 和离子强度的缓冲液可以分次洗脱出糖化血红蛋白各种组分和 HbA,得到相应的 Hb 层析谱。层析谱的横坐标是时间,纵坐标是吸光度,糖化血红蛋白值以糖化血红蛋白峰面积占总血红蛋白峰面积的百分率来表示。

2) 方法学评价:常见的离子交换层析法包括高效液相层析法、低压液相层析法和微柱法。高效液相层析法是检测糖化血红蛋白的金标准,是目前精密度、准确性最高的方法,分析时间短,CV<3.5%。低压液相层析法与高效液相层析法原理相同,但对糖化血红蛋白的分辨率较高效液相层析法低,容易把不能分辨的异常血红蛋白归为糖化血红蛋白,从而造成假阳性。微柱法的重复性欠佳且干扰因素多,对 pH 及温度的变化敏感。

(2) 亲和层析法

1) 检测原理:硼酸阴离子能可逆地结合糖化血红蛋白上葡萄糖分子中的顺位二醇基。血红蛋白加到 m-氨基苯硼酸琼脂糖亲和柱后,所有的糖化血红蛋白与硼酸结合,而非糖化血红蛋白直接流出层析柱并被测量;再加入高浓度包含顺位二醇基的多羟基复合物(如山梨醇)后,糖化血红蛋白被替换,从硼酸柱上洗脱下来,测量后计算比值。

2) 方法学评价:操作简便,对经翻译后修饰的血红蛋白和除 HbS 和 HbC 之外的病理血红蛋白的影响相对不敏感。本法直接测定的是总糖化血红蛋白,可以用经验算法从总糖化血红蛋白值换算出糖化血红蛋白。

（3）免疫化学法

1) 检测原理:以血红蛋白 β 链糖化 N 端的 4~8 个氨基酸残基作为抗体识别位点制备单克隆抗体,利用抗原抗体结合反应可建立离子捕获法、胶乳凝集免疫比浊法、胶乳凝集抑制法等。

2) 方法学评价:离子捕获法自动化和灵敏度高、特异性和重复性好、回收率高、交叉污染率低。胶乳凝集免疫比浊法具有良好的精密度和线性、能进行自动化分析。胶乳凝集抑制法具有高度特异性和准确性、样本用量少、快速省时。

（4）酶法

1) 检测原理:在蛋白酶的作用下,切断糖化血红蛋白的 β 链 N 端的糖化甘氨酰谷氨酰胺,通过测定 600 nm 与 800 nm 的吸光度差,求出血红蛋白的浓度;然后果糖基氨基酸氧化酶(FPOX)作用于糖化甘氨酰谷氨酰胺,生成 H_2O_2。在过氧化物酶的存在下,H_2O_2 与显色剂产生显色反应,即可得到糖化血红蛋白的浓度,进一步计算得出糖化血红蛋白(%)。

$$糖化血红蛋白 \beta 链 \xrightarrow{\text{蛋白酶}} N\text{-}糖化甘氨酰谷氨酰胺$$

$$糖化甘氨酰谷氨酰胺 \xrightarrow{\text{果糖基氨基酸氧化酶}} H_2O_2$$

2) 方法学评价:本法提供了一个快速、均一的反应系统,精密度高,测定结果与高效液相层析法和免疫法有很好的相关性,适于在全自动生化分析仪上使用。

3. 参考区间　　糖化血红蛋白参考区间为 4.0%~6.0%(高效液相层析法)。

（二）GA

血液中的葡萄糖可与血清蛋白的 N 端发生非酶促的糖基化反应,形成高分子酮胺化合物,其结构类似果糖胺,称为糖化血清蛋白。由于 90% 以上糖化血清蛋白是葡萄糖与清蛋白链内赖氨酸残基上的 ε-氨基结合生成的 GA,因此 GA 可以反映糖化血清蛋白的总体水平。清蛋白在体内半衰期较短(约 20 d),故 GA 可反映 2~3 周前血糖的平均水平,是一个短期血糖控制的评价指标。

1. 检测方法　　按原理分为 3 类:① 基于所带电荷不同,检测方法有阳离子交换层析法和电泳法。② 基于糖化基团结构不同,有亲和层析法和免疫化学法。③ 化学分析技术,包括比色法和酶法。常用的是硫代巴比妥酸(thiobarbituric acid, TBA)法和酮胺氧化酶(ketoa mine oxidase, KAOD)法。

（1）硫代巴比妥酸法

1) 检测原理:通过水解作用将 GA 中葡萄糖和清蛋白共价结合的桥梁结构 5-羟甲基糠醛(5-HMF)分离出来,从而使 5-HMF 与硫代巴比妥酸发生反应,以此测定 GA 含量。

2) 方法学评价:本法中的 5-HMF 不耐热,游离的葡萄糖会产生干扰。

（2）酮胺氧化酶法

1) 检测原理:用蛋白酶将 GA 分解生成糖化氨基酸,再利用酮胺氧化酶将糖化氨基酸分解为葡萄糖酮醛、氨基酸和 H_2O_2,H_2O_2 在色素原 N,N-双(4-磺丁基)-3-甲基苯胺二钠盐[N,N,-bis(4-sulfobutyl)-3-methylaniline, disodium salt,后文用 TODB 表示]和 4-AAP 及过氧化物酶作用下,生成蓝紫色色素,通过测定吸光度值来定量 GA。同时,采用溴甲酚绿法测定血清总清蛋白的含量,从而计算出 GA 占总清蛋白的百分比。反应式如下:

$$GA \xrightarrow{\text{蛋白酶}} 糖化氨基酸$$

$$糖化氨基酸 + O_2 + H_2O \xrightarrow{\text{酮胺氧化酶}} 葡萄糖酮醛 + 氨基酸 + H_2O_2$$

$$H_2O_2 + 4\text{-}AAP + TODB \xrightarrow{\text{过氧化物酶}} 蓝紫色色素 + H_2O$$

2）方法学评价：本法简便快捷、精密度高、准确性好、胆红素对其干扰较小,可用于自动化生化分析仪上。

2. 参考区间　10.8%~17.1%(2011年《中国血糖监测临床应用指南》)。GA≥17.1%可以筛查出大部分未经诊断的糖尿病患者。本法在评估伴有清蛋白异常的疾病如肾病综合征、肝硬化、甲状腺功能异常等的糖尿病患者的GA时需慎重。

四、血糖调节物

血糖调节物检验项目包括胰岛素、C肽、胰岛素原(proinsulin, PI)等。胰岛素的合成首先是在粗面内质网上生成102个氨基酸残基的前胰岛素原(preproinsulin)。前胰岛素原进入内质网后切去前面16个氨基酸组成的信号肽,生成有86个氨基酸的胰岛素原,胰岛素原被输送并储存在高尔基体的分泌小泡内。胰岛素原是胰岛素的前体和主要的储存形式,生物活性只有胰岛素的10%。胰岛素原在蛋白水解酶的作用下,生成等摩尔数的胰岛素和C肽分泌入血。

胰岛素分子量为5.8 kDa,分泌入血后在体内的生物半衰期为5~10 min,主要被肝脏摄取并降解,少量由肾小球滤过后在近曲小管重吸收和降解。C肽分子量为3.6 kDa,主要在肾脏中降解,部分以原形从尿液排出,半衰期约35 min,因此在禁食后血浆C肽的浓度比胰岛素高5~10倍。

(一)胰岛素和C肽

1. 检测方法　主要分为免疫法和非免疫法。免疫法包括放射免疫分析法、酶联免疫吸附试验(enzyme linked i mmunosorbent assay, ELISA)法、化学发光免疫分析法及电化学发光免疫分析法;非免疫法包括同位素稀释分析(isotope dilution analysis, IDA)法和高效液相层析法等。

2. 方法学评价　放射免疫分析法准确灵敏、技术成熟、仪器试剂成本较低,但批内及批间CV值较大、试剂盒使用寿命短、放射污染较强。ELISA法的试剂易保存,但酶标记易受显色反应限制,重复性和稳定性较差。化学发光免疫分析法和电化学发光免疫分析法均采用发光剂标记,检测敏感度高、测量范围宽、试剂稳定、自动化程度高。上述免疫化学法受到多种因素的影响,包括血液样本质量、溶血、抗胰岛素抗体、胰岛素原、胰岛素原代谢片段、C肽、外源性胰岛素等,它们都能与试剂中的抗体产生交叉反应。

同位素稀释分析法和高效液相层析法能区分内源性胰岛素与外源性胰岛素、测定结果接近真值,但二者仪器昂贵、样本预处理较困难。

3. 参考区间

(1)化学发光免疫分析法:空腹胰岛素4.0~15.6 U/L。

(2)电化学发光免疫分析法:空腹胰岛素17.8~173.0 pmol/L,C肽250.0~600.0 pmol/L。

4. 胰岛素释放试验(insulin release test, IRT)和C肽释放试验(C-peptide release test, CRT)　正常人的胰岛素呈脉冲式分泌,基础分泌量约1 U/h,每天约40 U。

(1)检测方法:胰岛素释放试验和C肽释放试验与OGTT方法相同,空腹和服糖后30 min、60 min、120 min和180 min分别采血测定胰岛素和C肽。根据不同时间测得的胰岛素或C肽水平绘制胰岛素分泌曲线或C肽分泌曲线。

(2)结果分析:健康人在葡萄糖的刺激下,胰岛素呈二时相脉冲式分泌,静脉注射葡萄糖后的1~2 min是第一时相,10 min内结束,呈尖而高的分泌峰,代表储存胰岛素的快速释放。紧接着为第二时相,持续60~120 min,直到血糖水平回到正常,代表了其合成和持续释放能力。C肽变化与胰岛素相似。

健康人服糖后30~60 min胰岛素上升为空腹水平的5~10倍,3 h后恢复至空腹水平。糖耐量减低或糖尿病患者早期空腹胰岛素水平可略高或正常,晚期则往往减低,服糖后胰岛素分泌高峰多延迟,在2~3 h出现。T1DM无明显反应。

健康人服糖后30~60 min为C肽峰值,为空腹C肽的5~7倍,其临床意义与胰岛素释放试验相同。

(二)胰岛素原

正常情况下仅少量的胰岛素原(胰岛素的3%)进入血循环。肝脏对胰岛素原清除能力仅为清除胰岛素能力的25%,其半衰期较长,约30 min,因此禁食后血浆胰岛素原浓度可达血浆胰岛素浓度的10%~15%。

血浆胰岛素原浓度增加见于:① T1DM是由于胰岛素合成和分泌极度下降,刚合成的胰岛素原在未转变为胰岛素的情况下即释放入血,从而造成血浆胰岛素原升高。② T2DM 患者,胰岛素原比例和胰岛素原转化中间体都会增加,并且与心血管危险因子关联。③ 妊娠期糖尿病存在明显高浓度水平的胰岛素原及其裂解物——32、33 位氨基酸断裂的胰岛素原。④ 大多数胰岛 B 细胞瘤患者都有胰岛素、C 肽和胰岛素原浓度的增加,部分患者只有胰岛素原升高。尽管胰岛素原生物学活性很低,高浓度胰岛素原仍可能导致低血糖。⑤ 罕见的家族性高胰岛素原血症,其原因是胰岛素原转化为胰岛素的能力减弱。⑥ 存在能与抗体起交叉反应的胰岛素原样物质。⑦ 慢性肾衰竭(chronic renal failure, CRF)、肝硬化和甲状腺功能亢进患者也可见胰岛素原浓度增加。

1. 检测方法　　主要采用免疫化学法,如放射免疫分析法、ELISA 法、化学发光免疫分析法和电化学发光免疫分析法。

2. 方法学评价　　放射免疫分析法具有放射性,操作烦琐,周期较长;ELISA 法灵敏度高,但胰岛素原抗体易与胰岛素和 C 肽产生交叉反应;电化学发光免疫分析法特异度高、灵敏度好、检测速度快、无放射性污染。

作为胰岛素的前体和主要储存形式,胰岛素原的检测仍较困难,其原因是:① 血浆中胰岛素原浓度低,难获得纯品,故抗体制备困难;② 不易获得胰岛素原参考品;③ 多数抗血清与胰岛素和 C 肽有交叉反应(两者浓度都较高)。

3. 参考区间　　正常人空腹胰岛素原参考区间是 1.11~6.9 pmol/L。

五、糖尿病自身抗体

T1DM 患者体内多存在自身抗原介导的免疫反应,产生自身抗体引起胰岛 B 细胞破坏。抗胰岛细胞抗体(islet cell autoantibodies, ICA)是针对胰岛细胞内多种抗原的一组抗体,又称抗胰岛细胞胞浆抗体(islet cell cytoplasmic autoantibodies),对所有胰岛内分泌细胞的细胞质成分都有作用,其主要靶抗原是细胞质中谷氨酸脱羧酶(glutamic acid decarboxylase, GAD)和蛋白酪氨酸磷酸酶(IA-2)。GAD 被认为是糖尿病自身免疫反应的始动靶抗原,有 GAD65 和 GAD67 两种形式,T1DM 患者血清中的抗 GADA 绝大部分为抗 GAD65 抗体,它和抗酪氨酸磷酸酶-2 抗体(tyrosine phosphatase antibody, IA-2A)是 ICA 的主要成分。抗胰岛素自身抗体(anti-insulin antibody, IAA)主要为 IgG,有两种:一种与糖尿病的发生有关,在糖尿病发病前就存在,属于自身抗体;另一种是外源胰岛素治疗后诱导产生的抗体。

1. 样本收集和储存　　尽量采用新鲜血液样本,若需保存,可于 2~8℃冷藏 48 h 或-20℃避光冻存 4 周,并避免反复冻融,不能采用溶血、脂血或浑浊的样本。样本中不能加入抗凝剂、保护剂或防腐剂,以免影响检测结果。样本如需要运输,也要保持 2~8℃或冻存状态。

2. 检测方法　　血液样本可采用化学发光免疫分析法、ELISA 法、放射免疫分析法等。

3. 参考区间　　正常时自身抗体为阴性。

上述抗体的联合检测对 T1DM 有高诊断敏感度(可达 98%),而单一检测的敏感度仅为 39%~68.8%,因此对糖尿病多种自身抗体的联合检测能够对患者进行有效的诊断和指导治疗。

ICA 和 GAD 或 IAA 同时阳性,发生 T1DM 的危险性是仅 ICA 阳性的患者的 3~5 倍。

ICA 阳性:① 预示胰岛 B 细胞的自身免疫损害,早于 T1DM 发病 8 年前可被检测出,是糖尿病的高危指标;② 新发现的 T1DM 患者中,其 ICA 阳性率可达 70%~90%。大部分 T1DM 患者的 ICA 在发病 2 年后消失,ICA 持续阳性超过 2~3 年者,仅占 T1DM 患者的 10%。

GADA 阳性:① 预测 T1DM,新发现的 T1DM 患者中 70%~80% 可检测出 GADA;② ICA 和 GADA 是诊断 LADA 的两个重要指标;③ GADA 可于发病前 10 年检测出,呈持续高滴度状态,可作为普查指标,用于筛查和发现 T1DM 的高危人群和个体。

新发现的 T1DM 中 IA-2A 的阳性率为 55%~75%,且阳性率受多种因素的影响,但 IA-2A 特异性强,较少存在于不伴有 T1DM 的自身免疫疾病患者中。

IAA 阳性:① 在未曾使用过外源性胰岛素的患者体内检测出 IAA 更具有诊断意义,其与 T1DM 的发生有显著相关性。IAA 在新发现的≤4 岁 T1DM 患者中的阳性率为 40%、在新发现的成人 T1DM 中的阳性率为 4%。② IAA 水平与 T1DM 发生的速度相关,高滴度者发病快。③ 为改进糖尿病治疗方案提供重要依据。接受胰岛素治疗后,IAA 一般在 3~6 个月出现,9~12 个月达高峰。该抗体的大量产生可导致患者对胰岛素不敏感。

六、糖尿病并发症相关指标

长期高血糖可致急性并发症和慢性并发症。常见急性并发症可分糖尿病酮症酸中毒昏迷、糖尿病高渗性非酮症昏迷和糖尿病乳酸酸中毒昏迷等。慢性并发症可遍及全身各重要器官,与遗传易感性、高血糖、氧化应激、炎症因子、非酶糖基化等因素有关,患者可出现大血管、微血管和神经病变,常累及心、脑、肾等。

(一) β-羟丁酸

酮体为乙酰乙酸、丙酮和 β-羟丁酸的统称,主要来源于游离脂肪酸在肝脏氧化代谢的中间产物。正常人血液中酮体浓度较低,其中乙酰乙酸约占 20%、丙酮约占 2%、β-羟丁酸约占 78%。当糖代谢发生障碍时,脂肪分解代谢加速,酮体生成增加,大量酮体可导致酸中毒乃至昏迷。过多的酮体从尿中排出,称为酮尿。

1. 检测原理　β-羟丁酸经 β-羟丁酸脱氢酶分解底物生成乙酰乙酸,使 NAD^+ 转变为 NADH。340 nm 波长下的 NADH 吸光度增加速度可反映 β-羟丁酸的浓度。

$$\text{β-羟丁酸} + NAD^+ \xrightarrow{\text{β-羟丁酸脱氢酶}} \text{乙酰乙酸} + NADH + H^+$$

2. 参考区间　空腹血清中 β-羟丁酸为 0.02~0.27 mmol/L。

(二) 乳酸和丙酮酸

乳酸是糖代谢的中间产物,由丙酮酸还原而成。正常人乳酸/丙酮酸值为 10:1,处于平衡状态。糖尿病患者由于胰岛素的绝对和相对不足,机体组织不能有效地利用血糖,丙酮酸大量还原为乳酸,导致体内乳酸堆积。一般认为,乳酸浓度超过 5 mmol/L 及 pH 小于 7.25 提示有明显的乳酸酸中毒。

丙酮酸的检测对评估血液乳酸浓度异常升高的先天性代谢异常患者有重要价值,若乳酸/丙酮酸值<25,则提示糖异生缺陷;若比值≥35,则提示缺氧导致的胞内代谢降低。先天异常伴有乳酸/丙酮酸值升高常见于丙酮酸羧化酶缺乏症及氧化磷酸化缺陷。

1. 样本收集和储存　血液样本在采集前后都必须严格遵循样本的收集和处理程序,以防止乳酸浓度的改变。受试者需要禁食,并完全静息至少 2 h,以保证血液乳酸浓度达到稳定状态。

抽取静脉血的时候不能使用压脉带或在使用压脉带后立即采血,需在穿刺后解开压脉带,待血流恢复正常数分钟后再抽血。为了避免静脉血样本的上述缺陷,也可用动脉血作为样本,患者只需要在采血前和采血中避免手部和手臂的活动。

静脉血或动脉血都必须使用肝素抗凝,立即加入相应量的预冷的蛋白沉淀剂如三氯醋酸、偏磷酸、高氯酸等。离心后分离出的上清液,可在 4℃下稳定 8 d。

如果需要用血浆作为样本,每毫升血液用 10 mg NaF 和 2 mg $K_2C_2O_4$ 抗凝,样本需立即冷却,15 min 内分离出血浆。一旦血浆与血细胞分离后,乳酸浓度可稳定。

2. 乳酸

(1) 检测原理:在 NAD^+ 存在的条件下,L-乳酸被 LDH 氧化生成丙酮酸,340 nm 波长下检测反应中生成 NADH 导致的吸光度增高速度,以反映乳酸含量。反应式如下:

$$L\text{-乳酸} + NAD^+ \underset{pH9.0 \sim 9.6}{\overset{LDH}{\longleftrightarrow}} \text{丙酮酸} + NADH + H^+$$

一般情况下反应的平衡是偏向生成乳酸的,但在缓冲液 pH 为 9.0~9.6、体系中存在过量 NAD^+、用肼捕获反应产物丙酮酸等条件下时,反应平衡会偏向生成丙酮酸。可利用 ALT 催化丙酮酸与 L-谷氨酸反应,以达到去除丙酮酸的目的。

(2) 方法学评价:本法特异度高、灵敏度高。

(3) 参考区间:血液和尿液中乳酸浓度的参考区间见表 9-6。

3. 丙酮酸

(1) 检测原理:利用检测乳酸反应的逆反应,在 pH7.5 的条件下,反应平衡偏向生成乳酸。反应式如下:

$$\text{丙酮酸} + NDAH + H^+ \underset{pH7.5}{\overset{LDH}{\longleftrightarrow}} \text{乳酸} + NAD^+$$

表9-6　血液和尿液中乳酸浓度的参考区间

样　　本		乳 酸 浓 度
静脉血	静息时	0.5~1.3 mmol/L(5~12 mg/dL)
	住院患者	0.9~1.7 mmol/L(8~15 mg/dL)
动脉血	静息时	0.36~0.75 mmol/L(3~7 mg/dL)
	住院患者	0.36~1.25 mmol/L(3~11 mg/dL)
24 h 尿液		5.5~22 mmol(49.5~198 mg)

（2）方法学评价：本法特异度高，α-酮戊二酸、草酰乙酸盐、乙酰乙酸、β-羟丁酸盐等物质都不会对其产生干扰。丙酮酸很不稳定，采血后 2 min 内就可明显下降。偏磷酸等可制备无蛋白滤液，在滤液中丙酮酸室温下可稳定 6 d，4℃可稳定 8 d。丙酮酸标准物也需新鲜制备。

（3）参考区间：安静状态下，血液和尿液中丙酮酸浓度的参考区间见表9-7。

表9-7　血液和尿液中丙酮酸浓度的参考区间

样　　本	丙 酮 酸 浓 度
空腹静脉全血	0.03~0.10 mmol/L(0.3~0.9 mg/dL)
动脉全血	0.02~0.08 mmol/L(0.2~0.7 mg/dL)
脑脊液(脑脊液)	0.06~0.19 mmol/L(0.5~1.7 mg/dL)
24 h 尿液	≤1 mmol(≤8.81 mg)

第三节　临床生化检测指标在高血糖、低血糖诊治中的应用

一、临床生化检测指标在高血糖诊治中的应用

生化检测指标已广泛应用于糖尿病及其筛查、诊断等各方面。

（一）糖尿病的早期筛查

糖尿病的早期筛查指标包括：① 免疫学标志物（包括 ICA、IAA、GADA 和 IA-2A 等）；② 基因标志物，如人类白细胞抗原的某些基因型；③ 胰岛素分泌，包括空腹分泌、脉冲分泌和葡萄糖刺激分泌；④ 血糖，包括空腹血糖和餐后 2 h 血糖。

T1DM 在下列情况下可使用免疫学标志物进行筛查：① 某些最初诊断为 T2DM，却出现了 T1DM 的自身抗体并发展为依赖胰岛素治疗者；② 准备捐赠肾脏或部分胰腺用于移植的非糖尿病家族成员；③ 评估妊娠期糖尿病妇女发展为 T1DM 的风险；④ 从儿童糖尿病患者中鉴别出 T1DM，以尽早进行胰岛素治疗。

对于 T2DM，推荐对下列无症状人群进行空腹血糖或 OGTT 筛查：① 无症状成人，若超重或肥胖（BMI≥25 kg/m²）并有一个或以上其他糖尿病危险因素，应该从任何年龄开始筛查糖尿病和糖尿病前期。对于没有这些危险因素的人群，应从 45 岁开始筛查；② 如果检查结果正常，至少每 3 年复查 1 次；③ 可使用糖化血红蛋白、空腹血糖或 75 g OGTT 2 h 血糖水平筛查糖尿病或糖尿病前期；④ 对糖尿病前期人群，应进一步评估并治疗其他心血管疾病危险因素。

（二）儿童和成年人糖尿病的诊断

目前，国际上通用 1999 年 WHO 糖尿病专家委员会提出的诊断标准见表9-8。

2014 年美国糖尿病学会（ADA）《糖尿病诊疗指南》对上述标准进行了变更，增加了糖化血红蛋白项目，即糖化血红蛋白≥6.5%，试验需采用美国糖化血红蛋白标准化计划组织（NGSP）认证的方法进行。

表9-8 1999年WHO糖尿病专家委员会提出的诊断标准

项　目	诊　断　标　准
随机血浆葡萄糖	≥11.1 mmol/L(200 mg/dL)+糖尿病症状(如多食、多饮、多尿、体重减轻)
空腹血浆葡萄糖	空腹血糖≥7.0 mmol/L(126 mg/dL)
OGTT	2 h 血浆葡萄糖≥11.1 mmol/L(200 mg/dL)

注:其中任何一种出现阳性结果,需用上述方法中的任意一种进行复查,予以证实,诊断才能成立。

(三)妊娠糖尿病的筛查和诊断

1. 孕妇糖尿病筛查　　所有非糖尿病的孕妇,在妊娠24~28周,常规做50 g葡萄糖负荷试验(GCT)。具有妊娠糖尿病高危因素的孕妇,首次妊娠期检查时,即应进行GCT,若血糖正常,妊娠24周后复查GCT。

筛查方法:将50 g葡萄糖溶于200 mL水中,5 min内服完,测定1 h静脉血浆葡萄糖水平,如≥7.80 mmol/L,需要进行OGTT。

2. 妊娠糖尿病的诊断　　对孕妇进行75 g或100 g GTT,按一定标准进行判断。美国糖尿病资料小组(NDDG)、ADA和WHO对妊娠期糖尿病GTT的诊断标准见表9-9,两项达到或超过上述标准即可诊断妊娠期糖尿病。

表9-9 NDDG、ADA和WHO对妊娠期糖尿病GTT的诊断标准(mmol/L)

	空　腹	服糖后1 h	服糖后2 h	服糖后3 h
NDDG	5.8 mmol/L(105 mg/dL)	10.6 mmol/L(190 mg/dL)	9.2 mmol/L(165 mg/dL)	8.1 mmol/L(145 mg/dL)
ADA	5.3 mmol/L(95 mg/dL)	10.0 mmol/L(180 mg/dL)	8.6 mmol/L(155 mg/dL)	7.8 mmol/L(140 mg/dL)
WHO	7.0 mmol/L	–	11.1 mmol/L	–

2007年中华医学会围产医学分会妊娠合并糖尿病协作组通过的妊娠期糖尿病诊断标准:① 两次或两次以上空腹血糖≥5.80 mmol/L;② OGTT 4项中两项达到或超过上述标准;③ 50 g GCT 1 h 血糖≥11.10 mmol/L。符合其中一项即可诊断妊娠期糖尿病。妊娠期糖耐量受损(gestational impaired glucose tolerance,GIGT)的诊断标准:OGTT 4项值中任何一项异常即可诊断;如果为空腹血糖异常,应重复空腹血糖检查。

(四)空腹血糖受损和糖耐量减低的诊断

空腹血糖受损和糖耐量减低的诊断标准见表9-10。

表9-10 空腹血糖受损和糖耐量减低的诊断标准(mmol/L)

项　目	空腹血糖受损	糖耐量减低
空腹血糖	6.1*~6.9 mmol/L(110 mg/dL~126 mg/dL)	<7.0 mmol/L(126 mg/dL)
服糖后2 h血糖	<7.8 mmol/L(140 mg/dL)	7.8~11.0 mmol/L(140~199 mg/dL)

*2003年国际糖尿病专家委员会建议将空腹血糖受损的诊断标准修订为5.6~6.9 mmol/L。

2014年 ADA《糖尿病诊疗指南》中糖尿病前期的诊断标准为:① 糖化血红蛋白为5.7%~6.4%;② 空腹血糖浓度为5.6~6.9 mmol/L,为空腹血糖受损;③ OGTT 2 h血糖浓度为7.8~11.0 mmol/L,为糖耐量减低或空腹血糖受损、糖耐量减低并存。

(五)糖尿病治疗效果和控制评价

糖化血红蛋白、GA等可反映不同时间段内血糖的控制情况。GA可反映糖尿病患者测定前2~3周的血糖平均浓度,糖化血红蛋白反映的是过去6~8周的血糖平均浓度,而晚期糖化终末产物(AGE)则是更长期的糖尿病控制指标。

糖化血红蛋白是反映糖尿病血糖控制的金标准:① 糖化血红蛋白为6%~7%指血糖控制比较理想(多数非妊娠成人合理的控制目标为糖化血红蛋白<7%,无明显低血糖或其他治疗副作用的患者,建议更严格的控制目标如糖化血红蛋白<6.5%)。② 糖化血红蛋白为7%~8%指血糖控制一般。③ 糖化血红蛋白8%~9%指血糖控制较差,需注意饮食结构及运动,在医生指导下调整治疗方案。④ 糖化血红蛋白>9%表示血糖控制很差,是慢性并发症发生发展的危险因素,可能引发糖尿病性肾病、动脉硬化、白内障等并发症,并有可能出现酮症酸中毒等急性合并症。

(六) 糖尿病并发症的诊断

1. 糖尿病酮症酸中毒昏迷　　血浆中酮体超过 2.0 mmol/L 时称为酮血症,此时酮体从尿中排除,成为酮尿症。酮体进一步积聚,多大于 5 mmol/L,消耗体内的储备碱,血 pH<7.35,发生代谢性酸中毒时称为酮症酸中毒。病情进一步发展,出现昏迷,称为糖尿病酮症酸中毒昏迷,严重可导致死亡。T1DM 有自然发生酮症酸中毒的倾向,T2DM 在一定诱因下也可发生酮症酸中毒。

2. 糖尿病高渗性非酮症昏迷　　多见于 50～70 岁的老年糖尿病患者,实验室检查结果为血糖高(≥33.3 mmol/L)、血钠高(≥145 mmol/L)、血渗量高(≥350 mOsm/kg H₂O);尿糖呈强阳性,血清酮体可稍增高,但 pH 大多正常。患者常出现不同程度的意识障碍或昏迷。

3. 糖尿病乳酸酸中毒昏迷　　诊断要点:体内乳酸明显增加(血乳酸浓度>2 mmol/L),pH 降低,乳酸/丙酮酸值>10 并排除其他酸中毒原因时可确诊。当乳酸浓度>2 mmol/L 时,肝脏对其清除达到饱和而发生高乳酸血症。一般认为乳酸超过 5 mmol/L,pH 小于 7.25 时提示有明显的乳酸酸中毒。其中一半以上的患者可出现神经系统症状,轻者神志恍惚、烦躁不安;重者反应迟钝、嗜睡、谵妄直至昏迷(糖尿病乳酸酸中毒昏迷)。

4. 糖尿病慢性并发症　　实验室监测指标包括:① 血糖与尿糖;② 糖化蛋白;③ 尿清蛋白;④ 肌酐、胆固醇、TG 等;⑤ C 肽和胰岛素等。

有研究提示,糖化血红蛋白为糖尿病患者心血管事件的独立预测危险因素。糖化血红蛋白水平每增高 1%,T1DM 患者发生冠心病的相对危险增加 32%,T2DM 患者危险性增加 18%。

二、临床生化检验指标在低血糖诊治中的应用

1. 新生儿低血糖　　新生儿出生后血糖快速下降,浓度在 2.8～3.3 mmol/L。新生儿低血糖没有明确的诊断标准,多数采用以下界值确定:出生 3 d 内,足月儿血糖<1.7 mmol/L(30 mg/dL),早产儿血糖<1.1 mmol/L(20 mg/dL);3 d 后,血糖<2.2 mmol/L(40 mg/dL)。

2. 空腹低血糖　　血糖低合并低血糖的体征或症状即可诊断。通常,血糖浓度<3.0 mmol/L 时,患者开始出现低血糖有关症状;血糖浓度<2.78 mmol/L 时,患者开始出现脑功能损伤。诊断空腹低血糖的方法是多次连续测定空腹血糖或在发作时测定血糖,若<2.8 mmol/L 则为空腹低血糖。常见原因有胰岛素瘤、肝脏疾病、内分泌性疾病、酒精性低血糖等。

3. 刺激性低血糖　　指空腹时血糖无明显降低,给予适当刺激后,如进食才诱发出现低血糖。餐后低血糖为刺激性低血糖的一大类,又称为反应性低血糖。其低血糖发生于进餐后 1～5 h,血糖浓度低于 2.78 mmol/L。如果怀疑本病,则可进行 5 h 进餐耐量试验或 5 h GTT。

4. 药源性低血糖　　常见诱因为肝肾功能不全、药物剂量过大或用法不当(使用胰岛素制剂和磺脲类及非磺脲类促胰岛素分泌剂)、体力活动过度、进食不规则、进食少、饮酒等。最常见发生在 T1DM 和 T2DM 治疗期间,称糖尿病性低血糖。老年和合并肾功能不全的糖尿病患者,服用氯磺丙脲、格列苯脲极易发生严重、顽固和持续的低血糖。许多药物如水杨酸类、对乙酰氨基酚、磺胺类、三环类抗抑郁药等可增强降糖作用,有诱发低血糖的危险。糖尿病性低血糖的诊断标准为:① 有糖尿病病史;② 有中枢神经系统症状或交感神经系统症状;③ 血糖浓度<2.78 mmol/L(这是常用的低血糖标准,接受药物治疗的糖尿病患者血糖浓度<3.9 mmol/L 即为低血糖);④ 给予葡萄糖治疗后症状好转。

本章小结

在神经系统、激素和肝脏调节下,健康者的空腹血糖浓度为 3.89～6.11 mmol/L。空腹血糖浓度高于 6.11 mmol/L,为高血糖。其包括空腔血糖受损、糖耐量减低和糖尿病。糖尿病是一组由于胰岛素分泌不足和(或)胰岛素作用低下而引起的代谢性疾病,患者体内糖、脂类、蛋白质等的代谢均发生异常,高血糖是其特征。

糖尿病根据病因被分为 T1DM、T2DM、其他特殊类型糖尿病和妊娠期糖尿病,生化检测指标在其病因分类、临床诊断、疗效评估和并发症的鉴别诊断等方面具有重要价值。空腹血糖是糖尿病筛查和诊断的主要依据,多采用己糖激酶法和葡萄糖氧化酶法测定;OGTT 能反映受试者的血糖调节能力,其结果有助于高血糖类型的鉴别诊断;糖化蛋白质可反映一段时间内血糖的控制情况,其中糖化血红蛋白反映了过去 6~8 周的平均血糖浓度,GA 反映了 2~3 周血糖的平均水平;血糖调节物如胰岛素、C 肽、胰岛素原可以了解机体自身的胰岛素分泌状态;糖尿病并发症相关指标如 β-羟丁酸、乳酸和丙酮酸可反映机体的代谢状态、诊断糖尿病并发症。低血糖是指空腹血糖低于参考区间下限,临床出现以交感神经兴奋和脑细胞缺糖为主要特点的综合征,一般以血浆葡萄糖浓度低于 2.8 mmol/L 作为低血糖的标准。

(姜旭淦)

第十章 脂代谢的临床生化检验

血脂是血浆中脂类物质的总称,包括 TC、TG、糖脂、磷脂(phospholipid, PL)、游离脂肪酸等。其中 TC 包括游离胆固醇(free cholesterol, FC)和胆固醇酯(cholesterol ester, CE)。正常生理状态下,人体内脂类物质的产生、消耗或转化使血脂的变动稳定在一定范围内,从而保持动态平衡。血脂测定可及时地反映体内脂类代谢状况,血脂分析已广泛应用于动脉粥样硬化(atherosclerosis, AS)、冠心病等疾病的防治和相关疾病的研究中。

第一节 概述

一、脂蛋白组成和分类

脂类不溶或微溶于水,在血液中以脂蛋白(lipoprotein, LP)的形式存在。脂蛋白以不溶于水的 TG 和 CE 为核心,表面覆盖有少量胆固醇和极性的蛋白质、游离脂肪酸、PL。脂蛋白中的蛋白质成分称为载脂蛋白(apolipoprotein, Apo)。

(一)血浆脂蛋白的分类

血浆脂蛋白的构成不均一,目前主要采用超速离心法和电泳法对其进行分类。超速离心法是根据各种脂蛋白在一定密度的介质中离心时,因漂浮速率不同而进行分离的方法,通常将脂蛋白分为乳糜微粒(chylomicron, CM)、极低密度脂蛋白(very low density lipoprotein, VLDL)、中间密度脂蛋白(intermediate density lipoprotein, IDL)、低密度脂蛋白(low density lipoprotein, LDL)和高密度脂蛋白(high density lipoprotein, HDL)。电泳法是根据各种脂蛋白表面电荷量及分子量大小不同,其在电场中迁离速率也不同进行分离,将脂蛋白分为乳糜微粒、β-脂蛋白、前β-脂蛋白和α-脂蛋白。

(二)血浆脂蛋白特征

脂蛋白颗粒的密度从乳糜微粒到 HDL 是由小变大的,而分子的大小则是由大变小的。乳糜微粒主要功能是转运外源性 TG, VLDL 则是转运内源性 TG。乳糜微粒和 VLDL 及其残粒都是以 TG 为主,所以这两种脂蛋白及其残粒统称为富含 TG 的脂蛋白(triglyceride-rich lipoprotein, TRL/TGL)。IDL 是 VLDL 向 LDL 转化过程中的中间产物,正常情况下,血浆中 IDL 含量很低。LDL 的主要功能是将肝合成的内源性 TC 转运至肝外组织,又可分为多种亚组分,如小而密 LDL(small dense LDL, sLDL/SD-LDL/sdLDL)又称为 B 型 LDL,大而轻 LDL 又称为 A 型 LDL。LDL 还可被氧化生成氧化 LDL(oxidized LDL, ox-LDL)。HDL 的主要功能是参与胆固醇的逆转运(reverse cholesterol transport, RCT)。HDL 可进一步分为两个亚类:HDL_2(密度为 1.063~1.125 g/mL)和 HDL_3(密度为 1.125~1.210 g/mL)。HDL_2中 CE 含量较多,Apo 含量则相对较少。人血浆中几种主要脂蛋白的特征见表 10-1。

表 10-1 主要脂蛋白的特征

脂蛋白	密度(g/mL)	电泳位置	功　能	主要脂质	主要 Apo
乳糜微粒	<0.95	原点	转运外源性 TG	外源性 TG	ApoAⅠ、ApoB48、ApoCⅠ、ApoCⅡ、ApoCⅢ
VLDL	0.95~1.006	前β	转运内源性 TG	内源性 TG	ApoB100、ApoE、ApoCⅠ、ApoCⅡ、ApoCⅢ
IDL	1.006~1.019	β 和前β 间	转运内源性 TG、CE	内源性 TG、CE	ApoB100、ApoE
LDL	1.019~1.063	β	转运内源性 CE	CE	ApoB100
HDL	1.063~1.210	α	逆向转运 CE	PL	ApoAⅠ、ApoAⅡ、ApoD
LP(a)	1.040~1.130	前β		CE、PL	Apo(a)、ApoB100

（三）Apo分类和组成特征

Apo在脂蛋白代谢中具有重要的生理功能,为构成并稳定脂蛋白的结构,可修饰并影响脂蛋白代谢有关酶的活性,作为脂蛋白受体的配体,参与脂蛋白与细胞表面脂蛋白受体的结合及代谢过程。主要Apo的特征、分布及生理功能见表10-2。

表10-2　主要Apo的特征、分布及生理功能

载脂蛋白	分子量(Da)	合成部位	脂蛋白载体	血浆浓度(g/L)	生理功能
ApoA I	29 016	肝脏、小肠	HDL、乳糜微粒	1.00~1.60	LCAT辅因子,激活其活性
ApoA II	17 414*	肝脏、小肠	HDL、乳糜微粒	0.30~0.40	激活HTGL,抑制LCAT,稳定HDL
ApoB100	512 723	肝脏	VLDL、IDL、LDL	0.60~1.12	转运TG、TC,识别LDL受体
ApoB48	240 800	小肠	乳糜微粒	-	参与乳糜微粒合成分解;转运TG
ApoC II	8 900	肝脏	乳糜微粒、VLDL、HDL	0.03~0.05	LPL激活剂
ApoC III	8 800	肝脏	乳糜微粒、VLDL、HDL	0.08~0.12	LPL、HL抑制剂;介导TRL通过LRP摄取
ApoE	34 145	肝脏、巨细胞	乳糜微粒、VLDL、HDL	0.03~0.06	促进乳糜微粒残粒和IDL摄取、运输TG
Apo(a)	187 000~662 000	肝脏	LP(a)	0~1.0	LP(a)结构蛋白;抑制纤溶酶活性

注：LCAT为卵磷脂-胆固醇酰基转移酶;HTGL为肝脂酶;LPL为脂蛋白脂肪酶。
*二聚体。

（四）脂蛋白受体

脂蛋白受体在脂类代谢、调节血浆脂蛋白水平等方面起重要作用,脂蛋白可与细胞膜上存在的特异性受体结合,被摄取进入细胞内进行代谢,目前报道的研究最详尽的是LDL受体,其次是清道夫受体和VLDL受体。

1. LDL受体

（1）结构：LDL受体(LDL receptor, LDL-R)亦称为ApoB/E受体,是由836个氨基酸残基组成的36面体结构多功能蛋白,分子量约为115 kDa。其由5种不同的区域构成,从细胞膜内到细胞膜外依次为配体结合结构域、表皮细胞生长因子(epidermal growth factor, EGF)前体结构域、糖基结构域、跨膜结构域、胞液结构域。LDL受体广泛分布于肝、动脉壁平滑肌细胞、肾上腺皮质细胞、血管内皮细胞、淋巴细胞、单核吞噬细胞等,与含有ApoB100的脂蛋白以高亲和力结合。人LDL受体基因分子量约为45 kDa,由18个外显子和17个内含子组成。

（2）功能：LDL或其他含有ApoB100的脂蛋白(如VLDL、β-VLDL)与LDL受体结合,内吞入细胞,使其获得脂类,主要是胆固醇,这一代谢过程称为LDL受体途径(LDL receptor pathway)。主要步骤是：① 血浆中LDL与细胞膜上有被区域(coated region)的LDL受体结合;② 使其出现有被小窝(coated pit);③ 从膜上分离形成有被小泡(coated vesicles);④ 其上的网格蛋白(clathrin)解聚脱落,再结合到膜上;⑤ 其内的pH降低,使受体与LDL解离;⑥ LDL受体重新回到膜上进行下一次循环。LDL经溶酶体酶作用,CE水解成游离胆固醇和脂肪酸,TG水解成甘油和脂肪酸,ApoB100水解成氨基酸,水解形成的游离胆固醇再进入细胞质的代谢库,供细胞膜等膜结构利用。细胞内FC在调节细胞胆固醇代谢上具有重要作用,若细胞内胆固醇浓度升高,可通过：① 抑制HMG-CoA还原酶,减少自身的胆固醇合成;② 抑制LDL受体基因的表达,减少LDL受体的合成,以此减少LDL的摄取;③ 激活内质网脂酰CoA胆固醇酰基转移酶(acyl-CoA cholesterol acyltransferase, ACAT),使FC在细胞质内酯化成CE储存,以供细胞的需要。血浆胆固醇主要存在于LDL,65%~70%的LDL是依赖肝细胞的LDL受体清除的。

2. 清道夫受体

（1）结构：清道夫受体(scavenger receptor, SR)有两种亚基,以三聚体形式存在,可分为SR-A、SR-B、SR-C、SR-D、SR-E及SR-F六大类,目前研究最多的是SR-A和SR-B。SR-A由6个结构功能区组成,包括胞质区、跨膜区、间隔区、α-螺旋区、胶原区、C-端侧特异域;SR-B包括SR-B I、SR-B II和CD36。

清道夫受体的配体谱广泛,多为阴离子化合物。

（2）功能：近年来大量实验研究发现,LDL在巨噬细胞、平滑肌细胞和血管内皮细胞可被氧化成ox-LDL,

并通过清道夫受体被巨噬细胞摄取,使其泡沫化成为泡沫细胞,从而促进粥样斑块形成。此过程中巨噬细胞通过清道夫受体清除细胞外液中的修饰 LDL,尤其是 ox-LDL。

3. VLDL 受体(VLDL receptor, VLDL-R) 结构与 LDL 受体类似,也由 5 个不同的结构区域组成,对含有 ApoE 的脂蛋白 VLDL 和 VLDL 残粒有高亲和性,对 LDL 则呈现出低亲和性。VLDL 受体在肝内几乎未发现,而是广泛分布在代谢活跃的心肌、骨骼肌、脂肪组织等细胞。VLDL 受体不受细胞内胆固醇负反馈抑制。

二、血浆脂蛋白代谢

血浆脂蛋白是血液中各种脂质运输的形式,其与细胞膜受体结合后,被摄入细胞内进行代谢,其代谢过程可分为外源性代谢途径和内源性代谢途径。

(一)外源性脂质代谢途径

食物中摄取的脂质(主要是 TG)在肠内被胰腺分泌的脂肪酶(lipase)水解成脂肪酸和甘油一酯,由肠黏膜吸收进入细胞内,再重组成 TG 及 PL。这些新产生的 TG 与少量的胆固醇、PL、ApoB48、ApoA I 构成巨大分子乳糜微粒,从淋巴管经胸导管再进入血液循环。血液中的乳糜微粒从 HDL 获得 ApoC 和 ApoE 而转化成熟型乳糜微粒。血液乳糜微粒中的 TG 被血管上皮细胞表面的脂蛋白脂肪酶(lipoprotein lipase, LPL)水解,产生甘油及脂肪酸,被细胞摄取利用或储存。乳糜微粒经过 LPL 作用后的残留物被称为乳糜微粒残粒,随血液进入肝脏被迅速代谢。血液中乳糜微粒的半衰期仅为 $10 \sim 15 \ min$,进食后 $12 \ h$ 左右正常人 TG 恢复至原有水平,血液中几乎没有乳糜微粒。

(二)内源性脂质代谢途径

1. VLDL 和 LDL 代谢 由内源性 TG(体内合成)、ApoB100、ApoC、ApoE 等在肝脏中合成大分子 VLDL 颗粒并释放入血液。VLDL 中的 TG 在血液中经血管壁的 LPL 水解生成脂肪酸被末梢组织利用,同时从其他脂蛋白中得到胆固醇,当脂蛋白中的 TG 和胆固醇含量相等时,此时称为 IDL。IDL 有两条代谢途径:一是直接经肝脏 ApoE 受体结合摄取进入肝细胞代谢;二是再经肝脂酶(hepatic lipase, HL)作用转变成以 ApoB100 和 FC 为主要成分的 LDL,LDL 与经末梢组织的 LDL 受体结合进入细胞内进行代谢。

2. HDL 代谢 HDL 是含有 ApoA I、ApoA II、PL 和胆固醇的颗粒,肝脏和小肠合成时,属于未成形的新生的 HDL(nascent HDL)。HDL 获取乳糜微粒、VLDL、LDL 表层的 PL 和 ApoA I 而产生新生的 HDL,变成圆盘状。接着其从末梢组织细胞膜获得 FC,经结合在 HDL 中的卵磷脂-胆固醇酰基转移酶(lecithin-cholesterol acyltransferase, LCAT)作用,生成 CE 进入 HDL 内部形成成熟型的 HDL_3。然后,HDL_3 继续接受细胞膜 FC,使更多 CE 进入内部,变成富含 CE 的球型 HDL_2。在胆固醇酯转移蛋白(cholesterol esrer transfer protein, CETP)的介导下,HDL_2 与 VLDL、LDL 进行 CE 交换,同时也转运 TG,以 VLDL、LDL 形式经肝脏摄取,最终使末梢组织的 FC 输运到肝脏(胆固醇逆转运)。部分 HDL_2 经肝受体摄取,其中的 TG 经肝脏的 HTGL 作用,再变成 HDL_3,使 HDL 在逆转运中再利用。

三、脂蛋白代谢紊乱

脂蛋白代谢是血中脂质、脂蛋白、Apo 及其受体和酶相互作用的代谢过程。脂蛋白代谢过程中,若某环节受到阻碍,则有可能导致脂蛋白代谢紊乱。

脂蛋白代谢紊乱常见于高脂血症(hyperlipidemia),即血浆中 TC 和(或)TG 水平升高。由于血脂在血中以脂蛋白形式运输,实际上高脂血症也认为是高脂蛋白血症(hyperlipoproteinemia, HLP),其血浆中乳糜微粒、VLDL、LDL、HDL 等脂蛋白有一种或几种的浓度增高。除高脂血症外,临床也可见到低脂蛋白血症。

(一)高脂血症

高脂血症临床表现主要是脂质在真皮内沉积所引起的黄色瘤,以及脂质在血管内皮沉积所引起的动脉粥样硬化等。目前,高脂血症分型方法有多种。

1. 按病因分型 高脂血症可分为原发性高脂血症和继发性高脂血症。

(1)原发性高脂血症:先天性基因缺陷所致的高脂血症。家族性 LPL 缺乏症和家族性 ApoC II 缺乏症因乳糜微粒、VLDL 降解障碍引起 TG 升高;家族性高胆固醇因 LDL 受体缺陷影响了 LDL 的分解;家族性 ApoB100 缺陷症中存在 LDL 结构异常从而影响 LDL 与 LDL 受体的结合。

（2）继发性高脂血症：包括全身系统性疾病所引起的血脂异常，如糖尿病、肾病综合征、皮质醇增多症、甲状腺功能减退；其他疾病如肾衰竭、肝脏疾病、系统性红斑狼疮、糖原贮积症、骨髓瘤、脂肪萎缩症、急性卟啉病、多囊卵巢综合征等。某些药物如利尿剂、β 受体阻滞剂、长期大量使用糖皮质激素可促进脂肪分解，引起继发性 TC 和 TG 水平升高。

2. 以临床表型分型　　1967 年，Fredrickson 等根据电泳法分离血浆脂蛋白、TG、TC 含量和血浆静置试验将高脂血症分为 5 型：Ⅰ、Ⅱ、Ⅲ、Ⅳ和Ⅴ型。1970 年 WHO 将原来的Ⅱ型又分为Ⅱa 和Ⅱb 两型，具体见表 10-3。

表 10-3　高脂血症的分型及特征

表　型	增高的脂蛋白	血浆脂质	血浆 Apo	血浆外观	病　因
Ⅰ 型	乳糜微粒	TC 正常或↑ TG↑↑↑	ApoB48↑、ApoA↑、ApoC↓↑	上层乳浊、下层透明	LPL 缺失、ApoCⅡ缺失
Ⅱ 型					
Ⅱa 型	LDL	TC↑↑↑、TG 正常	ApoB100↑	透明或轻度混浊	LDL 受体异常
Ⅱb 型	LDL、VLDL	TC↑↑、TG↑↑	ApoB↑、ApoCⅡ↑、ApoCⅢ↑	少有混浊	不明
Ⅲ 型	IDL	TC↑↑、TG↑↑	ApoCⅡ↑、ApoCⅢ↑、ApoE↑↑	混浊偶有乳浊	ApoE 异常
Ⅳ 型	VLDL	TC 正常或↑、TG↑↑	ApoCⅡ↑、ApoCⅢ↑	混浊	不明（内因性高脂血症）
Ⅴ 型	乳糜微粒、VLDL	TC↑、TG↑↑	ApoCⅡ↑↑、ApoCⅢ↑↑、ApoE↑↑	上层乳浊下层混浊	LPL 缺失（内因性和外因性混合型高脂血症）

3. 简易临床分型　　从实际角度出发，高脂血症分为高胆固醇血症、高三酰甘油血症、低高密度脂蛋白血症、混合型高脂血症等。

（1）高胆固醇血症：与动脉粥样硬化的发生关系密切，约 10% 的缺血性心血管病疾病可归因于血浆中 TC 的升高。

（2）高三酰甘油血症：可见于家族性高三酰甘油血症、冠心病、动脉粥样硬化、家族性混合性高脂血症、甲状腺功能减退、肾病综合征、糖尿病、糖原贮积症、胆道梗阻、酗酒、急性胰腺炎、妊娠、口服避孕药等。前瞻性研究分析显示，高 TG 是冠心病的独立危险因素。

（3）高高密度脂蛋白胆固醇血症：高密度脂蛋白胆固醇（high density lipoprotein cholesterol，HDL-C）与冠心病的发展呈负相关，血清 HDL-C 每增加 0.4 mmol/L，则冠心病危险性降低 2%~3%。相关研究表明，若 HDL-C>1.55 mmo/L，则其对冠心病具有保护作用。但 HDL-C 水平过高（如超过 2.6 mmol/L）也属于病理状态，常被认为是高高密度脂蛋白胆固醇血症。

（二）低脂蛋白血症

血清 TC 在 3.3 mmol/L 以下，或 TG 在 0.45 mmol/L 以下，或 LDL-C 在 2.1 mmol/L 以下者，属于低脂蛋白血症。其主要见于：① 低 α-脂蛋白血症，常染色体显性遗传，以血浆中 HDL-C 降低为主要特征；② 低 β-脂蛋白血症，常染色体显性遗传，以血浆中 TC、TG 和 LDL-C 低下为特征；③ β-脂蛋白缺乏症，一种罕见的常染色体隐性遗传病，以血浆中完全缺乏 β-脂蛋白为特征；④ Tangier 病，一种罕见的常染色体隐性遗传病，血浆中 TC 和 LDL-C 常下降，TG 正常或升高，成人期往往出现肝、脾或复发性神经性疾病的症状。

第二节　脂代谢指标的检测与评价

脂代谢项目包括血浆脂质（如 TC、TG、游离脂肪酸），血浆脂蛋白［如 HDL-C、低密度脂蛋白胆固醇（low density lipoprotein-cholesterol，LDL-C）、LP（a）］，血浆 Apo（如血清 ApoAⅠ与 ApoB），血浆脂代谢相关酶等，测定时要重视合理选择和应用。血脂测定标准化的核心是量值溯源，使常规测定结果可溯源到参考系统中，以达到血脂测定的标准化要求。

一、样本的采集与处理

"分析前"各个环节的质量控制对于血脂的分析尤为重要。① 受检者(体检对象或患者)应保持平常的生活和饮食习惯。虽然美国国立卫生研究院(National Institutes of Health,NIH)的国家胆固醇教育计划(National Cholesterol Education Program,NCEP)建议初筛时 TC 和 HDL-C 可以用非空腹标本,但血脂测定往往成套进行,建议用空腹标本,一般清晨空腹采血。24 h 内不饮酒,以免影响 TG 水平。对于体检对象,应在抽血前 2 周保持平常的饮食习惯,近期内体重稳定,无急性病、外伤、手术等意外情况发生。妊娠后期各项血脂都会增高,产后或终止哺乳后 3 个月查血,才能反映其基本血脂水平。② 注意有无应用影响血脂的药物,如降血脂药、避孕药、噻嗪类利尿剂、受体阻滞剂、免疫抑制剂、某些降压药、降糖药、胰岛素及其他激素制剂等。在查血以前,应根据所用药物的特性,停止用药数天或数周,否则应记录有关用药的情况。③ 个体血脂水平随季节变动,体检对象及前瞻性观察者应每年在同一季节进行检查。应嘱体检对象在抽血前 24 h 内不做剧烈运动。④ 除非是卧床的患者,静脉采血一般取坐位采血。体位影响水分在血管内外分布,因此影响血脂水平。例如,站立 5 min 可使血脂浓度提高 5%,15 min 可提高 16%,故在抽血前应至少静坐 5 min。⑤ 一般肘静脉取血,也可取其他臂静脉。止血带的使用时间不可超过 1 min,穿刺成功后应立即松开止血带,然后抽血。静脉血流阻滞 5 min 可使胆固醇增高 10%~15%。⑥ 通常用血清做血脂分析,如用血浆,一般采用 EDTA-Na$_2$抗凝(1 mg/mL)。血浆 TC 和 TG 水平比血清中约低 3%,EDTA-Na$_2$浓度越高,血浆血脂水平下降程度越大;但肝素抗凝不影响血浆中血脂水平。⑦ 标本处理时应尽快送检,室温下放置 30~45 min 后离心,分离血清。放置时间不得超过 3 h。分离后血清应存放有盖小试管中,以防水分挥发。如当天不能测定,可暂存放于 4℃冰箱中,至少可稳定 4 d。如需长期保存,可低温保存。用作 TC 测定标本,-20℃ 保存即可;用 TG、脂蛋白、Apo 作为测定标本,最好保存在-70℃。标本不要反复冻融。

二、血浆脂质

(一)TC

TC 是指血液中各种脂蛋白中所含胆固醇之总和。TC 分为酯化型胆固醇(CE)和游离型胆固醇(FC),其中 CE 占 60%~70%,FC 占 30%~40%。血清 TC 测定的决定性方法为同位素稀释-质谱法,其可分为化学法和酶法两大类。化学法一般包括抽提、皂化、毛地黄皂苷沉淀纯化和显色比色 4 个阶段,其中省去毛地黄皂苷沉淀纯化步骤的化学抽提法——ALBK 法为目前国际上通用的参考方法。国内由国家卫生健康委员会北京老年医学研究所生化室建立的高效液相层析法被推荐作为我国 TC 测定的参考方法。化学法由于操作复杂、干扰因素多,现多由酶法代替。目前有学者建议,酶法如胆固醇氧化酶-过氧化物酶-4-APP 和酚法(CHOD-PAP 法)作为临床实验室测定血清 TC 的常规方法。

1. CHOD-PAP 法反应原理 胆固醇酯经胆固醇酯酶水解为胆固醇,胆固醇氧化酶氧化胆固醇生成4-烯胆甾烷酮和 H$_2$O$_2$,H$_2$O$_2$ 在过氧化物酶作用下,与 4-APP 和酚反应,生成醌亚胺类化合物。

2. CHOD-PAP 法评价 此法测定 TC 的线性范围为≤19.38 mmol/L;血红蛋白高于 2 g/L 会引起正干扰;胆红素>100 μmol/L 时有明显负干扰;血中抗坏血酸与甲基多巴浓度高于方法治疗水平时也可使结果偏低,但是在速率法中上述干扰物质影响较小。

3. CHOD-PAP 法参考区间 合适水平:TC 值<5.18 mmol/L(酶法);边缘性升高:TC 值 5.18~6.19 mmol/L(酶法);升高:TC 值>6.22 mmol/L(酶法)。

(二)TG

临床上测定的 TG 含量是血清中各脂蛋白所含 TG 的总和。测定 TC 的方法有化学法和酶法两类。目前,有学者建议将甘油磷酸氧化酶-过氧化物酶-4-APP 和酚法(GPO-PAP)作为临床实验室测定血清中 TG 的常规方法。

1. GPO-PAP 法原理 TG 经脂肪酶水解为甘油和脂肪酸,甘油激酶(glycerol kinase,GK)使甘油磷酸化,生成 3-磷酸甘油,甘油磷酸氧化酶(glycerol phosphate oxidase,GPO)氧化 3-磷酸甘油产生过氧化物,后者用 Trinder's 法进行测定。反应公式如下:

$$TG + H_2O \xrightarrow{LPL} 甘油 + 脂肪酸$$

$$甘油 + ATP \xrightarrow{GK + Mg^{2+}} 3-磷酸甘油 + ADP$$

$$3-磷酸甘油 + H_2O + O_2 \xrightarrow{GPO} 磷酸二羟丙酮 + H_2O_2$$

$$H_2O_2 + 4-AAP + 酚 \xrightarrow{POD} 醌亚胺(红色)$$

2. GPO-PAP 法评价　　本法测定的是甘油水平,所以结果中包括甘油二酯、甘油一酯和游离甘油,测定值略高于真实值。为去除游离甘油的干扰,试验可用外空白法(同时用不含 LPL 的酶试剂测定 FG 作空白)和内空白法(两步法,双试剂法——将 LPL 和 4-AAP 组成试剂 2,其余部分为试剂 1)。线性可达 11.3 mmol/L,自动化检测方法的 CV≤5%。胆红素>100 μmol/L 或抗坏血酸>170 μmol/L 时出现负干扰。血红蛋白的干扰较复杂,它本身的红色会引起正干扰;溶血后,红细胞中的磷酸酶可水解磷酸甘油产生负干扰;当 Hb<1 g/L 时为负干扰;Hb>1 g/L 时为正干扰,明显溶血标本不宜做 TG 测定。血中甲基多巴浓度高于治疗水平时使结果偏低。

目前,尚无公认的 TG 测定的参考方法,二氯甲烷-硅酸-变色酸法(Van Handel-Caslson 法)是美国疾病控制与预防中心(CDC)测定 TG 采用的参考方法;国家卫生健康委员会推荐的 TG 检测参考方法是同位素稀释气相色谱串联质谱法(ID-GC/MS)测定总甘油。

3. GPO-PAP 法参考区间　　合适水平:TG 值<1.7 mmol/L(酶法);边缘性升高:TG 值 1.7~2.25 mmol/L(酶法);升高:TG 值>2.26 mmol/L(酶法)。

(三) 游离脂肪酸

游离脂肪酸是血清中未与甘油、胆固醇等酯化的脂肪酸,主要是长链脂肪酸,又称非酯化脂肪酸(non-esterified fatty acid, NEFA)。人体正常情况下,血清游离脂肪酸含量少,占总脂肪酸含量的 5%~10%,是血液中能直接参与代谢的脂质,被骨骼肌、心肌、脑和其他组织吸收和利用。同时,游离脂肪酸也是一种具有多种生理功能的信号分子,参与细胞增殖、炎症反应、激素调控等。研究发现,游离脂肪酸的浓度变化与糖尿病、肥胖、动脉粥样硬化等疾病有密切的关系,对某些肾脏疾病、胎儿的发育及癌症也有影响。目前,有学者建议将乙酰辅酶 A 合成酶-酯酰辅 A 氧化酶(ACS-ACOD)法作为临床实验室测定血清中游离脂肪酸的常规方法。

1. ACS-ACOD 法原理　　游离脂肪酸在乙酰辅酶 A 合成酶(ACS)的催化下,与辅酶 A 与 ATP 反应变为酯酰辅酶 A,后者在酯酰辅酶 A 氧化酶(ACOD)的催化下产生 H_2O_2,H_2O_2 用 Trinder's 进行测定。

2. ACS-ACOD 法评价　　影响游离脂肪酸水平的因素较多,应动态观察;推荐仪器自动化检测方法的 CV≤5%。美国国家标准与技术研究所(NIST)的游离脂肪酸参考测定方法是色谱或质谱(GC-MS)法,我国目前尚无参考测定方法。

3. ASC-ACOD 法参考区间　　0.4~0.9 mmol/L(酶法)。

三、血浆脂蛋白

(一) HDL-C

匀相法不需要沉淀、离心等样本处理,可直接用血清(浆)进行 HDL-C 的测定。匀相法有多种,主要有清除法、PEG 修饰酶法(PEGME 法)、选择性抑制法(polyanion polymer/detergent HDL-C assay, PPD 法)和免疫分离法(immunoseparation method, IS 法)。清除法包括反应促进剂-过氧化物酶清除法和 CAT 清除法,IS 法包括 PEG/抗体包裹法和抗体 IS 法。

1. SPD 法原理　　利用脂蛋白与表面活性剂的亲和性差异进行 HDL-C 测定。加入试剂 I,在反应促进剂(合成的多聚物/表面活性剂)的作用下,血清中乳糜微粒、VLDL 及 LDL 形成可溶性复合物,它们表层的 FC 在 CHOD 的催化下发生反应生成 H_2O_2,在过氧化物酶的作用下,H_2O_2 被清除。加入试剂 II,在一种特殊的选择性表面活性剂作用下,只有 HDL 颗粒可溶,所释放的胆固醇与 CE 和 CHOD 反应,生成 H_2O_2,后者用 Trinder's 反应进行测定。

2. SPD 法评价　　具有操作简单、不需要样本前处理、样本用量小和便于仪器自动化检测等优点,自动化检测方法的 CV 值≤4%。

3. SPD 法参考区间　　男性：1.16~1.42 mmol/L（直接匀相测定法）；女性：1.29~1.55 mmol/L（直接匀相测定法）。合适水平：>1.04 mmol/L（直接匀相测定法）；升高>1.55 mmol/L；降低<1.04 mmol/L（直接匀相测定法）。

（二）LDL-C

目前，LDL-C 的检测方法有间接计算法和直接匀相法。间接计算法用 Friedewald 公式计算，即 LDL-C = TC-HDL-C-TG/2.2（以 mmol/L 计）或 LDL-C=TC-HDL-C-TG/5（以 mg/dL 计）。直接匀相法主要有表面活性剂清除法（SUR 法）、过氧化氢酶清除法（CAT 法）、可溶性反应法（SOL 法）、保护性试剂法（PRO 法）等。

1. SUR 法原理　　试剂 I 中的表面活性剂 I 能改变 LDL 以外的脂蛋白（HDL、乳糜微粒和 VLDL 等）结构并解离，所释放出来的微粒化胆固醇分子与胆固醇酶试剂反应，产生的 H_2O_2 在缺乏偶联剂时被消耗而不显色。试剂 II（含表面活性剂 II 和偶联剂 DSBmT）使 LDL 颗粒解离释放胆固醇，参与 Trinder 反应而显色，色泽深浅与 LDL-C 量呈比例。反应式如下：

$$乳糜微粒、VLDL、HDL + 表面活性剂\ I \longrightarrow 微粒化胆固醇 + CHER + CHOD \longrightarrow H_2O_2$$

$$H_2O_2 + 4\text{-}AAP + POD \longrightarrow 不显色$$

$$LDL + 表面活性剂\ II \longrightarrow 微粒化胆固醇 + CHER + CHOD \longrightarrow H_2O_2$$

$$H_2O_2 + 4\text{-}AAP + POD + DSBmT \longrightarrow 显色$$

2. 方法学评价　　间接法用 Friedewald 公式计算，当血清中存在乳糜微粒、TG 水平（4.52 mmol/L 时）和血清中存在异常脂蛋白（III 型高脂血症）时不应采用公式计算。1995 年中华医学会检验学会曾在国内推荐聚乙烯硫酸沉淀法（PVS 法）作为 LDL-C 测定的常规方法，但此法测定时标本需预先离心处理，结果易受高 TG 影响。

3. 参考区间　　LDL-C 水平随年龄增加而上升，中、老年人：2.7~3.1 mmol/L（SUR 法）；合适水平：<3.37 mmol/L（SUR 法）；边缘性升高 3.37~4.12 mmol/L（SUR 法）；升高>4.14 mmol/L（SUR 法）。

（三）LP（a）测定

目前，尚无公认的血清 LP（a）测定的参考方法。早期检测血浆 LP（a）多采用电泳法，由于其方法灵敏度差，主要用于定性检测。LP（a）定量方法主要用 ELISA 法和比浊法。目前，相关学者建议比浊法作为临床实验室测定血清 LP（a）的常规方法，首选透射比浊法（ITA 法），其次为散射比浊法（INA 法）。

1. 透射比浊法原理　　血清（血浆）中的 LP（a）与鼠抗人 LP（a）［Apo（a）］单克隆抗体反应，产生浊度。根据其浊度求出 LP（a）的浓度。采用多点定标（5~7 点），用 Log-logit 多元回归方程所做的剂量-响应曲线计算血清样本中 LP（a）含量。

2. 透射比浊法评价　　灵敏度高，便于自动化批量检测；检测下限至少为 5 mg/L，上限至少应达 800 mg/L，基本不受其他脂蛋白和干扰物质的干扰。

3. 透射比浊法参考区间　　血清 LP（a）<300 mg/L。

四、血浆 Apo

血清 ApoA I 和 ApoB 测定目前尚无公认的参考方法。临床实验室早期多采用火箭电泳法，后相继出现 ELISA 法、透射比浊法和散射比浊法等。目前，首选透射比浊法作为临床实验室测定血清 ApoA I、ApoB 的常规方法，其次为散射比浊法。

1. 透射比浊法原理　　血清 ApoA I、ApoB 与试剂中的特异性抗人 ApoA I、ApoB 抗体相结合，形成不溶性免疫复合物，使反应液产生混浊，在波长 340 nm 测出吸光度代表混浊程度，浊度高低反映血清标本中 ApoA I、ApoB 的含量。用校准血清多点定标（5~7 点），根据 Log-logit 多元回归方程做剂量-响应曲线，计算血清样本中 ApoA I、ApoB 含量。

2. 方法学评价　　对于 ApoA I，测定时的干扰主要来自血清中大分子物质如脂蛋白、内源性化合物、聚合物等，且不同标本干扰程度不一，测定中应以双试剂去除标本空白以消除非特异性浊度。ApoB 有 ApoB100 与

ApoB48 之分,ApoB48 是 ApoB100 分子氨基末端的部分,所以用多克隆抗体只能测总 ApoB。自动化仪器分析时血清 ApoAⅠ、ApoB 批内≤3%,批间≤5%。

3. 参考区间　　ApoAⅠ:1.20~1.60 g/L(透射比浊法),女性略高于男性,年龄变化不明显;ApoB 水平随年龄增加而上升,70 岁以后不再上升或开始下降,中青年平均水平为 0.8~0.9 g/L,老年人平均水平为 0.95~1.05 g/L。

五、血浆脂代谢相关酶

(一) 卵磷脂-胆固醇酰基转移酶

卵磷脂-胆固醇酰基转移酶分了量为 63 kDa,由 416 个氨基酸残基组成。由肝合成释放入血液,以游离或与 HDL 脂蛋白结合的形式存在,作用是催化 HDL 中的游离胆固醇转化成胆固醇酯,磷脂转变成溶血卵磷脂。卵磷脂-胆固醇酰基转移酶参与胆碱酯酶的逆向转运和组织中过量胆碱酯酶的清除,其中 ApoAⅠ 为其主要激活剂。卵磷脂-胆固醇酰基转移酶常与 HDL 结合在一起,在 HDL 颗粒表面活性很高并起催化作用,对 VLDL 和 LDL 的颗粒几乎不起作用。

1. 卵磷脂胆固醇脂酰转移酶检测方法　　卵磷脂-胆固醇酰基转移酶的检测方法主要有酶法、放射免疫分析法等。其中酶法快速、灵敏、简便,较适合国内实际应用。

2. 卵磷脂胆固醇脂酰转移酶应用评价　　卵磷脂-胆固醇酰基转移酶通常以与 HDL 结合的形式存在,其活性值也与 HDL 变动相关。家族性卵磷脂-胆固醇酰基转移酶缺乏患者,血浆 CE 含量降低,TC 增加,HDL 内除游离胆固醇外各种脂类含量下降,VLDL 及 LDL 中脂类含量增加,血浆卵磷脂-胆固醇酰基转移酶活力严重下降。

3. 卵磷脂胆固醇脂酰转移酶参考区间　　5.19~7.05 mg/L(放射免疫分析法)。

(二) LPL

LPL 主要由脂肪细胞、心肌细胞、骨骼肌细胞、乳腺细胞及巨噬细胞等合成和分泌,分子量为 60 000 Da。LPL 是催化血浆中 TG 分解的关键酶,活性 LPL 以同源二聚体形式存在,催化乳糜微粒和 VLDL 核心的 TG 并将其分解为脂肪酸和单酸甘油酯,LPL 也可分解磷脂如磷脂酰胆碱、磷脂酰乙醇胺,并促使脂蛋白之间转移胆固醇、磷脂及 Apo,其代谢产物游离脂肪酸能为组织提供能量,或再酯化为 TG,储存在脂肪组织中。ApoCⅡ 是 LPL 的激活剂,而 ApoCⅢ 则是 LPL 的抑制剂。

1. LPL 检测方法　　酶法以酶催化的基质减少量进行定量,此时将血浆的肝脂酶(HTGL)经 SDS 或抗体抑制其活性。酶免疫分析法是以酶标记的 LPL 单克隆抗体作为主要试剂,根据抗原抗体反应的特异性和酶催化底物反应的高效性和专一性原理检测。

2. LPL 应用评价　　检测血浆 LPL 活性时,一定要静脉注射肝素,使 LPL 从内皮细胞表面释放入血。通常按每公斤体重 10 U 的量静脉注射,10 min 后采静脉血得到血浆再测 LPL 活性。该方法的实用性受到一定的限制。

3. LPL 参考区间　　成人 LPL>150 mg/L(酶法),低于 40 mg/L 属于 LPL 纯合子缺乏者,LPL 为 40~150 mg/L 属于 LPL 杂合子缺乏者。

第三节　脂代谢检测指标的临床应用

血脂、脂蛋白和 Apo 测定主要用于早期发现与诊断高脂血症,进行动脉粥样硬化(如冠心病等)的危险评估,监测评价饮食与药物治疗效果及健康体检等。

一、脂代谢检测指标的临床意义

1. TC　　① TC 浓度增高,冠心病等心血管疾病的危险增加。② 新生儿 TC 很低,哺乳后很快接近成人水平,之后随年龄增加而增加,但到 70 岁后不再上升或略下降。女性中青年期 TC 略低于男性,绝经后较同年龄男性高。③ 长期高胆固醇、高饱和脂肪酸摄入可造成 TC 升高。④ 脂蛋白代谢相关酶或受体基因发生突变,会引起 TC 显著增高。

2. TG 受生活条件、饮食方式、年龄、性别等影响。正常人如高脂肪饮食后，一般餐后 2~4 h 达高峰，8 h 后基本恢复到空腹的水平。运动不足、肥胖可使 TG 升高。成人 TG 水平随年龄增加(中青年期男性高于女性，50 岁后女性高于男性)。

3. 游离脂肪酸 ① 饮食、运动、应激状况可使游离脂肪酸发生变化。② 病理性升高见于甲状腺功能亢进、未经治疗的糖尿病患者(可高达 1.5 mmol/L)、注射肾上腺素或去甲肾上腺素及生长激素后；能使体内激素(甲状腺素、肾上腺素、去甲肾上腺素、生长激素等)水平升高的疾病；一些药物如咖啡因、磺胺丁脲、肝素、烟酸、避孕药等。③ 病理性降低见于甲状腺功能低下、胰岛素瘤、垂体功能减退、原发性慢性肾上腺皮质功能减退症及用胰岛素或葡萄糖后的短时间内，某些药物如阿司匹林等。

4. HDL-C 研究表明，随着 HDL-C 水平下降，缺血性心血管疾病的危险性上升，HDL-C<1.04 mmol/L 的人群与 HDL-C>1.55 mmol/L 的人群比较，缺血性心血管疾病的危险上升 50%。影响 HDL-C 水平的因素主要有：① 年龄和性别，儿童时期 HDL-C 水平男女相等；青春期男性开始下降，至 18~19 岁达最低点，以后男性低于女性，绝经后女性与男性接近。② 饮食，高糖和素食时 HDL-C 水平常降低。③ 肥胖，常有 TG 升高HDL-C 水平下降。④ 饮酒与吸烟，饮酒可使 HDL-C 水平上升，吸烟可使 HDL-C 水平下降。⑤ 运动，长期运动可使 HDL-C 水平升高。⑥ 药物，睾酮等雄性激素、降脂药中的普罗布考、β 受体阻滞剂、噻嗪类利尿剂等可使 HDL-C 降低；雌激素类药物、烟酸、苯氧乙酸类降脂药、洛伐他汀等可使 HDL-C 升高。

5. LDL-C 是导致动脉粥样硬化的主要脂类危险因素。LDL-C 增高见于家族性高胆固醇血症(TC 增高，LDL-C 增高，HDL-C 降低)，Ⅱa 型高脂血症(TC 增高，LDL-C 增高，TG 正常或轻度增高)。

6. LP(a) 是已公认的动脉粥样硬化性心脑血管疾病的独立危险因素。一般认为，同一个体 LP(a) 相当恒定，但其在个体间差异很大，LP(a)水平高低主要由遗传因素决定，受性别、年龄、饮食、营养、环境的影响小。LP(a)病理性增高见于缺血性心脑血管疾病如心肌梗死等、外科手术、急性创伤和炎症、肾病综合征和尿毒症、除肝癌外的恶性肿瘤、糖尿病肾病。LP(a)病理性减低见于肝脏疾病(慢性肝炎除外)。

7. 血清 ApoAⅠ与 ApoB ① 血清 ApoAⅠ水平是反映血液中 HDL 的数量指标，与 HDL-C 呈明显的正相关，与冠心病的发生危险性呈负相关。心脑血管疾病患者 ApoAⅠ水平下降，ApoAⅠ缺乏症患者血清中ApoAⅠ、HDL-C 极低。ApoAⅠ水平下降还见于糖尿病、慢性肝病、肾病综合征等患者。ApoAⅠ水平升高主要见于妊娠、雌激素疗法等。② 血清 ApoB 水平反映血液中 LDL 的数量，与冠心病的发生危险性呈正相关，ApoB 增高主要见于冠心病、高脂血症、糖尿病、肾病综合征等。ApoB 降低主要见于肝硬化、药物治疗、感染等。

二、血脂测定项目的合理选择

目前，国内外临床上均要求常规血脂测定中应至少测定 TC、TG、HDL-C 及 LDL-C 这 4 项，有条件的实验室可测定 ApoAⅠ、ApoB、LP(a)及游离脂肪酸等。血浆静置试验是粗略判定血中脂蛋白是否异常增加的简易方法，可作为高脂血症的一种初筛试验。

近年来，非 HDL-C 受到临床重视，它指除 HDL 以外其他脂蛋白中含有胆固醇的总和(非 HDL-C = TC-HDL-C)。通常情况下，由于血浆中 IDL、LP(a)等脂蛋白中胆固醇含量较少，故非 HDL-C 主要包括 LDL-C 和 VLDL-C(即非 HDL-C=LDL-C+VLDL-C)，其中 LDL-C 占 70%以上。非 HDL-C 可作为冠心病及其高危人群防治时降脂治疗的另一目标，主要适用于 TG 水平在 2.26~5.65 mmol/L(200~500 mg/dL)时，特别是VLDL-C 增高、HDL-C 偏低而 LDL-C 不高或已达治疗目标的群体。

一些特殊检查项目，如 ApoAⅡ、ApoCⅠ、ApoCⅡ、ApoCⅢ和 ApoE、游离脂肪酸、CETP、LPL、卵磷脂-胆固醇酰基转移酶等多用于科研或临床特殊病例研究。

三、血脂检测指标的应用原则及作用

血脂水平异常是高脂血症诊断和分型的依据，对于遗传性高脂血症，分子诊断能从基因水平确定改变的基础。

1. 血脂检查的建议 为了及时发现和检出血脂异常，建议 20 岁以上的成年人至少每 5 年测量 1 次空腹血脂，包括 TC、LDL-C、HDL-C 和 TG。40 岁以上男性和绝经期后女性建议每年进行血脂检查。缺血性心血管

病及其高危人群则应每3~6个月测定1次血脂。因缺血性心血管病住院治疗的患者应在入院时或24 h内检测血脂。

2. 血脂检查的重点对象　① 已有冠心病、脑血管病或周围动脉粥样硬化病者。② 高血压、糖尿病患者及肥胖者、吸烟者。③ 有冠心病或动脉粥样硬化病家族史者,尤其是直系亲属中有早发冠心病或其他动脉粥样硬化性疾病者。④ 皮肤黄色瘤者。⑤ 有家族性高脂血症者。

3. 儿童血脂水平监测　研究发现,冠心病、动脉粥样硬化和高血压都起始于儿童或青少年时期,并已出现靶器官病理改变。所以,儿童的血脂异常应引起重视,冠心病的部分危险因素在儿童期即可存在并且其可加剧儿童动脉粥样硬化发展的病理过程。血清 TC 在儿童高脂血症管理中最佳值<4.4 mmol/L,临界值为 4.4~5.1 mmol/L,高值为≥5.2 mmol/L;血清 LDL-C 最佳值<2.8 mmol/L,临界值为 2.8~3.3 mmol/L,高值为≥3.3 mmol/L。

儿童肥胖所致的继发性高脂血症是一个日趋严重的、全球关注的公共卫生问题,有高脂血症(含双亲中有一人 TC>6.2 mmol/L)或动脉粥样硬化家族史的儿童应从 2 岁开始监测,方法是:① 若血清 TC<4.4 mmol/L, 5 年内再监测 1 次。② 若血清 TC 为 4.4~5.1 mmol/L,应间隔 1 周在同一实验室再测 1 次,求两次测定结果的均值。③ 若血清 TC≥4.4 mmol/L,则应空腹 12 h,再检测 TC、HDL-C、LDL-C 等,若 LDL-C<2.8 mmol/L,可于 5 年内再检测 TC。④ 若血清 LDL-C 为 2.8~3.3 mmol/L,应进行生活方式的调整和饮食治疗,若 LDL-C≥3.3 mmol/L,应继续检测,必要时对家族全体成员血脂检测,查明是继发性还是原发性,必要时给予药物治疗,治疗最低目标值为 LDL-C<3.4 mmol/L,理想目标值为 LDL-C<2.8 mmol/L。

四、血脂水平的划分

近 20 年来,国内外主张以显著增高冠心病危险的水平作为血脂水平异常划分标准,同时也根据危险水平进行干预及制订治疗目标。美国 NIH 的国家胆固醇教育计划于 1988 年发表的第一个成人治疗组Ⅰ(ATPⅠ),概括地提出了一整套治疗成人高胆固醇血症的临床措施,后来对其进行了修正和补充,于 1993 年发布了 ATPⅡ,2001 年又发布了 ATPⅢ,强调理想的血脂水平、HDL 的作用和纠正多种心血管病危险因素。

2007 年,卫生部心血管病防治研究中心组织中华医学会下属的心血管病学会、糖尿病学会、内分泌学会、临床检验学会专家共同起草了《中国成人血脂异常防治指南》,认为血脂异常防治不仅要重视冠心病,还要重视脑卒中。在我国,血清 TC 增高增加了冠心病发生的危险的同时,也增加了发生缺血性脑卒中的危险。为了更好地显示血清 TC 升高对我国人群潜在的危险,专家建议在血脂防治中采用血脂分层切点(表 10-4)。

表 10-4　血脂水平分层标准(mmol/L)

分　层	血　脂　项　目			
	TC	LDL-C	HDL-C	TG
合适范围	<5.18	<3.37	≥1.04	<1.70
边缘升高	5.18~6.19	3.37~4.12	–	1.70~2.25
升高	≥6.22	≥4.14	≥1.55	≥2.26
降低	–	–	<1.04	–

五、血脂异常的治疗

血脂异常的治疗主要目的是防治冠心病。因此,应根据是否已有冠心病或冠心病等危症及有无心血管危险因素,结合血脂水平,进行全面评价,以决定治疗措施及血脂控制的目标水平。目前,血脂异常的治疗方案主要包括治疗性生活方式改变和药物治疗两方面。

(一)治疗性生活方式改变

治疗性生活方式改变(therapeutic life-style change, TLC)被誉为是最经济有效的降低 LDL-C 的方法,是针对已明确的、可改变的危险因素如饮食习惯、体力活动缺乏和肥胖,采取积极的生活方式改善措施。内容包括:① 减少饱和脂肪酸和胆固醇的摄入。② 增加植物固醇和可溶性纤维的摄入。③ 减轻体重。④ 增加有规律的体力运动。⑤ 采取针对其他心血管病危险因素的措施如戒烟、限盐以降低血压等。

（二）药物治疗

药物治疗以降低患者血清 LDL-C 并使之达到目标值为目的。目前治疗药物有他汀类药物、苯氧芳酸类（或称贝特类）、胆酸螯合剂、烟酸等。在决定采用药物进行调脂治疗时，需要全面了解患者患冠心病及伴随的危险因素情况。在进行调脂治疗时，应以降低 LDL-C 作为首要目标。临床上在决定开始药物调脂治疗及拟定达到的目标值时，需要考虑患者是否同时伴有其他冠心病的主要危险因素（即除 LDL-C 以外的危险因素）。分析这些冠心病的主要危险因素将有助判断罹患冠心病的危险程度，由此决定降低 LDL-C 的目标值（表 10-5）。

表 10-5 血脂异常患者开始调脂治疗的 TC 和 LDL-C 值及其目标值(mmol/L)

危 险 等 级	TLC 开始	药物治疗开始	治疗目标值
低危：10 年危险性<5%	TC≥6.22 LDL-C≥4.14	TC≥6.99 LDL-C≥4.92	TC<6.22 LDL-C<4.14
中危：10 年危险性 5%~10%	TC≥5.18 LDL-C≥3.37	TC≥6.22 LDL-C≥4.14	TC<5.18 LDL-C<3.37
高危：冠心病或冠心病等危症，或 10 年危险性 10%~15%	TC≥4.14 LDL-C≥2.59	TC≥4.14 LDL-C≥2.59	TC<4.1 LDL-C<2.59
极高危：急性冠脉综合征，或缺血性心血管病合并糖尿病	TC≥4.14 LDL-C≥2.07	TC≥4.14 LDL-C≥2.07	TC<3.11 LDL-C<2.07

血清 TG 的理想水平是<1.7 mmol/L，HDL-C 的理想水平为>1.04 mmol/L。对于特殊的血脂异常类型，如轻中度 TG 水平升高(2.26~5.64 mmol/L)，LDL-C 水平达标仍为主要目标，非 HDL-C 达标为次要目标，其目标值为 LDL-C 目标值增加 0.78 mmol/L。而重度高三酰甘油血症(>5.65 mmol/L)，防止急性胰腺炎的发生应首先积极降低 TG 水平。

（三）治疗过程的监测

饮食与非调脂药物治疗 3~6 个月后，应复查血脂水平，如能达到要求即继续治疗，但仍须每 6~12 个月复查 1 次，如持续达到要求，每年复查 1 次。药物治疗开始后 4~8 周复查血脂及 AST、ALT 和肌酸激酶，如能达到目标值，逐步改为每 6~12 个月复查 1 次，如开始治疗 3~6 个月复查血脂仍未达到目标值，则调整剂量或药物种类，或联合药物治疗，再经 4~8 周后复查。达到目标值后延长为每 6~12 个月复查 1 次，TLC 和降脂药物治疗必须长期坚持，才能获得临床益处。心血管病的高危患者应采取更积极的降脂治疗策略。

本章小结

血浆中脂类包括 TC、TG、糖脂、磷脂及游离脂肪酸等，其多以脂蛋白形式存在。脂蛋白用超速离心法分为乳糜微粒、VLDL、IDL、LDL、HDL。脂蛋白代谢紊乱主要表现为高脂蛋白血症和低脂蛋白血症，WHO(1970)以临床表型为基础将高脂血症分为 6 型。血脂异常疾病主要集中在心、脑血管疾病和代谢性疾病，与动脉粥样硬化有关的脂蛋白有 CM 残粒、ox-LDL 和 LP(a)等。血浆中脂类测定包括血浆脂质（如 TC、TG、游离脂肪酸）、血浆脂蛋白[如 HDL-C、LDL-C、LP(a)]、血浆 Apo（如 ApoA Ⅰ、ApoB）等，其是血脂异常检出和治疗效果评价的重要手段。

（苏建友）

第十一章 体液代谢的临床生化检验

体液指人体内所含有的液体,包括水和溶解于其中的物质。正常情况下,人体通过精细的调控系统,保持水、电解质、渗透压和 pH 的相对稳定,为机体保持正常生理状态及发挥正常生理功能提供重要条件。在临床多种疾病中,水、电解质紊乱十分常见,可单独发生或继发于其他疾病,严重时甚至危及患者生命。通过临床生化检验相关指标的测定,能及时了解机体水、电解质平衡紊乱状况,从而有助于临床采取有效治疗措施,为疾病诊断、疗效评估及预后判断提供重要依据。

第一节 体液平衡及其代谢

体液以细胞膜为界,分为细胞内液(intracellular fluid, ICF)和细胞外液(extracellular fluid, ECF)。根据存在部位不同,细胞外液又分为血管内液(血浆)及组织液(包括淋巴液)。各部位体液受机体生理机制的调节而处于动态平衡。

一、水平衡

水平衡是每天进入机体的水,经机体代谢在体液间转移交换,最后等量地排出体外的过程。正常情况下,水的摄入和排出保持动态平衡。1 岁后人体内水分约占体重的 60%,约 2/3 的总体水(total body water, TBW)分布在细胞内液,1/3 分布在细胞外液,细胞内液和细胞外液被细胞膜分隔。细胞外液又被毛细血管内皮分隔为 3/4 的组织液和 1/4 的血管内液。血管内液(全血)中无细胞液体部分(血浆)占 60%,细胞压积占 40%。临床实验室常用的检测对象包括血液(血清、血浆和全血)、组织液(脑脊液、胸腹腔积液、关节液、胃液等)和尿液等。

正常情况下,体内水来源有摄入水、氧化产生水及肾小管重吸收水,而体内水去路有肾脏排出(尿液)、肺部呼出、皮肤蒸发和肠道排出,两者的平衡通过神经内分泌调节来实现。当水摄入和水排出不相等,无法维持体内水动态平衡时,水平衡发生紊乱。常表现为总体水过少(脱水)或过多(水肿),或总体水变化不大,但水分布有明显差异,即细胞内水减少而细胞外水增多,或细胞内水增多而细胞外水减少。

(一) 脱水

机体总体水减少称为脱水,见于水来源减少或水排出过多两种情况。临床上常见的脱水原因有:① 消化液丢失,如呕吐、腹泻等丢失大量体液。② 肾脏丢失,如尿崩症(diabetes insipidus, DI)、肾小管疾病、糖尿病等增加尿液排出量。③ 肺脏丢失,如呼吸道、神经系统疾病造成的呼吸加快、加深,从而排出水分增多。④ 皮肤丢失,如高热、剧烈运动大量出汗,排出水分增加;烧伤、烫伤、电击伤等造成大范围皮肤受损,从而使水分从创面渗出丢失。⑤ 各种原因造成的水摄入不足。

根据细胞外液中血浆钠浓度的变化不同,临床上将脱水分为高渗性脱水、等渗性脱水和低渗性脱水三种。

(二) 水过多和水中毒

机体摄入水过多或水排出减少使体液中水增多、血容量增多,致使组织器官水肿,称为水肿,若过多的水进入细胞内而导致细胞内水过多则称为水中毒。引起水过多的原因有水、电解质排泄障碍,血浆蛋白浓度降低,充血性心力衰竭等。水肿后由于血浆渗透压变化不同,水肿又可分为高渗性水肿、等渗性水肿和低渗性水肿。

二、电解质平衡

电解质是存在于体液中的离子,具有维持渗透压、保持体内液体正常分布的作用。其中主要阳离子有钠(Na^+)、钾(K^+)、钙(Ca^{2+})、镁(Mg^{2+}),主要阴离子包括氯离子(Cl^-)、碳酸氢根(HCO_3^-)、磷酸根(HPO_4^{2-},$H_2PO_4^-$)、硫酸根(SO_4^{2-})及有机阴离子。按 Donnan 平衡学说,体液中阳离子和阴离子总数(当量数)相等,并保持电中性。阴离子常随阳离子总量的改变而改变,而某一种阴离子的减少会使另一种阴离子增加来维持电中性。表 11-1 中显示了正常人体液中水与电解质浓度分布情况。

表 11-1　正常人体液中水与电解质的浓度分布

成分(单位)	血　浆	组 织 液	细胞内液
水(L)	3.5	10.5	28
阳离子			
Na^+(mEq/L)	140	145	12
K^+(mEq/L)	4	4	150
Ca^{2+}(mEq/L)	5	2~3	3
Mg^{2+}(mEq/L)	2	1~2	26
痕量物质(mEq/L)	1	–	–
阴离子			
Cl^-(mEq/L)	102	114	4
HCO_3^-(mEq/L)	27	31	12
蛋白质(mEq/L)	16	–	–
有机酸(mEq/L)	5	–	–
$H_2PO_4^-$(mEq/L)	2	–	–
SO_4^{2-}(mEq/L)	1	–	–

细胞外液中的阳离子主要是 Na^+,而阴离子主要是 Cl^-,其次是碳酸氢根(HCO_3^-)。细胞内液中的阳离子主要是 K^+,其次是 Mg^{2+},阴离子主要是磷酸根。这种分布主要依赖于细胞膜上的钠钾泵的主动转运功能,钠钾泵将 Na^+ 从细胞内泵出到细胞外,同时将细胞外的 K^+ 泵入细胞内,故钠钾泵在维持细胞内外液电解质的平衡起着重要作用。

(一)Na^+ 平衡

正常情况下,Na^+ 的来源主要是食物中氯化钠,随食物进入消化道的氯化钠,几乎全部以离子形式被人体吸收,成年人每天氯化钠需要量为 6.0~8.0 g。Na^+ 主要通过肾脏排泄,少量通过汗液排出。

Na^+ 是细胞外液主要阳离子,在维持细胞外液容量,调节酸碱平衡、保持渗透压和细胞生理功能方面起重要作用。Na^+ 的主要生理功能包括参与酸碱平衡的调节;维持体液容量,维持细胞外液渗透压;维持神经、肌肉的应激性。Na^+ 平衡主要通过细胞外液容量和血浆 Na^+ 的浓度变化进行调节,当细胞外液量减少或血浆 Na^+ 浓度降低时,可通过激活肾素-血管紧张素-醛固酮系统,促使肾脏近曲小管重吸收 $NaHCO_3$,排 Na^+ 减少;当细胞外液容量增加时,心房和心室压力增大,分泌利钠肽增多,减少肾髓质集合管重吸收 Na^+,排 Na^+ 增加,并使尿量增加,促进水的排出。

细胞外液 Na^+ 浓度的改变可由水、Na^+ 任一含量的变化而引起,因此 Na^+ 平衡紊乱通常伴有水平衡紊乱。

(二)K^+ 平衡

人体 K^+ 主要来自食物。蔬菜、肉类和水果均含有丰富的 K^+。人体中的 K^+ 98% 存在于细胞内,细胞外液 K^+ 仅占 2%,故血浆 K^+ 浓度并不能反映体内总量情况。在正常情况下,血清 K^+ 浓度为 3.5~5.5 mmol/L,细胞内液 K^+ 浓度为 150.0 mmol/L。K^+ 的主要生理功能:① 参与酸碱平衡的调节。② 维持细胞内液渗透压。③ 维持神经、肌肉的应激性。④ 参与细胞内物质的合成代谢。

一般情况下,K^+ 的摄入和排出在量上保持一致。影响血 K^+ 浓度的因素:① 细胞外液稀释时,血钾降低;浓缩时,血钾增高。② 体液酸碱平衡紊乱,会影响到 K^+ 在细胞内外的分布及肾脏排泄量的变化。③ K^+ 总量过多往往血钾过高,而 K^+ 总量缺乏则常伴有低血钾。但当细胞外液 K^+ 大量进入细胞内,或血浆受到过分稀释时,K^+ 总量即使正常也可能出现血钾降低。④ 某些原因引起 K^+ 在细胞内外重新分布,使 K^+ 自细胞内移出或从细胞外液移至细胞内。

临床上引起高钾血症的原因：① 摄入过多，含 K^+ 溶液输入过快或过多，过度服用含 K^+ 丰富的药物，输入大量库存血液。② 排泄障碍，如肾衰竭、肾小管功能障碍时，使 K^+ 排泄减少，血钾升高。③ K^+ 由细胞内向细胞外转移，常见于大面积烧伤、外伤等组织细胞大量破坏，细胞内 K^+ 释放入血。④ 长期低钠饮食，使 K^+ 不易排出，血钾升高。⑤ 肾上腺皮质功能减退或大量使用醛固酮拮抗剂，使体内总 K^+ 升高。

引起低钾血症的常见原因：① 摄入不足，如长期低钾饮食、进食不足等使 K^+ 来源减少，导致体内缺 K^+，而肾排 K^+ 正常。② 排出增多，常见于严重呕吐、腹泻、肠瘘等使 K^+ 从胃肠道丢失；肾脏疾病引起肾性失 K^+，大量 K^+ 随尿液丢失。③ K^+ 由细胞外进入细胞内；醛固酮分泌过多或长期使用强利尿剂使 K^+ 大量排出。④ 大量出汗。

观察 K^+ 平衡紊乱与否，除了观察血钾浓度外，还要考虑影响血钾的其他因素，如肾功能、肾素和醛固酮水平、酸碱平衡及尿电解质等。应综合分析 K^+ 平衡紊乱的病因及对机体代谢的影响。

（三）Cl^- 平衡

Cl^- 是细胞外液的主要阴离子，参与调节机体渗透压和酸碱平衡，并参与胃液中胃酸的生成。

Cl^- 主要来源于食物中氯化钠，而肾脏是 Cl^- 的主要排出途径。Cl^- 在体内的变化基本与 Na^+ 一致，血清 Cl^- 异常作为体液平衡、酸碱平衡失调的一个组成部分，应注意引起高氯血症或低氯血症的基础功能紊乱。在伴有 HCO_3^- 增高的代谢性碱中毒类型中，都会有相应 Cl^- 减少，即血清 Cl^- 水平多与碳酸氢盐水平呈负相关。

Cl^- 增高常见于高钠血症、高氯性代谢性酸中毒、过量注射生理盐水等；而血清 Cl^- 降低在临床上较为多见，见于氯化钠摄入不足或丢失增加。

第二节　体液代谢指标的检测与评价

体液代谢紊乱的判断主要依靠实验室检查，血清（浆）钾、钠、氯测定是临床常见的检验项目，有助于电解质、酸碱平衡紊乱的判断。血清、血浆或全血都可以用于电解质测定，但血清与血浆之间、动脉血与静脉血之间的参考范围有一定差异，特别是血钾浓度的差异被认为是有临床意义的。

一、钠和钾

（一）钠、钾测定的标本

血清、血浆和其他体液均可作为钠、钾测定的标本。血浆或全血钾比血清低 $0.2\sim0.5$ mmol/L，原因是血液凝固时血小板破裂会释放出一部分钾。

标本溶血对血钾测定的结果影响颇大，轻微溶血就可使血钾明显升高。标本应及时分离，因全血标本放置时间过长，细胞能量代谢被抑制，能量不足导致红细胞膜上 Na^+-K^+-ATP 酶不能维持内外平衡，从而不能将红细胞内逸出的钾转运到细胞内，使测定结果出现假性增高。

测定血钠标本可以在 $2\sim4$℃或冰冻存放，因为红细胞中钠的含量仅为血浆中的 $1/10$，溶血对钠浓度测定影响也不会太大。

（二）钠的测定

钠是细胞外液的主要阳离子，约 44% 存在于细胞外液，9% 存在于细胞内液，47% 存在于骨骼中。血钠检测的适应证包括水、电解质和酸碱平衡紊乱，多尿综合征和口渴感减弱，肾脏疾病，高血压，某些内分泌疾病（如甲状腺功能减退、盐皮质激素过多或缺乏症），水肿，摄入过量的钠。

1. 血钠测定　可通过离子选择性电极法、火焰发射分光光度法、原子吸收分光光度法（atomic absorption spectrophotometry，AAS）或分光光度法进行。血钠参考区间为 $135.0\sim145.0$ mmol/L。

（1）离子选择性电极法：电解质自动化分析仪上装有含玻璃膜的钠电极或含有缬氨霉素的中性载体膜的钾电极，检测电极表面电位变化，与参比电极电位变化之差来计算样本中钠、钾含量。

离子选择性电极法分为间接法和直接法两类。间接法的样本先被大量高离子强度的稀释液稀释后再检测，高脂、高蛋白样本由于血浆中固相物质占有大量体积，从而使测定结果出现假性降低。而直接法却不需要将标本做任何稀释,直接检测,不存在"电解质排斥效应",因而测定结果不受高脂和高蛋白样本的影响。

离子选择性电极法检测结果误差的原因:① 电极选择性减弱,如氯电极对其他卤化物离子响应,使检测结果减低。② 长期使用,使样本中的蛋白质沉积在电极膜表面而影响检测结果。③ 间接法检测电解质时,因存在"电解质排斥效应",使结果测定值降低。

(2) 火焰发射分光光度法:火焰光度计的种类和型号繁多,但基本结构相同,均由喷雾燃烧系统、分光系统和测量系统三部分组成。

标本用含有锂或铯的溶液稀释后,由燃气吸入雾化室雾化燃烧。钠、钾、锂或铯获得能量后,由基态原子转变成激发态原子,激发态原子不稳定,回到基态时发射出特殊波长的光谱(钠 589 nm、钾 767 nm、锂 671 nm、铯 825 nm)。各波长的光通过各自的滤光片,被光检测器接收进行检测。锂或铯的发射信号作为内标液,制作标准曲线,检测信号的强度与标本中的钠、钾等的浓度成正比。

2. 尿钠测定　　检测尿液中钠的浓度,可以了解钠平衡失调与肾功能状态的关系。尿液钠参考区间为 130~260 mmol/24 h。检测方法同血清钠测定。

尿钠减少见于:① 胃肠道失钠、出汗过多等经肾外失钠过多。② 肾上腺皮质激素过多使肾小管重吸收钠增加。③ 长期低钠饮食者。

尿钠升高见于:① 严重多尿、肾小管重吸收功能减低,钠排出增多。② 肾上腺皮质功能不全。③ 糖尿病患者在尿中排出大量糖和水分,同时排出大量钠。④ 使用强利尿剂后,大量钠随尿排出。⑤ 大量输注盐水后。

(三) 钾的测定

98% 的钾离子分布于细胞内液,是细胞内的主要阳离子。

1. 血钾测定　　血钾反映的是细胞外液钾离子的浓度变化,参考区间为 3.5~5.5 mmol/L。血钾测定的适应证包括高血压、心律失常、服用利尿剂或泻药、已知有其他电解质或酸碱平衡紊乱、急性和慢性肾衰竭、腹泻、呕吐等。

测定方法和方法学评价见血钠测定。

2. 尿钾测定　　尿钾的参考区间:25~100 mmol/24 h。

尿钾减少见于肾上腺皮质功能减退症、酸中毒时尿钾排出减少、肾衰竭、使用保钾利尿剂等。尿钾升高常见于糖尿病酮症酸中毒、使用排钾利尿剂、代谢性碱中毒、使用含钾高的药物和食物、肾小管功能不全等。

二、氯

氯是细胞外液的主要阴离子,但在细胞内外均有分布。血氯检测的适应证包括电解质及酸碱平衡紊乱、重症监护患者出现危险情况时。血清、血浆、尿液和脑脊液均可测定氯离子。

(一) 血氯测定

1. 标本准备　　因红细胞中氯的浓度是血清(浆)中的一半,因此,标本轻度溶血对检测结果影响不大。

2. 测定方法及其评价　　测定血氯的方法有同位素稀释质谱法、库伦电量分析法、硫氰酸汞比色法、离子选择性电极法、硝酸汞滴定法和酶法。同位素稀释质谱法是血氯测定的决定性方法,临床常用的检测方法为离子选择性电极法。

(1) 硫氰酸汞比色法:血清中氯与硫氰酸汞反应,形成非游离的氯化汞和游离的硫氰酸离子,硫氰酸离子再与铁离子反应生成一种浅红色的硫氰酸铁复合物,在 480 nm 处进行比色,吸光度大小与样本中氯的浓度成正比。反应方程式如下:

$$Hg(SCN)_2 + 2Cl^- \rightarrow HgCl_2 + 2(SCN)^-$$

$$3(SCN)^- + Fe^{3+} \rightarrow Fe(SCN)_3$$

该法分析范围为 80~125 mmol/L,高脂样本会产生混浊而干扰测定。反应对温度非常敏感,吸光度随温度升高而增加。

(2) 离子选择性电极法:具有标本用量微少、简便、快速、准确等优点。氯电极是由氯化银、氯化铁-硫化汞为膜性材料制成的固体膜电极,对标本中氯有特殊响应。

3. 参考区间　96~108 mmol/L。

（二）尿氯测定

检测尿液中的浓度用于辅助电解质平衡失调和酸碱平衡失调的病因诊断。

尿氯的参考区间：100~250 mmol/24 h。

尿氯减低见于大量出汗、剧烈呕吐、心力衰竭、长期低盐饮食、使用肾上腺皮质激素等。

尿氯增高见于肾小管重吸收功能减低、糖尿病酮症酸中毒、使用利尿剂等。

第三节　体液代谢生化检测指标的临床应用

在临床工作中，体液平衡紊乱常常伴随其他疾病发生，或者表现某些疾病的并发症。其诊断依靠主要靠病史、临床表现、体格检查、电解质检测和血压测量等。

一、体液平衡紊乱

体液平衡紊乱主要包括脱水和水过多两种情况。临床上选择测定血清清蛋白和血细胞压积，特别是记录患者每天水摄入和排出的量来了解患者是处于容量不足还是处于容量过多。

（一）脱水

脱水（失水）是指体液丢失所造成的体液容量不足。根据水和钠丢失的比例和性质，常将脱水分为高渗性脱水、等渗性脱水和低渗性脱水3种。在疾病诊治过程中，医生应根据患者病史（钠摄入不足、呕吐、高热、大出血、腹泻等）推测脱水的类型和程度，如高热、尿崩症应多考虑高渗性脱水，呕吐、腹泻应考虑低渗性或等渗性脱水，血压下降、昏迷等提示重度脱水，必要时应做实验室检查来证实。常用检测指标包括每天水摄入量、尿量、尿比重、血红蛋白、红细胞压积、电解质、血浆渗透压、血肌酐和尿素。

1. 高渗性脱水　失水多于失钠，细胞外液容量减少，渗透压升高。当失水量达到体重 2%~3% 时为轻度脱水；失水量达到体重的 4%~6% 时为中度脱水；失水量达体重的 7%~14% 时为重度脱水。中、重度脱水时，尿量减少；除尿崩症外，尿比重、血红蛋白、红细胞压积均升高，高渗性脱水时，机体血钠>150 mmol/L 或 $[Cl^-]+[HCO_3^-]>140$ mmol/L 和血浆渗透压>310 mOsm/L，严重者可出现酮症、代谢性酸中毒和氮质血症。

2. 等渗性脱水　有效循环血容量和肾血流量下降，出现口渴、少尿等临床表现，严重者可出现血压下降。血钠、血浆渗透压基本正常；尿量少，尿钠降低或正常。等渗性脱水时，机体血钠为 130~150 mmol/L 或 $[Cl^-]+[HCO_3^-]$ 为 120~140 mmol/L。

3. 低渗性脱水　早期表现为有效循环血容量不足和尿量减少，无口渴，严重者导致细胞内低渗和细胞水肿。低渗性脱水时，机体血钠<130 mmol/L 或 $[Cl^-]+[HCO_3^-]<120$ mmol/L 和血浆渗透压<280 mOsm/L。疾病晚期出现尿少、尿比重降低、尿钠减少；血细胞比容、红细胞、血红蛋白、尿素均升高，血尿素/肌酐（单位为 mg/dL）值>20∶1（正常 10∶1）。轻、中度脱水血压<100 mmHg；重度脱水血压<80 mmHg，常出现四肢发凉、体温低等休克症状，严重者可见昏迷。

上述3种脱水的病因和发生机制虽各不相同，但基本改变是体液容量不足，3种类型脱水在机体代偿和治疗过程中可相互转化。

（二）水过多和水中毒

水过多是在体内水过多潴留的一种病理状态。水中毒就是过多的水进入细胞内，导致细胞内水过多。

根据病史，结合临床表现及实验室检查，一般可做出诊断。轻度水过多仅有体重增加；当血钠降至125 mmol/L 时（血浆渗透压低于 260 mOsm/L），患者有疲倦、表情淡漠、恶心、食欲减退等表现和皮下组织肿胀；当血钠降至 115~120 mmol/L 时（血浆渗透压低于 240~250 mOsm/L），患者出现头痛、神志错乱等神经精神症状；当血钠降至 110 mmol/L 时（血浆渗透压低于 230 mOsm/L），患者可发生抽搐和昏迷。

水过多在临床较少见，常见于肾衰竭、肝硬化、心力衰竭等疾病情况。

二、电解质平衡紊乱

电解质平衡紊乱的生化检查项目主要包括血液电解质和渗透压的测定,尿液尿量、电解质和渗透压测定。根据检测结果可判断电解质失调的严重程度,评估容量状态以鉴别电解质紊乱的病因。

(一)钠代谢紊乱

1. **低钠血症**　指血钠<135.0 mmol/L。临床上低钠血症分为:① 缺钠性低钠血症,体内总钠量和细胞内钠减少,血钠浓度降低。② 稀释性低钠血症,即水过多,血钠被稀释,血钠浓度降低,总钠量可正常或增加。③ 转移性低钠血症,较为少见,机体缺钠时,钠从细胞外移入细胞内。细胞内钠增多,而血钠减少,钠总量正常。④ 特发性低钠血症,亦称消耗性低钠血症,多见于恶性肿瘤、肝硬化晚期、营养不良及其他慢性疾病晚期。细胞内蛋白质分解增多,细胞内渗透压降低,水由细胞内移出至细胞外,导致血钠降低。

2. **高钠血症**　指血钠>145.0 mmol/L。机体总钠量可增高、正常或减少。高钠血症可由摄入钠增多、体液中水过度丢失或钠排泌减少引起。高钠血症根据发生的原因和机制分为浓缩性高钠血症和潴钠性高钠血症。浓缩性高钠血症即高渗性脱水,体内总钠减少,而细胞内钠和血钠浓度增高,临床最常见,见于单纯性失水或失水大于失钠。潴钠性高钠血症较为少见,主要由肾排泄钠减少和(或)钠摄入过多所致,临床主要表现为神经精神症状,病情轻重与血钠升高的速度和程度有关。

(二)钾代谢紊乱

1. **低钾血症**　指血钾<3.5 mmol/L。体内总钾量丢失,称为钾缺乏症。低钾血症临床常见于总钾量正常,因稀释或转移到细胞内而导致血钾降低;反之,血钾缺乏,但由于血液浓缩,或钾从细胞内转移到细胞外,血钾浓度又可正常甚至升高。

血钾的危急值:<2.6 mmol/L 或>6.0 mmol/L。

低血钾由于改变了细胞内、外钾的比例而影响了神经、肌肉的兴奋性,以及钾对细胞膜的功能和酶活性的影响,从而使患者出现低血钾的症状。低钾血症分为缺钾性低钾血症、转移性低钾血症和稀释性低钾血症。

(1) 缺钾性低钾血症:一般血钾缺乏时,患者常感疲乏、软弱、乏力;血钾<2.5 mmol/L 时,表现为肢体软瘫、全身性肌无力,甚至呼吸困难、吞咽困难,严重者可窒息。循环系统早期表现为心肌应激性增强、心动过速,可有房性、室性期前收缩,严重者可因心室扑动、心室颤动、心脏骤停而猝死。

(2) 转移性低钾血症:亦称周期性瘫痪。患者常在半夜或凌晨起病,常表现为发作性软瘫或肢体软弱乏力,一般持续数小时,个别长达数日。

(3) 稀释性低钾血症见于水过多或水中毒时。

2. **高钾血症**　指血钾>5.5 mmol/L。体内总钾量增高(钾过多)、正常或缺乏。高钾血症分为钾过多性高钾血症、转移性高钾血症和浓缩性高钾血症3种。

(1) 钾过多性高钾血症:主要见于肾排钾减少而致血钾过高,机体钾总量增高。一般只要肾功能正常,尿量>500 mL/d 者,很少引起高钾血症。

(2) 转移性高钾血症:因细胞内钾释放或转移到细胞外所致,少尿或无尿诱发或加重病情。

(3) 浓缩性高钾血症:常见于重度脱水、失血、休克等致有效循环血容量减少,血液浓缩而钾浓度相对升高,同时伴有肾前性少尿及排钾减少,休克、酸中毒、缺氧等使钾从细胞内进入细胞外液。

3. **酸碱平衡紊乱时表现**　酸碱平衡紊乱时会影响到血钾浓度,酸中毒时细胞外氢增加,细胞内钾会转移到细胞外,而且在肾远端小管钾与钠交换减少而氢与钠交换增多,导致血钾浓度增高。碱中毒时正好相反,血钾浓度下降。血钾浓度的变化也会影响到酸碱平衡,缺钾时,细胞内钾向细胞外转移,同时氢移入细胞内,肾脏对钾排泄减少而泌氢增加,钠、碳酸氢根重吸收增多,导致低钾性代谢性碱中毒及细胞内酸中毒,多同时伴有氯缺乏。

必须注意,血钾水平和体内总钾含量不一定成正比。钾过多时,可因细胞外液水过多或碱中毒而使血钾正常;反之,当钾缺乏时,可因血液浓缩和酸中毒而使血钾增高。

(三)氯代谢紊乱

1. **低氯性代谢性碱中毒**　在酸碱平衡中氯离子作为阴离子常与碳酸氢根互动,当碳酸氢根进入细胞内,常伴有氯转移到细胞外。低氯时,由于肾小管细胞的氯减少,钠、钾、碳酸氢根重吸收增多,导致低氯性代谢性碱中毒。由于胃液丢失、排钾性利尿剂使排钠过多或原发性醛固酮增多症所致的低氯性碱中毒,经补氯后可纠正碱中毒,临床也称为"对氯有反应性碱中毒"。

2. **高氯性代谢性酸中毒**　临床上代谢性酸中毒时阴离子间隙(anion gsp,AG)常升高,表示固定酸增加,如肾衰竭、酮症酸中毒或乳酸中毒等,此时测定的碳酸氢根被未测定阴离子代替而氯大多正常。但在肠瘘、肾小管病变等由于碳酸氢根的丢失而引起的代谢性酸中毒的疾病中,碳酸氢根减少由氯升高代偿。而AG值变化不大,即为高氯性代谢性酸中毒。

3. **混合性代谢性酸碱紊乱**　如果代谢性酸中毒同时合并代谢性碱中毒或混合性代谢性酸中毒,常表现为高阴离子间隙性代谢性酸中毒同时存在高氯性代谢性酸中毒。此时为了保持体液的电中性,由于AG升高消耗掉的碳酸氢根常出氯来补充,故一般氯会升高。

本章小结

体液以细胞膜为界分为细胞内液和细胞外液,细胞外液又分为血浆和组织液。血液的晶体渗透压决定了水在细胞内液和细胞外液的分布,当血液晶体渗透压升高,细胞内液中水溢出,表现为细胞内脱水;而当血液中晶体渗透压降低,水流入细胞,表现为细胞水肿。血浆中主要电解质有钠、钾、氯等,钠是细胞外液主要的阳离子,而钾主要分布在细胞内液中,这种分布主要依赖于细胞膜上的钠钾泵主动转运功能。体液中电解质阴阳离子总数相等时机体处于电中性。水平衡紊乱表现为总体水过少(脱水)或者过多(水肿),或变化不大但分布有明显差异。细胞外液中钠的变化可由水、钠任一含量的变化而引起,钠平衡紊乱常伴有水平衡紊乱,分为高钠血症和低钠血症。

钠、钾测定方法有离子选择性电极法、火焰发射分光光度法、原子吸收分光光度法或分光光度法。氯的测定方法有同位素稀释质谱法、库伦电量分析法、硫氰酸汞比色法、离子选择性电极法、硝酸汞滴定法和酶法。临床最常用的检测方法为离子选择性电极法。溶血标本影响血钾测定结果,标本冷藏或未及时分离血清,细胞内钾外移,使结果升高。

(张　萍)

第十二章 酸碱平衡的临床生化检验

细胞发挥正常生理功能有赖于稳定的内环境,如 pH、渗透压、电解质等条件必须相对稳定,以保证不同酶系发挥催化作用和物质代谢的正常进行。正常人细胞外液的 pH 始终保持在一定的水平,在狭小的范围内波动,如血液的 pH 为 7.35~7.45。机体维持内环境 pH 相对稳定的过程称为酸碱平衡。

第一节 概述

机体代谢所需的 O_2 依靠呼吸器官不断从空气中摄取,并通过血液循环,输送到全身各器官和组织,再将代谢产物 CO_2 排出体外。机体通过酸碱平衡调节体系维持体内酸碱物质含量及比例,维持血液 pH 在正常范围内。

一、血液中的气体及运输

血液的功能之一是将肺吸入的 O_2 运至组织,以供机体组织细胞氧化之需;同时将代谢过程中产生的 CO_2 运至肺部而排出体外。

1. O_2 的运输 O_2 在血液中以化学结合和物理溶解的两种方式进行运输。其中主要以与血红蛋白(hemoglobin, Hb)化学结合的方式,占血液中总氧量的 98.5%;物理溶解在血液中的 O_2 虽然极少,约占血液总氧量的 1.5%,但是决定了 PO_2 大小。O_2 在肺泡和组织进行交换时,均需首先溶解在血液中,再与 Hb 结合或释放,而且血液中 PO_2 改变将直接影响 Hb 与 O_2 结合。

血液中 O_2 主要以氧合血红蛋白(HbO_2)形式运输,氧结合量是理论上全部 Hb 可结合的 O_2 量;氧含量是实际与 Hb 结合的 O_2 量。血氧饱和度是血液中 HbO_2 量与 Hb 总量之比。

血氧饱和度是衡量血液携带输送 O_2 能力的指标。影响血氧饱和度的因素主要有两个:① pH 和 PCO_2,在任意 PO_2 下,血液 H^+ 浓度的高低与 Hb 和 O_2 的亲和力呈负相关,即与血氧饱和度呈负相关;② 2,3-二磷酸甘油(2,3-DPG)含量,与 Hb 和 O_2 的亲和力呈负相关,即与血氧饱和度呈负相关。

2. CO_2 的转运 血液中 CO_2 由组织细胞物质代谢产生的,进入血液后有 3 种存在形式:① 物理溶解(占总量的 8.8%);② HCO_3^- 形式(占总量的 77.8%);③ 与 Hb 结合成氨基甲酸血红蛋白(占总量的 13.4%)(HbNHCOOH)。进入红细胞中的 CO_2 有两种代谢方式:① 在碳酸酐酶(carbonic anhydrase, CA)作用下,与 H_2O 反应生成 H_2CO_3,H_2CO_3 再迅速解离成 H^+ 和 HCO_3^-,这是血液运输 CO_2 的主要形式;② 与 Hb 结合成氨基甲酸血红蛋白。

二、酸碱平衡的调节体系

体内酸碱平衡的调节体系主要包括血液的缓冲体系、肺的调节作用和肾的调节作用,体内其他器官也有一定的调节作用如肌肉组织、肝脏、骨骼组织等。

1. 血液的缓冲作用 血液中存在多种缓冲对,如血浆中有 $NaHCO_3/H_2CO_3$、Na_2HPO_4/NaH_2PO_4、$NaPr/HPr$ 等;红细胞中有 $KHbO_2/HHbO_2$、KHb/HHb、$KHCO_3/H_2CO_3$、K_2HPO_4/KH_2PO_4 等。其中以 $[HCO_3^-]/[H_2CO_3]$ 体系对酸碱平衡的调节最为重要。

根据 H-H 公式,血液 pH 为

$$pH = pKa + \log \frac{[HCO_3^-]}{[H_2CO_3]} = pKa + \log \frac{[HCO_3^-]}{\alpha \times PCO_2}$$

式中,pKa 值为 6.1(37℃),α(CO_2溶解常数)为 0.03 mmol/(L·mmHg)(37℃)。当血浆[HCO_3^-]为 24.0 mmol/L,PCO_2 为 5.3 kPa(40 mmHg)时,血浆 pH 是 7.40。通过 H-H 公式可看出,[HCO_3^-]/(α·PCO_2)只要维持在20/1,血液 pH 即可维持正常水平。

2. 肺的调节作用   当 pH 下降、PCO_2 上升、PO_2 降低时,人体通过颈动脉窦、主动脉弓等感受器刺激呼吸中枢,使呼吸加深加快,排出更多的 CO_2;pH 上升或 PCO_2 下降时则减少 CO_2 排出。H_2CO_3 能通过肺以 CO_2 气体形式排出体外,故被称为挥发性酸;而其他不能通过肺排出体外的酸被称为固定酸,如 H_2SO_4、$H_2PO_4^-$、乳酸等有机酸。肺的调节作用需要 1~2 d,成人每次通过肺呼吸可以处理约 20 mL 的 CO_2(碳酸的挥发形式)。

3. 肾的调节作用   肾对酸碱的调节主要通过调节[HCO_3^-]及排泄固定酸,需要 1 周左右。肾的调节作用表现在:① 肾小管分泌 H^+(在尿液中与固定酸根结合而排出),回收 Na^+(重吸收 $NaHCO_3$)。② 肾小管分泌 NH_3,NH_3 在尿液中与 H^+ 形成 NH_4^+ 而排出。③ 当 HCO_3^- 浓度超过肾阈值(28 mmol/L)时,肾可直接排出多余的 HCO_3^-。

三、酸碱平衡的紊乱

机体内酸碱物质的产生或丢失超过了机体调节能力,或这种调节体系本身发生障碍均可使血浆中 HCO_3^- 和 H_2CO_3 的浓度及其比值的变化超出正常范围从而导致酸碱平衡紊乱。当机体发生酸碱平衡紊乱,特别是代谢性酸碱平衡紊乱时常伴随血浆(或血清)中电解质参数的改变。因此,血气分析时往往要了解患者体内各种电解质的改变情况。

第二节 酸碱平衡指标的检测与评价

人体内环境的酸碱平衡及其紊乱通常通过血气分析来评价,即应用专门的血气分析仪来测定血液中的 O_2 和 CO_2 等指标。

一、血气分析样本的采集

血气分析中标本采集与处理不当引起的误差可远大于分析误差,因此应特别重视标本采集与处理。

(一)标本类型

血气分析标本通常采用肝素抗凝的动脉血或动脉化的毛细血管血,静脉血一般在动脉血采集困难时才使用。需要注意的是,血气分析中动脉血与静脉血的 PO_2、PCO_2 等指标的参考区间有明显的差异。静脉血因 O_2 已被组织所利用,PO_2 较低,PCO_2 要高 2~8 mmHg(0.27~1.06 kPa),pH 要低 0.02~0.05。

(二)标本的采集

桡动脉是首选的穿刺部位,肱动脉为次选部位。早产新生儿应在不影响样本质量和分析准确度的情况下采尽可能少的血量。如果上述部位不能采血时,最好由有经验的医生采集股动脉或足背动脉血液。所有样本收集必须严格按照国际通用的感染控制预防措施进行。

1. 被检测者应处于安静状态   这是标本采集过程中的一个重要条件。穿刺时要尽量减轻患者的疼痛感。不同的状态(如睡眠、清醒、运动、坐位、卧位或进食后)测定结果都会有所不同。

2. 样本采集要求   全血标本收集最好用无菌、含肝素的 1~5 mL 注射器,推荐使用玻璃注射器,避免塑料注射器通过管壁进行气体互换。采血后应立即用橡皮帽将针头封闭。血标本内不应有气泡混入。收集标本时应避免血液与大气接触。大气中的 PCO_2 大约 0.25 mmHg,比血液中(40 mmHg)少得多,血液暴露在空气中会降低 CO_2 含量和 PCO_2,pH 会升高。大气中的 PO_2(155 mmHg)要比动脉血高 60 mmHg,比静脉血高 120 mmHg。标本暴露到空气中,PO_2 可以升高,而当患者进行氧治疗时,可能会使测定结果比实际 PO_2 低。

3. 抗凝剂的用法   0.05 mg 肝素足以抗凝 1 mL 全血,所以可将足够量的液体肝素(500 U/mL 或 5 mg/mL)吸入注射器,尽可能湿润注射器整个内表面,然后排出液体肝素,只留下注射器死区的肝素(约 0.1 mL)即可。

（三）标本的送检和储存

全血采集后应尽快测定，不宜存放。因血细胞继续进行代谢，O_2不断被消耗，CO_2不断地产生，从而导致测定结果不准确。如果血标本采集后 30 min 内不能检测，应将标本放入冰箱中保存，使其温度降至 0℃~4℃，最多不能超过 2 h。

二、血气分析技术

利用血气分析仪可直接测定血液 PO_2、PCO_2 和 pH 这 3 个主要项目，由这 3 个指标可计算出其他酸碱平衡相关的诊断指标，通过这些可对患者体内酸碱平衡、气体交换及氧合作用做出比较全面的判断和认识。血气分析是临床抢救危重患者的常规检验项目，对重症监护手术及麻醉后患者都需要及时准确的血气分析结果。

血气分析的床旁检测可减少分析时间，提高工作效率、使医生及时获得患者血气状态，为病因的分析和治疗方案的选择提供科学依据。

三、血气分析常用指标

（一）pH

pH 为 H^+ 浓度的负对数值。pH 是反映酸碱平衡紊乱的最直接指标。临床常用离子选择性电极法测定 pH。

参考区间：动脉血 pH 7.35~7.45，相当于 $[H^+]$ 为 35~45 nmol/L。

血液 pH 超出参考区间：① pH<7.35 为酸中毒；② pH>7.45 为碱中毒。血液 pH 处于参考区间内，可能有 3 种情况：① 正常酸碱平衡；② 代偿性酸碱平衡紊乱；③ 同时存在强度相等的酸中毒和碱中毒，即 pH 正常不代表机体没有酸碱平衡紊乱发生。

（二）PCO_2

PCO_2 是指物理溶解在血液中的 CO_2 所产生的张力。PCO_2 是衡量肺泡通气情况和酸碱平衡中反映呼吸因素的重要指标。

参考区间：35~45 mmHg（4.67~6.00 kPa）。

（1）PCO_2<35 mmHg 为低碳酸血症，提示肺通气过度，发生在呼吸性碱中毒或代谢性酸中毒的代偿期。

（2）PCO_2>45 mmHg 为高碳酸血症，提示肺通气不足，见于呼吸性酸中毒或代谢性碱中毒代偿期。

（3）PCO_2>50 mmHg 提示呼吸衰竭。

（三）PO_2

PO_2 是指物理溶解在血液中的 O_2 所产生的张力。PO_2 是判断缺氧程度和呼吸功能的敏感指标。

参考区间：75~100 mmHg（10.0~13.3 kPa）。

肺通气和换气功能障碍可造成 PO_2 下降。呼吸衰竭时，PO_2 常低于 55 mmHg；PO_2 低于 30 mmHg 可危及生命。

（四）实际碳酸氢盐与标准碳酸氢盐

实际碳酸氢盐（actual bicarbonate，AB）指血浆中 HCO_3^- 的实际浓度，即指未经过 PCO_2 为 40 mmHg（5.32 kPa）、PO_2 为 100 mmHg（13.3 kPa）气体平衡处理的血液中 HCO_3^- 真实含量。AB 虽是代谢性酸碱中毒的重要指标，但也受呼吸因素影响而继发改变。

标准碳酸氢盐（standard bicarbonate，SB）指在标准条件下（37℃时用 PCO_2 为 40 mmHg 及 PO_2 为 100 mmHg 的混合气体平衡后）测定的血浆 HCO_3^- 的含量，是反映代谢性酸碱中毒的重要指标。

参考区间：AB 或 SB 的参考区间为 22~27 mmol/L，平均值为 24 mmol/L。

正常情况 AB 约等于 SB，相差值在 1 mmol/L 范围内，表示呼吸功能正常。若两者差超过 1 mmol/L，表示肺功能异常，或经过肺代偿的酸碱平衡紊乱。SB 排除了呼吸因素的影响，是反映代谢性酸碱中毒的可靠指标。SB 升高为代谢性碱中毒；SB 降低为代谢性酸中毒。当 AB>SB 时表明有 CO_2 潴留，为呼吸性酸中毒；当 AB<SB 时表明 CO_2 排出过多，为呼吸性碱中毒。

(五) 缓冲碱

缓冲碱(buffer base，BB)指血液中具有缓冲作用的阴离子总和，包括 HCO_3^-、Hb、血浆蛋白及少量的有机酸盐和无机磷酸盐。

参考区间：全血缓冲碱(BBb)为 45~54 mmol/L；血浆缓冲碱(BBp)为 41~43 mmol/L。

缓冲碱代表血液中碱储备的所有成分，比仅代表 HCO_3^- 的 AB 和 SB 值更能全面地反映体内中和酸的能力，但由于缓冲碱受血浆蛋白、Hb 及呼吸和电解质等多种因素的影响，一般认为它不能确切反映代谢性酸碱平衡状态。缓冲碱增高为代谢性碱中毒或呼吸性酸中毒；缓冲碱降低为代谢性酸中毒或呼吸性碱中毒。

(六) 碱剩余

碱剩余(base excess，BE)是指在 37℃ 和 PCO_2 为 40 mmHg 时，将 1 L 全血 pH 调整到 7.40 所需强酸或强碱的毫摩尔数，是代谢性酸碱中毒的客观指标。

由于正常 pH 为 7.40，碱剩余为零。当所需为强酸时，碱剩余为正值；若所需为强碱时，则为负值。

参考区间：-3~+3 mmol/L。

碱剩余是反映机体代谢性酸碱平衡紊乱的指标。碱剩余正值时为代谢性碱中毒；碱剩余负值时为代谢性酸中毒。

(七) AG

AG 为未测定阴离子(unmeasured anion，UA)与未测定阳离子(unmeasured cation，UC)之差。UA 指除经常测定的 Cl^- 和 HCO_3^- 外其他阴离子，如某些无机酸(硫酸、磷酸等)、有机酸(乳酸、β-羟丁酸、乙酰乙酸等)；UC 指除 Na^+ 外其他阳离子如 K^+、Ca^{2+}、Mg^{2+} 等。

因血液中阴、阳离子的当量数相等，即有 $Na^+ + UC = Cl^- + HCO_3^- + UA$，因而 AG 值为

$$AG(mmol/L) = UA - UC = Na^+ - (Cl^- + HCO_3^-)$$

从计算公式中可以看出，影响血钠的各种因素均可影响 AG 值，因此 AG 在用于酸碱紊乱判断时必须排除导致血钠升高的其他原因。例如，使用高钠盐水治疗、脱水治疗，使用大量含有钠盐的抗生素或输血带入大量枸橼酸钠等所致高钠。应注意低钾低氯性碱中毒时，[HCO_3^-]未能成比例升高也可引起 AG 值增高。另外，AG 升高(>16 mmol/L)表示有机酸增多的代谢性酸中毒如酮症酸中毒和乳酸中毒等，此时可测定的 HCO_3^- 被未测定阴离子代替而 Cl^- 大多数情况下正常，即为高阴离子间隙性代谢性酸中毒。但并非所有的代谢性酸中毒 AG 值均升高，如肠瘘、胆瘘、肾小管病变等由于 HCO_3^- 的丢失而引起的代谢性酸中毒，此时 HCO_3^- 减少由 Cl^- 增加代偿，而 AG 值变化不大，即为高氯性代谢性酸中毒。引起 AG 降低的因素有低蛋白血症、高钾高钙血症等。AG<8 mmol/L 可能是低蛋白血症。

参考区间：8~16 mmol/L，平均值为 12 mmol/L。

(八) 潜在 HCO_3^-

潜在 HCO_3^-(potential bicarbonate，PB)是指排除并存高阴离子间隙性代谢性酸中毒的掩盖作用以后的 HCO_3^-。在代谢性碱中毒判断时有重要价值。

根据电中性原则，即 AG 增加多少，HCO_3^- 即降低多少，因此假如无代谢性酸中毒影响时，则有如下关系：

$$PB = SB + \Delta AG$$

AG 增高时，人体内检测到的 AB 并不能代表机体真正的碳酸氢盐水平，PB 更能反映机体代谢性因素的实际情况。本指标适用于高 AG 性代谢性酸中毒是否合并代谢性碱中毒。

在 AG 增高的情况下，PB 高于 SB 参考区间上限表明机体内存在混合性代谢性酸中毒合并代谢性碱中毒。

(九) 血氧饱和度

血氧饱和度指血液在一定的 PO_2 下，HbO_2 占全部 Hb 的百分比。参考区间为 95%~98%。

计算公式为

$$SO_2 = \frac{HbO_2}{Hb} \times 100\%$$

血氧饱和度用于判断 Hb 与 O_2 亲和力的指标。其降低时表明 Hb 与 O_2 亲和力下降,PO_2、PCO_2 和 2,3-DPG 对血氧饱和度有影响。

(十)肺泡-动脉氧分压差

肺泡-动脉氧分压差(alveolar-arterial PO_2 difference,A-aDO$_2$/P$_{A-a}$O$_2$)是指肺泡气 PO_2 与动脉内血 PO_2 之间的差值,它是判断肺换气功能的一个指标。在心肺复苏中,A-aDO$_2$ 又是反映预后的一项重要指标。

A-aDO$_2$ 不是直接测定的数据,而是依据测得的 PO_2、PCO_2 及吸入氧浓度(FIO_2)数据通过公式计算而来。

计算公式为

$$A-aDO_2 = \left[\left(\frac{PB - 47}{100}\right) \times FIO_2 - PCO_2 \times \frac{1}{R}\right] - PO_2$$

式中,PB 为大气压值,R 为呼吸商(以 0.8 计),47 为 37℃时水蒸气压。

该指标反映氧气从肺交换到血液的难易程度。A-aDO$_2$ 升高表明存在肺换气障碍。

正常情况下存在一定的 A-aDO$_2$,随年龄增长而上升。儿童期为 5 mmHg(0.66 kPa);青年期为 8 mmHg(1.06 kPa);60~80 岁为 24 mmHg(3.2 kPa)。

(十一)TCO$_2$

TCO$_2$ 是指血浆中所有以各种形式存在的 CO_2 的总含量,其中 95% 是以化学结合形式(主要是 HCO_3^-)存在,5% 以物理溶解形式存在。TCO$_2$ 代表了体内 CO_2、H_2CO_3 和 HCO_3^- 的含量,是反映代谢性酸碱中毒的重要指标。

计算公式为

$$TCO_2 = AB + \alpha \times PCO_2$$

式中,AB 为实际 HCO_3^- 含量,α(CO_2溶解常数)为 0.03 mmol/(L·mmHg)。

参考区间:23~28 mmol/L。

TCO$_2$ 虽是代谢性酸碱中毒的重要指标,但也受呼吸因素影响而继发改变。代谢性酸中毒时明显下降,代谢性碱中毒时明显升高。呼吸性酸碱中毒时会有不同程度的升高或降低现象。

第三节 酸碱平衡检测指标的临床应用

酸碱平衡紊乱类型的判断应在充分了解患者的病史和临床表现的基础上,根据血气分析仪获得的各项酸碱平衡检测指标结果进行分析。

一、酸碱平衡紊乱的类型

在血液缓冲体系中,以血浆中 $[HCO_3^-]$/$[H_2CO_3]$ 体系最为重要。只要其比值维持在 20:1,就能使血浆 pH 维持在 7.40 左右。若血浆中其比值<20:1,则血浆 pH 下降或低于正常值下限 7.35,称为酸中毒;若比值>20:1,则血浆 pH 升高或高于正常值上限 7.45,称为碱中毒。$[HCO_3^-]$ 的改变主要由机体代谢因素变化所致,故将血液 HCO_3^- 水平下降造成的酸中毒称为代谢性酸中毒;血液 HCO_3^- 增多造成的碱中毒称为代谢性碱中毒。同理,由于 H_2CO_3 的改变代表机体呼吸因素的变化,故将血液 H_2CO_3 增多造成的酸中毒称为呼吸性酸中毒;血液 H_2CO_3 减少所造成的碱中毒称为呼吸性碱中毒。

发生酸碱平衡紊乱后,机体通过血液缓冲体系、肺及肾的调节作用,调节 $[HCO_3^-]$/$[H_2CO_3]$ 值至正常水平的过程,称为代偿过程。如果经过代偿 $[HCO_3^-]$/$[H_2CO_3]$ 值恢复到 20:1,血液 pH 维持在 7.35~7.45,这种情况称为代偿性酸中毒或代偿性碱中毒。如果病情严重超出了机体调节的限度,不能使比值恢复到正常范围,pH 超出正常参考范围,则称为失代偿性酸中毒或失代偿性碱中毒。

酸碱平衡紊乱总体上可分为单纯性酸碱平衡紊乱和混合性酸碱平衡紊乱两大类,每一大类又可分为多种不同的类型。

（一）单纯性酸碱平衡紊乱

单纯性酸碱平衡紊乱分为4种：代谢性酸中毒、代谢性碱中毒、呼吸性酸中毒及呼吸性碱中毒。其主要血气和生化指标变化的共同特征是原发指标失衡决定pH升降趋势，$[HCO_3^-]$和PCO_2呈同向变化。

1. 代谢性酸中毒　　由原发性$[HCO_3^-]$下降引起，血液pH低于正常或有下降趋势。

（1）病因：① 固定酸的产生或摄入增加，如糖尿病酮症酸中毒、乳酸酸中毒、缺氧、休克、摄入过多的酸性物质或药物等。② 酸性产物排泌减少，如肾衰竭、醛固酮缺乏等。③ HCO_3^-丢失过多，如肾小管酸中毒（renal tubular acidosis，RTA）、十二指肠液丢失等。

（2）相关指标变化：① 血液pH可正常（完全代偿）或降低（代偿不全）。② HCO_3^-浓度原发性下降。③ PCO_2代偿性下降。④ K^+（由细胞内转移至细胞外）增高，当固定酸增多时，AG增高；如HCO_3^-丢失过多时，AG正常，$[K^+]$下降（由于K^+的丢失）而$[Cl^-]$增高。

2. 代谢性碱中毒　　由原发性$[HCO_3^-]$升高引起，血液pH高于正常或有升高趋势。

（1）病因：① 酸性物质大量丢失，如呕吐、胃肠减压等胃液的大量丢失，肠液HCO_3^-因未被胃酸中和而吸收增加。② 摄入过多的碱，如治疗溃疡病时碱性药物服用过多。③ 胃液丢失，Cl^-大量丢失，肾小管细胞的Cl^-减少，导致肾近曲小管对HCO_3^-重吸收增加；排钾性利尿剂也可使排Cl^-多于排钠，造成低氯性碱中毒。④ 低钾患者由于肾排K^+保Na^+能力减弱，排H^+保Na^+加强，使$NaHCO_3$重吸收增多，导致碱中毒。⑤ 原发性醛固酮增多症等，醛固酮可促进H^+-Na^+交换。

（2）相关指标变化：① 血液pH可正常（完全代偿）或升高（代偿不全）。② $[HCO_3^-]$原发性升高。③ PCO_2代偿性上升（代偿往往不全）。

3. 呼吸性酸中毒　　由原发性PCO_2升高（高碳酸血症）引起，血液pH低于正常或有下降趋势。

（1）病因：① 呼吸中枢抑制，如中枢神经系统药物损伤（麻醉药和巴比妥类药等）、中枢神经系统创伤、中枢神经系统肿瘤或中枢神经系统感染等。② 肺和胸廓疾病，如异物阻塞、气胸、肿瘤压迫、慢性阻塞性肺疾病、肺纤维化、哮喘（严重）、肺部感染、呼吸窘迫综合征、腹部膨胀等。

（2）相关指标变化：① 血液pH可正常（完全代偿）或下降（代偿不全）。② 血浆PCO_2原发性升高。③ $[HCO_3^-]$代偿性升高。

4. 呼吸性碱中毒　　由原发性PCO_2降低引起，血液pH高于正常或有升高趋势。

（1）病因：① 非肺部性因素刺激呼吸中枢致呼吸过度，如代谢性脑病（如有肝脏疾病引起）、中枢神经系统感染（如脑膜炎、脑炎）、脑血管意外、颅内手术、缺氧（如严重贫血、高原反应）、甲状腺功能亢进、精神紧张、水杨酸中毒等。② 肺部功能紊乱致呼吸过度，如肺炎、哮喘、肺栓塞等。③ 其他，如呼吸设备引起通气过度、癔症等。

（2）相关指标变化：① 血液pH可正常（完全代偿）或升高（代偿不全）。② PCO_2原发性下降。③ $[HCO_3^-]$代偿性下降。④ $[Cl^-]$增高，$[K^+]$轻度降低，AG轻度增多。

（二）混合性酸碱平衡紊乱

两种或3种单纯性酸碱平衡紊乱同时存在时，称为混合性酸碱平衡紊乱。

1. 相加型二重酸碱平衡紊乱　　是指两种性质的酸中毒或碱中毒同时存在，pH明显变化，PCO_2和$[HCO_3^-]$呈反向变化。

（1）代谢性酸中毒合并呼吸性酸中毒：有明显的pH降低，可见于严重肺心病、心脏停搏或窒息、严重肺水肿和甲醇中毒等。由于代谢性酸中毒为$[HCO_3^-]$原发性降低，PCO_2代偿减少；呼吸性酸中毒为PCO_2原发增高，$[HCO_3^-]$代偿性升高，因此二者可能互相抵消而增、减不明显。一般情况下，原发变化要比继发变化显著，AG可增高，血浆$[K^+]$多增高，若有低K^+则表示严重K^+缺乏。

（2）代谢性碱中毒合并呼吸性碱中毒：pH明显升高，常见于临终前的患者，可见于严重肝病伴呕吐或利尿失钾者，或见于败血症、中枢神经系统疾病伴呕吐或明显利尿者。由于代谢性碱中毒为原发性$[HCO_3^-]$增高，从而代偿性出现PCO_2增高；而呼吸性碱中毒则为原发性PCO_2降低，代偿使$[HCO_3^-]$减少。所以两型碱中毒合并存在时,$[HCO_3^-]$与PCO_2的变化因相互抵消而变化不如单纯性碱中毒明显,造成$[HCO_3^-]$升高,而PCO_2降低,或者$[HCO_3^-]$下降,而PCO_2升高,出现反向变化。

2. 相抵型二重酸碱平衡紊乱　是指一型酸中毒伴有另一型碱中毒,包括3种情况。

(1) 代谢性酸中毒伴呼吸性碱中毒:可见于水杨酸中毒者、肾衰竭或糖尿病酮症伴有高热呼吸过度者或严重肝病或败血症者。此型pH可高、可低或正常,这取决于两种紊乱各自的程度,但$[HCO_3^-]$与PCO_2都明显降低,即出现同向明显下降。血浆$[Cl^-]$常增高,AG可轻度或中度升高。

(2) 呼吸性酸中毒伴代谢性碱中毒:多见于慢性肺功能不全患者呕吐、利尿或氯缺乏。呼吸性酸中毒由于CO_2潴留而$[HCO_3^-]$代偿性升高,代谢性碱中毒通过呼吸运动减弱而使PCO_2继发增高,因此二者都使$[HCO_3^-]$与PCO_2增高,即出现同向明显升高,pH变化不明显。

(3) 代谢性酸中毒伴代谢性碱中毒:见于肾衰竭或糖尿病酮症酸中毒或乳酸酸中毒患者发生呕吐、胃液引流时。患者的血液生化特征为pH变化不明显(低、高或正常,这取决于二者的相对程度);$[HCO_3^-]$与PCO_2变化相反,可不同程度抵消。此型的诊断除参考病史外,高AG水平有重要意义。如患者AG增高但$[HCO_3^-]$增高或正常或$[HCO_3^-]$降低小于AG增高,可能为混合性代谢性酸、碱中毒。

3. 三重性酸碱平衡紊乱　常见为代谢性酸、碱中毒加呼吸性酸中毒或碱中毒,可分为两型:① 呼吸性酸中毒型,即呼吸性酸中毒合并代谢性碱中毒和代谢性酸中毒;② 呼吸性碱中毒型,即呼吸性碱中毒合并代谢性碱中毒和代谢性酸中毒。前者如肺功能不全的患者既有CO_2潴留,又有明显缺氧,再加上强利尿剂失K^+过多则具有呼吸性酸中毒、代谢性酸中毒与代谢性碱中毒混杂的三重性酸碱平衡紊乱。后者如酒精中毒患者有呕吐所致的代谢性碱中毒,乳酸与酮症性酸中毒,还伴有呼吸性碱中毒。

二、酸碱平衡紊乱的判断

酸碱平衡紊乱的诊断有图表法、计算机软件判断法和代偿预估值计算法。图表法较简单,但考虑参数少,从而影响其正确率。计算机软件判断法需要进一步完善和临床应用的验证。以下重点介绍代偿预估值计算法。

(一) 了解病史

从病史中了解酸碱平衡紊乱的诱发原因,是由于呼吸因素还是代谢因素引起的,是酸中毒还是碱中毒;根据病情进展估计酸碱失衡持续的时间,是急性还是慢性;有无缺氧,以及患者用药、给氧与电解质情况;肾功能、肺功能等检查结果。通过一系列了解,进行综合分析。

(二) 指标初步分析

酸碱平衡紊乱主要看pH、PCO_2、HCO_3^-(或碱剩余)这3项。

1. pH异常　如pH<7.35为酸中毒,pH>7.45为碱中毒。① 根据HCO_3^-与PCO_2哪个指标变化方向与pH的变化相对应来确定酸碱平衡紊乱是代谢性的还是呼吸性的。② 如HCO_3^-与PCO_2变化方向都与pH的变化相应,则根据HCO_3^-与PCO_2哪个偏离正常均值幅度大来确定酸碱平衡紊乱是代谢性的还是呼吸性的。

2. pH正常　同样可能存在酸碱失衡。① 如HCO_3^-和PCO_2中有一个偏离正常,则选择偏离正常者来确定酸碱平衡紊乱是呼吸性的还是代谢性的。② 如HCO_3^-和PCO_2都偏离正常,根据HCO_3^-与PCO_2哪个偏离正常均值幅度大来确定酸碱平衡紊乱是呼吸性的还是代谢性的。③ 如HCO_3^-和PCO_2都正常,则跳过第三步代偿预估值的分析,进入第四步AG和电解质的分析。

(三) 代偿预估值计算及分析

代谢性酸碱紊乱时,原发性变化指标为$[HCO_3^-]$,PCO_2出现代偿性变化。呼吸性酸碱紊乱时,原发性变化指标为PCO_2,$[HCO_3^-]$出现代偿性变化。一般来说,代谢性酸中毒的呼吸代偿数分钟内开始,24 h内就可达到最大代偿;代谢性碱中毒呼吸代偿需1 d开始,3~5 d可达到最大代偿;呼吸性酸中毒的肾代偿1 d后开始,5~7 d达到最大代偿;呼吸性碱中毒的肾代偿6~18 h开始,3 d可达到最大代偿。通过发病时间和代偿性指标预估值计算,可进一步判断酸碱紊乱类型。单纯性酸碱紊乱时的代偿预计值计算公式见表12-1。

表 12-1 单纯性酸碱紊乱时的代偿预计值

紊乱类型	原发变化	代偿变化	代偿时限	预 计 值 公 式	代 偿 极 限
代谢性酸中毒	$[HCO_3^-]\downarrow$	$PCO_2\downarrow$	12~24 h	$PCO_2=40-(24-[HCO_3^-])\times1.2\pm2$	10 mmHg
代谢性碱中毒	$[HCO_3^-]\uparrow$	$PCO_2\uparrow$	3~5 d	$PCO_2=40+([HCO_3^-]-24)\times0.9\pm5$	55 mmHg
急性呼吸性酸中毒	$PCO_2\uparrow$	$[HCO_3^-]\uparrow$	几分钟	$[HCO_3^-]=24+(PCO_2-40)\times0.07\pm1.5$	30 mmol/L
慢性呼吸性酸中毒	$PCO_2\uparrow$	$[HCO_3^-]\uparrow$	5~7 d	$[HCO_3^-]=24+(PCO_2-40)\times0.4\pm2.5$	42~45 mmol/L
急性呼吸性碱中毒	$PCO_2\downarrow$	$[HCO_3^-]\downarrow$	几分钟	$[HCO_3^-]=24-(40-PCO_2)\times0.2\pm2.5$	18 mmol/L
慢性呼吸性碱中毒	$PCO_2\downarrow$	$[HCO_3^-]\downarrow$	2~3 d	$[HCO_3^-]=24-(40-PCO_2)\times0.5\pm2.5$	12~15 mmol/L

注：表中 PCO_2 单位为 mmHg；$[HCO_3^-]$ 单位为 mmol/L。

原发呼吸性酸中毒和呼吸性碱中毒分别以>72 h 和>48 h 作为选择慢性代偿公式的依据。对于代偿时间不到而达到或超过代偿范围，或代偿时间已超过而未达到或超过代偿范围的平衡紊乱，在分析时应注意这是混合性酸碱失衡的表现。此时，通过代偿预估值能判断是否为合并其他酸碱平衡紊乱。

在确定原发紊乱后，将相应测定值代入相应公式计算，根据测定值是否在代偿预估值范围内进行评估酸碱平衡紊乱类型。

1. 测定值在代偿预估值范围内

（1）单纯性酸碱紊乱：原发性变化指标改变后病程已达到或超过代偿器官代偿所需要的时间，可诊断为单纯性酸碱紊乱。

（2）混合性的酸碱紊乱：由于病程时间不够而尚未代偿或代偿不充分，则可认为是混合性的酸碱紊乱。例如，代谢性酸中毒在 $[HCO_3^-]$ 下降后病程不到 12 h，但 PCO_2 已下降到代偿预估值范围内，说明合并呼吸性碱中毒。

2. 测定值在代偿预估值范围外

（1）病程时间短未达到代偿时限：① 测定值（在代偿变化方向上）未能达到代偿预估值，可诊断为单纯性酸碱紊乱，部分代偿。② 测定值（在代偿变化方向上）超过代偿预估值可诊断为混合性的酸碱紊乱。例如，代谢性酸中毒在 $[HCO_3^-]$ 下降后病程不到 12 h，若 PCO_2 未能达到代偿预估值范围（即大于代偿预估值范围），说明是单纯性酸碱紊乱；若 PCO_2 已下降并超过代偿预估值范围（即小于代偿预估值范围），说明合并呼吸性碱中毒。

（2）病程达到或超过代偿所需要的时间：原发性变化指标改变后病程已达到或超过代偿器官代偿所需要的时间，则可认为是混合性的酸碱紊乱。例如，代谢性酸中毒在 $[HCO_3^-]$ 下降后病程超过 24 h，如 PCO_2 大于代偿预估值范围，说明合并呼吸性酸中毒；如 PCO_2 小于代偿预估值范围，说明合并呼吸性碱中毒。

（四）AG 值和电解质分析判断

经上述分析如存在由于固定酸增多引起的代谢性酸中毒，通过计算 AG 值进一步确定。如没有发现代谢性酸中毒存在，而 AG 值增高，说明同时合并代谢性酸中毒。代谢性酸中毒同时合并代谢性碱中毒或混合性代谢性酸中毒（高阴离子间隙性代谢性酸中毒合并高氯性代谢性酸中毒），用计算代偿预估值无法判断，此时 AG 值和电解质的分析对诊断非常有意义。

1. AG 差值和 $[HCO_3^-]$ 的差值　计算 AG 差值和 $[HCO_3^-]$ 的差值，看两个差值是否相等。假设 AG 由参考值 12 上升为 20，而 $[HCO_3^-]$ 由参考值 24 下降为 16，那么 $\Delta AG=\Delta[HCO_3^-]$，为单纯性高阴离子间隙性代谢性酸中毒。如果 $\Delta AG\neq\Delta[HCO_3^-]$ 即为混合性酸中毒，$\Delta AG>\Delta[HCO_3^-]$，即为高阴离子间隙性代谢性酸中毒合并代谢性碱中毒；如果 $\Delta AG<\Delta[HCO_3^-]$，此时 Cl$^-$ 浓度也增高，即为高阴离子间隙性代谢性酸中毒合并高氯性代谢性酸中毒。

2. $[Cl^-]$ 差值和 $[HCO_3^-]$ 的差值　临床上高氯性代谢性酸中毒合并代谢性碱中毒时较难判断，若 $\Delta[Cl^-]=\Delta[HCO_3^-]$，为单纯性高氯性代谢性酸中毒；如果 $\Delta[Cl^-]\neq\Delta[HCO_3^-]$ 即为混合性酸中毒，$\Delta[Cl^-]>\Delta[HCO_3^-]$，即为高氯性代谢性酸中毒合并代谢性碱中毒。因为 $[Cl^-]$ 受多种因素的影响，所以这种判断可靠性较低，需要更多的临床数据支持才行。

（五）三重性酸碱平衡紊乱判断

需根据 pH、PCO_2、HCO_3^- 及 AG 值、代偿预估值、AG、电解质和病史综合判断。呼吸性酸中毒和呼吸性碱中毒不可能同时存在,故判断三重性酸碱平衡紊乱关键是代谢性酸中毒与代谢性碱中毒共存时的鉴别。判断参考方法如下:① 按照前述(一)和(二)确定呼吸性的酸碱平衡紊乱的类型,并计算其代偿预估值。② 根据高 AG 值确定代谢性酸中毒的存在。③ 计算 AG,如 AG 大于代偿预估值,则说明同时有代谢性碱中毒的存在。

三重性酸碱平衡紊乱的代谢性酸中毒既可以是高阴离子间隙性代谢性酸中毒,也可以是高氯(正常 AG)性代谢性酸中毒。高阴离子间隙性代谢性酸中毒与呼吸性酸中毒、呼吸性碱中毒及代谢性碱中毒并存时,其增高的 AG 值不变,因此可作为判断高阴离子间隙性代谢性酸中毒的理论依据。但高氯性代谢性酸中毒与其他单纯型酸碱失衡并存时,其$[Cl^-]$值可受它们的影响而改变,即 AG 与$[HCO_3^-]$呈等量单向变化的关系,而$[Cl^-]$与$[HCO_3^-]$呈等量多向变化的关系,故用$[Cl^-]$增高来诊断高氯性三重性酸碱平衡紊乱不可靠。目前,临床上仅能对高阴离子间隙性代谢性酸中毒做出判断,而对高氯性代谢性酸中毒尚缺乏有效判断手段。

（六）动态观察综合分析

有时对酸碱失衡的诊断单靠一份检测是不够的,必须多次复查进行动态观察才能做出可靠诊断及发现新的异常,不能教条化分析,应根据患者具体情况具体分析。例如,pH 下降、PCO_2升高和$[HCO_3^-]$增加,这可能是慢性呼吸性酸中毒;如第二次复查发现 PCO_2 改变不大,$[HCO_3^-]$在原升高的基础上比第一次明显下降,此时应考虑到呼吸性酸中毒基础上合并代谢性酸中毒。

三、临床病例分析

（一）病例一

简要病史: 患者,男性,35 岁。恶心、头痛 36 h,昏迷 2 h 就诊。

查体: 患者身体消瘦,意识模糊,皮肤干燥,面色潮红。血压 110/70 mmHg,心率 96 次/min。T1DM 史 15 年,1 周前自觉口干、多尿,饥饿感明显加重。

实验室检查: 尿糖(+++),酮体(+),血糖 18 mmol/L。动脉血气分析结果:pH = 7.12,PCO_2 = 16 mmHg,PO_2 = 110 mmHg,$[HCO_3^-]$ = 4.8 mmol/L,AG = 31 mmol/L。

病案分析

1. **根据病史及查体**　　显示有高糖血症伴酮症酸中毒,因而考虑昏迷原因为糖尿病酮症酸中毒的可能性大。pH<7.35,$[HCO_3^-]$明显下降,并且与 pH 的变化相对应,可初步判断代谢性酸中毒。

2. **判断是否为混合性的酸碱紊乱**　　如果是代谢性酸中毒则根据代偿公式计算:PCO_2 = 40-(24-4.8)×1.2±2 = (17.0 ± 2) mmHg。糖尿病为慢性疾病有足够的代偿时间(>24 h),而测得 PCO_2(16 mmHg)在此范围内,因而是单纯性酸碱平衡紊乱(PCO_2降低是代偿变化)。

3. **判断是否为多重性酸碱平衡紊乱**　　AG 增高进一步证实为代谢性酸中毒。ΔAG = 31-12 = 19 mmol/L,Δ$[HCO_3^-]$ = 24-4.8 = 19.2 mmol/L,ΔAG ≈ Δ$[HCO_3^-]$说明为单纯性高阴离子间隙性代谢性酸中毒。

4. **诊断结论**　　糖尿病酮症酸中毒(代偿期单纯性代谢性酸中毒)。

（二）病例二

简要病史: 患者,男性,56 岁。20 年前因肺结核曾做右肺上叶切除术,术后良好,3 h 前突然呼吸急促、头痛、视物模糊、烦躁不安、有谵妄表现急诊入院。

查体: 脉搏 129 次/min,胸部叩诊呈鼓音,X 线显示左肺被压缩约 70%。

实验室检查: RBC = $5.8×10^{12}$/L,Hb = 185 g/L,WBC = $9.8×10^9$/L,pH = 7.10,PCO_2 = 98 mmHg,PO_2 = 41 mmHg,$[HCO_3^-]$ = 27.6 mmol/L,SB = 25.8 mmol/L,碱剩余 = 2.6 mmol/L。

病例分析

1. **根据病史及查体**　　患者有阻塞性肺通气障碍,根据查体和实验室检查,表明有急性呼吸衰竭表现。

2. **判断原发改变**　　根据 PCO_2 增高与 pH 下降的变化相同,因而原发改变应该是呼吸性酸碱平衡紊乱。AB>SB 且 pH = 7.10,故可能有呼吸性酸中毒。

3. 判断是否为混合性的酸碱紊乱　　根据急性呼吸性酸中毒代偿公式(代偿时限<72 h)计算：$[HCO_3^-]$ = 24+(98−40)×0.07±1.5 = (28.06±1.5) mmol/L,测得$[HCO_3^-]$(27.6 mmol/L)在此范围内,因而是单纯性酸碱平衡紊乱。

4. 诊断结论　　急性呼吸衰竭(单纯性急性呼吸性酸中毒)。

（三）病例三

简要病史：患者,女性,76 岁。咳痰 20 年余,气促 4 年。因反复咳嗽,下肢水肿 3 d 入院。

查体：体温 38.8℃,心率 96 次/min,呼吸 30 次/min,血压 135/75 mmHg;神志模糊,谵妄,脸色潮红,口唇发绀,颈静脉怒张;桶状胸,叩诊过清音,肺下界下移,两肺呼吸音减弱,呼气延长,双肺布满干啰音,左下肺可闻湿啰音;剑突下心搏明显,三尖瓣听诊区可闻 2/6 级收缩期杂音,性质柔和,吹风样;双下肢凹陷性水肿。

实验室检查：pH = 7.34, PCO_2 = 58.5 mmHg,$[HCO_3^-]$ = 31.6 mmol/L, Na^+ = 138 mmol/L, Cl^- = 84 mmol/L(血气及电解质分析)。

病案分析

1. 根据病史及查体　　患者慢性肺疾病伴肺部感染,可能有慢性呼吸性酸碱紊乱。

2. 判断原发改变　　pH<7.35,PCO_2上升与 pH 的变化相同,初步判断为呼吸性酸中毒。

3. 代偿计算　　$[HCO_3^-]$ = 24+(58.5−40)×0.4±3 = (31.4±3) mmol/L,测得$[HCO_3^-]$在此范围内,可能是单纯性的酸碱平衡紊乱。

4. AG 计算　　AG = 138−84−31.6 = 22.4>16 mmol/L,故有代谢性酸中毒存在。

5. 潜在$[HCO_3^-]$计算　　潜在$[HCO_3^-]$ = 测得$[HCO_3^-]$+△AG = 31.6+(22.4−16) = 38 mmol/L,大于呼吸性酸中毒代偿范围,证明合并有代谢性碱中毒。

6. 诊断结论　　呼吸性酸中毒伴代谢性酸中毒伴代谢性碱中毒。

本章小结

在生命过程中,机体因内外环境的改变使 pH 发生变化,并可通过精细调节酸碱物质含量及其比例,维持血液 pH 为 7.35~7.45。血液气体主要指血液中的 O_2 和 CO_2。O_2 在血液中运输主要以 HbO_2 方式进行,物理溶解的量很少。血液中 CO_2 有 3 种存在形式：物理溶解、HCO_3^- 结合和氨基甲酸血红蛋白。临床工作中,通过血气分析来评价机体是否发生酸碱平衡紊乱及酸碱平衡紊乱的类型。血气分析仪可以直接测定血液 pH、PCO_2 和 PO_2,然后运用公式推算出其他指标,由此对酸碱平衡及呼吸功能进行判断。酸碱平衡紊乱分为单纯性酸碱平衡紊乱和混合性酸碱平衡紊乱。酸碱平衡的诊断一定要结合病史、血气及电解质测定的各项指标和临床资料综合分析。

（孙长江）

第十三章 微量元素和维生素代谢的临床生化检验

微量元素和维生素在人体中含量甚微,但对机体的新陈代谢、生长发育、能量供应等影响甚大且不可替代。体内微量元素、维生素的功能复杂多样,且与体内其他物质之间既相互作用、彼此协同,又相互拮抗,从而保持动态平衡。微量元素与维生素的缺乏或过量都可以引起疾病甚至死亡。

第一节 微量元素概述

人体是由各种化学元素组成的,根据元素在机体内的含量和机体对它们的需要量,其可分为宏量元素和微量元素。宏量元素(major element)又称为常量元素,占人体总重量 1/10 000 以上,包括碳、氢、氧、氮、钙、硫、磷、钠、钾、氯和镁 11 种元素。而占人体总重量的 1/10 000 以下,每天需求量在 100 mg 以下的元素称为微量元素。

一、微量元素的分类

微量元素的需求量虽然很小,但种类繁多,且生理功能广泛。其中对维持人的生命、保持正常生理功能所必需的,若缺乏会导致疾病或严重功能不全的微量元素称为必需微量元素。对人体无明显生理功能,也不是机体所必需的微量元素称为非必需微量元素。其中有些对人体有害,如汞、铅;有些则作用不明,如钛、锆等。微量元素的分类见表 13-1。

表 13-1 微量元素的分类

类　别	微　量　元　素
必需微量元素	铁(Fe)、锌(Zn)、碘(I)、铜(Cu)、硒(Se)、锰(Mn)、钼(Mo)、钴(Co)、钒(V)、铬(Cr)、锡(Sn)、氟(F)、镍(Ni)、锶(Sr)
可能必需微量元素	硼(B)、铋(Bi)、铷(Rb)、硅(Si)
非必需的无害微量元素	锆(Zr)、钛(Ti)、铌(Nb)、钡(Ba)
有害微量元素	铍(Be)、镉(Cd)、汞(Hg)、铅(Pb)、铝(Al)、砷(As)

将微量元素分为必需和非必需、无害或有害,只有相对的意义。因为所有的微量元素,当摄入过多,蓄积时间过长时,都可能会出现副反应。

二、微量元素的代谢

(一)必需微量元素

1. 铁(ferrum, Fe)　是人体内含量最多的必需微量元素,总量为 3~5 g,有功能铁和储存铁之分。存在于血红蛋白、肌红蛋白、血红素酶类、辅助因子及运载铁中的铁称为功能铁,约占 70%;其余 30% 的铁主要以铁蛋白和含铁血黄素的形式存在于肝、脾和骨髓中,称为储存铁。铁在人体的分布极为普遍,几乎所有组织中都有,肝、脾含量最高。

整个消化道均可吸收铁,但铁的主要吸收部位在十二指肠和空肠上段。Fe^{2+} 较 Fe^{3+} 易吸收,食物中的铁多为 Fe^{3+},所以必须经过消化道在巯基和维生素 C 作用下将 Fe^{3+} 还原成 Fe^{2+} 才能充分吸收。吸收的 Fe^{2+} 在肠黏膜上皮细胞内被重新氧化成 Fe^{3+},并与脱铁蛋白结合,形成储存形式的铁蛋白。转铁蛋白在血流里起运载铁的作用,可将铁运送至骨髓用于血红蛋白合成,或运送至网状内皮细胞储存起来,或运送至各种细胞供含铁酶合成等,或运往其他需铁组织中。铁主要通过粪便、肾脏和汗腺排泄,其中 90% 从肠道排出。

铁的生物学作用:① 维持正常造血功能,铁在骨髓造血细胞中与卟啉结合形成亚铁血红素,再与珠蛋白结合生成血红蛋白。② 参与体内氧的转运、交换和组织呼吸过程,铁是血红蛋白、肌红蛋白、细胞色素及某些呼吸酶的成分。③ 增强免疫功能,铁可使人体内 T 细胞功能、血清补体活性、吞噬细胞功能、中性粒细胞的杀菌能力保持正常。④ 影响其他微量元素代谢,缺铁可致锌、钴、镁、铅的代谢障碍。

2. 锌(zinc, Zn)　　成人体内锌的含量 2~2.5 g。锌主要在十二指肠和空肠通过主动运转机制被吸收。前列腺、肝、肾和肌肉含锌量约占体内总量的 50%,其中前列腺含量最高。血液中的锌约 80% 存在于红细胞的碳酸酐酶内,约 18% 分布于血浆,约 2% 分布于白细胞。锌主要由粪便、尿、乳汁及头发排泄,失血也是锌丢失的重要途径。

锌的生物学作用:① 锌可作为多种酶的功能成分或激活剂,与 200 多种酶的活性有关,在组织呼吸及蛋白质、糖、脂肪和核酸的代谢中有重要作用。② 锌是 DNA 聚合酶的必需组成部分,能够促进机体的生长发育和组织再生。③ 锌参与维生素 A 的代谢调节,在维持正常味觉、促进食欲、维护性功能和保护皮肤健康中起重要作用。④ 锌能增强机体免疫功能,当人和动物缺锌时,T 细胞功能显著降低,免疫力降低。

3. 碘(iodine, I)　　正常人体内含碘量为 20~25 mg。碘主要从食物中摄入,食物中的无机碘溶于水形成碘离子,以消化道吸收为主。吸收后的碘有 70%~80% 被摄入甲状腺细胞内储存、利用,其余分布于血浆、肾上腺、皮肤、肌肉、卵巢和胸腺等处。碘主要通过肾排泄。

碘的生物学作用:碘通过甲状腺素促进蛋白质的合成,活化多种酶,调节能量代谢。

4. 铜(cuprum, Cu)　　正常人体内一般含铜 70~100 mg。铜经消化道吸收,主要吸收部位是十二指肠和小肠上段。铜大部分存在于铜蓝蛋白中以结合状态存在(95%),小部分以游离状态存在(5%)。铜主要存在于肌肉、骨骼和肝,少量分布于血液中,微量存在于含铜的酶类。铜经胆汁、肠壁、尿液和皮肤排泄。

铜的生物学作用:① 构成含铜酶和铜结合蛋白,许多含铜酶作为氧化酶,参与体内氧化还原过程。② 参与铁代谢和红细胞生成,铜能促进肠道 Fe^{3+} 转变成 Fe^{2+},增强铁的吸收。铜蓝蛋白具有氧化酶的活性,能将 Fe^{2+} 氧化成 Fe^{3+},后者与转铁蛋白结合,有利于铁的运输。

5. 硒(selenium, Se)　　人体内硒的总量为 14~21 mg。食物中的硒主要在十二指肠吸收,以含硒氨基酸即硒半胱氨酸的形式存在。硒可以分布到全身所有的软组织,以肝、胰腺、肾和脾含量较多。硒大多经尿排出,少量经粪、汗排出。

硒的生物学作用:① 以硒半胱氨酸形式参与多种酶的组成,如硒半胱氨酸构成能对抗自由基的谷胱甘肽过氧化物酶(glutathione peroxidase, GSH-Px)的活性部分。② 参与辅酶 A 和辅酶 Q 的合成。③ 刺激淋巴细胞产生抗体,提高机体抵抗力。④ 硒的抗氧化作用,可降低氧化损伤,调节细胞内氧化还原反应,影响细胞的增殖,从而具有保护心血管、维护视器官功能健全及抗肿瘤的作用。⑤ 银、汞、镉金属中毒时硒可与其形成复合物而起解毒作用。

其他部分必需微量元素的代谢和生理功能见表 13-2。

表 13-2　部分必需微量元素的代谢和生理功能

元　素	含量(g)	吸收部位	主 要 生 理 功 能
氟(F)	2.6	小肠上段	防龋齿,促进生长,参与氧化还原和钙磷代谢
锶(Sr)	0.32	未明确	维持血管功能和通透性,骨骼和牙齿组成成分
锰(Mn)	0.02	十二指肠	参与糖代谢,增强蛋白质代谢,合成维生素,防癌
钒(V)	0.018	胃肠道	刺激骨髓造血,促进生长,参与胆固醇和脂肪代谢
锡(Sn)	0.017	呼吸道,皮肤	促进蛋白质和核酸合成,促进生长,催化氧化还原反应
镍(Ni)	0.01	呼吸道	参与细胞激素和色素的代谢,刺激造血,激活酶
铬(Cr)	0.006	回肠,十二指肠	增强胰岛素作用,调节胆固醇、糖和脂肪代谢
钼(Mo)	0.005	呼吸道,消化道	组成氧化还原酶,抗铜储铁,维持动脉弹性
钴(Co)	0.003	十二指肠,回肠	造血,维生素 B_{12} 的成分,促进核酸和蛋白质合成

(二) 有害微量元素

有害微量元素所引起的疾病越来越受到人们的重视,特别是因大量使用或开采金属、合金等而暴露在环境中,造成不少职业和环境而引起的疾病。

1. 铝（aluminium，Al） 是一种对人体有害的神经毒性微量元素，主要由胃肠道吸收入血后，结合在转铁蛋白上运输，结缔组织、淋巴结、肾上腺、甲状旁腺中含铝量较高。铝的排泄主要经肾由尿排出，部分可由粪便和胆汁排出。

人体摄铝增加主要来自铝食具、炊具、铝尘、食物、饮料、铝制剂等。铝可导致机体许多脏器受损，临床主要表现为高铝血症、消化道症状、铝贫血（aluminum induced anemia）、铝骨病（aluminum related bone disease，ABD）和铝脑病等。

2. 铅（lead，Pb） 是一种具有神经毒性的重金属元素，主要从消化道、呼吸道和皮肤进入人体，随血液循环流至全身。铅主要分布于肝、肾、脾、胆、脑中，尤以肝、肾中的浓度最高。大部分铅经肾脏随尿排出。

铅中毒的危害主要表现在对神经系统、血液系统、心血管系统、骨骼系统等的终身性伤害上。铅对多个中枢和外围神经系统中的特定神经结构有直接毒害作用，使铅中毒者的心理发生变化、智力下降、感觉功能障碍。铅还可引起卟啉代谢紊乱，抑制血红蛋白的合成，导致贫血。

3. 汞（mercury，Hg） 俗称水银。有机汞和甲基汞均可通过呼吸道、消化道、皮肤进入人体，蓄积的部位主要是肾，其次是肝、脾和脑组织。汞的排泄主要通过尿液，但排出缓慢。

汞属剧毒物质，其作用主要通过汞与酶的各种活性基团如氨基、羧基，特别是巯基（—SH）有高度亲和力，可与之结合使酶失活，影响细胞的正常代谢。汞中毒的临床表现主要为头晕、头痛、多汗、易兴奋、精神障碍、乏力、口腔炎、牙齿松动等。

4. 砷（arsenic，As） 有多种化合物形式，如三氧化二砷（砒霜）、硫化砷、三硫化二砷、三氯化砷和氢化砷等。砷本身毒性不大，但其化合物如三氧化二砷毒性甚大。砷经呼吸道、消化道及皮肤吸收，分布于全身各组织，主要由尿、粪排泄。

砷化物的毒性作用，主要是与人体细胞内酶分子中的巯基相结合，致使酶功能发生障碍，影响细胞的正常代谢，引起神经系统、毛细血管和其他系统的功能性和器质性病变。

第二节 微量元素代谢生化检测指标的检测与评价

微量元素的检测是研究微量元素与疾病发生、发展关系的基础。测定微量元素时要特别注意样品的采集和保存，避免标本的污染。

一、样品的采集、保存和预处理

测定微量元素的标本主要有两类：① 组织标本，包括各器官组织、毛发和指甲。② 体液标本，包括全血、血清、间隙液、尿液和精液。样品的采集一般遵循3个原则：针对性、适时性、代表性。其中，血液是临床上最常用的检测样品，可按需求选择全血、血浆、血清、白细胞、血小板、红细胞等。常用的是血液，通常为清晨空腹静脉血或毛细血管血，采血后应立即检测，若需放置，应在45 min 内分离血清与血浆，分离后的标本在4℃冷藏，可稳定保存近2周，在-20℃和-80℃超低温可保存更长时间。应防止标本溶血，否则会造成某些微量元素浓度偏高，特别容易受影响的是血清锌。除血液外，临床上用得较多的样品是尿液标本，其可反映体内微量元素的代谢和排泄状况。但尿液标本影响因素较多，且浓度偏低。根据需要可采集24 h 尿、晨尿、1 h 尿等。如不能及时检测，应将采集后的尿样放置在吸附性能差、密闭的一次性的塑料容器中，放于2~8℃冰箱保存或加入防腐剂苯甲酸，测定时微热，使沉淀溶解后再取样。影响准确测定微量元素的关键因素之一是污染，严格的防污染措施必须从抽血开始，贯彻包括预处理直到分析过程的始终。

样品的预处理是微量元素分析过程中质量控制的重要一环，根据检测元素、样品种类，待测元素的性质、含量、仪器性能及测定方法等，选用简便、快速、安全、高效、回收率高、空白值低、重现性好的预处理方法。常用的方法：① 稀释法，常用于血清、唾液、尿液等体液样品，纯水、稀酸溶液、有机溶剂和含体液样品改进剂的溶液都可作为样品的稀释剂。② 高温干灰化法，多用于不溶于水的样品，特别是难溶元素的检测。样品在炉中高温下，有机物经氧化挥发被除去，包括微量元素在内的金属元素及其化合物则以灰化形式被保留。③ 常压湿消化法,将样品和混合氧化液置于敞口的容器中,在一定条件下加热煮沸水解或回流消化。该法无须特殊设备,适用于一些难以消化的样品、毛发和组织样品。还有高压湿消化法、燃烧法、低温灰化法、水解法、微波消化法等多种处理方法,在临床实际检测中应综合多方面因素进行选择。

二、常用分析方法

微量元素的检测向着高灵敏度、高准确度、高精密度、超痕量分析和化学状态分析等方面迅速发展。常用分析方法:① 紫外-可见光分光光度法,该法操作简便,易于推广,但由于该法在生色过程极易污染,而且灵敏度很低,只能检测少数高含量的元素。② 原子吸收光谱法,方法简便、灵敏、准确,应用广泛,已成为目前微量元素检测的最常用方法。③ 电感耦合等离子体发射光谱法,具有灵敏、准确、快速、干扰少,且能进行多元素同时测定的优点,是目前微量元素检测的常用方法,但仪器结构复杂,价格昂贵,所以普及较慢。④ 中子活化分析法,该方法可对同一样品同时进行多元素测定,试样无须分离,用量小,干扰少,简便快速,但由于中子源放射性强,成本高,故不易推广。⑤ 酶活性恢复法,是近年发展最迅速、最简便、最特异的方法,许多微量元素都可以被准确测定。其他测定微量元素的方法还有荧光分析法、离子选择性电极法、高压液相色谱法和溶出伏安法等。

三、主要微量元素的检测

（一）铁

血清总铁结合力(total iron-binding capacity, TIBC)是指血清中运铁蛋白能与铁结合的总量。正常人血循环中的约有30%饱和转铁蛋白,通常用测定 TIBC 的方法来间接反映转铁蛋白的水平。血清铁与 TIBC 同时检测,临床意义更大。血清铁和总铁结合力的百分比称为铁饱和度(铁饱和度=血清铁/总铁结合力×100%)。

血清铁的测定方法主要有分光光度法、原子吸收分光光度法和溶出伏安法等。其中原子吸收分光光度法仪器设备复杂、费用昂贵,很少被实验室用来做血清铁的常规分析。分光光度法为测定血清铁的首选方法,根据显色剂不同分为亚铁嗪比色法、双联吡啶比色法和菲洛嗪比色法。在测定中应注意,标本不能溶血,标本应及时分离血清;所有试管等均应避免铁污染。

1. 亚铁嗪比色法原理　亚铁嗪比色法测定血清铁和总铁结合力。血清中的铁以 Fe^{3+} 形式与转铁蛋白结合成复合物,在酸性介质中铁从复合物中解离出来,再被还原剂还原成 Fe^{2+},并与亚铁嗪直接作用生成紫红色复合物,在562 nm 处有吸收峰,与同样处理的铁标准液比较,即可求得血清铁含量。将过量铁标准液加到血清中,使之与未带铁的转铁蛋白结合,多余的铁被轻质碳酸镁粉吸附除去,然后测定血清中总铁含量,即为总铁结合力。

2. 参考区间

（1）健康成人血清铁:男性为 11.0~30.0 μmol/L(600~1 700 μg/dL);女性为 9.0~27.0 μmol/L(500~1 500 μg/dL)。

（2）健康成人血清总铁结合力:男性为 50.0~77.0 μmol/L(2 800~4 300 μg/dL);女性为 54.0~77.0 μmol/L(3 000~4 300 μg/dL)。

（二）铜

临床铜的测定方法主要有原子吸收分光光度法、比色法和酶法等。原子吸收分光光度法灵敏、准确,但仪器昂贵。双环己酮草酰二腙比色法选择性较好,但灵敏度低,血清用量大且需去蛋白质,不易自动化。

1. 双环己酮草酰二腙比色法原理　加稀盐酸于血清中,使血清中与蛋白质结合的铜游离出来,再用三氯醋酸沉淀蛋白质,滤液中的铜离子与双环己酮草酰二腙反应,生成稳定的蓝色化合物,与同样处理的标准液比较,即可求得血清铜含量。

2. 参考区间　成年男性:10.99~21.98 μmol/L(700~1 400 μg/L);成年女性:12.56~23.55 μmol/L(800~1 500 μg/L);尿铜:0.24~0.47 μmol/24 h。

（三）锌

锌的测定方法有比色法、荧光光度法、溶出伏安法、原子吸收分光光度法、酶法、极谱分析法和中子活化法等。原子吸收分光光度法是测定锌的推荐方法,结果准确、可靠,但该法因血清用量大、需专用昂贵仪器而难以推广。极谱分析法准确性、可靠性不如原子吸收分光光度法,也需要特定的仪器设备。酶法(如碳酸酐酶激活法)测定精确、敏感且特异性强,无其他金属离子干扰,与原子吸收分光光度法所测得的结果基本一致。

1. 碳酸酐酶激活法原理　　锌是碳酸酐酶(CA)的辅助因子,用吡啶-2,6-二羧酸透析可将 CA 中的锌去除,得到脱辅基 CA(apoCA)。用5%三氯醋酸沉淀血清蛋白,上清液中锌与脱辅基 CA 混合将 CA 激活,测定脱辅基 CA 被激活的活性,即可计算锌的含量。

2. 参考区间　　成人锌:9.0~20.7 μmol/L(590~1 350 μg/L);尿锌:2.3~19.9 μmol/L。

临床其他微量元素测定的常用方法见表13-3。

表13-3　其他微量元素测定的常用方法

元　素	标　　本	检　测　方　法
铝	血清、全血	原子吸收光谱法、电感耦合等离子质谱法、比色法、荧光法
铅	血清、全血	石墨炉原子吸收法、等离子发射光谱法、溶出伏安法、火焰原子吸收光谱法
碘	血清、全血	中子活化法
硒	血清、血浆、全血、尿	荧光光度法、原子吸收法、中子活化法
锰	血清、血浆和全血	石墨炉原子吸收法、发射光谱法、分光光度法
铬	血清、血浆、尿液	石墨炉原子吸收法、中子活化法
镍	血清、血浆、尿液	原子吸收法、电感耦合等离子体发射光谱法、同位素稀释质谱法
钴	血清、血浆、全血、尿液	石墨炉原子吸收光谱法、中子活化法、发射光谱法
钼	血清、血浆、尿液	原子吸收光谱法

第三节　微量元素代谢生化检测指标的临床应用

测定人体微量元素,确定必需元素的营养状况,判断有害元素在体内的蓄积,对了解和监视环境质量,探讨病因、评估病情、疾病诊断、治疗及预防等都具有十分重要的意义。

一、铁

1. 铁缺乏症与缺铁性贫血　　缺铁是指机体含铁量低于正常,人体缺铁按缺铁的程度不同可分为3个阶段:第一阶段为铁减少期(iron depletion, ID),体内储存铁减少,血清铁浓度下降,无临床症状。第二阶段为红细胞生成缺铁期(iron deficiency erythropoiesis, IDE),又称为无贫血缺铁期,即血清铁蛋白、血清铁浓度下降,转铁蛋白浓度降低和游离原卟啉浓度升高,总铁结合力增高,但血红蛋白浓度尚未降至贫血标准,处于亚临床阶段。第三阶段为缺铁性贫血期(iron deficiency anemia, IDA),此期除以上指标异常外,血红蛋白和红细胞比积下降,并伴有缺铁性贫血的临床症状。

缺铁性贫血是机体铁缺乏,红细胞生成受到障碍时发生的贫血。引起缺铁性贫血的原因:① 铁的需求量增加而摄入不足;② 铁吸收不良;③ 失血,可见于消化道出血、妇女月经量过多、慢性血管内溶血等。缺铁性贫血,最常见的症状有面色苍白、倦息乏力、心悸和心率加快、眼花耳鸣、体力活动后气促等。

2. 铁中毒　　如果铁在体内储存过多也会中毒,铁中毒有急性和慢性之分。急性铁中毒的发生多见于儿童,多因误服铁制剂造成,死亡率很高。慢性铁中毒是长期过量服用铁制剂,或从食物中摄取了过多的铁造成,当人体内铁过量时,则会沉积于肝、胰腺、心脏和皮肤,从而引起血色素沉积、肝功能异常、心肌损伤和糖尿病、肿瘤、骨质疏松等。

二、铜

1. 铜缺乏症　　缺铜的主要原因有摄入不足、吸收不良、丢失过多等。铜缺乏易患疾病有贫血、骨质改变、冠心病、白癜风和不孕症等。临床上低铜血症还见于遗传病,如肝豆状核变性(wilson 病)和卷发综合征。

2. 铜中毒 　过量的铜对人体也不利,会引起中毒。临床上铜中毒分为两类。

（1）急性铜中毒：常因为结晶硫酸铜烧伤或意外误服引起,也有食用被污染的水和食物造成。急性铜中毒开始产生胃肠道刺激症状,溶血作用特别明显,尿中出现血红蛋白,严重时可出现肾衰竭及尿毒症、休克。

（2）慢性铜中毒：多见于长期接触铜尘、铜烟的工人,可引起咳嗽、咳痰等呼吸系统症状甚至可引起尘肺；眼睛接触铜盐可发生结膜炎和眼睑水肿；铜尘可致接触性和过敏性皮肤病变。

三、碘

1. 碘缺乏病 　是指由于长期碘摄入不足所引起的一类疾病。这些病具有地区性特点,故称为地方性甲状腺肿和地方性克汀病。地方性甲状腺肿以甲状腺代谢性肿大,不伴有明显甲状腺功能改变为特征。地方性克汀病是全身性疾病,碘缺乏是克汀病发病的根本原因,其临床表现是生长发育迟缓、身材矮小、智力低下、聋哑、神经运动障碍及甲状腺功能低下等。

2. 碘过量 　通常发生于摄入含碘量高的饮食,以及在治疗甲状腺肿等疾病中使用过量的碘剂等情况。常见的碘过量有高碘性甲状腺肿、碘性甲状腺功能亢进等。

其他微量元素与临床疾病的关系见表 13-4。

表 13-4　微量元素与临床疾病的关系

元　素	主　要　缺　乏　症	主　要　过　多　症
锌	消化功能减退、生长发育滞后、免疫功能降低和智能发育延迟	腹痛、呕吐、腹泻、厌食、昏睡、倦怠、消化道出血
硒	克山病、心肌病变	头晕、头痛、恶心、无力、脱发和指甲脱落、高热、手指震颤
铝	－	高铝血症、消化道症状、铝贫血、铝骨病、铝脑病
铅	－	易激惹、惊厥、反复腹痛、反复呕吐、小细胞低色素性贫血、氨基尿、糖尿
氟	龋齿、骨质疏松、贫血	氟斑牙、氟骨症、骨质增生
锶	骨质疏松、抽搐症、龋齿	关节痛、大骨节病、肌肉萎缩
锰	软骨、神经紊乱、生殖受抑	乏力、帕金森病、心肌梗死
钒	固醇高、生殖低下、贫血、冠心病	结膜炎、鼻咽炎、心、肾功能受损
锡	抑制生长	贫血、胃肠炎、影响寿命
镍	生长慢、肾衰竭、磷脂代谢异常	咽痛、皮肤炎、白血病、肺癌
铬	糖尿病、心血管病、高血脂	损伤肝肾、皮肤炎、致癌
钼	心血管病、克山病、生长慢、龋齿	脱毛、痛风、贫血、侏儒症
钴	心血管病、贫血、脊髓炎、气喘	心肌病变、心力衰竭、高血脂

第四节　维生素概述

维生素是调节人体各种新陈代谢过程必不可少的,人体不能合成或合成甚少,必须由食物供给的一类微量低分子有机化合物。常见的佝偻病（rickets）、口角炎、恶性贫血、夜盲症等都与维生素代谢紊乱有关。

一、维生素的分类

维生素种类很多,目前已确认的有 30 余种,其中对维持人体健康和促进发育至关重要的有 20 余种。按溶解性能可将它们分成两大类：脂溶性维生素和水溶性维生素。脂溶性维生素包括维生素 A、维生素 D、维生素 E、维生素 K,均为非极性,具有疏水的异戊二烯衍生物。水溶性维生素包括维生素 B 族和维生素 C,其在化学结构上相互差别很大；它们在体内无储存,当血中浓度超过肾阈值时,即从尿中排出。因此,必须从膳食中不断供应,也少有中毒现象出现。

二、维生素的生理功能

(一) 脂溶性维生素

它们在食物中与脂肪共存,在肠道中与脂肪共同吸收。引起脂肪吸收障碍的因素也可影响脂溶性维生素的吸收。它们在体内往往与脂蛋白或特殊的结合蛋白结合而被运输。一些重要的脂溶性维生素的活性形式和生理功能见表13-5。

表13-5 重要的脂溶性维生素的活性形式和生理功能

脂溶性维生素	英文名称	活性形式	主要生理功能
维生素A(抗干眼病维生素)	vitamin A, retinol	11-顺视黄醛、视黄醇、视黄酸	参与视紫质的合成,维持视觉;维持上皮生长与分化;促进生长发育;抑癌作用;维持机体免疫功能
维生素D(抗佝偻病维生素)	vitamin D, calciferol	$1, 25-(OH)_2D_3$	促进钙磷吸收,调节钙磷代谢;促进骨盐代谢与骨的正常生长;调节基因转录;对骨细胞具多种作用
维生素E(生育酚)	vitamin E, tocopherol	生育酚	抗氧化,维持生物膜结构与功能;维持生育功能;促进蛋白质更新合成;调节血小板黏附和聚集作用
维生素K(凝血维生素)	vitamin K, phylloquinone	2-甲基-1, 4-萘醌	参与凝血因子II、凝血因子VII、凝血因子IX、凝血因子X的合成,参与骨钙代谢

(二) 水溶性维生素

水溶性维生素的主要作用是构成酶的辅因子直接影响某些酶的催化作用。一些重要的水溶性维生素的活性形式和生理功能见表13-6。

表13-6 重要水溶性维生素的活性形式和生理功能

水溶性维生素	英文名称	活性形式	主要生理功能
维生素B_1(硫胺素)	vitamin B_1, thiamin	TPP	是α-酮戊二酸氧化脱羧酶和磷酸戊糖途径转酮醇酶的辅酶;抑制胆碱酯酶;维持神经、肌肉功能
维生素B_2(核黄素)	vitamin B_2, riboflavin	FMN FAD	构成黄素酶的辅酶成分;参与体内氧化-还原反应过程;抗氧化活性
维生素PP(烟酸+烟酰胺)	niacin, nicotinic acid, niacinamide	NAD^+ $NADP^+$	构成以NAD和NADP为辅基的脱氢酶类的成分,参与细胞生物氧化过程;增强胰岛素的效能
维生素B_6(吡哆醇、吡哆醛、吡哆胺)	pyridoxine pyridoxa, pyridoxa mine	磷酸吡哆醛及其胺	参与多种酶反应;构成氨基酸脱羧酶、ALA合酶和转氨酶的辅酶,参与氨基酸分解、血红素合成
泛酸(遍多酸)	vitamin B_3, pantothenic acid	CoA	构成辅酶A的组成成分,参与体内酰基的转移作用
生物素	vitamin H, biotin	羧化酶辅酶	构成羧化酶的辅酶,参与体内CO_2的固定和羧化过程
叶酸	folacin, folic acid, folate	FH_4	以FH_4的形式参与一碳单位的代谢,与蛋白质和核酸合成、红细胞和白细胞成熟有关
维生素B_{12}(钴胺素)	vitamin B_{12}, cobalamin	甲基钴胺素,5'-脱氧腺苷钴胺素	与四氢叶酸协同参与甲基的转移;作为甲基丙二醛单酰辅酶A变位酶的成分
维生素C(抗坏血酸)	vitamin C, ascorbic acid	抗坏血酸	参与羟化反应,促进胶原合成、类固醇的羟化、氨基酸的代谢及神经递质的合成;参与解毒和造血作用;促进抗体的合成、抗病毒和防癌作用

第五节 维生素代谢生化检测指标的检测与评价

维生素的分析是一项较为复杂的工作。在分析过程中应采取一些必要的措施,如避光、冷冻、干燥、隔绝氧气、通入惰性气体及仔细选择合适的溶剂等。水溶性维生素检测样品处理包括溶剂提取、酶处理、酶提取等步骤;脂溶性维生素检测样品处理一般按萃取、皂化、提取、初纯化4个步骤进行。所有样品提取后应尽快地完成分析测定。

维生素测定的主要方法有分光光度法、荧光测定法、高效液相层析法、微生物定量法,还包括气相色谱法、薄层色谱法、流动注射分析法、毛细管电泳分析等。

一、维生素 A

测定血清视黄醇可评价维生素 A 的营养状况。测定视黄醇的最常用方法有分光光度法、荧光测定法、高效液相层析法。分光光度法简便、价廉、投资少,可广泛使用。但存在 β-胡萝卜素的干扰、试剂不稳定及少量水分可使三氯化锑变浑浊等问题。荧光测定法灵敏且不受 β-胡萝卜素的干扰,可同时分析维生素 E,但存在六氢番茄红素的干扰。高效液相层析法特异,不受 β-胡萝卜素和六氢番茄红素的干扰,是目前测定视黄醇的推荐方法。

1. 原理(三氯化锑比色法)　维生素 A 与三氯化锑在三氯甲烷中作用,产生蓝色物质,其颜色深浅与溶液中维生素 A 的含量成正比。该蓝色物质虽不稳定,但在规定时间内可用分光光度计于 620 nm 处测定其吸光度。

2. 参考区间　血清维生素 A 含量小于 20 $\mu g/L$ 为缺乏,20~30 $\mu g/L$ 为可疑缺乏。

二、维生素 B 族

维生素 B 族的检测方法有荧光测定法、微生物法、放射配体法、化学发光免疫分析法、电化学发光免疫分析法和高效液相层析法等。荧光测定法简单、快捷,但铁氰化钾有剧毒。微生物法麻烦费时,需无菌技术。放射配体法敏感、准确、技术简单,适宜常规使用。

三、维生素 C

维生素 C 最常用的检测方法是分光光度法(碘量法)和高效液相层析法。碘量法既可测定氧化性物质,又可测定还原性物质,具有准确度高、精密度好、操作简便等优点;缺点是碘易被空气氧化和容易挥发。高效液相层析法能测定氧化形式和还原形式,是推荐方法。

1. 原理(碘量法)　维生素 C 分子式为 $C_6H_8O_6$,分子量为 176.1。用碘标准液直接滴定,碘将维生素 C 分子中的烯醇式结构氧化为酮式结构。根据碘标准溶液的浓度和消耗的体积,计算样品中维生素 C 的含量。由于维生素 C 在空气中易被氧化,特别是在碱性介质中更易被氧化,故在测定时加入少量稀醋酸使溶液呈弱酸性,一般选在 pH3~4 的弱酸性溶液中进行滴定。

2. 参考区间　血清维生素 C 28.4~79.5 $\mu mol/L$(5~14 mg/L),维生素 C 含量<11.4 $\mu mol/L$(2 mg/L)时可出现症状。24 h 尿中维生素 C 含量<20 mg 可诊断为维生素 C 缺乏。

四、维生素 D

25-OH-D_3 是 1,25(OH)$_2$-D_3 的前体,在血液中浓度最高,最稳定,$T_{1/2}$ 为 2 周左右,1,25(OH)$_2$-D_3 在血中含量少,不易测出,临床上通常检测 25-OH-D_3 水平来评估个体维生素 D 的状态。25-OH-D_3 的检测方法有放射竞争性蛋白结合法(RBP)、放射受体结合法、放射免疫分析法、化学发光免疫分析法、电化学发光免疫分析法、高效液相层析法等。

1. 原理(放射免疫分析法)　国内外均采用佝偻病大鼠血清中的维生素 D 结合蛋白作为特异性的结合剂。血清经有机试剂提取和纯化,样品中 25-OH-D_3 和 ^3H 标志物共同竞争性的与结合蛋白结合。反应平衡后加炭末分离游离型和结合型 ^3H 标志物。在液体闪烁测量仪上测放射性。从标准曲线上查出血清中 25-OH-D_3 浓度。

2. 参考区间　放射免疫分析法成人:11~70 $\mu g/L$(1 $\mu g/L$=2.5 nmol/L)。酶联免疫法成人:36~144 pmol/L。

五、维生素 E

维生素 E 最常用的检测方法是荧光测定法和高效液相层析法。

荧光法是利用维生素 E 的共轭双键体系,在一定波长光照射下可产生荧光,其荧光强度与浓度成正比的特性进行检测的,具有迅速、灵敏、精密度高和胆固醇、胡萝卜素、维生素 A 无干扰等优点。高效液相层析法比荧光法更准确。

成人血清维生素 E:26.30±5.15 μmol/L。

第六节　维生素代谢生化检测指标的临床应用

水溶性维生素在人体内只有少量储存,且易随尿排出体外。因此,每天必须通过膳食提供足够的数量以满足机体的需求。膳食供给不足易导致人体出现相应的缺乏症。脂溶性维生素在人体内大部分储存于肝及脂肪组织,可通过胆汁代谢并排出体外。

一、维生素缺乏症

引起维生素缺乏症的常见原因如下:

1. 维生素的摄入量不足　　膳食构成或膳食调配不合理、偏食、不当的加工、烹调和储藏方式均可造成机体某些维生素的摄入不足。

2. 机体的吸收利用率降低　　消化系统消化吸收功能和胆汁的分泌都可影响维生素的吸收、利用。

3. 维生康的需要量相对增高　　在某些生理或病理条件下,机体对维生素的需要量会相对增加,如妊娠期与哺乳期妇女、生长发育期的儿童、慢性消耗性疾病等。

4. 食物以外的维生素供给不足　　长期服用抗生素抑制肠道正常菌群的生长,从而影响如维生素 K、维生素 B_6、叶酸等的产生。日照不足,可使皮肤内维生素 D_3 的产生不足。

二、维生素中毒

水溶性维生素摄入过多时,多以原型从尿中排出体外,不易引起机体中毒,但非生理性大剂量摄入,有可能干扰其他营养素的代谢。脂溶性维生素大量摄入时,可导致体内积存过多而引起中毒。

表 13-7 列出一些常见的维生素缺乏及过量时的毒性作用。

表 13-7　维生素缺乏及维生素过量的毒性作用

维 生 素	缺乏的毒性作用	过 量 的 毒 性 作 用
维生素 C	坏血症	无酸的维生素 C 引起的副作用较少,但过量的维生素 C 会削弱人体的免疫能力,而且滥用维生素 C 可能会加快动脉硬化
生物素	鳞屑皮炎、忧郁	—
维生素 B_{12}	恶性贫血、高同型半胱氨酸血症、神经脱髓鞘	哮喘、荨麻疹、湿疹、面部水肿、寒战等过敏反应
叶酸	巨幼细胞性贫血、同型半胱氨酸血症	损害神经系统
烟酸	糙皮病	由烟酸而不是酰胺引起的皮肤潮红,肝功能不正常,可能有非典型囊样斑状水肿
维生素 B_2	口角炎、舌炎、阴囊炎	肾功能障碍
维生素 B_1	脚气病、末梢神经炎	乏力、头痛等
维生素 B_6	高同型半胱氨酸血症	周围感觉神经病
维生素 A	夜盲症、眼干燥症、皮肤粗糙	神经、肝与皮肤损伤,高脂与高钙血症,骨与软组织钙化
维生素 D	佝偻病、骨软化症、骨质疏松	高钙血症、高钙尿症、高血压、软组织钙化
维生素 E	未成熟早产儿和某些新生儿的溶血性贫血及接触高压氧引起的溶血性贫血(罕见)	可抑制生长,干扰血液凝固等
维生素 K	低凝血酶原血症	天然的维生素 K_1 是无毒的;合成的维生素 K 的化合物可引起出血,溶血性贫血及其他疾病

本章小结

微量元素可分为必需微量元素和非必需微量元素。维生素可分为脂溶性维生素和水溶性维生素两大类。脂溶性维生素包括维生素 A、维生素 D、维生素 E、维生素 K 等,水溶性维生素包括维生素 B 族和维生素 C 等。微量元素和维生素的重要生化特性、营养作用和生理功能已成为营养、免疫、遗传、优生优育、儿童及孕妇保健、老年医学、地方病、心血管疾病等多种临床疾病的预防、诊断和治疗研究的热门课题。微量元素和维生素的缺乏和过量都可能引起疾病,应予以重视。准确进行微量元素和维生素的测定对了解机体营养状况,判断体内毒性元素的蓄积,辅助预防、探讨病因、评估病情、治疗及判断预后等都是有益的。

（胡正军）

第十四章 血清酶的临床生化检验

人体内酶产生于不同的组织,血清中酶质量或活性浓度的改变能反映相应组织或器官的生理病理状态。因此,检测血清中酶浓度有助于疾病诊断、治疗和疗效观察。

第一节 概述

血清酶的种类繁多,来源和半衰期均不同,各种生理和病理因素均可影响其酶质量或活性浓度。

一、血清酶的分类
根据酶的来源及功能不同,可将血清酶分为血清特异酶和非血清特异酶两大类。

(一)血清特异酶
血清特异酶是血浆蛋白的固有成分,在血清中发挥特定催化作用,如凝血酶原、纤溶酶原、脂肪酶(脂肪酶)、卵磷脂-胆固醇酰基转移酶、胆碱酯酶、铜氧化酶等。这些血清特异酶大多在肝脏合成,在生理情况下发挥特定功能。当肝脏合成功能减退时,血浆中该类酶含量或活性降低。

(二)非血清特异酶
非血清特异酶不是血清蛋白的固有成分,在生理情况下当细胞更新时释放入血液,在血清中含量低。根据来源不同可进一步为外分泌酶和细胞酶。

1. 外分泌酶　来源于胰腺、唾液腺、前列腺等其他外分泌腺的酶,如胰或唾液腺淀粉酶、胰脂肪酶、胃或胰蛋白酶、酸性磷酸酶等。它们在血浆中浓度与相应分泌腺的功能及疾病有关。

2. 细胞酶　在生理情况下存在于各组织细胞中,参与物质代谢的酶类。这类酶种类多,大部分无器官专一性,如 ALT、AST、LDH、肌酸激酶等。这类酶细胞内外浓度差异悬殊,当组织损伤或病理情况导致细胞损伤时,血浆中相应酶浓度显著升高。

二、血清酶的半衰期
血清酶的半衰期是指酶活性降至原来活性一半时所需时间($T_{1/2}$),用来表示酶从血中清除的快慢。半衰期越长,表示该酶在血清中持续的时间越长。不同血清酶和(或)同工酶半衰期差别很大,知晓血清酶的半衰期有助于了解同一疾病不同酶升高持续时间的差异,可确定不同酶的检测"窗口期"。一些常用酶的半衰期与分子质量见表 14-1。

表 14-1　常用血清酶的半衰期和分子量

血清酶	半衰期	分子量 (Da)
ALT	37~57 h	110 000
α-淀粉酶(淀粉酶)	3~6 h	-
γ-谷氨酰转移酶	3~4 d	-
脂肪酶	3~6 h	48 000
AST	12~22 h	-
肌酸激酶	约 15 h	-
碱性磷酸酶	3~7 d	120 000

三、影响血清酶的因素
影响血清酶活性浓度的因素包括生理因素和病理因素两方面。

（一）生理因素

1. 性别　大多数血清酶的男女性别差异不大,但少数酶如肌酸激酶、γ-谷氨酰转移酶等有性别差异。肌酸激酶活性男性略高于女性,可能的原因是男性肌肉比女性发达。女性雌激素高于男性,雌激素可抑制γ-谷氨酰转移酶合成。

2. 年龄　血清中一些酶的活性随年龄而变化。新生儿血清中碱性磷酸酶活性略高于成人,1~5岁增至成人的2~3倍,然后逐渐下降,到10~15岁,又明显升高,可达成人的3~5倍,20岁后降至成人水平。肌酸激酶活性出生24 h内可为成年人的3倍,到婴儿时降为2倍,到青春期与成年人接近,这可能与其骨骼和肌肉生长活跃有关。年轻女性体内雌激素较多,血清LDH同工酶LDH₁活性显著高于老年女性。

3. 饮食　虽然血清中大多数酶不受饮食影响,测定其活性一般不需要空腹采血。但高脂高糖饮食会引起血清碱性磷酸酶活性升高,长期饮酒可引起血清γ-谷氨酰转移酶活性显著升高此外,禁食数天可导致血清α-淀粉酶活性下降。

4. 运动　剧烈的肌肉运动可使血清中多种酶活性升高,如肌酸激酶、LDH、AST、ALT等。其升高幅度与运动量、运动时间、运动频率有关。因此,酶活性检测前不宜剧烈运动。

5. 妊娠　妊娠时胎盘组织可分泌一些酶进入母体血液,如碱性磷酸酶、LDH等,造成母体血清中相应酶活性升高,且在妊娠后期更为明显。此外,分娩时因子宫肌肉强烈收缩,可导致肌酸激酶显著升高。

6. 药物及其他　许多药物可致酶活性改变,如口服避孕药可致γ-谷氨酰转移酶活性升高,碱性磷酸酶活性降低;服用抗癫痫类药物如苯妥英钠,可致ALT、AST、γ-谷氨酰转移酶、碱性磷酸酶等活性升高;大量口服维生素C可致LDH活性降低。此外,月经周期、海拔、体重、昼夜变化、情绪等因素也可能导致血清酶活性发生变化。

（二）病理因素

在病理情况下,影响血清酶活性改变的因素很多,主要包括酶合成异常、酶释放异常和酶清除异常。

1. 酶合成异常　包括合成减少和增加,是影响血清酶活性改变的重要因素。由于大部分血清特异性酶都是在肝脏合成,因此肝脏疾病导致肝功能受损时,血清特异性酶合成减少。此外,前列腺癌时酸性磷酸酶合成增加,骨骼疾病或肿瘤骨转移时碱性磷酸酶合成增加等。

2. 酶释放异常　酶从病变或损伤细胞中大量释放入血是血清酶活性增加的重要机制。影响酶释放的主要原因包括以下几方面。

（1）细胞内外酶浓度的差异:非血清特异性酶在细胞内外浓度相差千倍,只要少量细胞受损,就可导致相应酶血清活性显著升高,如1%肝细胞受损,就可导致血清ALT活性升高1倍以上。

（2）酶分子量大小:分子量较小的酶在细胞膜损伤较小时就可逸出。例如,LDH分子量大于肌酸激酶,故心肌梗死时肌酸激酶升高的时间早于LDH。

（3）酶在细胞内的定位:细胞质中酶如ALT、LDH等容易释放入血,因此当肝细胞轻微损伤时,这些酶活性即可显著升高。AST主要分布于线粒体内,较难释放出来,只有当肝细胞受损严重时,其活性才升高。

3. 酶清除异常　不同酶在血液中的清除机制和清除时间各不相同,同一疾病不同种类酶恢复正常的时间也不同,这与酶的半衰期及其他一些因素有关。

第二节　临床诊断中常用酶及同工酶的检测与评价

血清酶与某些特定组织或器官疾病具有显著相关性,本节重点介绍临床上常用血清酶及其同工酶的检测方法及临床意义。

一、ALT

ALT是转氨酶的一种,俗称谷丙转氨酶,主要存在于肝脏,但也广泛存在于心脏、肾、骨骼肌、胰腺、脾、肺等组织中。这些组织损伤或坏死时,血清中ALT升高。ALT主要存在于细胞质,释放容易,故血清ALT升高可出现于组织损伤早期。临床实验室采用酶偶联速率法测定ALT活性。

（一）速率法检测原理

血清 ALT 催化 L-丙氨酸与 α-酮戊二酸的氨基转移反应，生成 α-丙酮酸和 L-谷氨酸，生成的 α-丙酮酸在 LDH 作用下氧化 NADH 为 NAD^+。通过监测 340 nm 波长处 NADH 吸光度下降速率来测定血清 ALT 活性浓度。酶偶联反应式如下：

$$L\text{-丙氨酸} + \alpha\text{-酮戊二酸} \xrightarrow{\text{ALT}} \alpha\text{-丙酮酸} + L\text{-谷氨酸}$$

$$\alpha\text{-丙酮酸} + \text{NADH} + H^+ \xrightarrow{\text{LDH}} \text{乳酸} + NAD^+$$

（二）方法学评价

酶偶联速率法测定 ALT 活性是目前国内外实验室大多采用的方法，该法操作简便，线性范围宽，精密度和正确度均较好。但该法也存在一定缺陷，主要表现在以下方面：

（1）血清中内源性丙酮酸和谷氨酸脱氢酶均能与 NADH 反应，消耗 NADH，导致 340 nm 处 NADH 吸光度下降值增加，使 ALT 活性测定结果假性增高。

（2）LDH 最好来源于猪骨骼肌，因为其空白吸光度较小，如无法获得该来源的 LDH，而使用其他来源的 LDH（如牛心脏）替代时，应慎重。

（3）IFCC 推荐的 ALT 测定参考方法，建议在试剂中添加 $5'$-磷酸吡哆醛，但我国推荐使用的 ALT 测定方法未添加。$5'$-磷酸吡哆醛是转氨酶的辅基，含 $5'$-磷酸吡哆醛试剂的测定结果偏高。健康人血清中 $5'$-磷酸吡哆醛含量正常，试剂中添加 $5'$-磷酸吡哆醛对 ALT 活性增高作用不明显，但在某些病理情况下（如肿瘤、肾病等），其有部分 ALT 脱辅基，即血清中 $5'$-磷酸吡哆醛含量偏低，此时试剂中如有 $5'$-磷酸吡哆醛可显著升高血清 ALT 活性。因此，该法在某些病理情况下会导致血清 ALT 活性测定结果偏低。

（三）参考区间

试剂中不含 $5'$-磷酸吡哆醛时，成年男性 9~50 U/L，女性 7~40 U/L；试剂中含 $5'$-磷酸吡哆醛时，成年男性 9~60 U/L，女性 7~45 U/L。

二、AST

AST 主要分布于心脏、骨骼肌、肝脏和肾脏中，其中心肌细胞内含量最多。AST 存在两种同工酶，分别为细胞质 AST（c-AST）和线粒体 AST（m-AST）。当这些组织细胞发生轻度或可逆性损伤时，仅细胞膜性质发生改变，c-AST 可释放入血，使血液中 AST 轻度升高；当细胞发生重度或不可逆损伤（如细胞坏死）时，细胞器结构被破坏，m-AST 可大量释放入血，使血液中 AST 显著升高。临床实验室采用酶偶联速率法测定 AST 活性。

（一）检测原理

血清 AST 催化 L-天冬氨酸与 α-酮戊二酸的氨基转移反应，生成草酰乙酸和 L-谷氨酸，生成的草酰乙酸在苹果酸脱氢酶作用下氧化 NADH 为 NAD^+。通过监测 340 nm 波长处 NADH 吸光度下降速率来测定血清 AST 活性浓度。酶偶联反应式如下：

$$L\text{-天冬氨酸} + \alpha\text{-酮戊二酸} \xrightarrow{\text{AST}} \text{草酰乙酸} + L\text{-谷氨酸}$$

$$\text{草酰乙酸} + \text{NADH} + H^+ \xrightarrow{\text{MD, LDH}} L\text{-苹果酸} + NAD^+$$

（二）方法学评价

酶偶联速率法是目前国内外实验室大多采用的方法，产物草酰乙酸不稳定，易转变为丙酮酸，故试剂中需加入 LDH，实质是两个指示酶，但通常将 LDH 作为辅助酶。该法预孵育期较长，达 90 s，目的是在预孵育期间将内源性的丙酮酸转化为乳酸，从而减少内源性丙酮酸的干扰。

（三）参考区间

试剂中不含 $5'$-磷酸吡哆醛时，成年男性 15~40 U/L，女性 13~35 U/L；试剂中含 $5'$-磷酸吡哆醛时，成年男性 15~45 U/L，女性 13~40 U/L。

三、γ-谷氨酰转移酶

γ-谷氨酰转移酶主要分布于肾、肝、胰、小肠等,血清中γ-谷氨酰转移酶主要来自肝胆系统。γ-谷氨酰转移酶在肝脏中广泛分布于肝细胞的毛细胆管一侧和整个胆管系统,因此当肝内合成亢进或胆汁排出受阻时,血清中γ-谷氨酰转移酶升高。临床实验室采用速率法测定γ-谷氨酰转移酶活性。

(一)速率法检测原理

以色素原L-γ-谷氨酰-3-羧基-对硝基苯胺(GCNA)为底物,甘氨酰甘氨酸为受体,γ-谷氨酰转移酶催化γ-谷氨酰基团从GCNA到甘氨酰甘氨酸上,生成5-氨基-2-硝基苯甲酸,其在中性或碱性环境下呈黄色,测量在405 nm处吸光度升高速率可计算出γ-谷氨酰转移酶活性。测定反应式如下:

$$GCNA + 甘氨酸甘氨酸 \xrightarrow{GGT} 5-氨基-2-硝基苯甲酸 + L-γ-谷氨酰甘氨酰甘氨酸$$

(二)方法学评价

N-甘氨酰甘氨酸是L-γ-谷氨酰基的良好接受体,以N-甘氨酰甘氨酸作为L-γ-谷氨酰基接受体,γ-谷氨酰转移酶表现较高活性。但N-甘氨酰甘氨酸试剂中往往含有甘氨酸杂质,而甘氨酸是γ-谷氨酰转移酶活性抑制剂,甘氨酰甘氨酸中0.2%的甘氨酸杂质可使γ-谷氨酰转移酶活性降低1%~1.5%。

IFCC参考测量程序推荐的检测波长为410 nm,因为5-氨基-2-硝基苯甲酸在410 nm处有最大吸收峰,而该法中所用的吸光度监测波长405 nm不是其最大吸收波长,处于吸收曲线的下降段,监测时需注意校正。

(三)参考区间

成人血清γ-谷氨酰转移酶,男性10~60 U/L,女性7~45 U/L。

四、肌酸激酶

肌酸激酶(CK)主要分布于骨骼肌和心肌,也分布于脑、胃肠道、膀胱等组织,但含量低。肌酸激酶由M和B两个亚基构成,可组成3种同工酶,即CK-MM、CK-MB和CK-BB。CK-MM主要存在于骨骼肌中,CK-BB主要存在于脑组织中,CK-MB主要存在于心肌中。当这些组织器官受损时,血清中肌酸激酶活性升高。临床实验室采用酶偶联速率法测定肌酸激酶活性。

(一)检测原理

以N-乙酰半胱氨酸(NAC)为肌酸激酶激活剂,肌酸激酶催化磷酸肌酸和二磷酸腺苷(ADP)的反应,生成肌酸和ATP,生成的ATP在己糖激酶催化下与葡萄糖反应,生成葡糖-6-磷酸和ADP,葡糖-6-磷酸在葡糖-6-磷酸脱氢酶作用下被氧化为6-磷酸葡萄糖酸,同时$NADP^+$被还原为NADPH。通过监测NADPH吸光度上升速率测定血清肌酸激酶活性浓度。酶偶联反应式如下:

$$磷酸肌酸 + ADP \xrightarrow{肌酸激酶} 肌酸 + ATP$$

$$ATP + 葡萄糖 \xrightarrow{己糖激酶} 葡糖-6-磷酸 + ADP$$

$$葡糖-6-磷酸 + NADP^+ \xrightarrow{葡糖-6-磷酸脱氢酶} 6-磷酸葡萄糖酸 + NADPH + H^+$$

(二)方法学评价

该法反应速度快,操作方便,线性范围宽。肌酸激酶是巯基酶,在反应体系中加入N-乙酰半胱氨酸作为激活剂,N-乙酰半胱氨酸通过保护肌酸激酶上的游离巯基,从而保护肌酸激酶活性。Mg^{2+}是肌酸激酶必要激活离子(与ATP和ADP形成复合物),而Ca^{2+}等二价离子则抑制肌酸激酶活性,该法在反应体系中加入EDTA络合抑制离子,从而保护肌酸激酶活性。

虽然红细胞不含肌酸激酶,但含有大量腺苷酸激酶(AK),AK可催化ADP转化为ATP和AMP,导致表观肌酸激酶活性增加,因此溶血可使肌酸激酶活性假性增高。可通过联合使用AK抑制剂5'腺嘌呤核苷酸(AMP)和二腺苷-5-磷酸(AP_5A)消除AK的干扰。

(三)参考区间

成人(27~79岁):男性为50~310 U/L;女性为40~200 U/L。

五、肌酸激酶同工酶

经典的肌酸激酶同工酶测定方法为电泳法,费时、操作烦琐。目前,较多用双抗体夹心法测定 CK-MB 质量。

(一)检测原理

样品、标记碱性磷酸酶的大鼠抗人 CK-MB 抗体及包被了大鼠抗人 CK-BB 抗体的磁性颗粒被一起加入反应管中。样品中 CK-MB 与固定在磁性颗粒表面抗 CK-BB 抗体的 B 亚单位结合,同时与标记碱性磷酸酶的大鼠抗人 CK-MB 抗体特异性结合,形成大鼠抗人 CK-BB 抗体磁性颗粒-CK-MB-标记碱性磷酸酶的大鼠抗人 CK-MB 的双抗体夹心复合物。孵育后,反应管被传送到磁性分离区域进行多次冲洗,去除未和固相结合的其他成分。最后在反应管中加入化学发光底物,已与固相结合的碱性磷酸酶会使该底物发出光子并被光电比色计所检测,根据信号强度计算 CK-MB 质量。

(二)方法学评价

该法易于自动化,CK-MB 测定结果不受 CK-BB、CK-MM 亚型影响,特异度高。

(三)参考区间

成人血清:≤4 ng/mL。

六、LDH

LDH 广泛分布于人体各种组织或细胞,其中肝脏、心肌、肾脏、骨骼肌等含量较多,均存在于细胞质中。这些组织器官受损或病变可导致血清中 LDH 活性增高。临床实验室采用速率法测定 LDH 活性。

(一)检测原理

LDH 活性测定有两种方法:① 正向反应(L→P):该反应以 L-乳酸和 NAD 为酶底物,血清 LDH 催化 L-乳酸氧化为丙酮酸,同时将氢转移给 NAD^+,生成 NADH。通过监测 NADH 吸光度上升速率测定血清 LDH 活性浓度。② 逆向反应(P→L):该反应以丙酮酸和 NADH 为酶底物,血清 LDH 催化丙酮酸还原为 L-乳酸,同时脱去 NADH 中的氢,生成 NAD。通过监测 NADH 吸光度下降速率测定血清 LDH 活性浓度。其中正向反应为 IFCC 和我国检验学会推荐方法。LDH 活性测定的反应式如下:

$$L \to P: L\text{-乳酸} + NAD^+ \xrightarrow{\text{LDH, pH8.8} \sim 9.8} \text{丙酮酸} + NADH + H^+$$

$$P \to L: \text{丙酮酸} + NADH + H^+ \xrightarrow{\text{LDH, pH7.4} \sim 7.8} L\text{-乳酸} + NAD^+$$

(二)方法学评价

测定 LDH 活性的方法根据酶促反应方向不同,分为正向反应和逆向反应两类。

正向反应法的优点是底物乳酸和 NAD^+ 比逆向反应所用的 NADH 和丙酮酸稳定,且乳酸对 LDH 活性的抑制作用小于丙酮酸;同时反应线性持续时间较长、线性范围较宽,且重复性也好于逆向反应。但需要的底物浓度较高,反应速度较慢。

逆向反应法的优点是 NADH 用量少,试剂成本低,反应速率快,灵敏度高。但 NADH 和丙酮酸的稳定性差;过量丙酮酸对 LDH 的抑制作用较大。

(三)参考区间

成人(27~79 岁):120~250 U/L。

七、LDH 同工酶

LDH 是由 H 和 M 两种亚基组成的四聚体,有 5 种同工酶,分别为 $LDH_1(H_4)$、$LDH_2(H_3M)$、$LDH_3(H_2M_2)$、$LDH_4(HM_3)$ 和 $LDH_5(M_4)$。LDH_1 主要分布于心肌和红细胞,LDH_5 主要分布于横纹肌和肝脏,LDH_3 主要分布于脾和肺。临床上多采用琼脂糖凝胶电泳法测定 LDH 同工酶。

(一)检测原理

根据不同 LDH 同工酶在一定 pH 下的带电性质,用电泳技术分离不同同工酶,用底物加四唑盐类化合物试剂或底物试剂处理电泳后支持介质,使同工酶区带显色或显荧光,用光密度计扫描,确定各种同工酶的相对含量。显色剂一般为乳酸盐(LDH 底物)和 NAD^+(荧光检测),或上述试剂外加四唑盐类化合物(颜色检测)。

（二）参考区间

成人血清 LDH 同工酶：$LDH_2>LDH_1>LDH_3>LDH_4>LDH_5$。

琼脂糖凝胶电泳荧光检测所得各同工酶相对含量大致为 LDH_1 14%～26%、LDH_2 29%～39%、LDH_3 20%～26%、LDH_4 8%～16%、LDH_5 6%～16%。

八、碱性磷酸酶

碱性磷酸酶几乎存在于机体的各个组织中,以骨骼、肝脏、肾脏、小肠、胎盘含量较多。正常成人血清中碱性磷酸酶主要来自肝脏和骨骼,含量相当,另有 10%来自小肠。各种原因引起的碱性磷酸酶合成增多或清除减少可造成血清中碱性磷酸酶活性增高。儿童、孕妇由于骨骼或胎盘生长活跃可出现生理性血清碱性磷酸酶活性升高。正常成人血清碱性磷酸酶活性增高多与骨骼或肝胆疾病有关。临床实验室采用速率法测定碱性磷酸酶活性。

（一）检测原理

血清碱性磷酸酶在碱性条件下水解对硝基苯酚磷酸酯(NPP),生成对硝基苯酚。在碱性条件下,对硝基苯酚转变成醌式结构呈黄色,在 405 nm 波长处有较强吸收,在波长 405 nm 处连续监测吸光度增高速率,计算碱性磷酸酶活性。反应式如下：

$$NPP + AMP \xrightarrow{\text{碱性磷酸酶}} \text{对硝基苯酚} + AMP\text{-磷酸}$$

（二）方法学评价

碱性磷酸酶活性测定曾使用过多种缓冲液,AMP、二乙醇胺(diethanola mine,DEA)都是激活型缓冲液,是磷酰基受体,能增进酶促反应的速率,所测得的碱性磷酸酶活性要比用碳酸盐缓冲液高 2～6 倍。

（三）参考区间

成年男性：45～125 U/L;女性：20～49 岁为 35～100 U/L,50～79 岁为 50～135 U/L。

九、碱性磷酸酶同工酶

碱性磷酸酶主要有 4 种形式的同工酶,分别为骨碱性磷酸酶、肝碱性磷酸酶、胎盘碱性磷酸酶和肠碱性磷酸酶。

电泳法是较常用的碱性磷酸酶同工酶测定方法,肝碱性磷酸酶向阳极移动最快,呈密集带;骨碱性磷酸酶移动稍慢,区带较弥散;肠碱性磷酸酶移动最慢;胎盘碱性磷酸酶出现于骨碱性磷酸酶区域。

肠碱性磷酸酶区带的确认可用唾液酸苷酶长时间(如过夜)处理血清后再进行电泳,肠碱性磷酸酶因不含末端唾液酸,其移动不受影响,其他碱性磷酸酶同工酶均移动减缓。

胎盘碱性磷酸酶具有一定的热稳定性,用较高温度处理(如 65℃,30 min)血清后测定碱性磷酸酶活性,即胎盘碱性磷酸酶活性。

肝碱性磷酸酶和骨碱性磷酸酶测定主要用于肝脏疾病和骨骼相关疾病的鉴别诊断,肝脏疾病时肝碱性磷酸酶显著升高,骨骼相关疾病时骨碱性磷酸酶显著升高,肠腺化生时可见肠碱性磷酸酶显著升高,孕妇及恶性肿瘤时可见胎盘碱性磷酸酶显著升高。

十、酸性磷酸酶

酸性磷酸酶是一组在酸性条件下水解磷酸单酯类化合物的酶,存在于人体红细胞、血小板、脾、骨骼及男性的前列腺等多种组织或细胞。男性血清中酸性磷酸酶大约一半来自前列腺,男性血清的其他酸性磷酸酶和女性血清酸性磷酸酶主要来自骨骼破骨细胞、红细胞等。酸性磷酸酶有两种同工酶,其中来自前列腺的酸性磷酸酶称前列腺酸性磷酸酶,可被右旋酒石酸抑制;其他来源的同工酶为非前列腺酸性磷酸酶,不被酒石酸抑制,称抗酒石酸酸性磷酸酶(tartrate-resistant acid phosphatase,TRAP)(tr-酸性磷酸酶)。前列腺酸性磷酸酶升高主要与前列腺肿瘤有关,TRAP 升高主要与骨溶解和血液再造有关。临床上采用速率法测定酸性磷酸酶活性。

（一）检测原理

血清酸性磷酸酶在酸性条件下水解 α -萘酚磷酸酯,生成 α -萘酚和磷酸, α -萘酚与固红 TR 反应生成有色物质,在 405 nm 波长处有吸收。可通过监测 405 nm 波长处吸光度的变化测定血清酸性磷酸酶活性浓度。酸性磷酸酶活性测定的反应式如下:

$$\alpha\text{-萘酚磷酸酯} + H_2O \xrightarrow{\text{酸性磷酸酶}} \alpha\text{-萘酚} + \text{磷酸}$$

$$\alpha\text{-萘酚} + \text{固红 TR} \longrightarrow \text{有色物质}$$

（二）方法学评价

该法在反应体系中加入了 1, 5 -戊二醇等醇类物质作为磷酸接受体,可加速磷酸酯水解,可通过加和不加酒石酸分别测定 TRAP 和总酸性磷酸酶。酸性磷酸酶性质极不稳定,血清室温下放置 2.5 h,酸性磷酸酶活力即可下降 10% 左右,因此血清分离后需尽快加入适量乙酸,降低血清 pH 至 5.4 左右,以稳定酸性磷酸酶。此外,红细胞中含大量酸性磷酸酶,样本采集后需尽快分离血清,溶血标本不能做酸性磷酸酶检测。

（三）参考区间

成人总酸性磷酸酶参考上限为 7 U/L, TRAP 为 5 U/L。

十一、α -淀粉酶

α -淀粉酶在临床上简称为淀粉酶,其是催化多糖化合物 1, 4 -糖苷键水解的一组酶,主要存在于胰腺和唾液腺中。淀粉酶分子量小,可以从肾小球滤过出现在尿液中。当肾功能严重障碍时,血清淀粉酶可升高,而尿淀粉酶降低。临床实验室采用酶偶联速率法测定淀粉酶活性。

（一）检测原理

血清淀粉酶水解 4, 6 -亚乙基(G_1)-4 -硝基苯基(G_7)-4 -α -D -麦芽七糖(EPS),生成 4, 6 -亚乙基麦芽五糖(E-G_5)、4, 6 -亚乙基麦芽四糖(E-G_4)、4, 6 -亚乙基麦芽三糖(E-G_3)及 4 -硝基苯基麦芽糖(G_2-NP)、4 -硝基苯基麦芽三糖(G_3-NP)、4 -硝基苯基麦芽四糖(G_4-NP)等片段,生成的 3 种 4 -硝基苯基麦芽多糖在 α -葡萄糖苷酶作用下水解为 4 -硝基苯酚(NP)和葡萄糖。NP 在反应液 pH 下解离为 4 -硝基苯氧离子,呈黄色,在 405 nm 可较强吸收。通过在 405 nm 监测 NP 生成速率即可算出血清淀粉酶活性浓度。反应式如下:

$$EPS + H_2O \xrightarrow{\text{血清淀粉酶}} E\text{-}G_5 + E\text{-}G_4 + E\text{-}G_3 + G_2\text{-}NP + G_3\text{-}NP + G_4\text{-}NP$$

$$G_2\text{-}NP + G_3\text{-}NP + G_4\text{-}NP + H_2O \xrightarrow{\alpha\text{-葡萄糖苷酶}} NP + \text{葡萄糖}$$

（二）方法学评价

该法所用底物 EPS 中的亚乙基,连接于多糖非还原端,起保护底物作用,可有效降低 α -葡萄糖苷酶对底物的水解作用,提高试剂的稳定性,这种底物常称为亚乙基保护底物,因此该法稳定性好。血清是淀粉酶的适宜样品,虽然也可用肝素血浆,但不可用其他血浆,因为 EDTA 枸橼酸盐、草酸盐等抗凝剂可络合淀粉酶所必需的钙离子。

（三）参考区间

成人(20~79 岁)血清淀粉酶:35~135 U/L。

十二、淀粉酶同工酶

淀粉酶有两种同工酶,即唾液型(s -淀粉酶)和胰腺型(p -淀粉酶),可用电泳法分离,s -淀粉酶向正极移动的速度快于 p -淀粉酶,电泳后用底物试剂显色。目前,临床上主要使用免疫抑制法测定法检测 p -淀粉酶活性。

（一）检测原理

用单克隆抗体抑制 s -淀粉酶活性,然后再测定 p -淀粉酶活性。

（二）方法学评价

该法可自动化,但有时受巨型淀粉酶干扰。抗 s -淀粉酶单克隆抗体不能或仅能部分抑制巨型淀粉酶活性。因此,当怀疑有巨型淀粉酶存在时,可用聚乙二醇沉淀巨型淀粉酶后再进行测定。

（三）参考区间

成人血清 p -淀粉酶活性为总淀粉酶的 40%~50%。

十三、脂肪酶

脂肪酶又称三酰甘油酶,是一组催化长链脂肪酸甘油酯水解的酶。脂肪酶主要来源于胰腺,少量来自胃肠黏膜。脂肪酶可由肾小球滤过,并被肾小管全部重吸收,所以尿液中应无脂肪酶。正常人血浆中脂肪酶含量极少,但在胰腺受损或病变时,脂肪酶显著升高。临床实验室采用酶偶联显色法测定脂肪酶活性。

（一）检测原理

脂肪酶催化 1,2 -二脂肪酰甘油水解,生成 2 -脂肪酰甘油和脂肪酸,2 -脂肪酰甘油在单脂肪酰甘油脂肪酶作用下水解为甘油和脂肪酸,甘油在甘油激酶作用下被 ATP 磷酸化,生成 α -磷酸甘油,α -磷酸甘油在磷酸甘油氧化酶作用下被氧化为磷酸二羟丙酮和 H_2O_2, H_2O_2 在过氧化物酶作用下使色原物质缩合产生有色物质(Trinder 反应),在 550 nm 波长下连续监测吸光度的变化即可计算脂肪酶活性。脂肪酶测定的反应式如下:

$$1,2-二脂肪酰甘油 + H_2O \xrightarrow{脂肪酶} 2-脂肪酰甘油 + 脂肪酸$$

$$2-脂肪酰甘油 + H_2O \xrightarrow{单甘油酯脂肪酶} 甘油 + 脂肪酸$$

$$甘油 + ATP \xrightarrow{甘油激酶} α-磷酸甘油 + ADP$$

$$α-磷酸甘油 + O_2 \xrightarrow{磷酸甘油氧化酶} 磷酸二羟丙酮 + H_2O_2$$

$$2H_2O_2 + 4-AAP + TOOS \xrightarrow{过氧化物酶} 醌亚胺染料 + 4H_2O$$

（二）方法学评价

该法特异度高,双试剂的使用可消除内源性甘油的干扰,但高浓度胆红素会影响脂肪酶检测结果,使脂肪酶活性假性降低 10%~15%。

（三）参考区间

成人血清脂肪酶活性的参考区间为 1~54 U/L(酶偶联显色法)。

十四、胆碱酯酶

胆碱酯酶是一类催化酰基胆碱或胆碱酯水解反应的酶,在人体中有两种,一种为乙酰胆碱酯酶,又称真胆碱酯酶或胆碱酯 I,分布于红细胞、肺、脾、神经末梢、大脑灰质等细胞或组织;另一种为酰基胆碱酯酶,又称伪胆碱酯酶、丁酰胆碱酯酶或胆碱酯 II,分布于肝、胰、心脏、脑白质和血清等组织或体液。两种胆碱酯酶有一定底物特异性差异。临床上用速率法测定的是后者。

（一）检测原理

胆碱酯酶催化丁酰硫代胆碱水解,产生丁酸与硫代胆碱,硫代胆碱与无色的二硫代硝基苯甲酸反应,形成黄色的 5 -巯基-2 -硝基苯甲酸,其生成速率与胆碱酯酶活性成正比,可通过检测 405 nm 处 5 -巯基-2 -硝基苯甲酸吸光度上升速率,计算出胆碱酯酶活性。其反应式如下:

$$丁酰硫代胆碱 + H_2O \xrightarrow{胆碱酯酶} 硫代胆碱 + 丁酸$$

$$硫代胆碱 + 二硫代硝基苯甲酸 \longrightarrow 5-巯基-2-硝基苯甲酸$$

（二）方法学评价

该法简便、快速、易于自动化,但只能测定血清中胆碱酯酶,而不能测定红细胞中胆碱酯酶。乙酰硫代胆碱、丙酰硫代胆碱和丁酰硫代胆碱均可作为底物,由于胆碱酯酶对乙酰硫代胆碱亲和力小,一般不使用其作为底物。与使用丙酰硫代胆碱作底物相比,用丁酰硫代胆碱作底物时,空白对照较高,而酶活性较低,因此丙酰硫代胆碱是最佳底物。

（三）参考区间

成人血清：5 000~12 000 U/L。

十五、5′-核苷酸酶

5′-核苷酸酶(5′-nucleotidase, 5′-NT)是一种核苷酸水解酶,广泛存在于人体组织,如肝、胆、肠、脑、心、胰等。在肝内此酶主要存在于胆小管和窦状隙膜内,5′-NT 经肝胆系统内胆汁酸去垢处理后可释放入血,当患有肝胆疾病时,血清中 5′-NT 水平显著升高。临床实验室基本上采用酶偶联速率法测定 5′-NT。

（一）检测原理

肌苷-5′-单磷酸二钠盐(5′-IMP)在 5′-NT 催化下水解生成磷酸和肌苷(即次黄嘌呤核苷),偶联核苷酸磷酸化酶和黄嘌呤氧化酶,使肌苷最终氧化成 H_2O_2 和尿酸,最后在 4-APP 和 N-乙基-N-磺丙基-间-苯甲胺(ESPMT)的参与下经过氧化物酶的催化生成红色醌亚胺,在 510 nm 处检测吸光度的增高速率即可计算出 5′-NT 活性。反应式如下：

$$5′\text{-IMP} \xrightarrow{5′\text{-NT}} 肌苷 + 磷酸$$

$$肌苷 + 磷酸 \xrightarrow{核苷酸磷酸化酶} 次黄嘌呤 + 核酸\text{-}1\text{-}磷酸$$

$$次黄嘌呤 + H_2O + O_2 \xrightarrow{黄嘌呤氧化酶} 尿酸 + 2H_2O_2$$

$$H_2O_2 + 4\text{-}AAP + ESPMT \xrightarrow{过氧化物酶} 醌亚胺 + H_2O$$

（二）方法学评价

借助过氧化物酶的缩合反应,通过产物吸光度上升速率来检测 5′-NT 活性的方法克服了血清空白高的问题,但试剂成本高。该法易受血清中氧化还原性物质(如维生素 C)的干扰,可在试剂中加入抗坏血酸氧化酶消除该干扰。

（三）参考区间

成人血清 5′-NT 一般<10 U/L。

十六、α-L-岩藻糖苷酶

α-L-岩藻糖苷酶(α-L-fucosidase, AFU)是催化 α-L-岩藻糖苷键水解的酶,广泛存在于人体各组织细胞的溶酶体和体液中,参与体内糖蛋白、糖脂和寡糖的代谢。肝癌患者的血清 α-L-岩藻糖苷酶明显升高,被认为是原发性肝癌(primary carcinoma of the liver)的一种新的肝癌标志物。临床实验室基本上采用速率法测定α-L-岩藻糖苷酶活性。

（一）检测原理

α-L-岩藻糖苷酶催化 2-氯-对硝基酚-α-L-岩藻糖苷(CNPF)的水解反应,生成 2-氯-对硝基酚(CNP)和 α-L-岩藻吡喃糖,CNP 在 405 nm 左右有较强吸收作用,通过监测 CNP 生成速率(吸光度增高速率)可测定血清 α-L-岩藻糖苷酶活性。反应式如下：

$$CNPF \xrightarrow{α\text{-}L\text{-}岩藻糖苷酶} CNP + α\text{-}L\text{-}岩藻吡喃糖$$

（二）方法学评价

该法与传统的荧光法、显色法相比,具有灵敏度高、精密度好、抗干扰能力强、稳定性高等优点,易于自动化,是目前使用最多的方法。

（三）参考区间

成人血清 α-L-岩藻糖苷酶参考区间为<40 U/L。

第三节　酶学检测指标的临床应用

酶活性水平与多种病因有关,如组织特异酶在特定组织损害时大量释放入血,细胞内酶在组织细胞大量损伤时释放入血,使血液中相应酶活性水平显著升高。通过对血清酶的检测分析,可明确定位病变组织或器官,还可判断组织细胞损伤程度。常见组织器官病变的酶异常见表14-2。

表14-2　常见组织器官病变的酶异常

酶	主要组织器官	病变种类
ALT	肝	肝实质病变
AST	肝、心脏	肝实质病变、心肌梗死
碱性磷酸酶	肝、骨骼	肝胆疾病、骨骼疾病
肌酸激酶	心肌、骨骼肌、平滑肌	心肌梗死、肌肉疾病
LDH	肝、心脏	肝实质病变、心肌梗死
γ-谷氨酰转移酶	肝	肝胆疾病、酒精中毒
淀粉酶	胰腺、唾液腺	急性胰腺炎、腮腺炎
脂肪酶	胰腺	急性胰腺炎
胆碱酯酶	肝	肝实质病变、有机磷农药中毒

同工酶的分布比总酶更具器官、组织和细胞特异性,同工酶测定对疾病诊断、治疗和预后评估更具临床价值。临床常用同工酶检测的临床意义见表14-3。

表14-3　临床常用同工酶检测及临床意义

酶	同工酶	临床意义
肌酸激酶	CK-MM	进行性肌萎缩时显著升高
	CK-MB	急性心肌梗死时急剧升高
	CK-BB	脑组织损伤时(如脑梗死等)升高
AST	m-AST	心肌梗死时显著升高
	c-AST	肝脏疾病时升高
碱性磷酸酶	骨碱性磷酸酶	骨骼相关疾病时显著升高
	肠碱性磷酸酶	肠腺化生时显著升高
	胎盘碱性磷酸酶	妊娠及某些恶性肿瘤时显著升高
	肝碱性磷酸酶	肝脏疾病时显著升高
淀粉酶	p-淀粉酶	急性胰腺炎时显著升高
	s-淀粉酶	腮腺炎时显著升高
LDH	LDH_1	溶血性疾病、心肌梗死时显著升高
	LDH_5	肝脏疾病时显著升高
酸性磷酸酶	前列腺酸性磷酸酶	前列腺肿瘤时显著升高
	TRAP	骨溶解、血液再造时升高

一、肝胆疾病的血清酶及其同工酶

肝是体内含酶最丰富的器官,肝细胞内含有一系列高浓度的酶。肝损伤时,这些酶可释放入血浆,从而可用于肝损伤的诊断和治疗监测。

肝功能检测的酶类在肝细胞内常有其特殊定位,位于细胞质内的有LDH、AST、ALT;线粒体内的有AST线粒体同工酶(m-AST);胆小管内的有碱性磷酸酶、γ-谷氨酰转移酶及5'-NT等。相对于细胞质内的酶,胆小管酶在肝细胞内的活性明显较低,局部的肝细胞损伤很少导致胆小管酶水平的明显升高。

(一)反映肝实质细胞损害为主的酶及同工酶

其主要包括ALT和AST和LDH、γ-谷氨酰转移酶等。

· 151 ·

1. ALT 和 AST　　主要存在于肝细胞内,细胞内外酶活性差异较大,只要有 1% 的肝细胞发生破坏,其所释放入血的转氨酶即可使血清转氨酶浓度升高 1 倍。因此 ALT 和 AST 被认为是反应肝细胞损伤的灵敏指标。

急性肝损伤时(如各种急性病毒性肝炎、药物或酒精中毒性肝炎),血清 ALT 水平显著升高。一般情况下,急性肝炎血清中 ALT 水平与临床病情严重程度相关,在恢复期后才降至正常水平,ALT 是判断急性肝炎恢复程度的良好指标。重症肝炎时,由于大量肝细胞坏死,ALT 合成水平下降,血中 ALT 水平下降,而此时胆红素往往进行性升高,呈"酶胆分离"现象,提示预后不良。肝硬化的非活动期或代偿期,ALT 活性常正常或轻度升高;肝硬化失代偿期 ALT 持续升高,长期监测肝硬化患者 ALT 变化,对病情分析、治疗和预后判断有较大价值。

由于肝中 70% 的 AST 存在于线粒体中(m-AST),30% 存在于细胞质中(c-AST),所以急性肝炎早期 AST 释放较 ALT 缓慢,血浆 AST 活性低于 ALT,但在慢性肝炎,特别是肝硬化时,AST 升高程度常高于 ALT。因此,AST 和 ALT 常联合检测。

此外,AST/ALT 值对急慢性肝炎的诊断、鉴别诊断有重要价值。急性肝炎时,血清 AST/ALT 值常小于 1;慢性肝炎、肝硬化时,血清 AST/ALT 值常大于或等于 2;肝癌时,血清 AST/ALT 值常大于或等于 3。

其他肝胆系统疾病如胆石症、胆囊炎、肝淤血等,也可出现血清 ALT 和 AST 轻中度升高。

2. LDH　　肝病(病毒性肝炎、肝硬化、肝癌等)时 LDH_5 水平升高,$LDH_5>LDH_4$。肝病时,血清 LDH 水平虽然升高,但其敏感度远不及转氨酶,许多肝外疾病如心肌梗死、肌肉损伤、溶血等也会导致 LDH 水平升高,因此 LDH 检测对肝病的诊断缺乏特异性。

3. γ-谷氨酰转移酶　　在反映慢性肝细胞损伤和其病变活动时较 ALT 敏感。γ-谷氨酰转移酶存在于肝细胞微粒体中,当慢性肝病活动性病变时,微粒体 γ-谷氨酰转移酶合成增加。急性肝炎恢复期,ALT 活性已恢复正常,如 γ-谷氨酰转移酶活性持续升高,提示肝炎慢性化;慢性肝炎即使 ALT 正常,如果 γ-谷氨酰转移酶持续不降(在排除胆道疾病的前提下),提示病变仍处于活动期。慢性持续性肝炎 γ-谷氨酰转移酶轻度增高,慢性活动性肝炎 γ-谷氨酰转移酶明显增高。当肝细胞严重损伤时,微粒体功能受损,γ-谷氨酰转移酶合成减少。因此,重症肝炎晚期或者肝纤维化时 γ-谷氨酰转移酶反而降低。

(二) 反映肝脏合成能力的酶

通常情况下,肝脏疾病患者都会发生不同程度的肝细胞变性、坏死和(或)纤维化,从而导致肝脏合成胆碱酯酶能力下降。病变程度越重,肝细胞合成胆碱酯酶越少,胆碱酯酶活力下降越明显。

1. 急性病毒性肝炎　　患者血清胆碱酯酶水平降低与病情严重程度有关,与黄疸程度不一致,如活力持续降低,常提示预后不良。

2. 慢性肝炎　　慢性迁延性肝炎患者胆碱酯酶活力变化不大,慢性活动型肝炎患者胆碱酯酶活力变化与急性肝炎患者类似。

3. 肝硬化　　肝硬化代偿期,血清胆碱酯酶水平大多正常;失代偿期时,血清胆碱酯酶活力显著降低。

4. 亚急性重型肝炎　　特别是肝性脑病患者,血清胆碱酯酶活力显著下降,且多呈持久性降低。

5. 肝外胆道梗阻性黄疸　　血清胆碱酯酶活力正常,如伴有胆汁性肝纤维化,则胆碱酯酶活力下降。

(三) 反映胆汁淤积为主的酶及同工酶

其主要包括 γ-谷氨酰转移酶、碱性磷酸酶等。

1. γ-谷氨酰转移酶　　胆汁淤积可诱导 γ-谷氨酰转移酶合成,胆汁可使 γ-谷氨酰转移酶从膜结合部位溶解释放出,从而导致血清中 γ-谷氨酰转移酶水平显著升高,因此胆道阻塞性疾病时 γ-谷氨酰转移酶活性显著升高,可达参考区间上限的 10 倍以上。

2. 碱性磷酸酶　　在急性肝炎时轻中度升高,肝硬化、胆石症、肿瘤等引起胆汁淤积时显著升高,肝外胆道阻塞时升高更为明显。

二、心肌疾病的血清酶及其同工酶

存在于心肌中的酶主要包括肌酸激酶、LDH 和 AST;存在于骨骼肌中的酶主要包括肌酸激酶和碱性磷酸酶,当心肌和骨骼肌疾病时,血清中相应的酶及同工酶会显著升高。

（一）肌酸激酶及同工酶

肌酸激酶是一种存在于心肌、骨骼肌、肾、脑等组织细胞质和线粒体中的激酶,参与细胞内能量运转、肌肉收缩、ATP 再生等过程。肌酸激酶主要有 3 种同工酶,CK-MM、CK-BB 和 CK-MB,其中 CK-MM 和 CK-MB 存在于各种肌肉组织中,骨骼肌中 98%~99% 的肌酸激酶为 CK-MM, CK-MB 仅为 1%~2%,心肌中约 80% 肌酸激酶为 CK-MM,但 CK-MB 可达 15%~25%。CK-BB 主要存在于脑组织中。正常人血清中以 CK-MM 为主,CK-MB 较少且主要来源于心肌,CK-BB 含量极微。

在多种病理状态下,血清肌酸激酶活性水平可出现显著的改变。血清 CK-MB 活性水平在急性心肌梗死发病后 4~6 h 开始升高,9~24 h 达到峰值,48~72 h 后恢复正常。因此,CK-MB 活性可用于急性心肌梗死的诊断、估计梗死范围和判断再梗死。急性心肌梗死患者在溶栓治疗后出现的再灌注损伤可引起血清 CK-MB 活性水平增高。因此,血清 CK-MB 活性水平有助于判断溶栓后是否有再灌注损伤。心导管术、冠脉成形术等心脏手术均可引起血清 CK-MB 活性水平增高。

（二）LDH 及同工酶

LDH 是一种糖酵解酶,存在于机体所有组织细胞的胞质内,其中以心肌、骨骼肌和肾脏含量最为丰富。在相关组织、器官发生损伤和病变时,血清中 LDH 活性均可升高。

急性心肌梗死发病后,有半数患者血清 LDH_1 和 LDH_2 显著升高;发病 48 h 后,有 80% 患者血清 LDH_1 和 LDH_2 显著升高,并且血清 LDH_1 升高更为明显,导致 LDH_1/LDH_2 值升高。LDH 是诊断心肌梗死发生 1 周以上的指标;心肌炎、心包炎、心力衰竭等疾病导致心肌损害时,血清 LDH 活性水平也可出现上升。

由于 LDH 广泛存在于多种组织,血清 LDH 诊断心肌损伤的特异度较低。红细胞中 LDH 含量丰富,而急性心肌梗死患者在溶栓治疗中通常出现溶血,因此血清 LDH 无法用于评估溶栓后的再灌注状况。LDH 及同工酶用于诊断急性心肌梗死的敏感度、特异度不高,目前已经不推荐用于急性心肌梗死的诊断。

（三）AST 及其同工酶

AST 广泛分布于人体各组织,其中心肌细胞中含量最高,其次是肝脏、肾脏和骨骼肌。相关组织发生病变时,血液 AST 活性增高。在急性心肌梗死发病后 6~12 h,血清 AST 活性增高,24~48 h 达峰值,可持续 5 d 至 1 周。AST 组织特异性较差,多种其他疾病也可导致血清 AST 活性显著上升,因此单纯性血清 AST 活性升高不能诊断心肌损伤。且血清 AST 诊断急性心肌梗死的敏感度、特异度均不高,目前已不推荐用于急性心肌梗死的诊断。

三、前列腺疾病的血清酶及其同工酶

酸性磷酸酶有前列腺酸性磷酸酶和 TRAP 两种同工酶,其中前列腺酸性磷酸酶来自前列腺。前列腺肿瘤时,血清酸性磷酸酶和前列腺酸性磷酸酶浓度明显升高,其升高程度与病情发展基本平行。病情好转,血清酸性磷酸酶和前列腺酸性磷酸酶水平也随之降低,如再次升高,常提示癌症有复发、转移及预后不良。此外,前列腺肥大、前列腺炎等也可见血清酸性磷酸酶和前列腺酸性磷酸酶水平升高。

四、胰腺疾病的血清酶及同工酶

正常情况下,胰腺消化酶原稳定,在各种病因作用下,胰腺自身消化防御机制可被削弱,胰消化酶原被激活,导致胰腺自身及其周围脏器自我消化而引起急性炎症。急性胰腺炎时,可引起多种胰酶激活,主要为淀粉酶和脂肪酶。而慢性胰腺炎时,淀粉酶和脂肪酶通常不升高。

（一）淀粉酶

淀粉酶有 s-淀粉酶和 p-淀粉酶两种同工酶,其中 p-淀粉酶来自胰腺,血 p-淀粉酶升高是急性胰腺炎的重要诊断指标之一,但 p-淀粉酶活性升高程度与胰腺损伤程度不一定平行,但活性越高,诊断的正确率越高。急性胰腺炎时,血清淀粉酶和 p-淀粉酶在起病后 2~6 h 开始升高,12~24 h 达高峰,一般为参考区间上限值的 4~6 倍,最高可达 40 倍,持续 3~5 d。尿淀粉酶在急性胰腺炎发病后 12~24 h 开始升高,可持续 1 周左右。因尿淀粉酶升高时间较晚且持续升高时间比血淀粉酶长,故临床上测定尿淀粉酶对急性胰腺炎发病后期诊断更有价值。慢性胰腺炎早期淀粉酶活性可一过性增高,后期可不增高或增高不明显。

（二）脂肪酶

脂肪酶在急性胰腺炎发病后2~12 h升高,24 h达峰值,一般可持续8~15 d。脂肪酶活性升高与淀粉酶基本平行,特异性大于淀粉酶。肾小球滤过的脂肪酶可被肾小管全部重吸收,所以尿中一般测不到脂肪酶活性。因脂肪酶在急性胰腺炎病程中持续升高的时间比淀粉酶长,故测定脂肪酶可用于急性胰腺炎后期的诊断,特别是在血清淀粉酶和尿淀粉酶已恢复正常时,更有诊断意义。

本章小结

人体内酶活性浓度的改变反映相应组织或器官的生理病理状态,检测血液中酶活性浓度有助于疾病诊断。根据酶的来源及功能不同,可将血清酶分为血清特异酶和非血清特异酶两大类。影响血清酶活性浓度的因素包括生理和病理两方面,生理因素包括性别、年龄、饮食、运动、妊娠、药物等,病理因素包括酶合成异常、酶释放异常和酶清除异常。酶活性测定法简便,成本低,ALT、AST、肌酸激酶、淀粉酶、5′-NT、γ-谷氨酰转移酶、LDH、碱性磷酸酶、酸性磷酸酶、胆碱酯酶、α-L-岩藻糖苷酶等均可采用速率法检测,在临床上应用十分广泛。用于肝胆疾病辅助诊断的血清酶包括AST及其同工酶、ALT、LDH及其同工酶、γ-谷氨酰转移酶、胆碱酯酶、碱性磷酸酶及其同工酶、5′-NT和α-L-岩藻糖苷酶等;用于心肌疾病辅助诊断的血清酶包括肌酸激酶及其同工酶、LDH及其同工酶和AST及其同工酶;用于前列腺疾病辅助诊断的血清酶为酸性磷酸酶及其同工酶;用于急性胰腺炎辅助诊断的血清酶包括淀粉酶及其同工酶、脂肪酶。

（季伙燕）

第十五章 氧化应激的临床生化检验

机体代谢需要氧气的参与,极少量的氧接受能量后可转化成氧自由基。在正常情况下,体内氧自由基的产生和清除处于平衡状态,当氧自由基产生过多或清除体系出现故障时,体内氧自由基代谢就会出现紊乱,引起氧化应激(oxidative stress,OS),就会导致细胞损伤,引起多种疾病。

第一节 概述

氧化应激是指多种原因致使体内的活性氧(reactive oxygen species,ROS)、活性氮(reactive nitrogen species,RNS)等相关物质产生过多,氧化系统和抗氧化系统失衡,从而导致分子、细胞和机体的损伤。

一、活性氧、自由基的代谢途径

(一)活性氧和自由基

活性氧是一类由氧形成或分子组成上含有氧,其化学性质比基态氧活泼的物质的总称。正常代谢产生的超氧阴离子(O_2^-)、H_2O_2、羟自由基($\cdot OH$)、一氧化氮(NO)和过氧亚硝酸根($ONOO^-$)等均属于活性氧的范畴,其中后两者因分子中含氮又称为活性氮。

自由基(free radical,FR)是生物体内普遍且能单独存在的,具有不配对价电子的离子、原子、分子基团的总称。自由基的不成对电子具有配对趋向,十分活泼,极易与周围分子发生反应。

活性氧与氧自由基的概念有区别。活性氧包括所有的氧自由基,如O_2^-、$\cdot OH$、氢过氧基($HO_2 \cdot$)、烷氧基($RO \cdot$)、烷过氧基($ROO \cdot$)等,它们既是自由基也是活性氧。但是活性氧并非都是自由基,因为其中还有一些物质只是含有氧的活性较强的普通分子,不属自由基,如H_2O_2、氢过氧化物(ROOH)、单线态氧($^1O_2$)、次氯酸(HOCl)和臭氧(O_3)等。同样,自由基中也有不属于活性氧的成分,如$C \cdot$、$Cl \cdot$等。

生物学范畴常把机体的自由基反应表述成过氧化反应或把过氧化反应表述成自由基反应,而把自由基清除作用表述为抗氧化作用或把抗氧化作用表述为自由基清除作用。

(二)活性氧、自由基的产生途径

活性氧可以由体内代谢产生,也可以是存在于外界环境中而摄入体内。

1. 外源性途径

(1)电离辐射:α射线和γ射线均可使生物体组织成分的分子激活或离子化,使化学键断开,从而生成自由基。另外,紫外线、X射线等辐射能量也可使共价键断裂生成自由基,如$\cdot OH$、$H \cdot$。

(2)药物:解热镇痛药、抗结核药、硝基化合物药物、含醌式结构的抗癌药、类固醇激素等进入体内可产生O_2^-、$\cdot OH$及H_2O_2等。

(3)加热:炸制食品可使脂肪裂解,产生自由基,并可长时间存在于食物中。

2. 内源性途径

(1)O_2^-的产生:通过线粒体中的辅酶Q·半醌、内质网膜上细胞色素P_{450}和血红蛋白、肌红蛋白、肾上腺素等自氧化作用均可产生O_2^-。

$$SQ \cdot + O_2 \rightarrow Q + O_2^-$$

细胞质中的黄嘌呤氧化酶与醛氧化酶、线粒体中的黄素蛋白酶、内质网中的NADPH-细胞色素P_{450}还原酶和质膜上的NADPH氧化酶等酶促氧化过程中均可产生O_2^-。

$$黄嘌呤 + 2O_2 + H_2O \xrightarrow{黄嘌呤氧化酶} 尿酸 + 2O_2^- + 2H^+$$

（2）·OH 的产生：·OH 是化学性质最活泼的活性氧，主要是通过 Fenton 反应由 O_2^- 衍生形成。该反应先由歧化反应催化 O_2^- 生成 H_2O_2，后者再与 O_2^- 在过渡金属离子存在下转变为破坏性更强的·OH。

$$O_2^- + O_2^- + 2H^+ \xrightarrow{\text{歧化反应}} H_2O_2 + O_2$$

$$O_2^- + H_2O_2 \xrightarrow{\text{过渡金属离子}} O_2 + \cdot OH + OH^-$$

（3）吞噬细胞中活性氧的产生：粒细胞、单核细胞、巨噬细胞在吞噬细菌或炎症刺激物的刺激时，由 NADPH 氧化酶介导生成的 O_2^-，经歧化反应生成 H_2O_2。

（4）脂质过氧化作用：机体氧自由基能攻击生物膜磷脂中的多不饱和脂肪酸（polyunsaturated fatty acid，PUFA）引发脂质过氧化作用，形成脂氢过氧化物（LOOH）。·OH 是脂质过氧化作用的主要引发剂，可使多不饱和脂肪酸脂质分子（用 LH 表示）脱去 1 个氢原子形成脂自由基（L·），再与氧反应形成脂过氧基（LOO·）。后者从其他多不饱和脂肪酸分子获得一个氢，形成 LOOH。上述反应可反复进行，从而导致多不饱和脂肪酸分子的不断消耗和 LOOH 的大量产生。

（三）活性氧、自由基的清除途径

机体内的自由基不断地产生，同时也不断地被清除。体内存在抗氧化酶及抗氧化剂对自由基的清除系统，以保护机体免遭损害。

1. 抗氧化酶类

（1）SOD：作用是催化歧化反应以清除 O_2^-。

$$O_2^- + O_2^- + 2H^+ \xrightarrow{\text{SOD}} H_2O_2 + O_2$$

SOD 是金属酶，包括 3 种同工酶。在真核细胞胞液中，以 $Cu^{2+}-Zn^{2+}$ 为辅基的称为 CuZn-SOD；在原核细胞及真核细胞的线粒体中，以 Mn^{2+} 为辅基的称为 Mn-SOD；在原核细胞中还有以 Fe^{3+} 为辅基的 Fe-SOD。

（2）CAT：可清除 O_2^- 的歧化产物 H_2O_2，而后者往往是·OH 的前体。

$$2H_2O_2 \xrightarrow{\text{CAT}} H_2O + H_2O + O_2$$

（3）硒谷胱甘肽过氧化物酶（selenium dependent glutathione peroxidase，SeGSH-Px）：可清除 ROOH 或 H_2O_2，从而抑制自由基的生成反应。

$$ROOH(H_2O_2) + 2GSH \xrightarrow{\text{SeGSH-Px}} ROH(H_2O) + H_2O + GSSG$$

（4）谷胱甘肽 S-转移酶（glutathione S-transferase，GST）：是属于不含硒的 GSH 过氧化物酶，只能清除 LOOH，而不能清除 H_2O_2。

$$LOOH + 2GSH \xrightarrow{\text{GST}} LOH + H_2O + GSSG$$

（5）醛酮还原酶：它可催化脂肪醛和脂肪醛-GSH 加成物的还原，以清除脂质过氧化作用的毒性产物。

2. 抗氧化剂

（1）脂溶性抗氧化剂

1）维生素 E：它存在于生物膜、脂肪细胞脂滴和血浆脂蛋白内，能清除 O_2^-、·OH、LOO·及 $^1O_2$，从而防止自由基引发的脂质过氧化。

2）类胡萝卜素：它可直接与活性氧起反应。

3）辅酶 Q：既参与自由基的生成，又具有抗氧化作用，还原型辅酶 Q（$CoQH_2$）较氧化型的抗氧化作用强。

4）固醇类激素：雌激素具有抗氧化活性，可能与其结构中的酚基相关。但大剂量使用可生成 O_2^-，诱导肿瘤发生，故应慎用。皮质激素能防止内毒素脂多糖激活中性粒细胞膜上的 NADPH 氧化酶，避免由此产生 O_2^-，以减轻脂质过氧化。

5）清蛋白结合的胆红素：未结合胆红素可穿过生物膜，对细胞有毒性作用。胆红素具有还原性，能有效地

清除 $^1O_2$、O_2^- 和 LOO·。清蛋白结合的胆红素能保护与清蛋白结合的不饱和脂肪酸,免受氧化应激损伤。

（2）水溶性抗氧化剂

1）维生素 C：又称抗坏血酸,能直接与·OH、O_2^- 和 $^1O_2$ 作用,是机体重要的活性氧清除剂,在防止生物膜免受自由基攻击方面具有重要作用。它可以很快地与 O_2^- 反应,更快地与·OH 反应生成抗坏血酸自由基。

2）GSH：是体内含量最高的非蛋白质巯基化合物,是 H_2O_2、LOOH、·OH 和 $^1O_2$ 重要清除剂。

3）尿酸：是人体嘌呤代谢的终产物,可有效地清除 $^1O_2$ 和·OH,抑制脂质过氧化。

4）色氨酸代谢产物：3-羟犬尿氨酸、黄尿酸和 3-羟邻氨基苯甲酸均是色氨酸的代谢产物,均含有酚羟基,可抑制脂质过氧化作用。

（3）蛋白性抗氧化剂

1）铜蓝蛋白：是血浆的含铜蛋白,是细胞外液重要的抗氧化剂之一。它具有亚铁氧化酶活性,能催化 Fe^{2+} 氧化成 Fe^{3+},抑制由 Fe^{2+} 催化 H_2O_2 生成·OH 的反应,从而防止·OH 引发的脂质过氧化作用。此外,铜蓝蛋白还是吞噬细胞呼吸爆炸生成的氧代谢产物 O_2^- 和 OCl^- 的主要清除剂。

2）其他血浆蛋白：清蛋白可结合铜离子,抑制·OH 形成和有效清除 OCl^-。结合珠蛋白和血色素结合蛋白(hemopexin)能与 Hb 结合,促使 Hb 由受损组织和炎症局部排出,以减轻 Hb 对组织的损伤作用。转铁蛋白和乳铁蛋白是铁催化的脂质过氧化作用的强氧化剂。此外,转铁蛋白还能清除 OCl^-。

（4）其他的抗氧化剂

1）别嘌呤醇：黄嘌呤氧化酶的抑制剂,能降低 O_2^- 的生成,是心肌缺血再灌注氧自由基抑制剂,但只有在灌注前用药,才能收到明显效果。

2）二甲亚砜及甘露醇：两者均具有清除·OH 的作用。

3）钙拮抗剂：尼可地平、硝苯地平、维拉帕米和硫氮草酮等有保护细胞和升高 GSH 的作用。

4）前列环素：是血管内皮细胞产生的花生四烯酸主要代谢物,能抑制血小板聚集,保护冠状动脉。它还能阻止中性粒细胞激活,减少自由基生成。

5）N-乙酰半胱氨酸：它是小分子氨基酸衍生物,除了本身是抗氧化剂外,还是细胞内合成 GSH 的原料。

6）普罗布可：是一种很强的脂溶性抗氧化剂或自由基清除剂,有延缓泡沫细胞生成的能力,可用于动脉粥样硬化的辅助治疗。

二、活性氧、自由基的生理功能

生理状态下自由基的浓度很低,但发挥着一定的生理作用。

1. 杀灭病原微生物　吞噬细胞吞噬外来病原微生物时,能产生多种活性氧,如 H_2O_2、O_2^-、·OH、$^1O_2$ 和 HOCl 等。

2. 参与合成某些重要的生物活性物质　自由基参与许多生物活性的合成,如花生四烯酸合成前列腺素时,需要 H_2O_2 和 O_2^- 的参与;在凝血酶原合成时,凝血酶原前体的羧化过程需要 O_2^- 和 CO_2 反应形成的"活性炭"。此外,自由基还参与第二信使 cAMP 和 cGMP 的激活等过程。

3. 参与许多酶促反应　胶原蛋白结构中的羟脯氨酸、羟赖氨酸等都是由羟化反应形成的,酶促羟化作用需要·OH、H_2O_2 或 $^1O_2$ 的参与。氨基酸的氧化脱氨作用、核糖核苷的还原过程也需自由基的参与。

4. 参与解毒作用　在机体的生物转化作用中,不少物质经细胞色素 P450 的羟化作用后,被排出体外达到解毒作用。

三、活性氧、自由基的损害作用

脂类、蛋白质、核酸、糖类是组成生物体的基本而重要的化合物,这些物质一旦受损,生命活动将受到威胁。氧化应激对生物体的危害就在于能破坏这些生物大分子,使细胞受损,机体患病,如动脉粥样硬化、糖尿病、肿瘤、胃肠道功能失调、感染、免疫失调等。

1. 氧化应激对脂类和细胞膜的损害　　细胞膜和亚细胞器膜都以双分子层的多不饱和脂肪酸为骨架,最易受到氧化应激攻击发生脂质过氧化反应。活性氧与生物膜的磷脂、酶和膜受体相关的多不饱和脂肪酸的侧链等大分子物质起脂质过氧化反应,形成脂质过氧化物如丙二醛(malonaldehyde,MDA)、4-羟基壬烯醛(4-hydroxynonenal,HNE)等,从而使细胞膜的流动性和通透性发生改变,最终导致细胞结构和功能的改变。脂质过氧化还可引起溶酶体酶的释放、线粒体膨胀、酶的失活等损伤。红细胞膜发生脂质过氧化可导致溶血。

2. 氧化应激对蛋白质和酶的损害　　氧化应激既可直接作用于蛋白质,与最邻近的氨基酸反应发生蛋白质过氧化;又可通过 LOOH 间接作用于蛋白质,使蛋白质的多肽链断裂或与个别氨基酸发生氧化反应或使蛋白质交联而发生聚合作用,从而使蛋白质的结构发生变化,导致细胞功能紊乱。例如,老年人皮肤起皱、骨骼变脆等都与氧化应激对胶原蛋白破坏有关。

酶的化学本质绝大多数是蛋白质,因此许多氧化应激及其产物可以通过多种途径影响酶的活性。例如,通过自由基链反应,使酶分子发生聚合;通过 LOOH 中的 MDA 使酶分子发生交联;通过破坏酶分子中氨基酸以及与酶分子中的金属离子反应,影响酶活性。

3. 氧化应激对核酸和染色体的损害　　氧化应激可以直接攻击生物大分子 DNA/RNA 诱发其发生氧化损伤。对 DNA 的破坏可导致染色体变异。电离辐射和化学物质也可使受损细胞的染色体断裂,此作用与 O_2^- 和 $\cdot OH$ 有关。这些自由基可与碱基(如鸟嘌呤)或五碳糖发生反应,生成碱基自由基或在 DNA 的脱氧核糖部分形成自由基,最终使 DNA 链断裂或碱基破坏、缺失,使核酸分子的完整性和构型受到破坏,造成遗传信息改变,使生物体发生突变或产生病变;严重损伤的 DNA 无法修复,以致造成细胞死亡。

4. 氧化应激对糖分子的损害　　氧化应激可使细胞膜中的糖分子羟基化,破坏细胞膜上的多糖结构,影响细胞功能的发挥。氧化应激还可通过氧化降解使多糖破坏,影响组织功能,如脑组织中的多糖遭到破坏就会影响大脑的正常功能。

第二节　氧化应激生化检测指标的检测与评价

氧化应激的检测指标(表 15-1)分为 3 类:① 活性氧;② 活性氧消除系统酶和抗氧化物质;③ 氧化应激损伤的标志物。

表 15-1　氧化应激检测指标的分类

分　类		检　测　指　标
活性氧		O_2^-、$\cdot OH$、H_2O_2、NO 等
抗氧化物	酶类抗氧化物	SOD、SeGSHPx、CAT 等
	非酶类抗氧化物	GSH、维生素 E、维生素 C 等
氧化应激损伤标志物		过氧化脂质、LOOH、蛋白质羰基和硝基含量、8-羟化脱氧鸟苷等

一、活性氧的检测

(一) O_2^- 的检测

O_2^- 的检测最常用的方法有细胞色素 C 还原法和硝基四氮唑蓝(NBT)还原法。

细胞色素 C 还原法:具有氧化活性的细胞色素 C 被 O_2^- 还原后,形成在波长 550 nm 处有强吸收的亚铁细胞色素,可以用于 O_2^- 的测定。该方法体系中如果存在着其他还原物质便会对结果产生干扰,如还原性酶的干扰。

(二) $\cdot OH$ 的检测

$\cdot OH$ 是生物体内最活泼的活性氧,寿命极短,给检测带来困难。目前 $\cdot OH$ 检验的方法有邻二氮菲-Fe^{2+} 氧化法自旋捕捉法、气相色谱法、高效液相层析法、化学发光免疫分析法、荧光分析法和分光光度法等。

邻二氮菲-Fe^{2+} 氧化法:通过 Fenton 反应产生的 $\cdot OH$,邻二氮菲-Fe^{2+} 与 $\cdot OH$ 氧化为邻二氮菲-Fe^{3+},使邻

二氮菲-Fe^{2+}在 536 nm 处的最大吸收峰消失。根据反应前后 A_{536} 下降值则可推知体系中·OH 的产量。该方法稳定性好、操作简便、测定快速。

（三）H_2O_2 的检测

与·OH、O_2^-、$^1O_2$ 比较而言，H_2O_2 是最稳定的活性氧。H_2O_2 的测定方法较多，有过氧化物酶-氧化酶法碘滴定法、分光光度法、化学发光免疫分析、荧光法等。CAT 和过氧化物酶可以清除体内产生的 H_2O_2，因此还可以通过测定这两类酶的活性来估测 H_2O_2 的水平。

过氧化物酶-氧化酶法：在弱酸性环境下，过氧化物酶-氧化酶反应中的 NADH 往往被完全消耗。在较高 pH 环境下，NADH 在反应的开始阶段并不完全被消耗，可以通过测定 340 nm 吸光度下降值来计算 NADH 被消耗量。根据其消耗量与溶液体系中的 H_2O_2 的浓度成正比，可计算 H_2O_2 的含量。该方法操作简便、灵敏度较高（可达 10^{-9} μmol/L）。

二、过氧化脂质的检测

反映脂质过氧化的常用检测指标包括 MDA、LOOH 4-羟基壬烯醛、乙烷、共轭二烯、荧光产物及其能产生化学荧光的产物。MDA 和 4-羟基壬烯醛是两个强毒力的脂质过氧化终产物，常作为判断脂质过氧化的指标。

（一）MDA 的检测

硫代巴比妥酸荧光法：LOOH 水解释放的 MDA 可与硫代巴比妥酸形成荧光缩合物，在反应终止后，用甲醇沉淀蛋白质减少非特异性干扰。荧光产物的最大激发波长为 525 nm，但为排除瑞利散射光的影响，一般激发波长选择 515 nm，发射波长则为 550 nm。本法操作较为简便、结果准确、荧光稳定、不需特殊试剂、经济方便；灵敏度高，最低检出限为 0.16 μmol/L。

（二）LOOH 的检测

因一些金属离子、还原剂和某些酶使得 LOOH 不稳定，因此在生物体系中检测 LOOH 是很困难的。LOOH 的检测方法有高效液相层析、GC-MS、FOX 法、亚甲蓝法等。高效液相层析法或 GC-MS 法定量的特异性较强，但操作烦琐，影响其应用。

亚甲蓝法：无色亚甲蓝衍生物在血红素存在的条件下，与 LOOH 反应生成的产物在 666 nm 处有最大吸收，通过测定 A_{666} 可计算出 LOOH 的含量。本法操作简便，特异性较强，结果可靠。

（三）荧光产物的检测

脂质过氧化产生的羰基（或醛基）化合物可与蛋白质的氨基基团反应，生成有很强光吸收和发射荧光的 Schiff 碱，检测荧光相对强度可间接反映体内脂质过氧化水平。此方法的优点是荧光产物只与脂质过氧化反应本身有关，不受其他因素的影响。

血清水溶性 LOOH 测定：血清中的水溶性荧光物质的激发波长为 350 nm，发射波长为 460 nm。它是体内脂质过氧化的降解产物与血清蛋白分子中的赖氨酸的 ε-氨基反应生成的，与体内的过氧化脂质的水平有良好的正相关，可作为体内脂质过氧化的指标。

三、抗氧化酶活性的检测

（一）SOD 测定

检测 SOD 的方法有化学法、化学发光免疫分析、免疫化学法及电泳法。

1. 化学法　　在 SOD 存在下，一部分 O_2^- 被 SOD 歧化，因而 O_2^- 还原或氧化检测体系的反应受到抑制，根据反应受抑制程度来测定 SOD 的活性。

（1）邻苯三酚自氧化法：即改良 Marklund 法。在碱性条件下，邻苯三酚发生自氧化，在 420 nm 等波长可检测自氧化水平。SOD 催化 O_2^- 发生歧化反应，从而抑制邻苯三酚的自氧化，样品对邻苯三酚自氧化速率的抑制率，可反映样品中的 SOD 含量。本法具有特异性强、需样量少、快速、重复性好、灵敏度高等优点。

（2）细胞色素 C 还原法：即 McCord 法。黄嘌呤-黄嘌呤氧化酶体系中产生的 O_2^- 使一定量的氧化型细胞色素 C 还原为还原型细胞色素 C，后者在 550 nm 有最大光吸收。在 SOD 存在时，由于一部分 O_2^- 被 SOD 催化而歧化，O_2^- 还原细胞色素 C 的反应受到抑制。将抑制反应的百分数与 SOD 浓度作图可得到抑制曲线，由此计算样品中 SOD 活性。

2. 化学发光免疫分析　　黄嘌呤氧化酶在有氧条件下，催化底物黄嘌呤或次黄嘌呤发生氧化反应生成尿酸，同时产生 O_2^-。后者可与化学发光剂鲁米诺反应，使其产生激发。SOD 能清除 O_2^-，从而抑制鲁米诺的化学发光。本法灵敏度高，简便易行。

（二）SeGSHPx 测定

酶偶联速率法：SeGSHPx 催化 H_2O_2 及其他过氧化物使 GSH 氧化成 GSSG，在 NADPH 及 GSH 还原酶作用下，GSSG 重新转变为 GSH，同时 NADPH 转变成 $NADP^+$，在这一过程中 340 nm 处的光吸收下降，其下降程度可确定 SeGSHPx 活性。本法特异度强、灵敏度高，很适用酶含量不高的样品。

（三）CAT 的检测

CAT 的活性的检测方法有测压法、滴定法、比色法和化学发光免疫分析，常用比色法。

1. 钼酸铵比色法　　CAT 可催化 H_2O_2 分解生成 H_2O 和 O_2，体系中残留的 H_2O_2 再与钼酸铵作用生成黄色化合物，反应在很短时间即可达到平衡，并至少可稳定 60 min，其生成的黄色化合物在 405 nm 处所呈现的吸光度取决于 H_2O_2 和钼酸铵的浓度。

2. 改良比色法　　CAT 分解 H_2O_2 的反应可通过加入醋酸重铬酸钾而迅速中止，剩余的 H_2O_2 与醋酸重铬酸钾在加热条件下反应生成铬酸醋酸钾，在波长 570~610 nm 进行比色测定铬酸醋酸钾的生成量，可反映 H_2O_2 的含量。本法简便、快速、显色稳定、重复性好，不需特殊试剂及仪器设备，适用于一般实验室使用。

四、NO 与 NOS 的检测

（一）NO 的检测

测定 NO 的方法有物理法和化学法。物理法灵敏度较高，可实时检测，昂贵仪的器限，制了其应用。化学法有 Griess 试剂法、硝酸盐还原酶法、荧光分光光度法、催化光度法、化学发光免疫分析，其中以 Griess 试剂法最为常用。

Griess 试剂法：在 pH 7.5~8.1 条件下，溶液中的 NO_2^- 可与对氨基苯磺酸发生重氮化，再与 N-(1-萘基)-乙二胺偶联，生成紫红色产物，该产物在 550 nm 有较大吸收峰。其吸光度与 NO_2^- 或 NO 的含量成正比。本法无须特殊的设备和昂贵试剂，操作简便迅速，在一般实验室均可开展，适用于大批量样品测定。

（二）NOS 的检测

1. 化学发光免疫分析　　NOS 可催化 L-精氨酸生成 NO，在碱性环境下，NO 能与 H_2O_2 反应生成 $ONOO^-$，后者可与鲁米诺发生很强的化学发光反应，检测发光值即可计算出 NOS 活性。反应体系中，加入 SOD 可消除 O_2^- 对测定结果的影响，加入去铁乙胺可消除 Hb 对测定的干扰。

2. 血红蛋白法　　NOS 催化 L-精氨酸生成的 NO 可与 HbO_2 反应生成高铁血红蛋白（MHb）。HbO_2 和 MHb 的光谱特性具有 pH 依赖性，在 pH 7.7 时，HbO_2 于 401 nm 有最大光吸收，而 MHb 与 HbO_2 的混合液在 411 nm 有等位光吸收峰。通过测定 401 nm 和 411 nm 处吸光度的变化可监测 NO 产量的变化，借以可反映 NOS 的活性。

3. $NADP^+$ 检测法　　NOS 能催化 L-精氨酸产生 NO，该反应需要 NADPH 和 O_2 的参与，同时生成 $NADP^+$、瓜氨酸。通过荧光分度计测定产物 $NADP^+$（370 nm 激发波长、465 nm 发射波长）荧光强度即可反映样品中的 NOS 活性。

五、抗氧化剂的检测

（一）还原型 GSH 的检测

1. 改良比色法　　5,5'-二硫代双（2-硝基苯甲酸）（DTNB）能被-SH 基团还原，产生等摩尔分子 2-硝基-5-巯基苯甲酸阴离子，其呈黄色，在 412 nm 测定其吸收值，即可测定巯基化合物的含量。本法适用于血红细胞 GSH 含量的测定，采血量及试剂用量较少，更适用于儿童。

2. 荧光测定法　　邻苯二甲醛在 pH 8.0 时可与 GSH 结合成 GSH-OPT，在激发波长 345 nm 及发射波长 425 nm 条件下测定荧光，从而对 GSH 定量。本法灵敏度高，适用于血小板中 GSH 含量测定。

3. 高效液相层析法　　高效液相层析可有效地分离样品液中的 GSH，同时根据邻苯二甲醛荧光法检测

GSH 的原理,可通过分离的 GSH 峰测定样品 GSH 的含量。本法样品用量少,测定结果准确,灵敏度高。

（二）维生素 E 的检测

维生素 E 是一族维生素的总称,目前已知有 7 种,常见的是其中有 α、β、γ 和 δ 4 种。维生素 E 在无氧或氧化剂存在时,对热、酸、碱一般稳定,但在有氧或氧化剂存在时,则氧化成醌类。

1. 荧光法 维生素 E 同系物的分子结构中存在相同的共轭双键体系,在激发波长 296 nm 下可发射 340 nm 的荧光。根据这一特性可对样品的维生素 E 进行荧光检测。本法灵敏度较高,是测定维生素 E 的经典方法。

2. 高效液相层析-分光光度法 α-生育酚于 292 nm 处有特异性光吸收,而胡萝卜素则于 450 nm 具有较大光吸收。生物样品中含有的 α-生育酚及胡萝卜素等物质可经过高效液相层析法较好地分离开来,通过检测不同波长下的光吸收值可测定样品中的 α-生育酚、胡萝卜素的含量。

3. 高效液相层析-荧光分析法 根据维生素 E 在激发波长 296 nm 下可发射 340 nm 的荧光特性对高效液相层析分离样品中的维生素 E 进行荧光检测。高效液相层析法提高了分析的准确度,能同时分离和检测各种同系物。

（三）维生素 C 的检测

1. 2,4-二硝基苯肼比色法 先将样品的维生素 C 氧化成脱氢维生素 C,2,4-二硝基苯肼于强酸性、硫脲及硫酸铜存在的条件下,再与氧化生成的脱氢维生素 C 反应生成显色物质——2,4-二硝基苯腙,最后测定该反应产物的 A_{520}。本法检测的是样品中维生素 C 和脱氢维生素 C 的总量。

2. 荧光分析法 先将维生素 C 氧化成脱氢维生素 C,然后与邻苯二胺反应生成对-氮杂萘类的荧光物质,后者在激发波长 350 nm 下可发射 430 nm 的荧光。根据低浓度时荧光强度与其含量成正比,将样品的相对荧光强度与维生素 C 标准荧光强度相比较,即可计算样品中维生素 C 含量。本法测定的是维生素 C 与脱氢维生素 C 的总量。

第三节 氧化应激生化检测指标的临床应用

氧化应激是许多疾病发生的前提条件和病情发展中的加重因素。研究证明,炎症、肿瘤、衰老、血液病、糖尿病、黄褐斑、动脉粥样硬化、白内障等多种疾病的发生机制与体内活性氧、自由基产生过多或清除能力下降有密切关系。

一、氧化应激与心血管疾病

（一）氧化应激与动脉粥样硬化

动脉粥样硬化发病机制尚未明了,氧化应激和 LOOH 在动脉粥样硬化发病机制中的作用受到普遍关注。高血压、高血脂、糖尿病、吸烟等易患因素均可增加细胞的脂质过氧化损伤,促进动脉粥样硬化形成。

（1）氧化应激可引起血管内皮细胞的损伤。活性氧可以通过与内皮细胞膜多不饱和脂肪酸发生脂质过氧化,使胆固醇流动性降低。同时,内皮细胞损伤后,使调节血管收缩和抗血栓形成的功能受损。

（2）氧化应激对血脂成分的氧化作用。通过对 VLDL、LDL 和胆固醇的氧化作用后,可以引起动脉内膜的损伤,加快细胞的变性、坏死和凋亡。LDL 受到氧化应激作用,形成过氧化低密度脂蛋白,大量沉积于内皮细胞,最终形成动脉粥样硬化。此外,过氧化低密度脂蛋白可以导致血小板聚集,从而加速动脉粥样硬化发展。

（3）动脉粥样硬化的发生与·OH 和次氯酸引起的蛋白氧化修饰也存在相关性。分子生物学研究发现,动脉粥样硬化病灶中内皮细胞、平滑肌细胞及单核细胞的 SiS 基因表达明显增强。

（二）氧化应激与心肌缺血再灌注损伤

在缺血的基础上恢复血流后,组织器官的损伤反而加重的现象称为缺血再灌注损伤。近年来,氧化应激在缺血再灌注损伤中的作用已受到人们的关注,并进行了大量的研究,其作用机制如下:

（1）缺血再灌注时,氧化应激引发的脂质过氧化增强,组织及血浆中 LOOH 显著增高,超微结构严重受损。给予抗氧化剂能显著减轻缺血再灌注损伤。

（2）细胞膜脂质过氧化改变细胞膜上酶结构和活性、离子通道的脂质微环境,从而使膜通透性增高,细胞外 Ca^{2+} 内流。膜上 Na^+-K^+-ATP 酶失活,可使细胞内 Na^+ 升高,Na^+-Ca^{2+} 交换增强,造成细胞内钙超载。

（3）线粒体膜富有磷脂,缺血再灌注时氧化应激引发的线粒体膜脂质过氧化或细胞内形成 LOOH 作用于线粒体膜,使膜的液态及流动性改变,从而导致线粒体功能障碍,高能磷酸化合物产生减少,自由基产生增多,细胞丧失能量储备。依靠能量的质膜及肌质网膜钙泵由于能量不足心肌细胞内 Ca^{2+} 浓度增加,加上由细胞外来的 Ca^{2+} 造成细胞内 Ca^{2+} 超载,成为细胞致死原因。

（4）氧化应激引发的脂质过氧化,造成细胞成分间的交联(脂质-脂质交联、蛋白-蛋白交联、脂质-蛋白交联、蛋白-胶原交联),使整个细胞丧失功能。

（5）缺血再灌注时,微粒体及质膜上的脂加氧酶及环加氧酶被激活,催化花生四烯酸代谢,在加强自由基产生及脂质过氧化的同时形成具有高生物活性的物质。缺血再灌注时血栓素形成增加,PGI_2 形成减少,因而造成微循环障碍。

二、氧化应激与肿瘤

氧化应激的致癌、促癌作用是一个多环节的复杂过程。在启动阶段,自由基参与致癌物作用于 DNA,造成染色体损伤和基因突变。在促癌过程中,氧化应激除损伤及作用 DNA 促进突变的基因表达外,还损伤其他生物分子如蛋白质、脂质及细胞内其他与生长、增殖、调控有关的信息转导系统的许多因子,从而促进表型表达和导致肿瘤的发生与发展。

三、氧化应激与衰老

衰老是机体的一个正常而又复杂的生物学现象,涉及面很广,从不同侧面研究生命衰老过程,形成了衰老的种种学说。自由基学说是现代抗衰老学说中的较受重视的一种。

Harman 在 1956 年就提出了衰老的自由基学说。随着年龄的增长,人体就不能维持自由基产生和清除之间的动态平衡,使得人体内有大量过剩的自由基积累。过多的自由基可引发细胞膜脂质氧化,产生脂质过氧化的产物 MDA,造成细胞内核酸变性及功能障碍。当这些损害物积累时,机体就向老化发展。

四、氧化应激与糖尿病

糖尿病的发生与氧化应激和蛋白质的糖基化密切相关,糖尿病患者血液、组织和内皮细胞中的自由基、过氧化物和 NOS 水平显著高于非糖尿病个体。T2DM 是一种以氧化应激为特征的病变,其胰岛 B 细胞进行性退化与氧化应激的敏感度增加有关。持续的高血糖状态可导致高氧化应激,并耗尽抗氧化防御系统的活性,促进自由基生成。不少治疗糖尿病的药物具有抗氧化特性,其功效可通过减少氧化应激来缓解糖尿病的症状。

五、氧化应激与其他常见疾病

与氧化应激有密切关系其他系统的疾病有胃炎、消化性溃疡、胃癌、原发性肝癌等消化系统疾病;上呼吸道感染、支气管哮喘、呼吸衰竭、急性呼吸窘迫综合征、阻塞性肺气肿、慢性肺源性心脏病、肺水肿等呼吸系统疾病;肾小球肾炎、肾中毒性病变、急性肾衰竭、慢性肾衰竭和肾移植后排异反应等泌尿系统疾病;巨幼细胞性贫血、再生障碍性贫血、急性白血病、淋巴瘤、多发性骨髓瘤等血液系统疾病;脑水肿、颅脑损失、高血压脑出血、脑梗死等神经系统疾病。

本章小结

氧化应激是自由基介导的活性氧损伤的主要原因与表现。当活性氧代谢失衡时,可以对 DNA、蛋白质、脂质、糖类等物质产生损害作用,从而引发各种疾病。临床上可通过测定活性氧、活性氧消除系统酶和抗氧化物质、氧化应激损伤的标志物来反映患者体内氧化应激状态,为健康筛查、疾病预防和诊断、药物治疗的监控等提供一定的临床依据。

（刘　强）

第十六章

肿瘤标志物的临床生化检验

肿瘤严重威胁人类健康,相关研究也一直是医学领域的重点课题。肿瘤具有早、中期肿瘤无症状和转移特性两个明显的临床特征,"早发现、早诊断、早治疗"是我国肿瘤诊治的国策。早期发现的肿瘤体积较小,转移较少,及时手术能彻底清除病灶,从而有效控制肿瘤,这也是降低死亡率最有效的办法。目前,肿瘤诊断的金标准依然是病理检查,但针对无症状的肿瘤患者,肿瘤标志物能够早期提示肿瘤的存在。自1978年赫伯曼博士首次提出肿瘤标志物的概念后,至今已发现的肿瘤标志物有上百种,其中有几十种已在临床广泛应用。

第一节 概述

肿瘤标志物可根据其生化和免疫学特性进行分类,通过对肿瘤标志物的定量或定性检测,可对肿瘤进行辅助诊断、鉴别诊断和预后判断。

一、肿瘤标志物的发展史

肿瘤标志物的发展史可以分为4个阶段。第一阶段(1846~1928年),1846年世界上首次报道了一种随温度变化而改变成凝溶状态的蛋白质即本-周蛋白(Bence-Jones),后被证实其由多发性骨髓瘤患者的浆细胞产生。第二阶段(1929~1962年),肿瘤发生时一些激素、酶、同工酶、蛋白质会表达异常,而后这些标志物的理化特性逐渐被人们认识,此阶段的有些肿瘤标志物如今仍应用于临床。第三阶段(1963~1975年),研究者发现了胚胎蛋白标志物,某些胎儿期表达的标志物在肿瘤时期又重新出现,如甲胎蛋白、癌胚抗原等。第四阶段(1975年~现在),随着单克隆抗体技术的发展,许多癌细胞产生的物质有了相应的抗体,从而有研究者陆续发现了CA125、CA15-3、CA50等肿瘤标志物。近年来,分子生物学技术发展迅猛,癌基因、抑癌基因的测定技术成熟,从而使得肿瘤标志物的检测内容更加广泛,应用也更加广泛。

二、肿瘤标志物的定义

肿瘤标志物是指在肿瘤发生和发展过程中,由肿瘤细胞合成、分泌或是由机体对肿瘤细胞反应而产生的一类物质,其存在于细胞质、细胞核或细胞表面,也可见于体液或组织中。部分肿瘤标志物及其应用范围见表16-1。

表 16-1　部分肿瘤标志物及其应用范围

肿 瘤 标 志 物	主 要 应 用 范 围
甲胎蛋白(AFP)	肝癌、睾丸癌、卵巢癌
癌胚抗原(CEA)	结直肠癌
糖类抗原125(CA125)	卵巢癌
糖类抗原15-3(CA15-3)	乳腺癌
糖类抗原199(CA199)	胰腺癌
神经元特异性烯醇化酶(NSE)	小细胞肺癌
前列腺特异性抗原(PSA)	前列腺癌
细胞角蛋白(如Cyfra-21-1)	非小细胞肺癌
糖类抗原72-4(CA72-4)	胃癌

理想的肿瘤标志物应具备以下特点: ① 敏感度高,肿瘤标志物在正常人体内无表达,一旦微小肿瘤出现便能够在体液中被检测到,可用于肿瘤的普查。例如,甲胎蛋白可用于无症状小肝癌的普查和筛选,前列腺特异性

抗原(prostate speeific antigen,PSA)被推荐用于筛查50岁以上男性前列腺癌。② 特异性高,能够准确鉴别肿瘤与非肿瘤患者,肿瘤标志物在没有患病的人群中真阴性率要高,能够准确排除非肿瘤患者。③ 有器官特异性,不同类型的肿瘤表达相关特异的抗原,其能对肿瘤进行器官定位性的诊断及鉴别诊断。④ 肿瘤标志物的水平与肿瘤体积大小、临床分期相关,可用于预后判断。⑤ 半衰期要短,能反映肿瘤的动态变化,监测治疗效果、复发和转移。目前尚无一种肿瘤标志物完全达到理想水平,敏感度、特异度都不能达到100%,有的肿瘤标志物在多种肿瘤中表达阳性结果。

三、肿瘤标志物分类

现已发现的可用于临床的肿瘤标志物有百余种,其根据生化和免疫学特性可分为:① 胚胎性抗原标志物;② 酶类肿瘤标志物;③ 糖类抗原肿瘤标志物;④ 激素肿瘤标志物;⑤ 蛋白肿瘤标志物;⑥ 肿瘤基因标志物;⑦ 其他肿瘤标志物。具体见表16-2。

表16-2 常见肿瘤标志物的分类

分 类	种 类
胚胎性抗原标志物	甲胎蛋白、癌胚抗原、甲胎蛋白异质体
酶类肿瘤标志物	PSA、神经元特异性烯醇化酶、GST、基质金属蛋白酶、酸性磷酸酶及前列腺酸性磷酸酶、碱性磷酸酶及其同工酶、胃蛋白酶原Ⅰ和胃蛋白酶原Ⅱ、LDH及其同工酶、γ-谷氨酰转移酶及其同工酶
糖类抗原肿瘤标志物	CA199、CA125、CA153、CA242、CA72-4、CA50、CA549、CA195
激素肿瘤标志物	hCG、CT、激素受体、儿茶酚胺类物质
蛋白肿瘤标志物	Cyfra-21-1、鳞状上皮细胞癌抗原、人附睾蛋白4、铁蛋白、β_2-微球蛋白、本-周蛋白
肿瘤基因标志物	ras基因蛋白、p53基因蛋白、erbB-2基因蛋白、myc基因蛋白、bcl基因蛋白
其他肿瘤标志物	唾液酸和唾液酸酰基转移酶、多胺

四、肿瘤标志物的主要检测方法与评价

目前,肿瘤标志物的常用检测方法有ELISA法、化学发光免疫分析法及电化学发光免疫分析法。

（一）ELISA法

1. 检测原理　采用针对不同抗原决定簇的两个单克隆抗体分别制备成包被板和酶结合物,利用ELISA法双抗体夹心法原理定量检测人血清标本中待测物含量。

2. 方法学评价　操作简单,不需要特殊设备,结果易于观察,既可手工通过酶标仪进行检测,又可通过全自动酶免分析仪完成检测。但酶标记易受显色反应限制,重复性和稳定性较差,准确定量困难。

（二）化学发光免疫分析法

1. 检测原理　采用直接化学发光技术的双抗体夹心法进行检测。将待测标本与特异性抗体包被的顺磁微粒子混合,使标本中的待测物与特异性抗体包被的微粒子结合;经冲洗后加入吖啶酯标记的特异性抗体结合物,接着向反应混合物中加入预激发液和激发液,测量产生的化学发光反应强度,以相对发光单位(RLUs)表示。标本中待测物含量与系统检查的相对发光单位成正比。

2. 方法学评价　无须催化剂,化学反应简单,没有或者仅有极低的本底发光,能较好地测定低水平的标志物,敏感度高、试剂稳定、自动化程度高。

（三）电化学发光免疫分析法

1. 检测原理　将待测标本、生物素化的单克隆特异性抗体和钌复合物标记的特异性单克隆抗体混匀,形成抗体-抗原-抗体夹心复合物;加入包被链霉亲和素的磁珠微粒,让上述形成的复合物通过生物素和链霉亲和素间的反应结合到微粒上;反应混合液吸到测量池中,微粒通过磁铁吸附到电极上,未结合的物质通过清洗液洗去,电极加电压后产生化学发光,通过检测发光强度及校准曲线确定待测标本中待测物的浓度。

2. 方法学评价　整个过程在全封闭的反应系统中完成,具有全自动控制、测量速度快、试剂稳定、灵敏度高、线性范围宽等优点。电化学发光免疫分析法检测结果不受黄疸、溶血、脂血和生物素的影响。

采用化学发光免疫分析法和电化学发光免疫分析法时,血液标本采集后必须使其充分凝固后再分离血清,否则残留部分纤维蛋白原,易造成假阳性结果。标本反复冻融,容易造成假阴性结果。

（四）分子生物学技术

1. **主要方法**　　肿瘤基因常用的检测方法是 PCR -等位基因特异性寡核苷酸（PCR - allele specific oligonucleotide, PCR-ASO）、PCR -单链构象多态性（PCR-single strand conformation polymorphism, PCR-SSCP）、PCR -限制性片段长度多态性（PCR-restriction fragment length polymorphism, PCR-RFLP）和 PCR 结合序列分析等。随着分子生物学技术的发展,基因芯片、测序技术、分子病理学、分子显像技术、高通量表面增强激光解析、飞行时间质谱技术等应用于肿瘤基因标志物的检测,从而大大提高了特异度、敏感度和准确性,在多种肿瘤的早期诊断中显示出良好的应用前景。

2. **方法学评价**　　① PCR-ASO 法,快速、灵敏度高、检测量大,但点突变的检出仅限于人工合成的突变探针的探测位点,而不能检出探针邻近部位的点突变。② PCR-SSCP 法的检测更方便,所有的突变 ras 基因均可与相应的正常基因区别开来。③ PCR-RFLP 法可对突变后有酶切位点的消失或增加的突变进行检测。④ PCR 结合序列分析可检出有无突变、突变的密码子及突变、缺失或插入的碱基数及其部位。

第二节　常见的肿瘤标志物及其临床应用

在临床实践中,肿瘤标志物的应用越来越广泛,可对肿瘤进行辅助诊断、鉴别诊断、疗效监测、预后判断及复发监测。

一、胚胎性抗原标志物

在人类发育过程中,原本在胎盘、胎儿时期产生的蛋白类物质,随胎儿的生长逐渐停止合成和分泌,但在某些异常因素作用下,这些被"关闭"的基因重新被激活,这种现象在患有肿瘤的情况下更为明显,从而产生返祖现象,再重新合成和分泌胚胎、胎儿时期的某些蛋白类物质。癌胚抗原与甲胎蛋白是临床上最常见的胚胎性抗原蛋白标志物。

（一）癌胚抗原

癌胚抗原是 1965 年 Gold 等首先从胎儿及结肠癌组织中发现的,存在于胚胎胃肠黏膜上皮与一些恶性组织的表面。

癌胚抗原是一种分子量为 180 kDa 的酸性糖蛋白,胎儿早期的小肠、肝、胰腺细胞都有合成癌胚抗原的能力,胎龄 6 个月以后,其分泌量逐渐减少,出生后血清含量与成人一致（<5 μg/L）,但在某些肿瘤情况下升高。

癌胚抗原属于非特异性肿瘤相关抗原,分泌癌胚抗原的肿瘤大多位于空腔脏器,如胃肠道、呼吸道、泌尿道等。病理状态下,这些空腔脏器分泌的癌胚抗原进入血液和淋巴循环,引起血清癌胚抗原水平异常升高。

70%~90%结肠癌患者癌胚抗原阳性,在其他恶性肿瘤的阳性率顺序为胃癌、胰腺癌、小肠腺癌、肺癌、肝癌、胰腺癌、泌尿系肿瘤。在妇科恶性肿瘤中,卵巢黏液性囊腺癌癌胚抗原阳性率最高,其次是 Brenner 瘤;子宫内膜样癌及透明细胞癌也有较高的癌胚抗原表达,浆液性肿瘤阳性率相对较低。

癌胚抗原可作为良性肿瘤与恶性肿瘤的鉴别依据。良性肿瘤、炎症和退行性疾病,如胆汁淤积、结肠息肉、酒精性肝硬化、慢性肝炎、胰腺炎、溃疡性结肠炎、克罗恩病、肺气肿等,癌胚抗原含量会轻度或中度升高,但通常不超过 10 ng/mL。癌胚抗原的检测对于肿瘤术后复发的敏感度极高,可达 80%以上,往往早临床、病理检查及 X 线检查半年。

参考区间：ELISA 法、化学发光免疫分析法中,正常人血清癌胚抗原<5.0 ng/mL;电化学发光免疫分析法中,正常人血清癌胚抗原≤3.4 ng/mL。

（二）甲胎蛋白

1963 年,苏联 Abelve 发现了可用于诊断原发性肝癌的甲胎蛋白。

甲胎蛋白在胚胎期是功能蛋白,分子量为 70 kDa,半衰期为 5 d,基因定位于 4 号染色体 4q11~4q21 区域。正常情况下,此类胚胎抗原仅出现于胚胎期,出生后呈低表达或不表达,但当成人肝细胞恶变后又可重新获得这一功能。

甲胎蛋白主要由卵黄囊和肝脏产生,故可分为卵黄囊型和肝型,两者均可与小扁豆凝集素结合,但亲和力存在差异。甲胎蛋白(AFP)按照与小扁豆凝集素亲和力大小分为 AFP-L1、AFP-L2 和 AFP-L3 三种异质体。AFP-L1 主要存在于良性肝脏疾病;AFP-L2 多由卵黄囊肿瘤产生,也可见于孕妇血清中;AFP-L3 为肝癌细胞所特有,与小扁豆凝集素亲和力最强。

甲胎蛋白可辅助诊断原发性肝癌,甲胎蛋白血清含量大于 400 ng/mL 为诊断阈值,其诊断原发性肝癌的阳性率可达 60%~80%。AFP-L3 是独立于总甲胎蛋白值的肝癌辅助诊断指标,在原发性肝癌中的特异性高于总甲胎蛋白,AFP-L3>25% 提示为原发性肝癌。但一些良性疾病如酒精性肝炎、肝硬化、急性病毒性肝炎、慢性活动性肝炎等,甲胎蛋白也可呈中、低水平和暂时性或反复性升高。

甲胎蛋白可用于肝癌的普查,但甲胎蛋白阴性不能排除肝癌,甲胎蛋白的检测结合超声常能发现早期肝癌(直径<5 cm)。

甲胎蛋白结合 β-hCG 可用于精原细胞瘤的分型和分期。精原细胞瘤分为精原细胞型、卵黄囊型、绒毛膜上皮细胞癌和畸胎瘤。精原细胞型 β-hCG 升高,甲胎蛋白不升高;80%~85% 的非精原细胞型甲胎蛋白和 β-hCG 升高。

甲胎蛋白可辅助诊断胎儿疾患。当胎儿患低氧症、遗传缺陷、先天性神经管畸形、无脑儿和脊柱裂等疾病甚至宫内死亡时,母体血清甲胎蛋白异常升高。

参考区间:ELISA 法,正常人血清甲胎蛋白<20.0 ng/mL;化学发光免疫分析法,正常人血清甲胎蛋白<13.4 ng/mL;电化学发光免疫分析法,正常人血清甲胎蛋白≤17.0 ng/mL。

二、酶类肿瘤标志物

常用的酶类肿瘤标志物有 PSA、神经元特异性烯醇化酶、GST 和基质金属蛋白酶(matrix metalloproteinase,MMP)和异常凝血酶原(abnormal prothrombin,APT)。

(一) PSA

PSA 是一种丝氨酸蛋白水解酶,由 240 个氨基酸组成,并含有 7% 的糖类成分,分子量为 34 kDa,编码基因定位于染色体 19q13。

PSA 只存在于人体前列腺腺泡及导管上皮细胞的细胞质中,能使精囊特异蛋白变成几个小分子量蛋白,起到液化精液的作用。

PSA 在血清及血浆中以 3 种分子形式存在:游离 PSA(free PSA, f-PSA)、与 α_1-抗糜蛋白酶形成复合物的 PSA-ACT 以及与 α_2-巨球蛋白酶形成复合物的 PSA-α_2M,其中 PSA-ACT 为主要存在形式。f-PSA 的半衰期为 0.75~1.20 h,PSA-ACT 和 PSA-α_2M 半衰期为 2~3 d。PSA-α_2M 因不具有免疫活性不能被现有的 PSA 检测法检出,因此目前检测的总 PSA(total PSA, t-PSA)由 f-PSA 和 PSA-ACT 组成。前列腺癌治疗成功后,高浓度的 PSA 降到正常值需要 2~3 周。

PSA 具有较强的器官特异性,可用于前列腺癌的筛查、辅助诊断、疗效监测及复发预测。90% 的患者术后血清 PSA 水平可降至正常,若术后 PSA 值升高,则提示有残存肿瘤。f-PSA/t-PSA 值可作为前列腺癌的诊断指标,当 f-PSA/t-PSA<15%,高度提示前列腺癌变,其是前列腺良、恶性疾病的鉴别要点。PSA 水平随着年龄的增长而升高,一般以每年 0.04 ng/mL 的速度增长,PSA 水平的升高一般认为与前列腺的增生程度有关。因前列腺损伤时 PSA 也会出现升高,建议在外科检查前列腺之前行血清 PSA 检测;活检或经尿道的切除手术后,必须在 6 周后方可抽血检测 PSA。

参考区间:ELISA 法和化学发光免疫分析法,正常男性血清 t-PSA≤4 ng/mL;f-PSA≤0.93 μg/L, f-PSA/t-PSA>25%。电化学发光免疫分析法,正常男性血清 t-PSA:小于 40 岁时血清 t-PSA≤1.4 ng/mL,40~50 岁时血清 t-PSA≤2.0 ng/mL,50~60 岁时血清 t-PSA≤3.1 ng/mL,60~70 岁时血清 t-PSA≤4.1 ng/mL,大于 70 岁时血清 t-PSA≤4.4 ng/mL;f-PSA≤0.93 μg/L, f-PSA/t-PSA>25%。

（二）神经元特异性烯醇化酶

烯醇化酶是由 α、β 和 γ 3 种亚单位组成的二聚体，其中 γγ 型酶异构体被称为神经元特异性烯醇化酶。神经元特异性烯醇化酶又称为磷酸烯醇转化酶，分子量为 78 000 Da，酸性氨基酸含量达 30%，等电点为 4.7，主要存在于神经元细胞和神经内分泌细胞中。

神经元特异性烯醇化酶是目前公认的小细胞肺癌（SCLC）高特异度和高敏感度的肿瘤标志物。神经元特异性烯醇化酶水平与 SCLC 转移程度和治疗反应性有良好相关性，动态监测可判断 SCLC 的病情进展和治疗效果。神经元特异性烯醇化酶在神经母细胞瘤患者中明显升高，以 25 ng/mL 为诊断阈值，敏感度可达到 85%；若神经元特异性烯醇化酶血清浓度>100 ng/mL，则提示预后不佳，生存期大多小于 1 年。脑损伤、脑梗死和一过性脑缺血患者，血清和脑脊液中可见神经元特异性烯醇化酶水平升高。神经元特异性烯醇化酶在嗜铬细胞瘤、胰岛细胞瘤、甲状腺髓样癌和黑色素瘤等肿瘤亦可升高。

参考区间：ELISA 法，正常人血清神经元特异性烯醇化酶<13 ng/mL；电化学发光免疫分析法，正常人血清神经元特异性烯醇化酶<16.3 ng/mL。

（三）GST

GST 是一组具有多种生理功能的蛋白质，能够催化体内有毒物质和 GSH 相结合并以转运蛋白形式把它运到细胞外。GST 根据生化和免疫学特性，按等电点可将其分为酸性 GST（GST-π）、碱性 GST（CST-α）和中性 GST（CST-μ），前者分布于胎盘，后两者主要分布于肝脏。

GST 在鳞癌和腺癌中表达阳性率分别为 94% 和 70%，但在 SCLC 中表达很低，故 GST 和神经元特异性烯醇化酶可作为不同病理类型肺癌鉴别诊断的重要指标。

GST 可用于消化系统肿瘤（肝癌、胃癌、结肠癌等）的辅助诊断，主要是 GST-π 水平增高，阳性率达 50%~70%。据报道，Ⅲ期和Ⅳ期胃癌患者的平均血清 GST-π 水平明显高于Ⅰ期和Ⅱ期患者，由于早期胃癌尚无其他较理想的标志物，所以血清 GST-π 的检测对胃癌的辅助诊断值得进一步研究。

参考区间：正常人血清 GST<15.4 μg/L。

（四）MMP

MMP 是锌金属蛋白酶的一族，目前已发现了 20 多种 MMP。MMP 对细胞外基质的降解起主导作用，与结缔组织的降解和重建有关。MMP 激活的改变会引发一系列病理过程，如破坏周围正常组织的基质结构而便于肿瘤增殖，导致周围组织结构松弛而利于肿瘤细胞转移，为肿瘤增殖和转移提供新生血管的生长空间等。其中 MMP-2、MMP-9 是参与细胞外基质重塑的主要蛋白酶，在许多浸润性、转移性肿瘤中呈高水平表达。

MMP-2 和 MMP-9 水平升高与口腔癌、肺腺癌、膀胱癌、卵巢癌、乳头状甲状腺癌等癌症的进展加速相关，在恶性程度较高的子宫内膜肉瘤中比恶性较低者要高。晚期膀胱上皮癌患者血清 MMP-2 或 MMP-3 水平可预测复发，MMP-2 水平也可以预测卵巢癌复发。特定的 MMP 的表达可以用于判断癌组织的转移风险，如在胃癌中，MMP-1 水平升高与腹膜和颈部淋巴结转移相关。

（五）APT

在缺乏维生素 K 的情况下，肝细胞不能合成正常的依赖维生素 K 的凝血因子（Ⅱ、Ⅶ、Ⅸ、Ⅹ），而合成无凝血功能的 APT。

肝细胞癌时，癌细胞对凝血酶原前体的合成发生异常导致凝血酶原前体羧化不足，产生大量的 APT，均值可高达 900 μg/L。甲胎蛋白水平较低的肝细胞肝癌，APT 异常升高。据报道，甲胎蛋白低于 400 μg/L 的肝癌，57%的病例 APT 高于 300 μg/L；联合检测甲胎蛋白和 APT 能提高肝癌的诊断率（由 48%提高到 68%）。此外，APT 轻度升高见于慢性肝炎和维生素 K 缺乏症等，补充维生素 K 后可纠正。

三、糖类抗原肿瘤标志物

（一）CA199

CA199 是一种通过单克隆抗体 116NS 分离得到的高分子量黏蛋白，抗原决定簇是唾液酸化Ⅱ型乳酸岩藻糖，主要存在于胰腺、胆道、胃、肠、子宫内膜、涎腺上皮。CA199 在血清中以唾液黏蛋白形式存在，在正常人血清含量较低。

CA199 是一种胃肠道肿瘤相关抗原,在胰腺癌和胆管癌中阳性率最高,敏感度分别为 70%~87% 和 50%~75%。在良性疾病如慢性胰腺炎、胆石症、肝炎及肝硬化等中,CA199 也有一定程度升高,但往往为一过性增高且浓度多较低。

CA199 可用于病程评估、预后判断和转移复发监测,若手术治疗后 2~4 周 CA199 不能降至正常则提示手术失败;若降低后又升高则提示肿瘤复发;当 CA199>1 000 U/mL 时,高度提示存在外周转移。

参考区间:ELISA 法和化学发光免疫分析法,正常人血清 CA199<37 U/mL;电化学发光免疫分析法,正常人血清 CA199≤27 U/mL。

(二) CA125

CA125 是分子量>200 kDa 的一种糖蛋白,存在于体腔上皮衍生而来的组织中,包括心包膜、胸膜和腹膜等。在正常女性的输卵管、子宫内膜和子宫颈上皮细胞中亦可见表达。但 CA125 在胎儿和成人的卵巢上皮无表达,95% 的健康成年妇女 CA125 水平 ≤35 μg/L,99% 的健康妇女 <20 μg/L,绝经后妇女 CA125 水平更低。

CA125 是诊断卵巢癌并检测其复发的敏感指标,是上皮性卵巢癌和子宫内膜癌的良好肿瘤标志物,可用于卵巢包块的良恶性鉴别。卵巢癌术后,CA125>35 U/mL 提示可能有残留肿瘤;但 CA125≤35 U/mL 时不等于没有肿瘤存在。在监测肿瘤复发、转移时,CA125 的诊断准确性为 75%。肿瘤标志物主要国际学术组织欧洲肿瘤标志物专家组(European group of tumor marker, EGTM)提出的不建议使用 CA125 进行卵巢癌大规模的人群普查。但如果患者血清 CA125 的水平是基线水平的两倍,就应立即进行物理检查、经阴道超声(TVS)和 CT 检查。

CA125 是一种广谱的肿瘤标志物,其他恶性肿瘤(如乳腺癌、输卵管癌及胃肠道癌等)和妇科良性疾病(如卵巢囊肿、子宫内膜病、宫颈炎及子宫肌瘤等)患者体内 CA125 水平亦可升高。

参考区间:正常人血清 CA125<35 U/mL(ELISA 法、化学发光免疫分析法和电化学发光免疫分析法)。

(三) CA15-3

CA15-3 是一种分子量为 400 kDa 的糖蛋白,其抗原决定簇由糖和多肽两部分组成,为自肝转移乳腺癌细胞膜制成的单克隆抗体(DF-3)和自人乳脂肪球膜上糖蛋白 MAM-6 制成的小鼠单克隆抗体(115-D8)所识别。CA15-3 由腺体分泌,在乳腺癌、肺腺癌、胰腺癌等细胞中表达。

CA15-3 可用于判断乳腺癌的进展、转移及疗效监测,对转移性乳腺癌的敏感度和特异度高于癌胚抗原,是转移性乳腺癌的首选检测指标。乳腺癌未转移者血清中 CA15-3 阳性率为 20%,而转移者血清中 CA15-3 阳性率可达 63%~80%;CA15-3>100 U/mL,可认为有转移,其敏感度可早于临床症状。CA15-3 升高亦见于肺癌、卵巢癌、结肠癌及肝癌等恶性肿瘤和乳腺、卵巢等某些妇科良性疾病。

参考区间:ELISA 法,正常人血清 CA15-3<30 U/mL;化学发光免疫分析法,正常人血清 CA15-3<31.3 U/mL;电化学发光免疫分析法,正常人血清 CA15-3≤25 U/mL。

(四) CA242

CA242 是在研究 CA50 时分离的一种糖链抗原,其抗原决定簇与 CA50 和 CA199 完全不同,但都位于一个大分子上。CA242 具有一种与 I 型糖链相关的唾液酸化糖类结构,也是一种黏蛋白,在正常人胰腺边缘顶端的细胞、结肠黏膜上皮和杯状细胞中存在,但表达很低。

CA242 在胰腺癌、结直肠癌中呈高表达,具有很高的特异度和灵敏度,是胰腺癌和结直肠癌的第三代肿瘤标志物。CA242 与癌胚抗原、CA199 联合应用可提高胰腺癌、结直肠癌诊断的敏感度。

参考区间:ELISA 法,正常人血清 CA242≤20 U/mL。

(五) CA72-4

CA72-4 是一种高分子量的糖蛋白,在很多腺癌如直肠癌、非小细胞肺癌及胃癌等中表达,也在胎儿组织中表达,但在正常成人组织中几乎不表达。

CA72-4 对胃癌的诊断具有较高的敏感度和特异度,可提高胃肠腺癌的检出率,并且与胃癌的淋巴结转移有较高的相关性。CA72-4 对黏液样卵巢癌的诊断灵敏度高于 CA125,两者结合可提高诊断的敏感度。结直肠癌完全切除后,CA72-4 可显著下降,若持续升高则提示有残余肿瘤存在。

参考区间：电化学发光免疫分析法，正常人血清 CA72-4≤6.9 U/mL。

（六）CA50

CA50 是一种由结肠癌、直肠癌细胞系 Colo-205 的一系列单克隆抗体筛选的对结肠癌、直肠癌有强烈反应的抗原。CA50 广泛存在于胰腺、胆囊、肝、胃、结肠、直肠、膀胱、子宫。当细胞恶变时，糖基转化酶的失活或胚胎期才能使某些转化酶被激活，从而造成细胞表面糖类结构性质改变进而形成 CA50，因此它是一种普遍的肿瘤标志物。

CA50 升高最多见于消化道癌症，其中在胰腺癌和胆囊癌的阳性率最高。在消化系统的良性病变如胰腺炎、胆管病和肝炎中 CA50 也会升高，但其随炎症消除而下降。

参考区间：ELISA 法，正常人血清 CA50<20 U/mL。

四、蛋白肿瘤标志物

（一）细胞角蛋白

细胞角蛋白组成上皮细胞的中间丝结构，本身不易溶解。但在病理条件下，上皮细胞发生恶性病变，蛋白酶激活加速细胞降解，大量的角蛋白片段释放入血。已知的角蛋白有 20 多种，分子量为 40~70 kDa，其中肿瘤细胞含量最丰富的是肌酸激酶 18 和肌酸激酶 19。Cyfra-21-1 是肌酸激酶 19 家族的成员，主要分布在单层上皮上，如肠上皮、胰管、胆囊、子宫内膜和肺泡上皮，这些细胞癌变时，Cyfra-21-1 升高。

Cyfra-21-1 主要用于监测非小细胞性肺癌的病程，因良好的特异性可鉴别诊断肺部良性疾病。Cyfra-21-1 可用于监测横纹肌浸润性膀胱癌的病程。肺部不能明确诊断的病灶，如伴有 Cyfra-21-1 的升高，则提示患原发性支气管肺癌的可能性高。

参考区间：ELISA 法，正常人血清 Cyfra-21-1≤1.8 ng/mL；电化学发光免疫分析法，正常人血清 Cyfra-21-1≤3.3 ng/mL。

（二）鳞状上皮细胞癌抗原

鳞状上皮细胞癌抗原（squamous cell carcinoma antigen, SCC）在正常鳞状上皮细胞中表达极微，主要功能为抑制细胞凋亡和参与鳞状上皮层的分化。SCC 是一种糖蛋白，分子量约为 48 kDa。SCC 参与肿瘤细胞的生长，随着鳞状上皮细胞的恶性变而释放入血，有助于所有起源鳞状上皮细胞癌的诊断和监测，可作为鳞癌的肿瘤标志物。

SCC 对宫颈鳞癌有较高的辅助诊断价值，对原发性宫颈鳞癌敏感度为 44%~69%，特异度为 90%~96%。SCC 又可辅助诊断肺鳞癌，且 SCC 水平与肿瘤的进展程度相关，与 Cyfra-21-1、神经元特异性烯醇化酶和癌胚抗原联合检测可提高肺癌患者诊断的敏感度。SCC 虽不能单独作为食管鳞癌早期诊断指标，但其阳性率随病情进展而上升，晚期患者敏感度可达 73%，与 Cyfra-21-1 联合检测可提高诊断的敏感度。其他鳞癌如头颈癌、外阴癌、膀胱癌、肛管癌和皮肤癌等，SCC 也有一定的病程监测价值。良性疾病如表皮过度角化的皮肤疾病、子宫内膜异位等，SCC 水平也会有不同程度的升高。

参考区间：ELISA 法和化学发光免疫分析法，正常人血清 SCC≤1.5 ng/mL。

（三）人附睾蛋白 4

人附睾蛋白 4（human epididymis protein 4, HE4）于 1991 年被 Kirchhoff 首次在附睾远端上皮细胞中发现，最初认为其是一种与精子成熟相关的蛋白酶抑制剂，后证实 HE4 在正常生殖道腺上皮细胞、上呼吸道和肾远曲小管上皮细胞低表达，在卵巢癌、移行细胞癌、肾癌、乳腺癌、胰腺癌和消化系统肿瘤均有不同程度的表达，尤以卵巢癌最为明显。

HE4 主要用于辅助临床卵巢癌的早期诊断、鉴别诊断、疗效监测和预后评估，与 CA125 联合检测可进一步提高肿瘤诊断的敏感度和特异度。HE4 在子宫内膜癌和呼吸系统肿瘤中也表现出较好的辅助诊断和病程监测价值。HE4 可帮助评估绝经前后盆腔肿瘤妇女患上皮细胞型卵巢癌的风险，与《卵巢癌临床管理指南》规定的其他方法结合使用，综合评判，可改善卵巢癌的预后。非恶性疾病的个体也可能出现 HE4 水平的升高，因此其不能作为恶性疾病判断的绝对证据，也不适用于癌症的筛查。

（四）铁蛋白

铁蛋白为体内铁的存储形式，由 24 个亚基及 2 500 个 Fe^{3+} 构成，分子量约 450 kDa。铁蛋白存在于身体所有的组织中，在肝、脾及骨髓中有很高的浓度。在病理状态下，铁蛋白释放到血液中，但其不是某种肿瘤的特异性标志物，在多种恶性疾患中均升高。

铁蛋白被称为原发性肝癌的第二血清学标志物，特别是甲胎蛋白阴性患者。76% 的肝转移患者铁蛋白含量高于 400 μg/L，因此检测铁蛋白对肝脏转移性肿瘤有诊断价值。在其他恶性肿瘤如乳腺癌、肺癌、胰腺癌、白血病及淋巴瘤等中也可见铁蛋白升高。

五、肿瘤基因标志物

常见的肿瘤基因标志物主要包括原癌基因（proto-oncogene）和抑癌基因（anti-oncogene）。原癌基因是指普遍存在于人类或其他动物基因组中的一类基因，本身高度稳定，对细胞无害，并且在控制细胞生长和分化中起重要作用。在多种致癌因素的作用下，原癌基因突变为癌基因，如 ras 基因、myc 基因、src 基因等，促使正常细胞发生癌变。抑癌基因为一类编码对肿瘤形成起阻抑作用的基因，正常情况下抑制细胞增殖、促进细胞分化，抑癌基因的失活会导致肿瘤的发生，常见的抑癌基因如 p53。

（一）ras 基因及 P21 蛋白

人类的 ras 基因家族包括同源的 Ha-ras 基因、Ki-ras 基因和 N-ras 基因，它们定位于不同的染色体上，但编码相同的物质即 P21 蛋白（分子量为 21 kDa）。P21 位于细胞膜内侧，具有内源性 GTP 酶活性，与细胞的信号传递、增殖和分化有关。P21 可结合 GDP 或 GTP，与 GDP 结合为非活性，与 GTP 结合为活性形式，通过两种形式的转换来调节细胞的生理功能。

ras 基因是人类肿瘤中突变率最高的基因之一，在肿瘤患者中 ras 基因的突变率为 15%～20%。临床上 ras 基因的突变多见于胃腺癌、膀胱癌、黑色素瘤、乳腺癌等。

（二）p53 基因及 P53 蛋白

p53 基因是人类研究最多的抑癌基因，位于 17P13.1，DNA 片段为 16～20 kb，编码含 393 个氨基酸残基蛋白（分子量约为 53 kDa，故名为 P53）。p53 基因分野生型（Wtp53）基因和突变型（Mtp53）基因，Wtp53 基因的表达可以抑制肿瘤细胞的增殖；p53 基因突变后，会使细胞丧失启动凋亡的能力，从而使肿瘤细胞数目增加，进入无休止的生长状态。异常 P53 蛋白表达可见于乳腺癌、结肠癌、SCLC、骨肉瘤、淋巴瘤和膀胱癌等，阳性率分别为 40%、50%～86%、57%、33%～76%、61%、61%。

（三）erbB-2 基因蛋白

erbB-2 基因蛋白也称为 HER-2/neu，是一种上皮细胞的穿膜蛋白，与表皮生长因子受体 EGFR 相似，故被命名表皮生长因子受体-2，定位于 17q21，分子量为 185 kDa，具有酪氨酸激酶活性，参与信号转导。

erbB-2 基因蛋白在肝癌的阳性率为 72.22%、胰腺癌阳性率为 47.83%、咽喉癌阳性率为 47.73%、鳞癌阳性率为 40.28%、结肠癌阳性率为 42.86%、直肠癌阳性率为 42.86%、乳腺癌阳性率为 38.95%。特别强调 erbB-2 基因蛋白对乳腺癌的重要作用，其扩增或过度表达仅局限于癌细胞，而不出现在正常乳腺上皮细胞。erbB-2 基因蛋白在乳腺癌的早期表达较高，可作为乳腺癌早期诊断的参考依据。临床上 erbB-2 基因蛋白高表达的乳腺癌患者，往往恶性程度高、进展迅速、易转移、化疗缓解期短。

（四）myc 基因及 P62 蛋白

myc 基因与细胞分化、凋亡相关，既是一种可易位基因，又受多种物质的调节，具有促进细胞分裂并获永生化功能。myc 基因家族 6 个成员：C-myc、N-myc、L-myc、P-myc、R-myc 和 B-myc，其中 C-myc、N-myc、L-myc 与一些人类肿瘤相关。myc 基因蛋白分子量为 62 kDa，又称为 P62 蛋白，它的异常见于肝癌、胃癌、淋巴瘤、白血病、乳腺癌、结肠癌、直肠癌等。

（五）bcl 基因

bcl 基因是抑制细胞凋亡的基因，高表达可干扰细胞正常的程序化死亡。除正常的造血组织外，bcl 基因主要分布在腺上皮、外分泌腺体的导管细胞和增殖细胞上。bcl 基因异常可见于各类淋巴瘤、急性白血病、慢性白血病、霍奇金病、乳腺癌、甲状腺髓样癌等。

六、其他肿瘤标志物

（一）唾液酸和唾液酸酰基转移酶

唾液酸是细胞膜糖蛋白的重要组成部分,大多数以结合的形式存在于糖蛋白、糖脂分子的糖链及一些寡糖中,参与各种组织细胞间黏着接触,与细胞恶变、癌转移、浸润、失去接触性抑制、黏附性降低及肿瘤抗原性密切相关。唾液酸酰基转移酶(sialyltransferase,ST)是神经节苷脂的成分之一,可催化唾液酸转移至糖蛋白或糖脂受体上,与细胞膜形成和维持正常功能相关,在调节细胞生长及细胞沟通上起重要作用。血清中唾液酸、ST升高主要见于部分肺癌、乳腺癌、胃肠道肿瘤、子宫颈癌、耳鼻咽喉癌、血液系统肿瘤等,阳性率报道不一,介于61%~80%。

（二）多胺

多胺包括腐胺、精脒和精胺,多由鸟氨酸和精氨酸脱羧基后产生。

多胺是调节细胞生长的重要物质,凡生长旺盛的组织,如再生肝、胚胎、肿瘤等组织多胺含量均较高。血清中以腐胺升高最为常见,其次是精脒。因多胺的增长与肿瘤的生长相一致,因而可作为追踪病情的比较理想的指标。临床上通过测定肿瘤患者血、尿中多胺含量辅助肿瘤的诊断和预后判断。

第三节　肿瘤标志物的临界值确定和联合应用

肿瘤标志物确定临界值的方法是 ROC 曲线法,多种肿瘤标志物的联合检测对肿瘤的辅助诊断具有重要意义。

一、肿瘤标志物的临界值确定

肿瘤标志物常用的统计学指标包括敏感度(sensitivity)、特异度(specificity)、阳性预测值(positive predictive value,PPV)、阴性预测值(nagative predictive value,NPV)及准确性。一般来说,敏感度越高,特异度越高,准确性(有效率)就越高;用于筛查的肿瘤标志物要求敏感度要高,而用于诊断的肿瘤标志物要求特异度要高。

肿瘤标志物临界值的确定过程:① 根据金标准确定肿瘤患者组和对照组,两组人群例数相似,并测出各组的实验数据;② 使用该实验数据的不同阈值(浓度)区分阳性和阴性的分界点,并分别计算其灵敏度和特异度;③ 绘制 ROC 曲线。在 ROC 曲线上,最靠近坐标图左上方的点为诊断临界值。

二、常用肿瘤标志物的联合应用

肿瘤标志物的检测主要用于:① 正常人群筛选;② 有症状患者的诊断及良性和恶性肿瘤的鉴别;③ 肿瘤的临床分期;④ 估计肿瘤的大小,提示肿瘤的部位、病情严重程度,评估治疗方案;⑤ 监测肿瘤的治疗效果;⑥ 预测肿瘤的复发及预后。

临床上有肿瘤家族史或征象可疑者,尤其是出现下列情况之一者,都应立即进行肿瘤标志物的检测或其他检查,以期尽早发现肿瘤。这些症状有:① 原因不明的疼痛;② 原因不明的体重减轻;③ 持续性消化不良、便血、血尿;④ 持续性嘶哑、干咳或吞咽困难;⑤ 月经期异常大出血、月经期外或绝经后出血;⑥ 耳鼻分泌物带血、视物障碍、听力下降、常出现耳鸣现象;⑦ 肝硬化患者、有肠腺瘤病家族史者;⑧ 疑有胚胎细胞肿瘤;⑨ 50 岁以上的男性和前列腺腺瘤患者;⑩ 疑有甲状腺髓质癌或家族中出现过这类癌症的患者。

由于肿瘤标志物在健康人群中含量低,个体差异大,因此单次肿瘤标志物升高的意义并不大,动态检测更有临床价值。从我国的国情出发,建议初次发现肿瘤标志物阳性者,每 6 周复查 1 次,如连续 2 次保持阳性,应进行肿瘤的定位检查。在一些非肿瘤的良性疾病中,如部分自身免疫性疾病(系统性红斑狼疮、类风湿等)、部分炎症(肝炎、胰腺炎、溃疡性结肠炎、结核等),肿瘤标志物的动态观察中会出现一过性升高,并随病情好转而降至正常的现象。

已经明确诊断的肿瘤治疗后,肿瘤标志物的监测对于判断肿瘤的治疗效果和预后具有非常重要的意义。肿瘤经手术完全切除或有效化疗、放疗后,肿瘤标志物应下降至正常或下降治疗前水平的 95%。若肿瘤标志物没有或略有下降,随即又升高,则提示可能有残留肿瘤。如果肿瘤标志物在治疗后下降,过段时间又明显升高,那么提示存在肿瘤的复发或转移,这种提示往往可早于临床症状。肿瘤标志物的下降速度取决于标志物的半衰期,需要5~7个半衰期从高浓度降至正常。因此,术后或放疗、化疗后检测肿瘤标志物正确时间应是治疗后的6周左右。

临床上,肿瘤标志物应用于肿瘤的辅助诊断已经很多年,但大部分单个肿瘤标志物都存在敏感度和特异度偏低、假阳性和假阴性较高的问题,有的肿瘤标志物不仅对一种或几种肿瘤表达阳性结果,还在一些良性疾病中也表达阳性,不能满足临床需要。为了提高诊断的阳性率,临床上将几项相关的肿瘤标志物组成联合检测组,同时对某一肿瘤进行检测,提高临床诊断的准确性,国际上对常见肿瘤的肿瘤标志物联合应用的推荐方案见表16-3。

表16-3 肿瘤标志物的联合应用国际推荐方案

肿瘤类型	肿瘤标志物(按检测的顺序排列,如果已确诊,括号内的项目可不检测)
肝	甲胎蛋白+癌胚抗原+(α-L-岩藻糖苷酶)
结肠、直肠、胆道	癌胚抗原+CA199+(CA50)
胰	癌胚抗原+CA199+CA242+(CA50)
胃	癌胚抗原+CA199+CA724
食管	癌胚抗原+SCC
肺	NSE+Cyfra-21-1+癌胚抗原+CA125+(CA50+CA199/SCC)
乳腺	CA15-3+癌胚抗原+CA125
卵巢	CA125+β-hCG+癌胚抗原+(甲胎蛋白+CA724)
宫颈	癌胚抗原+CA724+SCC+(CA125)
子宫	癌胚抗原+β-hCG+SCC+(SF)
肾	癌胚抗原+β_2-微球蛋白
前列腺	f-PSA/t-PSA+PAP
甲状腺	癌胚抗原+TGA+TPOA(TMA)+T_3、T_4、FT_3、FT_4、TSH+(CA199)
鼻咽	癌胚抗原+SCC+EBV

本章小结

肿瘤标志物是在肿瘤发生和发展过程中,由肿瘤细胞合成、分泌或是由机体对肿瘤细胞反应而产生的一类物质,按照其生化和免疫学特性可分为:① 胚胎性抗原标志物;② 酶类肿瘤标志物;③ 糖类抗原肿瘤标志物;④ 激素肿瘤标志物;⑤ 蛋白肿瘤标志物;⑥ 肿瘤基因标志物;⑦ 其他肿瘤标志物。甲胎蛋白可用于肝癌的普查,结合超声常能发现早期肝癌(直径<5 cm)。PSA可用于前列腺癌的筛查、辅助诊断、疗效监测及复发预测。其他的肿瘤标志物如癌胚抗原、CA199、CA125、CA15-3、Cyfra-21-1、铁蛋白等在临床的应用也相当广泛。肿瘤标志物的临界值可ROC曲线法确定。为了提高肿瘤标志物的诊断效率,临床上将几项相关的肿瘤标志物组成联合检测组,同时对某一肿瘤进行检测,以提高临床诊断的准确性。

(李海宁)

第十七章 治疗药物浓度监测

治疗药物浓度监测(therapeutic drug monitoring, TDM)是临床化学和临床药理学的重要分支,是现代实验室中不可或缺的重要部分。它是将临床药理学和药物浓度测定技术紧密结合,利用现代先进的体内药物分析技术,测定血液或其他体液中药物的浓度,获取有关药代动力学参数,制订个体化给药方案,以提高疗效、避免或减少毒副作用的一门应用型学科。近30年来,由于药理学、分析技术及计算机的发展,治疗药物浓度监测得到了迅速的发展。

第一节 概述

临床用药的目的是利用药物作用消除致病原因,帮助机体修复,使机体恢复健康。药物进入体内以后,经过复杂的吸收、分布过程达到有效血药浓度,发挥其作用。药物在体内过程受到药物本身及个体差异的影响导致药物具有两面性,在治病的同时也一并存在中毒损伤的危险。怎样控制好药物在体内的影响因素,调整用药方案,达到安全的有效血药浓度范围,是治疗药物浓度监测的重要使命。

一、治疗药物浓度监测的目的

治疗药物浓度监测主要用于临床药物治疗的指导,主要是设计或调整合理的给药方案,同时为药物过量中毒的诊断和处理提供有价值的实验数据。

开展治疗药物浓度监测的主要目的:

(1)实现合理的给药方案个体化,确定患者最佳的给药方式和治疗剂量。

(2)协助诊断和处理药物中毒,包括明确诊断、筛选中毒药物;判断中毒程度并为制订治疗方案提供依据;进行药物过量时的临床药理学研究。

(3)了解患者是否遵医嘱用药,提高用药依从性。

二、药物在体内的过程

人体所摄取的药物必须在作用部位达到足够的浓度才能产生其特征性的药理作用。药物在作用部位的浓度不仅与给药剂量有关,还受到药物的吸收、分布、代谢(生物转化)和排泄的影响。

（一）药物的吸收

药物的吸收指药物由给药部位未经化学结构变化而进入血液循环系统的过程,药物吸收速率取决于药物的理化性质(脂溶性、解离度)、转运类型、给药途径、剂型、吸收部位血流状况等因素。

药物在胃肠道的吸收与药物剂型及理化性质、食物、胃肠道的功能状态、药物的相互作用密切相关。例如,胃液中 pH 低,易于有机弱酸性药物的吸收;地高辛、茶碱等与食物同服可减缓其吸收,而苯妥英钠则会增加其吸收;含二价或三价金属离子(钙、镁、铝)的药物与四环素、头孢地尼、诺氟沙星等同服,可降低其吸收量。

另外,药物经肠道吸收首次进入肝脏时,有些药物可被肠液或肠壁上的肠菌酶破坏,或受到肝脏微粒体氧化酶等代谢的影响,使进入体循环的药量减少,出现首过效应,如普萘洛尔、普罗帕酮、二羟吡啶类钙通道阻滞剂等。

（二）药物的分布

药物的分布是药物经给药部位进入血液循环系统后,再由血液透过各种生理屏障向机体各部位可逆转运的过程。药物的分布受多种因素影响,包括药物的化学结构和理化性质、药物与血浆蛋白的结合、组织的血流量和膜的通透性等。

1.药物的化学结构与理化性质 药物的化学结构决定着药物的酸碱性、离解度及分子的亲脂性等理化性质。这些性质又影响了药物的分布、排泄和转运过程。弱酸性药物在细胞外液比细胞内液的解离度要高,因此在细胞外液的浓度较高;相反,弱碱性药物在细胞内液的浓度较高。水溶性的药物主要分布在细胞外液。

2. 药物与血浆蛋白的结合　　药物进入体内后,其存在形式也发生了改变。绝大多数药物在血液中与血浆蛋白形成不同程度可逆性的复合物,并处于动态平衡。药物与血浆蛋白的结合具有饱和性,当两者结合达到饱和后,再增加药物剂量,游离药物浓度将显著升高。酸性药物主要和清蛋白结合,碱性药物主要和球蛋白结合。

3. 组织的血流量与膜的通透性　　药物进入血液后透过各种生物膜进入不同部位,其转运分布速率主要取决于该组织的血流量和膜的通透性。药物在体内的转运主要有被动扩散和载体媒介的主动转运两种方式。大多数的药物在体内分布过程为被动扩散,血药浓度与剂量呈依赖关系;少数药物则借助于转运载体或转运酶进行,主要存在于神经细胞膜、脉络膜丛、肾小管细胞及肝细胞膜。

4. 特殊的膜屏障　　人体存在一些特殊的膜屏障,药物的分布具有选择性。只有脂溶性高、非极性及蛋白结合率低的药物如麻醉药硫喷妥、广谱抗菌药磺胺嘧啶等才能扩散透过血脑屏障。药物透过胎盘主要以被动的转运方式,几乎所有药物都能不同程度地跨越胎盘,因此孕妇用药应考虑对胎儿的影响。

（三）药物的代谢

药物的代谢即药物的生物转化(drug biotransformation),是药物经过体内吸收、分布之后,在药酶的作用下经历化学结构变化的过程。大多数的药物为亲脂性有机化合物,体内生物转化使其极性增强从而易于经过肾脏排泄。肝脏是药物代谢最主要的器官,其病变可影响药物的代谢。药物的生物转化过程受到生理因素、病理因素及药物相互作用的影响。不同种族或同种人群中不同个体之间体内药物代谢存在先天差异;未成年人和老年患者对药物的药理作用及毒性的敏感度均较成年人明显;药物之间通过对肝药酶的酶促和酶抑作用可以发生药物代谢的增强和减弱。

（四）药物的排泄

药物及代谢物从体内被清除的过程称为药物的排泄。人体的排泄器官有肝、肾、胆、肠、肺及外分泌腺等,肝和肾是主要的排泄器官。多数水溶性药物及水溶性代谢物主要通过肾排泄。肾功能对药物的清除、药物半衰期及药物代谢物的活性具有重要的影响。肾功能减退可引起血药物浓度明显升高。肝胆系统是药物消除的重要途径,肝可通过生物转化作用改变药物的极性和活性使其利于消除排泄,同时生物转化的代谢物可被直接分泌入胆汁,经胆道系统排入肠腔,随粪便排出体外。

三、血药浓度与药物效应

在药物的临床应用中,要了解药物治疗效果或了解药物的不良反应或毒性作用,都需要知道靶器官的药物浓度。目前,靶器官的药物浓度还无法直接测得。药物吸收进入血液循环后,通过一定的方式转运到特定的器官和组织,一定时间后,血液中药物浓度和靶器官的药物浓度达到平衡,二者间的药物浓度存在一定的相关性,因此通过测定血液中的药物浓度可推测靶器官的药物浓度。在临床实际工作中,除某些特殊要求外,一般均通过测定血液中药物浓度来判定药物的治疗效果和不良反应。

四、药物代谢动力学基础及主要参数

药物代谢动力学(pharmacokinetics)又称药动学,是利用动力学原理,分析药物在体内的吸收、分布、代谢和排泄的时间过程,即研究各种体液、组织和排泄物中药物和代谢物水平的时间过程,并提出解释这些过程所需的数学方程式。为了定量研究药物在体内的变化过程,人们用数学方法模拟药物在体内吸收、分布和消除的速度过程而建立起来的数学模型称为药物动力学模型。最常用的是房室模型(compartment model)和消除动力学(elimination kinetics)模型。

（一）房室模型

房室模型是为了研究药物动力学特征,把机体看成由一个或几个房室组成的系统,具有相同或相近转运速率的器官、组织组成一个房室。同一房室内各部分药物处于动态平衡。房室仅是按药物转运动力学特征划分的抽象模型,而非解剖或生理学上的固定结构或成分。不同药物的房室模型与组成均不同。

1. 单房室模型　　在体内各个部位间转运速率相近的药物属单房室模型,是临床常用的模型。药物在体内可迅速达到分布平衡并以一定速率从该室消除,血药浓度被认为与其他器官和组织的浓度相同。

2. 多房室模型　　有些药物在吸收后,很快进入机体某些部位(主要为血流丰富的器官),较难进入另一些部位,此时将血液和其他药物较快分布的部分视作中央室,其余视作周边室,即多房室模型。根据房室数,有二房室模型、三房室模型等。多房室模型的药物,将首先在中央室达到分布平衡,其次在中央室与周边室间达到分布平衡。药物的消除仅在中央室进行,为不可逆过程,但在中央室与周边室之间可进行可逆转运。

(二) 消除动力学模型

进入体内的药物,不管是通过生物转化还是以原型药形式排出体外,其药物浓度都会随时间变化而变化,其消除的模型方式有一级和零级消除模型。

消除动力学研究体内药物浓度变化速率的规律,用微分方程表示为

$$\frac{dC}{dt} = -kC^n$$

式中,C 为药物浓度,t 为时间,k 为消除速率常数,n 代表消除动力学级数。当 $n=1$ 时即为一级消除动力学模型;$n=0$ 时则为零级消除动力学模型。

1. 一级消除动力学(first order eli mination kinetics)　　表达式为

$$\frac{dC}{dt} = -kC$$

积分得 $C = C_0 e^{-kt}$。

由方程可知,体内药物浓度随时间按恒定比值 k 减少。

2. 零级消除动力学(zero order eli mination kinetics)　　表达式为

$$\frac{dC}{dt} = -k$$

积分得 $C = C_0 - kt$。

由方程可知,零级消除动力学的特点为药物浓度随时间以恒定量衰减,即恒量消除。

值得注意的是,药物在体内的消除模型并非固定,当药物在体内的浓度未达到机体的最大消除能力时,均按一级动力学方式消除;当浓度超过机体最大消除能力后,将只能以最大消除能力 K 作为恒量进行零级动力学方式消除。存在消除动力学方式转换的药物消除,不能用一种统一线性过程描述,故称非线性动力学消除(nonlinear eli mination kinetics)。

(三) 常见消除动力学模型及主要参数

1. 单房室模型一级消除动力学　　满足单房室模型一级消除动力学的有单剂静脉注射、恒速静脉滴注和血管外单剂用药。3 种方式均按一级消除动力学的方式从体内恒速消除,但根据进入体内的方式不同,药-时关系表达式也不同,主要涉及参数介绍如下:

(1) 消除速率常数(elimination rate constant,k):表示单位时间消除的药量与该时间内体内药量之比,指体内药物从测量部位消失的速度,由药物的代谢和排泄过程决定。k 是反映体内药物消除快慢的重要参数,k 值越大,表明药物消除越快。药物的 k 值存在个体差异,而同一个体 k 值一般恒定。

(2) 消除半衰期(elimination half-life,$T_{1/2}$):表示体内药量或血中药物浓度下降一半所需时间。药物的 $T_{1/2}$ 与 k 值一样,可以反映体内药物消除速度的快慢。药物的 $T_{1/2}$ 存在个体差异,同一个体在不同病理状况下 $T_{1/2}$ 也会改变。$T_{1/2}$ 是疾病状态下调整给药方案的重要参考依据。

(3) 表观分布容积(apparent volume of distribution,V):指药物分布平衡后,假设体内的药物按血药浓度均匀分布所需要的容积,是为了用血药浓度计算体内药量而引入的比例常数。V 越大,表示药物分布广,或存在组织摄取,血药浓度低。V 仅是一理论容积,其大小取决于药物本身的理化性质,反映药物分布的广泛程度或药物与组织成分的结合度。

（4）药-时曲线下面积（AUC）：指药-时曲线下包围的面积，单位为浓度单位×时间单位。AUC 代表一次用药后药物的吸收总量，反映药物的吸收程度。AUC 主要用于测定生物利用度，以及用于其他药物动力学参数的计算。

（5）药物消除率（drug clearance，DC）：指单位时间内机体消除药物的表观分布容积，表示药物从机体内消除的药物动力学参数，单位为 mL/min。DC 受排泄和代谢器官血流量、药物与血浆蛋白结合程度及器官的功能状态等多种因素的影响。

（6）稳态血药浓度（steady state plasma concentration，C_{ss}）：指从体内消除的药量与进入体内的药量相等时的血药浓度。临床恒速静脉滴注时，经过 6 个半衰期后，可视为已达稳态浓度。

（7）负荷剂量（loading dose，D）：是使半衰期长的药物能立即达到治疗药物浓度而先给的一个药量。

（8）生物利用度（absorption fraction，F）：指血管外用药时，药物被机体吸收进入体循环的速度和程度。F 有绝对生物利用度与相对生物利用度之分，主要用于药剂等效性研究。

（9）吸收速率常数（absorption rate constant，k_a）：表示单位时间内机体从用药部位吸收的固定比值，单位为时间的倒数，反映药物被吸收的快慢。

（10）峰浓度（maximum concentration，C_{max}）：指血管外用药时能达到的最大浓度。

（11）达峰时间（time of the peak concentration，t_p）：指血管外给药时，达到最大血药浓度所需的时间，常用于判断血管外给药后机体对药物吸收的快慢。

2. 多剂重复用药的消除动力学　临床上为维持和巩固治疗疗效，常采用按恒定剂量和固定间隔时间多次用药。此时可根据治疗药物浓度监测结果调整用药方案，保证血药浓度稳定在治疗浓度范围内，以达到最佳的治疗效果。

五、治疗药物浓度监测与给药方案个体化

治疗药物在体内的吸收、分布、代谢及排泄是一个复杂的过程，受到多种因素的影响，为了用药安全有效，临床给药方案需要个体化。

（一）给药方案个体化

给药方案个体化是根据不同患者的生理、病理状况，调整适合的剂量及给药间隔，使临床用药更安全有效。实现给药方案个体化可以通过多种形式，如医生可以根据临床药效学指标，观察患者的疗效和副作用来调整用药的剂量和间隔。例如，利用监测血压来调整降压药物剂量，利用测定血糖来调整降糖药物的用量等。但有些药物在体内代谢呈零级动力学或饱和动力学，很难通过药效学指标来确定最佳剂量，如苯妥英钠、地高辛、奎尼丁等。血药浓度与药理作用具有更好的相关性，因此采用监测血药浓度的方式来实现用药个体化是目前较精准的方法，也是治疗药物浓度监测的核心目的。

（二）治疗药物浓度监测在给药方案个体化中的重要性

治疗药物浓度监测是通过监测血药浓度得到药物药代动力学参数，可以反映患者用药依从性、客观准确地反映个体差异造成药效的差异情况、间接反映作用部位的药物浓度、可以测定合并药物血药浓度的变化及游离药物浓度反映药物相互作用。因此，测定药物浓度监测对实现给药方案个体化具有重要的作用。

（三）给药方案个体化的实施

实施给药方案个体化一般通过观察临床反应及监测血药浓度来评估治疗疗效和安全性。实施给药方案个体化的一般步骤见图 17-1。

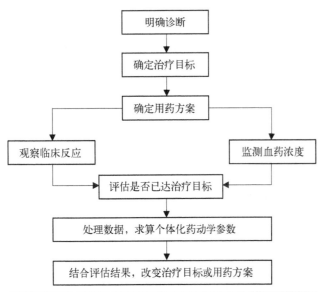

图 17-1　实施给药方案个体化的一般步骤

六、治疗药物浓度监测的原则和常见药物种类

虽然血药浓度监测是精准实施个体化用药方案的基础,但并非所有的药物都需要进行治疗药物浓度监测,也并非所有的药物都可以进行治疗药物浓度监测。

实施治疗药物浓度监测的药物必须符合一些基本特征:血药浓度的变化可以反映药物作用部位的浓度变化;药物浓度与药效的相关性超过与剂量的相关性;药理效应不能用临床间接指标评价;有效血药浓度范围已知;血药浓度监测的方法具有高特异度、高灵敏度及高准确性,操作简便快捷。

在血药浓度与药理效应关系已经确立的前提下,如果具有以下情况,通常需要进行治疗药物浓度监测:① 药物有效血药浓度范围窄,毒性反应强,血药浓度稍高则出现副作用,如地高辛、奎尼丁等。② 药物剂量小、毒性大,如利多卡因、地高辛等。③ 药代动力学的个体内或个体间差异较大,具有非线性药代动力学特征,如苯妥英钠、茶碱、水杨酸等。④ 某些疾病,如胃肠道、肝、肾等疾病影响了药物的吸收、代谢及排泄。⑤ 需长期治疗的药物,依从性差;或者长期使用药物后产生耐药性。⑥ 一些药物的副作用与某些疾病临床症状相似,无法判断是否药物中毒,如地高辛、呋塞米等。⑦ 产生不良相互作用、影响药物疗效的合并用药。⑧ 常规剂量下出现毒性反应的药物,常为医疗事故提供法律依据。

目前,临床需要进行治疗药物浓度监测的主要药物种类见表 17-1。

表 17-1 临床需要进行治疗药物浓度监测的主要药物种类

分　类	药　物
解热镇痛药	对乙酰氨基酚、阿司匹林
支气管扩张药	茶碱
抗癫痫药	苯妥英钠、苯巴比妥、卡马西平、丙戊酸、扑米酮、乙琥胺
抗生素	氨基糖苷类、万古霉素、庆大霉素、氯霉素等
治疗精神疾病药物	阿米替林、去甲替林、丙米嗪、地昔帕明、碳酸锂
治疗心脏疾病药物	强心苷类:地高辛、洋地黄毒苷 抗心律失常药物:奎尼丁、利多卡因、普鲁卡因胺等 β受体阻滞剂:普莱洛尔、阿替洛尔、美托洛尔等
免疫抑制剂	环孢素、他克莫司、西罗莫司、吗替麦考酚酯等

第二节 治疗药物的测定方法及评价

药物由于受到理化性质及检测样本的影响,用于治疗药物浓度监测的检测方法有特殊的要求。检测方法不仅要简便快捷,而且需要有较高的灵敏度、特异度和准确性。目前,治疗药物浓度监测常见的检测方法有光谱法、色谱法和免疫化学法。

一、治疗药物浓度监测的标本

(一)标本类型

药物的血药浓度可以较好地体现与疗效之间的关系,因此,血清(浆)被作为最常见的治疗药物浓度监测样本。除了血清(浆),当药物或其快速型代谢物大量排泄到尿中时,常采用尿液作为样本检测代谢物。另外,还可采用唾液、脑脊液、乳汁等作为样本。实际工作中,根据不同的药物及用药方式,选择不同的标本类型。

1. 血清(浆)　血清(浆)样品可置于4℃冰箱暂时保存;长期保存时,需置于-20℃冰箱内。

2. 唾液　唾液的采集属于无创的,且唾液中药物几乎以游离形式存在,与血中游离药物浓度呈一定相关性。但因唾液药物浓度受唾液 pH 和唾液量的影响,在实际工作应用较少。

唾液采集一般在漱口后约 15 min 进行,采集时间至少 10 min。待标本分层后以 3 000 r/min 离心 10 min,取上清液作为测定样本。为防止唾液中的黏蛋白产生,唾液标本应即时检测。

3. 其他体液　　直接测定尿、脑脊液等体液中的药物浓度,治疗泌尿系统、中枢神经系统疾病的药物应更接近靶位浓度,其可更直接反映治疗效果。

尿液标本应立即测定,24 h 尿液标本应添加防腐剂置于冰箱保存,4℃冰箱可保存 24~36 h,长期保存时,需置于−20℃冰箱内。

（二）标本采集时间

根据药代动力学原理,药物在体内的浓度与时间存在一定关系,不同时间采集的标本检测结果具有不同的意义。正确的标本采集时间和采样方法对于获得正确的血药浓度测定结果极其重要。

1. 多剂量服药标本采集时间　　由于多剂量服药达到稳态血药浓度后,药物的吸收速率与消除速率达到平衡,血药浓度稳定在一定范围内,此时测定的血药浓度才有临床意义。因此,多剂量服药常在达到稳态血药浓度(即多次服用相同剂量超过 6 个半衰期)后采血。

2. 急诊患者服药标本采集时间　　急诊患者一般在首剂负荷剂量后采峰值血样。急诊患者服用半衰期长的药物时,常给予负荷剂量,期望血药浓度能尽快达到治疗窗的范围。此时需特别注意由于首剂加倍造成血药浓度过高而引起严重的不良反应,因此一般需测定峰值血药浓度。

3. 急性药物中毒的诊断和治疗效果监测标本采集时间　　前者应立即取样测定,后者则可根据临床需要确定标本采集时间。

4. 计算个体药代动力学公式及参数的标本采集时间　　可按以下原则进行。

（1）在药−时曲线中每个时相取样不少于 3~4 个点,即保证每一相直线方程式由 3 个点以上确定。此外,在曲线有关时相转折点附近至少有 2 个点,以便较准确地判断转折点。

（2）消除相取样时间尽量长,一般应在 3~5 个半衰期后。

实际工作中,可根据上述原则,参考该药的群体资料,确定具体标本采集时间,并最好在一次用药后即完成全部标本采集。

（三）样品预处理

由于生物样本成分复杂,干扰杂质较多,因此,治疗药物浓度监测工作中,除少数方法可直接使用收集的标本外,大多需对样品进行必要的预处理。

1. 去蛋白　　血浆、唾液等样本均含有蛋白质,测定时会造成干扰,因此测定前均需进行去蛋白处理。去除蛋白的方法包括沉淀离心法、层析法、超滤法和超速离心法,其中沉淀离心法简便快捷。结合提取的要求,选用合适的酸、碱和有机溶剂,可与提取同时一步完成。

2. 提取　　是为了尽可能选择性浓缩待测组分。治疗药物浓度监测常用的提取法为液−液提取和液−固提取。

（1）液−液提取:根据药物在两种液体中分配系数不同而进行。选用对待测组分分配系数高,与样本不混溶且不发生乳化的有机溶剂,可使高脂溶性的分子态化合物转移到有机溶剂中,与高极性的干扰组分分离。

（2）液−固提取:根据待测组分的理化性质,选用合适的常压提取短色谱柱,样本(多经去蛋白处理后)通过该柱后,以适当的溶剂洗脱,选择性收集含待测组分的洗脱液进一步测定,即可获较理想的提取。

3. 化学衍生化　　采用光谱法和色谱法检测药物浓度时,常需根据待测物的化学结构和检测方法的需求,通过化学反应,特异性地引入某些显色基团(可见光分光法)或发光基团(荧光、磷光、化学发光),以提高检测灵敏度和特异度。

4. 其他　　随着药物分析技术的不断提高,样品的预处理技术也得到迅速发展,出现了不少新方法和新技术,如微波消解、自动化固相萃取、微萃取、微透析等。

二、治疗药物浓度监测的常用方法及评价

（一）光谱法

在治疗药物浓度监测中应用的有紫外−可见光分光光度法和荧光分光光度法。

紫外−可见光分光光度法适用于测定在紫外−可见光区具有吸收的有机药物。灵敏度一般可达 10^{-6} ~ 10^{-4} g/mL。此法快速简便,但其灵敏度较低、特异度差且易受到内源性物质及代谢物的干扰。

荧光分光光度法适用于具有发射荧光特性的物质,灵敏度可达 $10^{-12} \sim 10^{-10}$ g/mL。相比紫外-可见光分光光度法,灵敏度高,选择性好,但具有荧光特性的药物不多。

（二）色谱法

色谱法主要分为气相色谱法和液相色谱法。色谱法具有分离和分析两种功能,选择性好,分辨率、准确性及灵敏度均较高,可同时测定多种药物成分,目前应用较广。

高效液相层析法是监测治疗药物浓度最常用的方法,也是推荐方法,常作为评价其他方法的参考方法。相比气相色谱法,高效液相层析法分离性能高,不受热稳定性、挥发性、水溶性和脂溶性的影响;样本处理简单,常只需要进行去蛋白处理即可直接进样检测;应用范围广,除地高辛、锂盐外所有的药物均适用;重复性好,精密度 CV 一般<5%;容易对分离的样本进行回收。

（三）免疫分析法

根据标志物不同,免疫分析法分为放射免疫分析法、酶免疫分析法、荧光免疫分析法和化学发光免疫分析法。

放射免疫分析法由于重复性较差,标志物具有放射污染性,目前很少在治疗药物浓度监测中应用。酶免疫分析法可分为均相酶免疫分析法和非均相酶免疫分析法,目前应用于治疗药物浓度监测的主要是均相酶免疫分析法。荧光免疫分析法灵敏度高、检测速度快、易于实现自动化,适用于急救和常规监测。化学发光免疫分析法结合了化学发光反应的高度灵敏度和免疫反应的高度专一性,简便易行,灵敏度高,稳定性好,快速检测,易于实现自动化,优于放射免疫分析法和荧光免疫分析法。

（四）色谱-质谱联用技术

随着检测技术的发展,出现了结合色谱的分离技术和质谱的检测功能的联用分析技术,如气相色谱-质谱联用技术、液相色谱-质谱联用技术等。此类方法既具有色谱高效分离、定量准确的优点,又兼具了质谱灵敏度高、鉴别能力强、响应速度快的检测优点,成为治疗药物浓度监测强有力的分析工具之一。

三、临床治疗药物浓度监测常见药物检测示例

临床治疗药物浓度监测常见药物检测的标本类型及方法等见表 17-2。

表 17-2　临床治疗药物浓度监测常见药物检测的标本类型及方法

监测药物	标本类型	常用检测方法	有效血药浓度	中毒浓度
地高辛	血清或血浆	免疫分析法	成人：0.8~2.0 μg/L	>1.5 μg/L
奎尼丁	血清或血浆	荧光分光光度法、高效液相层析法	3~6 mg/L	>8 mg/L
苯妥英钠	血清或血浆	紫外-可见光分光光度法、均相酶免疫分析法、荧光免疫分析法	10~20 mg/L	>20 mg/L
三环类抗抑郁药	血清或血浆	免疫分析法、高效液相层析法	丙米嗪（丙米嗪与地昔帕明总浓度）：150~300 μg/L;地昔帕明（去甲丙米嗪）：75~160 μg/L;阿米替林（阿米替林与去甲替林总浓度）：120~250 μg/L;去甲替林：50~150 μg/L	—
环孢素	全血	免疫分析法、高效液相层析法	0.1~0.4 mg/L	>0.6 mg/L
茶碱	血清或血浆	紫外-可见光分光光度法、荧光分光光度法、免疫分析法、高效液相层析法	成人及青少年：8~20 mg/L;新生儿：5~10 mg/L	成人及青少年：>20 mg/L;新生儿：>15 mg/L
氨基糖苷类	血清或血浆	免疫分析法	庆大霉素、妥布霉素：0.5~2.0 mg/L;阿米卡星：4.0~8.0 mg/L	庆大霉素、妥布霉素：>2.0 mg/L;阿米卡星>8.0 mg/L

1. 茶碱的测定（紫外-可见光分光光度法）　　茶碱为甲基黄嘌呤衍生物,通常制成水溶性较高的盐类使用,在体内解离出茶碱发挥作用。其可使肾上腺素 β 受体激动产生的胞内信使物质 cAMP 水解受阻而堆积,从而产生肾上腺素 β 受体激动样效应。其主要用于预防和治疗支气管哮喘、早产儿呼吸暂停等;同时,其他肾上腺素 β 受体激动效应便成为不良反应,严重者可出现心律失常、抽搐等毒性反应。

（1）检测原理：根据茶碱在275 nm处有最大吸收峰，其吸收峰的大小与茶碱浓度成正比，因此，检测经预处理的血清标本在275 nm处的吸光度大小，与茶碱标准曲线比较，便可计算血清中茶碱的含量。血清标本提取液可采用三氯甲烷-异丙醇混合提取液。

（2）方法评价：多采用血清样本。唾液中茶碱浓度约为血清的50%，也可选用。以紫外-可见光分光光度法为例进行介绍，检测仪器简单，操作简便、快速，适合基层医院开展。

2. 苯妥英钠的测定（荧光免疫分析法）　　苯妥英钠是控制和预防癫痫大发作和部分性发作的首选药，也用于治疗心律失常，但中毒和治疗有效血药浓度接近，且症状与癫痫发作难以区别。

（1）检测原理：荧光免疫分析法主要用于测定小分子量物质。多采用荧光素标记的苯妥英钠与血清中苯妥英钠竞争性结合抗苯妥英钠抗体，检测荧光偏振光强度，计算血清中苯妥英钠浓度。

（2）方法评价：一般采用血清样本。目前，测定苯妥英钠的方法有高效液相层析法、紫外-可见光分光光度法、均相酶免疫分析法和荧光免疫分析法。均相酶免疫分析法、荧光免疫分析法样品处理简单（直接采用血清或血浆）、检测时间较短，但需要特定的检测仪器，且成本较高。

3. 环孢素（高效液相层析）　　环孢素是常用的免疫抑制剂，其中毒浓度与有效血药浓度接近，常需进行治疗药物浓度监测。

（1）检测原理：全血样本中加入内标，经预处理提取进样标本，经高效液相层析法检测绘制出色谱图，再与标准品对照计算样本中浓度。

（2）方法评价：高效液相层析法操作步骤较多，预处理较复杂，耗时较长，但特异度强、灵敏度高、变异小、成本低。另外，高效液相层析法检测方法对检测人员技术处理要求较高，仪器适合多种药物的检测，较适合大型医院开展血药浓度监测工作。

第三节　治疗药物浓度监测的临床应用

治疗药物浓度监测的临床应用主要包括根据个体差异制订合理的临床给药方案，达到个体化用药；协助诊断和处理药物中毒，提高用药安全性。

一、治疗药物浓度监测实现个体化给药方案

（一）治疗药物浓度监测实现给药方案个体化的要素

给药方案个体化实施中，通常需要结合个体化药代动力学参数及患者基本情况，反复实践、评估总结、再实践，以实现最佳的个体化方案。整个过程中，需要治疗药物浓度监测检测实验室与临床医师密切配合。

1. 获得正确的血药浓度监测数据　　首先，要求测定方法在性能上达到高灵敏度、高特异度、高准确性的要求；其次，样本采集的时间及方法必须正确。

2. 能对血药浓度监测数据做出正确合理的解释　　在对监测数据进行解释时，应结合给药途径、药物剂型、采样时间、患者生理及病理因素、依从性进行分析解释。

（二）治疗药物浓度监测调整个体化给药方案

设计或依据治疗药物浓度监测结果调整给药方案，首先必须明确目标血药浓度范围及药代动力学参数的来源。

1. 明确目标血药浓度范围　　目标血药浓度范围一般选用文献报道或临床治疗指南确定的安全有效血药浓度范围。特殊患者可根据临床观察药物的有效性和副作用来确定。

2. 确定药代动力学参数　　一般采用文献或手册报道的群体药代动力学参数。特殊患者需测定及计算个体化参数。

目前，常用稳态一点法来调整给药剂量。多剂量给药达稳态血药浓度 C_{ss} 时，若此时检测的血药浓度与目标浓度相差较大，可根据下式对原有的给药方案进行调整：

$$D' = D \times C'/C$$

式中,D 为原始剂量,C 为测定浓度,D' 为校正剂量,C' 为目标浓度。使用本公式时需满足如下条件:① 血药浓度与剂量之间呈线性关系。② 采血必须在达到稳态血药浓度 C_{ss} 后进行,通常在下次给药前测定稳态谷浓度。该方法对于体内转运呈一级动力学过程的药物较合适,公式简便易行,但半衰期长的药物达到稳态血药浓度需耗费较长的时间。常用剂量下存在非线性消除动力学的药物则只能按非线性消除动力学有关公式处理。

二、协助诊断治疗药物中毒及监督用药依从性

临床怀疑药物中毒时,可检测血药浓度,根据中毒药物浓度水平,结合临床信息和症状协助诊断药物中毒情况;也可筛查未知的可疑药物以协助诊断中毒药物种类。另外,可根据药物浓度水平分析患者是否按医嘱用药,以提高患者用药依从性。

本章小结

药物进入体内经过吸收、分布、代谢和排泄4个过程,受到药物本身理化性质、剂量、给药方式、人体生理和病理状况等多个因素的影响。血药浓度与药物效应密切相关,最常用的药代动力学模型为房室模型和消除动力学模型。治疗药物浓度监测通过检测血药浓度,计算药代动力学参数,可用于临床制订和调整个体化给药方案、诊断和筛查药物中毒等。治疗药物浓度监测常用检测样本为血清(浆)、尿液和唾液,最常用的为血清(浆)。样本检测前,需要预处理,包括去蛋白、提取、化学衍生化等。治疗药物浓度监测常用的检测方法有光谱法、色谱法、免疫分析法及色谱-质谱联用技术等。目前,临床需要进行治疗药物浓度监测的主要药物种类包括解热镇痛药、支气管扩张药、抗癫痫药物、抗生素、治疗心脏疾病药物、治疗精神疾病药物、免疫抑制剂等。

（贺　勇）

第十八章 骨代谢的临床生化检验

骨组织不断吸收旧骨(骨吸收),生成新骨(骨形成),维持着体内骨代谢的相对平衡。当骨吸收和骨形成失去性对稳定状态时,便会发生各种骨疾病。

第一节 概述

骨的主要成分是无机物质、有机基质和骨组织。无机物质包括矿物质和骨盐,矿物质主要包含钙、镁、磷、铁、钠、氟等,钙含量最多,其次为磷;骨盐主要由羟磷灰石结晶和无定形的磷酸氢钙组成。有机基质主要是蛋白质、I型胶原、多糖类物质、脂类和糖蛋白复合体如骨连接蛋白、骨钙素和骨磷酸蛋白等。它们在骨小梁和骨基质的形成、促进骨的生长与修复、供给骨生长所需营养、连结和支持骨细胞及骨骼的新陈代谢等方面均起着重要作用。

一、骨组织的组成与代谢

骨组织是由骨组织细胞和骨纤维组成。骨组织细胞主要由骨细胞、成骨细胞和破骨细胞组成。骨细胞是骨的主体细胞,成骨细胞是实现骨骼发育、生长的主要细胞,可将钙离子由细胞外液运送至骨基质。破骨细胞由间质细胞转化而来,主要作用是促进骨盐溶解,并与成骨细胞相互协调,共同维持骨的正常代谢。体液中的甲状旁腺素(parathyroid hormone, PTH)、降钙素(calcitonin, CT)、活性维生素 D 等调节钙、磷、镁的代谢,发挥成骨细胞与破骨细胞功能,进而影响骨的形成和溶解。

二、骨矿物质及其代谢

骨矿物质是骨组织中构成骨基质的无机成分,主要由钙、镁、磷等组成。其占成熟骨重量的 60%,决定骨的硬度。

(一)钙

钙是人体内含量最丰富的矿物质。食物中的钙经活性维生素 D_3 的调节,由十二指肠主动吸收。肠道 pH、食物中草酸和植物酸及钙磷比例均可影响钙的吸收,钙∶磷=2∶1 时吸收最佳,另外,钙的吸收随机体对钙的需要而变化。

钙的排泄约 80% 经肠道,包括食物和消化液中未被吸收的钙。如果肠道钙吸收发生障碍,则消化液中的钙大量随粪便排出,可致机体钙缺乏。经肾排泄的钙约占体内总排钙量的 20%,经肾小球滤过的钙有 98% 被重吸收,同时,尿钙的排出量也受血钙浓度的直接影响,血钙升高,尿钙增多;反之,尿钙减少,以维持血钙的动态平衡。

血钙主要是指血浆钙,维持在 2.25~2.75 mmol/L,波动很小。钙主要以 3 种形式存在:① 离子钙,约占血浆总钙的 50%,发挥着生理功能。② 蛋白结合钙,与血浆蛋白(主要是清蛋白)结合,约占血浆总钙的 40%,因不能透过毛细血管壁又被称为非扩散钙,不具备生理功能。③ 可扩散结合钙,血浆中有约 10% 的钙与有机酸根离子结合,如柠檬酸钙、碳酸钙等。离子钙和可扩散结合钙可透过毛细血管壁,统称为可扩散钙。血浆中这 3 种钙存在形式处于不断的动态平衡中,且受血浆 pH 影响。pH 每改变 0.1,血清游离钙浓度大约改变 0.05 mmol/L,因此在测定钙离子的同时也要测 pH。酸中毒时清蛋白的氨基酸链带正电荷增多,结合钙向钙离子转化;碱中毒时,血浆钙离子浓度降低。钙离子有降低神经肌肉应激性的作用,碱中毒时虽血浆总钙含量无明显改变,亦可出现抽搐现象。

(二)镁

镁是细胞内的主要阳离子之一,含量仅次于钾离子。骨中的镁主要以 $Mg_3(PO_4)_2$ 和 $MgCO_3$ 的形式存在,吸附于磷灰石表面,通过置换羟磷灰石中的钙而影响骨的代谢。食物中的镁 30%~40% 通过主动转运过程在回肠被吸收,且受多种因素影响,如氨基酸可增加难溶性镁盐的溶解度而促进吸收,磷酸盐、钙等则可减少镁吸收。肾是排泄镁离子的主要器官,正常情况下经肾排出的镁约 95% 被重吸收,其吸收的主要部位是髓袢升支粗段。

血镁的存在形式有 3 种:① 离子镁,约占血浆总镁含量的 55%,具有生理活性。② 阴离子结合镁:与重碳酸、磷酸、柠檬酸等结合,约占 15%。③ 与蛋白结合的镁,约占 30%。

(三)磷

血磷指血浆中的无机磷,80%~85% 的磷以 HPO_4^{2-} 的形式存在,其余为 $H_2PO_4^-$、PO_4^{3-},它们含量甚微。骨骼是磷的最大储备库。人体对食物中磷的吸收率较高,60%~70%,吸收部位在小肠上段,以磷脂和有机磷酸酯为主,其在肠道内磷酸酶的作用下分解为无机磷酸盐。临床上因磷的吸收不良而导致的磷缺乏较为少见,但长期口服氢氧化铝凝胶或食物中钙、镁、铁离子过多时,可与无机磷酸盐结合形成不溶性磷酸盐影响磷的吸收。磷主要由肾排泄(70%),另外 30% 由粪便排出。

血磷不如血钙浓度稳定,与年龄密切相关。儿童处于成骨旺盛期,碱性磷酸酶活性较高,血磷高于成人,但随年龄增长血磷浓度逐渐下降,15 岁时达到成人水平。

三、骨矿物质代谢的调节

钙、磷、镁与骨代谢的平衡有赖于 PTH、$1,25-(OH)_2D_3$ 和 CT 等激素的调节,而骨、肠和肾则是激素发挥调作用的主要靶器官。

(一)PTH

PTH 是由甲状旁腺主细胞合成和分泌的 84 肽单链蛋白质,基因定位于 11 号染色体的短臂,分子量约为 9.5 kDa。其合成与分泌受细胞外液钙离子浓度的负反馈调节。此外,生长抑素也可抑制 PTH 的分泌。PTH 呈昼夜节律波动,清晨 6:00 最高,16:00 达最低,其血浆浓度波动范围为 1~5 ng/dL。其主要在肝水解失活,代谢产物经肾排出体外。PTH 作用的主要靶器官是骨和肾小管,其次是小肠黏膜等,总的作用是升高血钙、降低血磷、升高血镁、酸化血液、促进骨吸收。

1. 对骨的作用 骨是最大的钙储备库,PTH 能促进溶骨,升高血钙。PTH 能够增强已形成的破骨细胞的活性,还能促进未分化的间质细胞转化为破骨细胞。骨组织对 PTH 的反应速度有两种:① 快速反应,一旦细胞外液中钙离子浓度降低,PTH 可在数分钟到数小时引起骨钙动员,使密质骨中的钙转运至血液。② 慢速反应,数小时到数日,PTH 可促进前破骨细胞转化为破骨细胞,促进骨盐溶解和骨有机质分解。

2. 对肾小管的作用 主要是促进钙的重吸收及磷的排出,进而升高血钙、降低血磷。表现在以下 3 方面:① 促进肾远曲小管和髓袢升支钙的重吸收。② 抑制近曲小管及远曲小管对磷的重吸收,即通过肾脏"保钙排磷",最终使血钙升高、血磷降低。③ 增强肾 $25-(OH)D_3-1\alpha$-羟化酶活性,促进 $1,25-(OH)_2D_3$ 的生成。

3. 对小肠黏膜的作用 通过促进 $1,25-(OH)_2D_3$ 的生成,间接提高小肠黏膜对钙和磷的吸收,此效应出现较慢。

(二)CT

CT 的基因定位于 11 号染色体短臂,是由甲状腺滤泡旁细胞(parafollicular cell of thyroid,C 细胞)合成、分泌的含有一个二硫键的单链多肽激素,分子量为 3.4 kDa,半衰期不足 15 min。CT 的分泌受血钙水平的调节,血钙浓度升高时,分泌增加。CT 作用的靶器官主要为骨和肾,经肾脏降解排除,其主要作用是降低血钙和血磷。CT 与 PTH 的调节作用相互拮抗,两者协调作用共同维持血钙的正常水平。比较而言,CT 的分泌启动较快,1 h 即可达到高峰,其作用快速、短暂;PTH 分泌需几个小时,对血钙浓度发挥长期调节作用。

1. 对骨的作用 抑制破骨细胞的生成及活性,从而抑制骨基质的分解和骨盐溶解。促进成骨细胞生成,骨盐沉积,降低血钙。

2. 对肾的作用 直接抑制肾小管对钙、磷的重吸收,增加尿钙、尿磷的排泄,降低血钙和血磷。此外,还可抑制肾 1α-羟化酶活性以减少 $1,25-(OH)_2D_3$ 的生成,间接抑制肠道对钙、磷的吸收。

3. 对小肠的作用 通过抑制 $1,25-(OH)_2D_3$ 生成,间接抑制钙、磷的吸收,但影响较小。

（三）1,25-(OH)$_2$D$_3$

维生素 D 除从食物中摄取外,也可经日光照射后在皮下由 7-脱氢胆固醇转变生成。本身并无生物学活性,必须在体内经过一系列代谢,转化成活性形式才能发挥生物学作用。人体所需的由肠道吸收和皮肤转化生成的维生素 D$_3$ 入血后,首先在肝细胞微粒体中 25-羟化酶催化下,转变为 25-(OH)D$_3$。然后在血浆中与特异的 α_2-球蛋白结合,运输到肾,在肾近曲小管上皮细胞线粒体内 25-(OH)D$_3$-1α-羟化酶系(包括黄素酶、铁硫蛋白和细胞色素 P$_{450}$)催化下,羟化生成 1,25-(OH)$_2$D$_3$。

1,25-(OH)$_2$D$_3$ 是维生素 D 的最主要的活性形式,能负反馈抑制 25-(OH)D$_3$-1α-羟化酶的活性,正反馈促进肾 25-(OH)D$_3$-24-羟化酶的合成。1,25-(OH)$_2$D$_3$ 的化学结构和作用机制类似类固醇激素,其作用的靶器官主要是小肠、骨和肾,调节的总效果为升高血钙和血磷,调节骨盐溶解和沉积,促进骨的生长和更新。

1. 对小肠的作用　1,25-(OH)$_2$D$_3$ 进入小肠黏膜细胞内,与胞质受体结合进入细胞核内,上调钙结合蛋白,促进十二指肠对钙的吸收以及空肠、回肠对磷的吸收和转运。同时 1,25-(OH)$_2$D$_3$ 能够激活基底膜腺苷酸环化酶,钙离子向血液的转运是在 Ca^{2+}-ATP 酶作用下的主动耗能过程。

2. 对骨的作用　1,25-(OH)$_2$D$_3$ 对骨的作用是双重的,即溶骨和破骨。其与 PTH 协同作用,既能增强破骨细胞活性,促进溶骨,亦可促进肠管对钙、磷的吸收,提高血钙、血磷水平。

3. 对肾的作用　1,25-(OH)$_2$D$_3$ 能够促进肾小管上皮细胞对钙、磷的重吸收。其机制是通过增加细胞内钙结合蛋白的生物合成实现的。此作用比较弱,只在骨骼生长、修复或钙磷供应不足时作用增强。

以上激素对钙、磷、骨代谢的调节作用见表 18-1。

表 18-1　三种激素对钙、磷、骨代谢的调节作用

激 素	肠钙吸收	溶 骨	成 骨	肾排钙	肾排磷	血 钙	血 磷
1,25-(OH)$_2$D$_3$	↑↑	↑	↑	↓	↓	↑	↑
PTH	↑	↑↑	↓	↓	↑	↑	↓
CT	↓	↓	↓	↑	↑	↓	↓

（四）性激素

国内外均有报道中老年人骨矿物质的丢失速度与血清性激素的含量呈负相关。

雌激素可以通过多种途径维持骨内微环境的稳态,参与成骨细胞和破骨细胞的生理过程,维持成骨和破骨间的动态平衡,同时还可影响到骨髓间充质干细胞向成骨方向的分化。此外,雌激素对 1,25-(OH)$_2$D$_3$ 的合成、CT 和 PTH 的分泌也密切相关,通过多种途径导致破骨水平大于成骨水平。

雄激素参与骨细胞的增殖、合成与分泌各种生长因子和细胞因子,产生骨基质蛋白(骨钙素、骨胶原、骨桥蛋白等)。雄激素促进蛋白质和骨基质的合成,有利于钙盐沉着,促进肌肉和骨骼生长。

第二节　骨代谢临床生化检测指标的检测与评价

一、骨矿物质的测定与评价

（一）钙

包括血清总钙的测定和钙离子的测定,血清总钙的测定方法有比色法[邻甲酚酞络合酮法(o-cresolphthalein complexone, O-CPC)、甲基麝香草酚蓝(MTB)法、原子吸收分光光度法]、同位素稀释质谱法、滴定法(氧化还原滴定法、络合滴定法、偶氮胂Ⅲ法等)、火焰发射分光光度法等。同位素稀释质谱法是 IFCC 推荐的决定性方法,原子吸收分光光度法为参考方法。WHO 和我国国家卫生健康委员会临床检验中心推荐的常规方法为 O-CPC法。测定血清钙离子的主要方法有生物学法、透析法、超滤法、金属指示剂法、离子选择性电极法。目前应用最多的是离子选择性电极法。

血钙升高可见于恶性肿瘤骨转移、原发性甲状旁腺功能亢进和 PTH 异位分泌、某些药物引起肾重吸收钙增

加等,降低主要见于甲状旁腺功能低下、低清蛋白血症、急慢性肾衰竭及摄入不足等。

1. 检测方法　　O-CPC法测定血清总钙:O-CPC是金属络合指示剂,在碱性溶液中与钙及镁螯合,生成紫红色的螯合物。测定总钙时,在pH=10环境中,用8-羟基喹啉掩蔽镁,读取575 nm波长处吸光度,可求得钙的含量。

离子选择性电极法测定血清离子钙:在钙选择性电极中,钙离子与钙离子选择膜结合,产生一个跨膜电化学电位。在一定条件下,根据Nernst方程式,离子选择性电极的电位与溶液中的被测离子浓度的对数成正比。

2. 方法学评价　　O-CPC法测定血清总钙操作简便、稳定,适用于自动生化分析仪分析和手工操作,反应体系的pH对结果影响较大。离子选择性电极法测定血清离子钙操作简便、快速、重复性好、准确度和敏感度高,影响因素少,已成为钙离子测定的参考方法。

3. 参考区间

血清总钙:成人2.10~2.70 mmol/L。

血清离子钙:成人1.10~1.34 mmol/L。

（二）镁

镁测定方法有比色法(MTB法、钙镁试剂染料结合法、酶法、原子吸收分光光度法)、同位素稀释质谱法等。其中原子吸收分光光度法是参考方法,同位素稀释质谱法是决定性方法。我国国家卫生健康委员会临床检验中心推荐MTB法、钙镁试剂染料结合法作为常规方法。血镁增高主要见于肾功能不全、甲状旁腺功能减退症、原发性慢性肾上腺皮质功能减退症以及未治疗的糖尿病昏迷等,降低主要见于丢失过多(消化道、尿液)、摄入不足、细胞内外进行重新分布等。

1. 检测方法

(1) MTB法:MTB是一种金属络合剂,血清中的钙离子和镁离子在碱性溶液中能与MTB结合,生成蓝紫色的复合物,在加入EGTA掩蔽钙离子后,600 nm波长处的吸光度与标本中镁离子浓度成正比。

(2) 异柠檬酸脱氢酶法:镁离子激活异柠檬酸脱氢酶,催化异柠檬酸脱氢生成 α-酮戊二酸,同时将 $NADP^+$ 还原成NADPH,340 nm波长处吸光度升高速率与标本中的镁离子成正比。

(3) 原子吸收分光光度法:用酸性氯化镧作为稀释剂将血清稀释50倍,直接用原子吸收分光光度计检测285.2 nm波长处的吸光度,与同样处理的标准品比较,求出待测标本镁的浓度。

2. 方法学评价　　MTB法简单,正确度和精密度可达到临床要求,易于仪器自动化分析。异柠檬酸脱氢酶法线性范围宽,抗胆红素、钙离子、脂类物质的干扰能力强,但试剂稳定性欠佳,4℃下只能保存2周左右。原子吸收分光光度法准确可靠,是镁测定的参考方法。采血后应尽快分离血清,避免溶血。

3. 参考区间　　MTB法:成人0.62~1.20 mmol/L。

（三）磷

磷常用测定方法有磷钼酸还原法、磷钼酸紫外-可见光分光光度法、酶法、原子吸收分光光度法、同位素稀释质谱法等。同位素稀释质谱法是决定性方法。我国国家卫生健康委员会临床检验中心推荐的常规方法是磷钼酸还原法。酶法目前较为成熟的方法是黄嘌呤氧化酶法。血清无机磷升高主要见于急慢性肾衰竭、甲状腺功能亢进、酮症酸中毒及磷酸盐摄入过多等,降低可见于甲状旁腺功能亢进、呕吐、腹泻及维生素D缺乏等。

1. 检测方法

(1) 磷钼酸还原法:酸性环境中无机磷与钼酸铵结合生成磷钼酸复合物,硫酸亚铁或者米吐尔将该复合物还原生成钼蓝,650 nm波长下其吸光度值与溶液中磷的浓度成正比。

(2) 黄嘌呤氧化酶法:无机磷与肌苷在嘌呤核苷磷酸化酶的作用下,生成核糖-1-磷酸和次黄嘌呤,后者被黄嘌呤氧化酶氧化生成尿酸和 H_2O_2, H_2O_2 与4-APP和EMAE在过氧化物酶的作用下生成紫红色化合物,505 nm波长处吸光度与浓度成正比。

2. 方法学评价　　磷钼酸还原法简便、快速、稳定,易于仪器自动化分析。酶法显色稳定,线性范围宽,干扰因素小,是血清磷测定的发展方向。

3. 参考区间　　磷钼酸还原法:成人0.82~1.60 mmol/L。

二、骨代谢相关激素的测定与评价

(一) PTH

进入血液中的 PTH 后很快解离成不同片段,存在形式有完整的 PTH、PTH-C 端、PTH-N 端和 PTH-M(中端)。各片段组成不均一,采用哪一种方法,需要根据不同疾病状态及各片段的性质、分布和含量而定。目前,PTH 测定方法主要的测定方法包括放射免疫分析法、放射免疫分析法(IRMA)、固相 ELISA 法、化学发光免疫分析法等。目前国内常使用化学发光免疫分析法和放射免疫分析法,以前者使用最为普遍。PTH 增高主要见于原发性和继发性甲状旁腺功能亢进、甲状旁腺瘤、佝偻病、骨软化症、骨质疏松等,降低多见于甲状腺手术时误将甲状旁腺切除或损伤。

1. 检测方法

(1) 化学发光免疫分析法:是将发光物质(或触发产生发光的物质)直接标记在 PTH 抗体上,与标本中的 PTH 进行免疫结合反应,形成抗原抗体复合物,经洗涤分离复合物和游离物,复合物在激发发光剂的作用下分解发光,测定复合物发光的强度,从而得出 PTH 浓度。

(2) 放射免疫分析法:采用竞争性放射免疫分析法,^{125}I 标记 PTH-M 端和 PTH-C 端与患者样本中的 PTH-M 端和 PTH-C 端竞争抗体结合位点。当反应达到动态平衡后将结合物与游离物分离,测定结合部分的放射活度,最后从标准曲线中查得样本中的 PTH-M 端和 PTH-C 端的浓度。

2. 方法学评价　化学发光免疫分析法灵敏度高,稳定性好,方便、简单、快速,无放射性,无毒性。放射免疫分析法简便,但有核素污染,目前已逐步被化学发光免疫分析法取代。

3. 参考区间　化学发光免疫分析法:成人完整 PTH 1.5~6.5 pmol/L(15~65 ng/L)。

(二) CT

CT 在血中的含量甚微,检测方法有化学发光免疫分析法、生物分析法、放射免疫分析法、夹心放射免疫分析法等,目前应用最广泛的是化学发光免疫分析法。升高主要见于甲状旁腺功能亢进、甲状腺 CT 分泌细胞癌、白血病、骨髓增殖症等,降低见于甲状腺先天发育不全、低血钙、甲状腺全切患者、妇女停经以后、老年性骨质疏松等。

1. 检测方法　将发光物质(或触发产生发光的物质)直接标记在 CT 抗体上,与标本中的 CT 进行免疫结合反应,形成抗原抗体复合物,经洗涤分离复合物和游离物,复合物在激发发光剂的作用下分解发光,测定复合物发光的强度,从而得出 CT 浓度。

2. 方法学评价　化学发光免疫分析法灵敏度高,稳定性好,方便、简单、快速,无放射性,无毒性。

3. 参考区间　成人<10 pg/mL。

(三) 维生素 D

维生素 D 在体内的形式有 $25-(OH)D_3$、$1,25-(OH)_2D_3$、$24,25-(OH)_2D_3$ 等,其中 $25-(OH)D_3$ 为主要形式,其随季节变化,一般夏秋季高于冬春季,且随年龄增长而下降。$1,25-(OH)_2D_3$ 的检测有助于骨质疏松的早期诊断,监测骨丢失速率、预测骨折风险程度和评定骨质疏松治疗效果,更重要的价值在于鉴别诊断,甲状旁腺功能减退、假性甲状旁腺功能减退、甲状旁腺功能损害所致的低钙血症与 $1,25-(OH)_2D_3$ 减少有关,而原发性甲状旁腺功能亢进使 $1,25-(OH)_2D_3$ 生成增加,引起高钙血症。此外,$1,25-(OH)_2D_3$ 升高还可见于维生素 D 中毒症、妊娠期、原发性甲状旁腺功能亢进及高钙血症性类肉瘤,降低可见于佝偻病、骨软化症、肾衰竭、高磷酸盐血症、低镁血症、甲状旁腺功能减退、恶性肿瘤等。

检测方法和方法学评价参见第十三章。

三、骨代谢标志物的测定与评价

骨组织是新陈代谢非常活跃的组织,时刻进行骨吸收和骨形成的代谢,即骨的转换。在骨转换过程中产生的一些代谢物,为骨代谢生化标志物或骨转换标志物,其检测的主要目的是了解骨代谢变化速率、破骨和成骨细胞功能、骨转换的频率和速率。

(一) 骨形成标志物

1. 骨钙素　又称骨 γ-羧基谷氨酸蛋白(bone γ-glutamic acid-containing protein, BGP),是由成骨细胞合

成和分泌的由49个氨基酸组成的直链多肽。其主要生理功能是维持骨的正常矿化速率,抑制异常羟基磷灰石结晶的形成,抑制软骨矿化速率。生物半衰期约5 min,是反映骨代谢特异度且灵敏度的生化指标。监测血中骨钙素的浓度不仅可以直接反映成骨细胞活性和骨形成情况,而且对骨代谢疾病的治疗效果监测有很大的参考价值。其在儿童生长期、肾性骨营养不良、畸形性骨炎、甲状旁腺功能亢进、甲状腺功能亢进、骨折、骨转移癌等情况下含量增高。骨钙素降低可见于甲状旁腺功能减退、甲状腺功能减退、肝病、长期应用肾上腺皮质激素治疗等。测定骨钙素的方法主要为免疫标记法,如放射免疫分析法、ELISA法、亲和素-生物素酶免疫测定法(AEIA)、化学发光免疫分析法、荧光免疫分析法等。目前多用化学发光免疫分析法和放射免疫分析法。

（1）检测方法

1）化学发光免疫分析法:将标本、生物素化的抗N端中段骨钙素单克隆抗体和发光物质标记的抗N-MID骨钙素单克隆抗体混匀,加入链霉亲和素包被的微粒,使形成的复合物结合到微粒上。经过孵育后形成抗原抗体复合物,其在激发发光剂的作用下分解发光,测定结合物发光的强度,得到骨钙素的浓度。

2）放射免疫分析法:用^{125}I标记骨钙素和未标记的骨钙素对限量的特异性抗体竞争结合反应,测定放射强度可得到骨钙素浓度。

（2）方法学评价:化学发光免疫分析法受溶血干扰,血细胞含有的蛋白酶可分解骨钙素,但不受黄疸(胆红素<112 μmol/L)干扰。放射免疫分析法的分析灵敏度小于1 μg/L,不足之处在于不能鉴别所测定的CT是否具有生物学活性。

（3）参考区间

1）化学发光免疫分析法,成年男性9.0～70.0 μg/L,绝经前妇女11.0～43.0 μg/L,绝经后妇女15.0～46.0 μg/L。

2）放射免疫分析法:成人3.42～6.08 μg/L。

2. 骨碱性磷酸酶　　碱性磷酸酶是在碱性条件下催化磷酸酯水解的酶类,血清碱性磷酸酶约50%来自骨组织的成骨细胞,为骨碱性磷酸酶(BALP),后者是骨形成的特异性标志物。在Paget's病的诊断和治疗监测中具有较高敏感度和特异度,也可用于骨转移癌患者的病程和治疗效果的监测。此外,在甲状腺功能亢进、甲状旁腺功能亢进、骨转移癌、佝偻病、软骨病、骨折、畸形性骨炎、氟骨症等中可见碱性磷酸酶增高。

骨碱性磷酸酶测定主要采用物理、化学或生物学方法,先识别或分离出骨碱性磷酸酶,再测定其碱性磷酸酶的活性。目前,应用较多的方法是免疫活性测定法、ELISA法等。

（1）检测方法

1）免疫活性测定法:将抗-骨碱性磷酸酶包被在固相载体上,加入被检标本,抗原碱性磷酸酶与抗体特异性结合,洗去其他碱性磷酸酶同工酶,结合的骨碱性磷酸酶催化底物对硝基酚磷酸二钠生成有色物质。405 nm波长处吸光度的大小与标本中的骨碱性磷酸酶活性成正比。

2）ELISA法:血清中的骨碱性磷酸酶与结合物(含有生物素标记的特异性骨碱性磷酸酶单克隆抗体)结合,此结合物同时又与包被在孔壁上的链霉素亲和素反应,形成链霉素亲和素-生物素标记的特异性骨碱性磷酸酶单克隆抗体-骨性碱性磷酸酶复合物。经洗涤除去未能形成复合物以外的物质,再加入酶作用的底物。底物的消耗量与骨碱性磷酸酶的含量成正比,通过与同样处理的标准品进行比较即可求出血清中BALP的含量。

（2）方法学评价:免疫活性测定法具有较好的灵敏度、重复性,易于在临床实验室推广,是目前定量分析骨碱性磷酸酶的最常用方法。其存在的主要不足是抗BALP抗体特异度不高,与肝碱性磷酸酶存在5%～20%的交叉反应。

（3）参考区间

1）免疫活性测定法:成年男性15.0～41.3 U/L,成年女性11.6～29.6 U/L。

2）ELISA法:成年男性8.0～16.6 U/L,绝经前妇女5.8～20.1 U/L,绝经后妇女8.5～17.9 U/L。

3. Ⅰ型前胶原前肽　　Ⅰ型胶原(procollagen peptide Ⅰ)是由成骨细胞的前体细胞合成,含N-端(氨基端)和C-端(羧基端)延伸段。在形成纤维和释放入血时以等摩尔方式从Ⅰ型胶原上断裂下来成为Ⅰ型前胶原羧基端前肽(procollagen type Ⅰ carboxy-ter minal procollagen, PICP)和Ⅰ型前胶原氨基端前肽(procollagen type Ⅰ N-terminal propeptide, PINP),两者均可作为评价骨形成的指标。现多检测Ⅰ型前胶原氨基端前肽,大多采用放射免疫分析法和化学发光免疫分析法。在评估骨形成的敏感度和特异度时,Ⅰ型前胶原氨基端前肽不如骨钙素和骨碱性磷酸酶。但在评价 $1,25-(OH)_2D_3$ 代谢紊乱及替代治疗的疗效上,Ⅰ型前胶原氨基端前肽则优于骨钙素和骨碱性磷酸酶。

（1）检测方法

1）放射免疫分析法:同骨钙素检测。

2）化学发光免疫分析法:同骨钙素检测。

（2）参考区间

1）放射免疫分析法:成年男性 $38\sim202\ \mu g/L$,女性 $50\sim170\ \mu g/L$。

2）化学发光免疫分析法:成人男性 $20\sim40\ \mu g/L$,绝经前女性 $20\sim40\ \mu g/L$,绝经后女性 $20\sim70\ \mu g/L$。

（二）骨吸收标志物

1. 吡啶酚(pyridinoline, Pyr)和脱氧吡啶酚(deoxy pyridinoline, D-Pyr)　是胶原纤维的降解产物。骨吸收增加时,其在血液和尿液中的含量增加。Pyr 和 D-Pyr 入血后不经中间代谢而直接由尿排出,且不受饮食影响,所以,临床上测定尿游离 Pyr/D-Pyr 时,常同时检测尿肌酐(Cr)浓度,以 Pyr/Cr 值作为骨吸收的客观指标。目前,Pyr 水平已用于骨质疏松、Paget's 病、原发性甲状旁腺功能亢进和甲状腺功能亢进及其他伴有骨吸收增加的疾病的诊断或病情评价。Pyr 和 D-Pyr 的测定方法有纸层析法、高效液相层析法、ELISA 法和放射免疫分析法。

（1）检测方法:ELISA 法,用纯化的多克隆抗体包被微孔板,制成固相载体,加入标本、HRP 标记的亲和素,经过彻底洗涤后显色。450 nm 波长下测定吸光度,计算样品 Pyr 浓度。

（2）参考区间

1）Pyr/Cr:男性 $13.6\sim25.8$ nmol/mmol,女性（绝经前）$16.3\sim31.9$ nmol/mmol。

2）D-Pyr/Cr:男性 $22.0\sim38.5$ nmol/mmol,女性 $3.0\sim7.4$ nmol/mmol。

2. Ⅰ型胶原交联 C 端肽(carboxy-ter minal telopeptide of type-Ⅰ collagen, CTX-Ⅰ)和Ⅰ型胶原交联 N 端肽(N-ter minal telopeptide of type-Ⅰ collagen, NTX-Ⅰ)　是胶原分解时产生。骨吸收增强时,骨胶原溶解释放出Ⅰ型胶原蛋白,该蛋白在肝脏中分解并生成 NTX-Ⅰ 和 CTX-Ⅰ。检测方法有 ELISA 法、高效液相层析法、纸层析法和放射免疫分析法等。血清 CTX-Ⅰ 的变化与骨形态计量学骨吸收参数呈显著正相关,与 Pyr 和 D-Pyr 也呈正相关。其增加可见于骨质疏松、骨软化症、Paget's 病、原发性和继发性甲状腺功能亢进等,是破骨细胞性胶原降解的灵敏指标。

（1）检测方法

1）ELISA 法:用纯化的 CTX-Ⅰ 抗体包被微孔板,制成固相载体,往微孔中依次加入标本或标准品、生物素化的 CTX-Ⅰ 抗体、HRP 标记的亲和素,经过彻底洗涤后用底物显色。

2）竞争抑制酶联免疫吸附法:用 NTX-Ⅰ 包被微孔板,尿液标本中的 NTX-Ⅰ 和微孔板的 NTX-Ⅰ 竞争与 HRP 标记的 NTX-Ⅰ 抗体结合,标本中的 NTX-Ⅰ 的含量与微孔板上结合的抗体量成反比,微孔板经过彻底洗涤后加底物显色。

（2）参考区间

1）CTX-Ⅰ:各检测试剂盒差异很大。

2）尿液中 NTX-Ⅰ/Cr:男性 $3.0\sim63.0$ nmol/mmol;女性绝经前 $5.0\sim65.0$ nmol/mmol,女性绝经后 $6.0\sim74.0$ nmol/mmol。

3. TRAP　血液中的酸性磷酸酶有 2 种同工酶,其中有一种同工酶具有抗酒石酸的特性,称为 TRAP,主要存在于破骨细胞。当骨吸收时,TRAP 由破骨细胞释放入血循环,主要反映破骨细胞活性和骨吸收状态。测定血清中 TRAP 的浓度有助于了解生理条件和各种病理条件下的骨代谢状况。TRAP 测定方法有酶动力学法、电泳法、放射免疫分析法和 ELISA 法等,其增高可见于原发性甲状旁腺功能亢进、畸形性骨炎、骨转移癌等;降低主要见于甲状旁腺功能降低。

（1）检测方法

1）酶动力学法:以 L-酒石酸钠作为抑制剂,以 4-硝基苯磷酸盐为底物测定酶活性。

2）ELISA 法:用纯化的 TRAP 抗体包被微孔板,制成固相载体,往微孔中依次加入标本或标准品和质控品,TRAP

与孔内包被的抗 TRAP 单克隆抗体结合。加入底物显色,405 nm 波长下测定吸光度(OD 值),计算样品 TRAP 浓度。

（2）方法学评价：ELISA 法中,纯化的 TRAP 抗体不能完全识别骨性 TRAP,因此敏感度受影响。结果在参考区间之内,不能完全排除骨代谢没有异常,因此所有的结果应该结合临床数据和其他的诊断指标来解释。

（3）参考区间

1）酶动力学法：成人 3.1~5.4 U/L。

2）ELISA 法：男性 22~54 U/L,绝经前妇女 22~54 U/L,绝经后妇女 41~81 U/L,老年人 55~79 U/L。

4. 尿羟脯氨酸(hydroxyproline, HOP)　　是体内胶原代谢的终产物之一,50% 来自骨,排出量可以反映骨吸收和骨转换程度,但不特异。其增高可见于儿童生长期、甲状旁腺功能亢进、骨转移癌、慢性肾功能不全、畸形性骨炎、佝偻病和软骨病等。HOP 常用的检测方法有氯胺 T 化学法、离子交换色谱法和反相高效液相层析法等。临床一般采用氯胺 T 化学法。

（1）检测方法：氯胺 T 化学法,尿中与肽结合的羟脯氨酸,经酸水解后释出。用氯胺 T(N-氯-对甲基苯磺酰胺钠)将羟脯氨酸氧化,使其形成含吡咯环的氧化物。再用过氯酸破坏多余的氯胺 T,终止氧化过程。同时,使氧化物与对二甲氨基苯甲醛反应,生成红色化合物进行比色定量。

（2）方法学评价：特异度较差,受饮食影响较大,收集 24 h 尿之前,应素食 2~3 d。

（3）参考区间：清晨第二次空腹尿,HOP/Cr：0.06~0.016；24 h HOP：114~300 μmol/24 h。

第三节　骨代谢生化检测指标的临床应用

一、骨质疏松

骨质疏松是由多种原因引起的一种以全身性骨代谢障碍疾病,其特征为骨量降低、骨组织微结构损坏,表现为骨脆性增加,易发生骨折。其可发生于任何年龄,多见于绝经后女性和老年男性。根据其病因可将其分为原发性骨质疏松(primary osteoporosis)、继发性骨质疏松(secondary osteoporosis)和特发性骨质疏松 3 类,其中原发性骨质疏松最为常见。

骨质疏松初期通常没有明显的临床表现,但随着病情进展,骨量不断丢失,骨微结构破坏,患者会出现骨痛、肌无力、脊柱变形、不适或易骨折。疼痛是最常见症状,可发生在背部、肋部、髂部及胸背部,严重者可有周身疼痛。部分患者可没有临床症状,仅在发生骨折等并发症后才被诊断。

（一）原发性骨质疏松

原发性骨质疏松分为两型：即 I 型(绝经后骨质疏松)和 II 型(老年性骨质疏松)。

1. I 型骨质疏松　　多见于 55~70 岁的绝经后妇女,绝经后妇女由于雌激素水平降低,雌激素对破骨细胞的抑制作用减弱,破骨细胞的数量增加、凋亡减少、寿命延长,从而导致其骨吸收功能增强。另外,雌激素缺乏还可引起 $1,25-(OH)_2D_3$ 的生成与活性降低,致使肠对钙吸收减少,并可增强骨对 PTH 的敏感度,抑制成骨细胞的活性,骨吸收超过骨形成。

实验室检查：多数患者的骨形成和骨吸收均增高,骨代谢呈现高转换状态。血清钙、磷、碱性磷酸酶一般无明显差异,血清骨钙素、骨碱性磷酸酶、TRAP、尿中 NTX-I/Cr 值明显增高。多数患者血清 $1,25-(OH)_2D_3$ 降低。

2. II 型骨质疏松　　多见于 70 岁以上老年人,是随着年龄增长必然发生的生理性退行性病变,具有松骨质和皮骨质均可逐渐丢失的特点。引起老年人骨质丢失的因素复杂,一方面是由于老年人身体各功能退化；另一方面是增龄和雌激素缺乏使免疫系统持续低度活化,处于促炎性反应状态,各种炎症因子刺激破骨细胞,并抑制成骨细胞,造成骨量减少。此外,体内的活性氧类堆积,促使间充质干细胞、成骨细胞和骨细胞凋亡,使骨形成减少。

实验室检查：多数患者骨形成和骨吸收的生化指标正常或有降低倾向,血清 $25-(OH)D_3$ 和 $1,25-(OH)_2D_3$ 明显下降,PTH 有升高趋势。

（二）继发性骨质疏松

继发性骨质疏松是疾病、药物、器官移植等所致的骨量减少、骨微结构破坏、骨脆性增加和易于骨折的代谢性骨病。继发性骨质疏松的病因很多,包括内分泌代谢疾病、结缔组织疾病、慢性肾脏疾病、胃肠疾病和营养性疾病,此外,血液系统疾病、神经肌肉系统疾病、长期制动、器官移植术后和药物及毒物也可引起骨质疏松。

实验室检查主要是原发病的生化异常,骨转换生化指标异常见于原发性骨质疏松。

(三) 特发性骨质疏松

特发性骨质疏松包括特发性青少年骨质疏松与特发性成人骨质疏松,分别指青春发育期(8~14 岁)和成年绝经前女性、60 岁前男性无确切病因的骨质疏松。前者典型表现为青少年从背部段、髋部和脚的隐痛开始,渐渐出现行走困难,常发生踝关节及膝关节疼痛和下肢骨折,多伴有家族史,女性多于男性。

二、骨软化症与佝偻病

骨软化症和佝偻病两者发病机制相同,骨有机质增多,但骨矿化发生障碍,表现为骨组织内类骨组织(即非矿化骨)的增加。发生在成人骨骺生长板闭合以后者称为骨软化症,发生在婴幼儿和儿童骨骺生长板闭合以前者称为佝偻病。

1. 常见病因　　骨软化症和佝偻病的常见病因为维生素 D 缺乏和磷酸盐缺乏,维生素 D 缺乏和磷酸盐缺乏的常见因素见表 18-2。

表 18-2　维生素 D 缺乏和磷酸盐缺乏的常见因素

	维生素 D 缺乏	磷酸盐缺乏
常见因素	① 饮食中摄入维生素 D 不足或日照缺乏	① 低磷膳食
	② 维生素 D 需要量增加而未及时补充	② 抑制磷酸盐吸收的抗酸药的使用
	③ 维生素 D 吸收和代谢障碍(如胃肠大部切除术后,慢性肝、胆、胰疾病,肝硬化,先天性 1a 羟化酶缺陷和维生素 D 受体突变等)	③ 肾小管磷酸盐重吸收障碍
	④ 遗传性维生素 D 依赖性佝偻病	④ 遗传性、获得性或肿瘤性低磷血症

2. 临床表现　　主要表现为肌无力和张力过低。骨不能承受体重而变弯,行走困难。软骨因不能及时钙化而过度生长,致骨畸形,临床表现为串珠肋、鸡胸、"X"形腿或"O"形腿。身材较矮小,可伴贫血和肝大。

3. 实验室检查　　成骨细胞活性增高是该病特征之一,一般碱性磷酸酶升高,中等程度以上的维生素 D 缺乏者可出现血钙降低、尿钙排泄减少、PTH 增高、血磷降低、血清 25-(OH)D_3 降低和 1,25-(OH)$_2D_3$ 降低。

三、Paget's 病

Paget's 病又称变形性骨炎(osteitis deformans)或畸形性骨炎,以过度骨吸收和骨形成为主要特征,临床可表现为:① 骨痛或骨关节痛;② 骨畸形及压迫症状;③ 易出现病理性骨折;④ 心血管异常等。Paget's 病变侵蚀范围广泛,全身骨骼均可受累,可单发或多发,单发者以四肢长骨多见,多发者多见于脊柱、骨盆和颅骨。病因目前尚不明确,有研究表明其发病原因与慢性病毒性感染和遗传因素相关。

实验室检查:95%的患者血碱性磷酸酶升高,血钙、血磷和血镁一般正常,HOP 增高,血 PTH 升高。

本章小结

钙、磷、镁是构成骨的主要矿物质,维持着骨吸收和骨形成的动态平衡,受到 PTH、CT 和 1,25-(OH)$_2D_3$ 等多种激素的严格调节。PTH 由甲状旁腺主细胞合成和分泌,总的作用是升高血钙、降低血磷、升高血镁、酸化血液、促进骨吸收;CT 是由甲状腺滤泡旁细胞合成和分泌,能够降低血钙和血磷;1,25-(OH)$_2D_3$ 可以升高血钙、升高血磷,促进骨的生长和更新。雌激素对上述 3 类激素均有重要的调节作用,雌激素功能不足可引发骨质疏松。

反映骨形成的标志物主要有骨钙素、骨碱性磷酸酶和 Ⅰ 型前胶原氨基端前肽等。反映骨吸收的标志物主要为血 Pry 和 D-Pry、CTX-Ⅰ 和 NTX-Ⅰ、TRAP、HOP 等。这些检验项目多数采用免疫化学法,因试剂及仪器不同,参考区间也不同,建议各实验室应建立自己的检测系统参考区间。

(李洪春)

第十九章 肝胆疾病的临床生化检验

肝是人体最大的多功能实质性器官,既参与糖类、脂类、蛋白质、维生素和激素等物质的代谢,又具有分泌、排泄和生物转化等功能。在正常情况下,肝脏各种代谢反应互相配合,发挥其重要的生理生化作用。肝脏受到体内外各种致病因子侵犯时,将引起各种物质代谢紊乱以及相应的功能异常,从而导致血液中某些生化成分的变化。临床实验室通过对相应生化指标的检测来评价肝脏的生理或病理情况。这些指标的检测对肝脏疾病的预防、诊断、疗效观察和预后评估都具有重要的作用。

第一节 概述

肝脏的生理功能非常复杂,被称为物质的代谢中枢,在分泌与排泄和生物转化中也具有重要的作用。

一、肝脏的主要生化功能

(一)物质代谢功能

1. **糖代谢** 肝脏是调节血糖浓度的主要器官,通过糖原合成、糖原分解和糖异生来维持血糖水平的恒定,保证机体的能量供应。当肝脏发生疾病时,磷酸戊糖途径和糖酵解途径相对增强。

2. **脂代谢** 肝脏能够合成和分泌胆汁酸,在脂类的消化和吸收、合成和分解、运输等过程中具有重要作用。肝病时脂类代谢障碍,由于肝内脂肪氧化分解减少、合成增加或磷脂合成障碍,不能有效地合成脂蛋白输出,从而使脂肪在肝细胞内沉积形成脂肪肝。在某些慢性肝损伤中,由于糖代谢障碍引起脂肪动员增加,血中游离脂肪酸浓度升高从而使其摄取增多,酮体生成增加,当超过肝外组织利用能力时,血中酮体浓度升高。同时,在肝功能异常时,会表现出血浆胆固醇酯与胆固醇的比值下降,低密度脂蛋白增多。

3. **蛋白质代谢** 肝脏可以合成和分泌血浆蛋白质,转化和分解氨基酸,合成尿素等。肝脏受到损害时,蛋白质代谢发生紊乱,可以引起血浆蛋白浓度降低、血氨升高和血尿素降低、血氨基酸比例失调。血浆蛋白浓度降低的程度取决于蛋白质合成的种类、浓度及肝损害的严重程度和持续时间。晚期肝病患者,其尿素的合成能力低下,血尿素水平呈低值,而氨清除障碍造成高氨血症。严重肝损害时支/芳值下降。

4. **维生素和激素代谢** 在肝内储存比较多的是维生素 A、维生素 D 和维生素 B_{12}。此外,肝脏还参与了多种维生素的活化过程,如维生素 D_3 羟化生成 25 -羟维生素 D_3、叶酸转化成 N5 -甲酰四氢叶酸和 N10 -甲酰四氢叶酸及维生素 B_1 生成焦磷酸硫胺素(thiamine pyrophosphate, TPP)等。肝病时维生素吸收和活化都相应减少。肝脏发生疾病时,肝细胞对激素的灭活能力明显降低,从而使得某些激素在体内堆积,引起相关物质的代谢紊乱。

(二)生物转化功能

生物转化是人体将非营养物质进行生化转变,从而增加其极性或水溶性,使其易于随胆汁或尿液排出体外的过程。生物转化反应的类型包括氧化、还原、水解和结合反应,具有连续性、多样性、失活与活化双重性等特点。肝脏通过生物转化作用对非营养物质进行改造,可增加其溶解度,有利于排出体外。

二、胆红素代谢

(一)胆红素的正常代谢

胆红素是胆汁的主要成分之一,肝脏是胆红素代谢的重要器官。当肝脏发生病变,胆红素代谢发生障碍,血清中的胆红素会出现一系列的变化。

1. **胆红素的来源** 正常成人每天可生成 250~350 mg 胆红素,来源如下:① 衰老红细胞破坏、降解后释放的血红素,在肝、脾和骨髓等单核吞噬细胞系统内降解产生胆红素,约占人体内胆红素总量的 80%。② 其他包含类似血红素辅基的蛋白质(如肌红蛋白、CAT、细胞色素等)分解产生,约占20%。③ 无效造血过程中,骨髓中作为造血原料的血红蛋白或血红素,在未成为成熟红细胞之前少量分解而形成。

血红素在微粒体血红素加氧酶的催化下释放 CO 和铁,形成胆绿素。胆绿素在胆绿素还原酶的催化下,迅速转变成游离状态的胆红素,称未结合胆红素。未结合胆红素分子量较小(585 Da),极性弱,亲脂性强,易透过细胞膜的脂质双层,从而对细胞产生毒性作用。

2. 胆红素的运输　　血液中的未结合胆红素是以胆红素-清蛋白复合物的形式存在和运输。清蛋白分子中存在两个位点可以和胆红素结合。通常情况下,胆红素与清蛋白分子中第一位点结合的分子比为 $1:1$。当胆红素浓度升高时,其会与第二位点发生结合。但这种结合的紧密度无法与前者相比,很容易被某些有机阴离子如磺胺类、脂肪酸、胆汁酸、水杨酸等置换出来,从而增加其透入细胞的可能性。因此,临床上发生高胆红素血症时,这些药物应慎用。

3. 胆红素在肝脏的代谢　　包括肝细胞的摄取、转化及排泄 3 个阶段:① 摄取,肝细胞膜上的受体蛋白可以从血液中摄取胆红素,摄取的未结合胆红素在细胞液中与两种可溶性载体蛋白(Y 蛋白和 Z 蛋白)结合,在肝细胞内储存或运输至内质网。② 转化,肝细胞的滑面内质网上有胆红素尿苷二磷酸葡萄糖醛酸基转移酶,在该酶的催化下,胆红素的丙酸基迅速与尿苷二磷酸葡萄糖醛酸发生结合反应,生成胆红素葡萄糖醛酸酯(结合胆红素)。结合胆红素中大多数是 1 分子胆红素结合 2 分子的葡萄糖醛酸,为双酯,只有不到5%的胆红素结合 1 分子葡萄糖醛酸,为单酯。③ 排泄,结合胆红素在内质网形成后,在高尔基体、溶酶体等参与下,通过毛细胆管膜上的主动转运载体,被排泄至毛细胆管中。

结合胆红素分子量较大(单酯和双酯分别为 769 Da 和 937 Da),呈水溶性,不易透过生物膜,对细胞的毒性小。结合胆红素在小肠上段经水解、还原反应生成胆素原,在小肠下段氧化成胆素,随粪便排出。在小肠下段,10%~20%的胆素原被肠黏膜细胞重吸收,经门静脉重吸收入肝,其中大部分被肝再次排入肠道,这样就构成了胆素原的"肠肝循环"。被肠道重吸收的胆素原有 2%~5%进入体循环,经肾小球滤过随尿排出。尿中胆素原可进一步氧化成尿胆素,是尿液颜色的主要来源(图 19-1)。

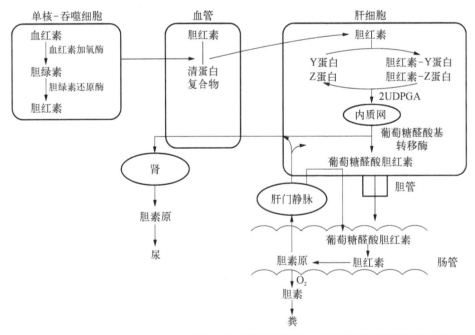

图 19-1　胆红素代谢

(二) 胆红素的代谢紊乱

正常成人血清胆红素不超过 17.1 μmol/L,未结合胆红素占大部分;尿液中尿胆原及尿胆素含量较少,无胆红素;粪便中有粪胆原和粪胆素。如果某种原因造成胆红素生成过多,或肝处理胆红素能力下降,或胆红素的排泄障碍,引起血中胆红素浓度的升高,从而出现高胆红素血症,严重时造成黄疸甚至出现胆红素脑病。

1. 黄疸的概念与分类　　胆红素在组织细胞内沉积而造成的黄染现象称为黄疸。皮肤、黏膜、巩膜等组织中含有较多的弹性蛋白,与胆红素有较强的亲和力,最容易导致胆红素沉积,从而出现黄染。严重的高胆红素血症,大量胆红素通过血脑屏障,与脑部基底核和脂类结合,将神经核染成黄色,出现核黄疸。

根据黄染的严重程度和血清胆红素升高的幅度,黄疸分为显性黄疸和隐性黄疸。当血清中胆红素浓度超过 34.2 μmol/L 时,可出现肉眼可见的黄染现象,称为显性黄疸;若血清中胆红素浓度超过 17.1 μmol/L,但不超过 34.2 μmol/L 时,肉眼观察看不出巩膜、皮肤有黄染,则称为隐性黄疸。黄疸根据血清胆红素升高的原因可分为溶血性黄疸、肝细胞性黄疸、梗阻性黄疸;黄疸根据涉及的病变部位可分为肝前性黄疸、肝细胞性黄疸和肝后性黄疸;黄疸根据血中升高的胆红素的类型可分为高未结合胆红素性黄疸及高结合胆红性黄疸。

2. 黄疸的成因与机制　　① 胆红素生成过多:各种原因(如蚕豆病、疟疾等)使红细胞大量破坏,血红蛋白过多释放,生成较多的胆红素,超过肝细胞对其的摄取、转化和结合能力,大量未结合胆红素在血中积聚而发生高未结合胆红素血症。② 肝细胞对胆红素处理的能力降低:肝实质病变、功能减退及细胞受损导致肝对胆红素的摄取、结合和排泄障碍。一方面,肝不能将未结合胆红素转变为结合胆红素,使血中未结合胆红素浓度增加;另一方面,病变区压迫毛细胆管(或肝内毛细胆管堵塞)使生成的结合胆红素反流入血,故血中结合胆红素也增加,尿中出现胆红素。③ 胆红素在肝外的排泄障碍:胆管阻塞(如胆结石、胆道蛔虫或肿瘤压迫)等原因造成胆管梗阻,此时胆汁不能排出而淤积在胆管内,使上端胆管内压力不断升高,最后累及小胆管和毛细胆管,使之扩张,通透性增加甚至使毛细胆管破裂,胆汁反流入体循环,肝内生成的结合胆红素反流入血,从而造成结合胆红素升高。

新生儿黄疸一般属生理性的,血浆胆红素浓度大多不超过 86 μmol/L,其原因有:① 新生儿体内红细胞溶解致胆红素产生过多;② 肝细胞内胆红素 UDP -葡萄糖醛酸基转移酶活性不高;③ 新生儿肝细胞内缺乏 Y 蛋白,胆红素的摄取能力较成人差;④ 母乳中含有孕二醇,对葡萄糖醛酸基转移酶有抑制作用;⑤ 无效红细胞生成等。

三、胆汁酸代谢

(一) 胆汁酸的正常代谢

肝脏是体内合成胆汁酸(初级胆汁酸)的唯一器官,是清除胆固醇的主要方式。

1. 胆汁的分泌与成分　　正常人肝每天分泌 500~1 000 mL 液体,呈金黄色,澄清透明,比重较低。由肝细胞分泌的胆汁称为肝胆汁,其能促进脂类的消化吸收,还能将体内某些代谢终产物和生物转化产物排入肠道。肝胆汁进入胆囊后,胆囊壁在不断分泌大量黏液物质的同时,又对部分水、盐进行重吸收,使胆汁浓缩到 300~700 mL,比重升高,约为 1.040,呈暗褐色不透明黏稠状,此时的胆汁称为胆囊胆汁。胆汁酸是胆汁的重要成分,多以钠盐和钾盐形式存在,也称胆汁酸盐。

2. 胆汁酸的生成与分类　　在肝细胞的内质网微粒体酶体系下,胆固醇首先在 7α -羟化酶(限速酶)的催化下生成 7α -胆固醇,然后再经氧化、异构、还原和侧链修饰等反应,逐步进行 12α -羟化和烷基的氧化,生成初级游离胆汁酸,包括胆酸(cholic acid, CA)和鹅脱氧胆酸(chenodeoxycholic acid, CDCA)。生成胆汁酸的羧基可以是游离的,也可以与甘氨酸、牛磺酸结合,分别生成甘氨胆酸、牛磺胆酸、甘氨鹅脱氧胆酸、牛磺鹅脱氧胆酸等多种类型的初级结合型胆汁酸。肝生成的胆汁酸随胆汁排入肠道,促进脂类物质的消化和吸收。当胆汁酸到达回肠和结肠上段时,受肠菌酶的作用水解酰胺键,去掉 7 位羟基,生成次级胆汁酸,主要包括脱氧胆酸(deoxycholic acid, DCA)和石胆酸(lithocholic acid, LCA)(图 19-2)。人胆汁中的胆汁酸以结合型为主,其中甘氨酸结合物多于牛磺酸结合物,其比值为(3~4):1。

3. 胆汁酸的肠肝循环　　排入肠道的各种胆汁酸,在发挥作用后,约 95% 的胆汁酸可以被肠黏膜细胞主动或被动重吸收,经门静脉重新回到肝,肝细胞将游离胆汁酸再转变为结合胆汁酸,与新合成的结合胆汁酸一起再次排入肠道,这一过程称为胆汁酸的肠肝循环。正常人体内的胆汁酸总量为 3~5 g,如果每天进行 6~12 次循环,就可以有 18~36 g 胆汁酸排入肠道,并有 12~32 g 的胆汁酸被重吸收入肝,从而维持肠内胆汁酸盐的浓度,发挥强大的乳化作用。

4. 胆汁酸的生理功能　　主要功能:① 促进脂类消化,胆汁酸具有亲水和疏水两种基团,能降低油/水两相的表面张力,使脂类乳化,因此扩大了脂肪和肠脂酶的接触面,并激活胰脂酶,从而加速脂类消化。② 促进脂

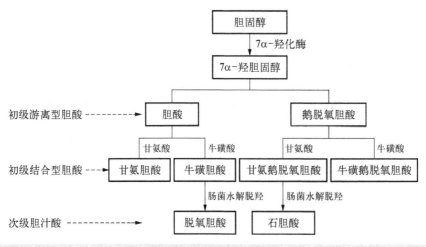

图 19-2　胆汁酸的合成

类吸收,胆汁酸盐与一酰甘油、胆固醇、磷脂、脂溶性维生素等组成可溶性混合微团乳糜微粒,从而有利于脂类物质透过肠黏膜表面水层,促进脂类吸收。③ 抑制胆固醇从胆汁中析出,胆汁在胆囊中浓缩后,胆固醇易从胆汁中析出沉淀,胆汁酸作为强乳化剂,使胆固醇在胆汁中以溶解状态存在,抑制肝胆结石的生成。

（二）胆汁酸的代谢紊乱

1. **先天性疾病**　　先天性的特发性新生儿肝炎因缺乏△^{4}-3-氧类固醇-5β-还原酶和(或)3β-羟脱氢酶异构酶而引起胆汁酸合成受限。脑腱黄瘤病是一种罕见的遗传性脂质储积疾病,主要是由于酶的缺陷阻断了26α-羟化作用,从而导致胆酸合成障碍,中间代谢产物堆积并分泌至胆汁和尿中,胆固醇合成活跃,储存于脑和肌腱中,易发生早发性动脉粥样硬化、白内障等。脑肝肾综合征是一种常染色体退行性胆汁酸合成障碍的遗传病,因过氧化物酶体疾病引起胆固醇侧链不能断裂,进而胆汁酸合成受限,出现明显的精神发育障碍,严重的肌张力减退和特殊的面部表情。

2. **肝胆疾病**　　正常情况下,95%胆汁酸经肠肝循环被肝细胞摄取。当肝细胞损伤时,肝细胞摄取胆汁酸能力下降,从而导致血清中胆汁酸浓度升高。肝病时还常伴有肝内胆汁淤积或门脉分流,胆汁酸反流进入体循环,使血清胆汁酸水平增高。因此,血清胆汁酸水平可作为肝细胞损伤的敏感度和特异度指标。动态检测胆汁酸水平对于判断病毒性肝炎的进展情况、区分活动性和非活动性肝炎及肝病的治疗效果方面都有重要意义。肝内外胆道梗阻时可以引起胆汁分泌减少,胆汁酸分布异常,引起血清和尿液中胆汁酸浓度显著升高。肝病时胆酸和鹅脱氧胆酸的比值多小于1,而胆道梗阻性疾病两者比值多大于1。

3. **肠道疾病**　　小肠疾病(如炎症、造瘘)使胆汁酸重吸收减少,胆汁酸肠肝循环受阻,因而血清胆汁酸水平降低,负反馈引起胆汁酸合成增加,从而导致血清胆固醇水平降低。

4. **高脂血症**　　胆汁酸代谢与体内胆固醇的平衡密切相关。主要表现在:① 胆汁酸的生成是体内胆固醇的主要代谢去路,而胆汁酸的生物合成又依赖自身的负反馈调控。② 肝细胞依靠胆汁酸的乳化及其形成的混合微团作用而随胆汁分泌排泄胆固醇,因此胆汁酸的合成和分泌必然影响胆固醇的排泄。③ 胆汁酸协助食物胆固醇的吸收,而吸收的胆固醇可以直接调控肠壁细胞及肝细胞内胆固醇的合成。因此,高脂血症时的代谢紊乱必然涉及胆汁酸的代谢异常。

第二节　肝胆疾病临床生化检测指标的检测与评价

肝胆系统疾病会引起多种物质代谢紊乱,从而引发血液中一系列生化指标的变化。这些指标的检测可以反映肝胆的生理或病理情况。本节重点介绍胆红素、胆汁酸、氨和肝纤维化指标的检测方法,其他指标参加本书相关章节。

一、胆红素

高效液相层析法可将胆红素分为 α 胆红素（未结合胆红素）、β 胆红素（单葡糖糖醛酸结合胆红素）、γ 胆红素（双葡萄糖醛酸结合胆红素）和 δ 胆红素（结合胆红素和清蛋白共价结合物）。生理情况下 δ 胆红素含量极低，结合胆红素包括 β 胆红素、γ 胆红素和 δ 胆红素，未结合胆红素、结合胆红素之和为总胆红素（total bilirubin，TB）。

血清胆红素测定方法分为氧化法（胆红素氧化酶法、钒酸盐氧化法）、重氮试剂法、高效液相层析法、导数分光光度法、直接分光光度法及干片分光光度法等。

（一）总胆红素

1. 胆红素氧化酶法　　胆红素呈黄色，在 450 nm 附近有最大吸收峰，在 pH 为 8.0 的条件下，胆红素氧化酶催化胆红素（结合胆红素和未结合胆红素）生成胆绿素，在 450 nm 的吸光度下降，下降程度与胆红素被氧化的量相关。

2. 钒酸盐氧化法　　在 pH=3 左右有表面活性剂和加速剂的情况下，样品中的总胆红素被钒酸钠氧化为胆绿素，胆红素的黄色特异性吸光度下降，通过测定钒酸盐氧化前后吸光度的变化，计算出样品中总胆红素的含量。

3. 干片分光光度法　　总胆红素测定干片包括样品层、扩散层、试剂层及干片底层，以重氮反应为基础。患者血清或血浆滴在干片上，通过扩散层均匀分布到试剂层。使用二羟丙茶碱从清蛋白分离未结合胆红素，然后未结合胆红素、结合胆红素与重氮盐反应，生成吸收峰在 520 nm 附近的偶氮胆红素，通过反射光强度来计算总胆红素含量。

4. 改良 J-G 法　　在 pH=6.5 环境下，血清结合胆红素可直接与重氮试剂反应，生成偶氮胆红素；未结合胆红素在加速剂咖啡因-苯甲酸钠-醋酸钠作用下，破坏其分子内氢键，与重氮试剂发生反应，生成偶氮胆红素。加入碱性酒石酸钠后，紫色偶氮胆红素（吸收峰 530 nm）转变为蓝绿色偶氮胆红素（吸收峰 600 nm），从而提高了检测的灵敏度和特异度。

$$结合胆红素 + 重氮试剂 \xrightarrow{pH\,6.5} 偶氮胆红素（紫色）$$

$$未结合胆红素 + 重氮试剂 \xrightarrow{加速剂\,pH\,6.5} 偶氮胆红素（紫色）$$

$$偶氮胆红素（紫色）\xrightarrow{碱性酒石酸钠} 偶氮胆红素（蓝绿色）$$

5. 方法学评价

（1）胆红素氧化酶法：操作简单，反应速度快，可应用于自动分析仪。反应液中的胆红素在无胆红素氧化酶存在时，也会缓慢地自发氧化成胆绿素，这种自发氧化作用在酸性反应环境中更为明显。加入添加物如 EDTA、对甲基苯磺酸盐（PTS）和 N-乙酰半胱氨酸等可阻止这种自发性氧化作用。其可能与 EDTA 可螯合血清中金属离子、N-乙酰半胱氨酸和对甲基苯磺酸盐具有一定还原作用有关。血清中血红蛋白浓度在 1.0 g/L 以下，对胆红素测定结果影响不大，血红蛋白浓度在 1.5 g/L 以上时，胆红素测定结果明显下降。

（2）钒酸盐氧化法：试剂稳定、保存期长，可室温保存；操作简单，适于生化仪的自动分析；和重氮法具有良好的相关性，线性、特异度较好。血红蛋白<8 g/L、抗坏血酸<50 mg/L 对总胆红素测定没有干扰。氟化钠、肝素、枸橼酸盐、草酸盐和 EDTA 在常规用量下对测定没有影响。

（3）干片分光光度法：操作简单，但是会受到左旋多巴、4-对氨基水杨酸、非那吡啶、胆绿素、血红蛋白等多种物质的干扰。

（4）重氮试剂法：测定胆红素经典方法是基于重氮试剂法的改良 J-G 法，该法缺点是不能自动化。现有改进方法可使其自动化，用甲醇或二甲亚砜等作加速剂，做成单一试剂，反应 pH 和显色 pH 都在酸性，在 560 nm 波长下比色；但灵敏度比改良 J-G 法略低，Hb 干扰较明显。

6. 参考区间　　新生儿总胆红素：0~1 d 为 34~103 μmol/L，1~2 d 为 103~171 μmol/L，3~5 d 为 68~137 μmol/L；成人总胆红素：3.4~17.1 μmol/L。

（二）结合胆红素

1. 胆红素氧化酶法　　pH 在 3.7~4.5 的条件下，胆红素氧化酶只能氧化结合胆红素，不能氧化未结合胆红素。用配制于人血清中的二牛磺酸胆红素(DTB)作为校准品,检测此条件下 450 nm 吸光度的下降值可反映结合胆红素含量。

2. 钒酸盐氧化法　　在 pH=3 左右,有表面活性剂和未结合胆红素抑制剂的存在下,样品中的结合胆红素被氧化剂钒酸钠氧化为胆绿素。通过测定钒酸盐氧化前后吸光度的变化,计算出样品中结合胆红素的含量。

3. 干片分光光度法　　患者血清或血浆滴在干片上,通过扩散层均匀分布到试剂层。在扩散层中的加速剂作用下,未结合胆红素从清蛋白中分离,并与结合胆红素一起到达试剂层。在试剂层中,未结合胆红素和结合胆红素附着于一种阳离子媒染剂上,使胆红素的吸收峰值发生偏移。在 420 nm 波长附近,未结合胆红素和结合胆红素具有相同的光谱;在 460 nm 波长处,未结合胆红素比结合胆红素具有更高的摩尔吸收率。这两个波长的反射光强度可确定未结合胆红素和结合胆红素的浓度。

4. 参考区间　　成人结合胆红素:0~3.4 μmol/L。

5. 方法学评价

(1) 胆红素氧化酶法:操作简单,反应速度快。但测定结合胆红素的特异度欠佳。提高测定特异度的关键是选择胆红素氧化酶对结合胆红素特异性氧化的反应条件,包括选择性抑制剂[N-乙酰半胱氨酸、氟化钠(NaF)和对甲基苯磺酸盐]和不同的 pH 的优化。

(2) 钒酸盐氧化法:血红蛋白 8 g/L 以下对结合胆红素测定有轻微负干扰,应先做空白测试。

(3) 干片分光光度法:操作简单,但会受到高浓度血红蛋白、两性霉素 B、胆绿素、左旋多巴、甲氨蝶呤、呋喃妥因、非那吡啶、吡罗昔康、柳氮磺吡啶、氨苯蝶啶等多种物质干扰。胆红素在体外曝光会形成光胆红素,其化学性质和光谱特性发生改变,接受强光治疗的患者因体内形成光胆红素而使结合胆红素偏高。

二、胆汁酸

胆汁酸的检测方法有酶法、免疫法和层析法等,酶法又可分为酶比色法、酶循环法和酶荧光法。其中酶比色法应用较广,既可以手工操作,又可以采用自动化分析;酶循环法灵敏度高、特异度高,为目前的推荐方法。

(一) 检测方法

1. 酶比色法　　3α-HSD 催化胆汁酸 C3 上 α 位的烃基脱氢形成酮基,同时将 NAD^+ 还原成 NADH,NADH 上的氢被黄递酶催化并转移给碘化硝基四氮唑(INT),产生红色的甲臜,其吸收峰在 500 nm,甲臜的产量与血清总胆汁酸含量成正比。

$$3\alpha-\text{羟基胆酸} + NAD^+ \xrightarrow{3\alpha-\text{HSD}} 3-\text{氧化胆酸} + NADH + H^+$$

$$NADH + H^+ + INT \xrightarrow{\text{黄递酶}} NAD^+ + \text{甲臜(红色)}$$

2. 酶循环法　　检测原理参见第五章第四节"代谢物酶法分析"。血清中的微量胆汁酸经多次酶循环过程被放大,Thio-NADH 同步增加。在一定的反应时间内,酶循环产生的硫代-NADH 与样本中胆汁酸浓度成正比,与标准液比较后可计算出样本中胆汁酸含量。

(二) 方法学评价

1. 酶比色法　　血清硫代巴比妥酸含量低,样品中干扰物质的影响相对较大,灵敏度不高。在有底物存在时,LDH 等脱氢酶可参与反应,生成 NADH,干扰硫代巴比妥酸检测。因此测定前应做适当处理,如加入丙酮酸钠抑制 LDH 活性或先让干扰物质(包括其他脱氢酶和还原性物质)反应,然后再加入 3α-HSD,检测硫代巴比妥酸。试剂中加适量表面活性剂可防止甲臜沉淀。手工法不利于推广应用,仪器法要注意携带污染的问题。

2. 酶循环法　　通过脱氢酶-辅酶体系来循环底物。为增加循环速率,提高反应灵敏度,应要求:① 这种酶对 Thio-NADH 和 NADH 都应有高亲和力;② 反应体系的 pH 缓冲液应允许正反应(底物氧化)和逆反应(底物还原)都能进行;③ Thio-NAD$^+$ 和 NADH 浓度比例合适。内源性干扰物质较少,仪器法同样要注意携带污染问题。

(三) 参考区间

健康成人空腹总胆汁酸为 0.14~9.66 μmol/L,餐后 2 h 总胆汁酸为 2.4~14.0 μmol/L(酶法)。

三、血氨

体内氨基酸分解代谢产生的氨及由肠管吸收的氨进入血液,形成血氨。按来源氨主要分为内源性氨(体内代谢产生的氨称为内源性氨)和外源性氨(由消化道吸收的氨称为外源性氨)。人体内的氨通过以下途径解毒:① 肝内经鸟氨酸循环合成尿素,经肾脏排出体外;② 转变为氨基酸上的氨基;③ 在肾脏泌氨中与肾小管腔中的氢形成铵盐,随尿排出体外。当肝功能严重损伤(80%肝组织遭破坏)时,氨不能被有效清除,在中枢神经系统聚集,从而引起肝性脑病。

(一)检测方法

血氨的检测方法可分为直接法和间接法。直接法指不需要从全血中分离氨,包括直接显色法、酶法和氨电极法;间接法指先从全血中分离出氨再进行测定,包括微量扩散、离子交换法。目前应用较多的是谷氨酸脱氢酶速率法。

1. 谷氨酸脱氢酶速率法　　血氨在谷氨酸脱氢酶作用下与 α-酮戊二酸反应生成 L-谷氨酸,并将 NADPH 氧化为 $NADP^+$,从而其在使 340 nm 波长处的吸光度值下降,NADPH 的下降速率与血氨浓度成正比。

$$\alpha\text{-酮戊二酸} + NH_4^+ + NADPH \xrightarrow{\text{谷氨酸脱氢酶}} L\text{-谷氨酸} + NADP^+ + H_2O$$

2. 氨电极法　　氨气敏电极为一复合电极,以 pH 玻璃电极为指示电极,银-氯化银电极为参比电极。此电极对置于盛有 0.1 mol/L 氯化铵内充液的塑料套管中,并装有气敏膜。当水样中加入强碱溶液将 pH 提高到 11 以上,使铵盐转化为氨,生成的氨由于扩散作用通过半透膜(水和其他离子则不能通过),使氯化铵电解质薄膜层内发生如下反应:

$$NH_3 + H_2O \rightleftharpoons NH_4^+ + OH^-$$

反应向右移动,引起氢氧根离子浓度改变,由 pH 玻璃电极测得其变化,在恒定的离子强度、温度、电极参数下测得的电动势与水样中氨氮浓度的对数呈一定的线性关系,由此可从测得的电位值,确定样品中氨氮的含量。

3. 直接显色法　　取静脉血 2 mL,以钨酸沉淀蛋白后,用酚-次氯酸盐显色,参照标准计算氨含量。

4. 离子交换法　　去蛋白血浆标本中的氨,先被阳离子交换树脂吸附,再被分离出来,用酚-次氯酸盐显色反应求出氨含量。

(二)方法学评价

1. 谷氨酸脱氢酶速率法　　本法测定血氨具有特异度高、简便、快速、血浆用量小、可用自动分析仪测定等优点。试剂中的 ADP 具有稳定谷氨酸脱氢酶的作用,增进酶法测定试剂的稳定性。用 NADPH 作为辅酶能缩短反应的孵育时间。应注意排除血氨测定的影响因素:① 溶血标本会造成血氨测定结果假性升高(红细胞内氨浓度是血浆的 23 倍);② 血浆中 LDH、AST 等也能利用 NADPH,影响血氨测定结果的准确性;③ 采血时压迫肌肉或运动会使静脉血氨浓度升高。

2. 氨电极法　　氨气敏电极选择性较高,故特异度高、准确度较高。但电极稳定性受温度、渗透压、中介液等多种因素影响。

3. 直接显色测定法　　本法反应溶液的 pH、反应时间、波长选择等会对检测结果产生影响。应用本法检测血氨时严格掌握实验条件,分析结果能满足临床要求。

4. 离子交换法　　本法特异度高,精密度和准确度均较高,已被作为血氨检测的参考方法。

(三)参考区间

酶法:18~72 μmol/L。

四、肝纤维化检验项目

肝纤维化是肝细胞发生坏死及炎症刺激后,肝内纤维结缔组织慢性弥漫性增生的病理生理过程。肝纤维化进一步发展使肝小叶结构改变、假小叶及结节形成,从而导致肝硬化。早期肝纤维化尚有逆转至正常的可能,肝硬化阶段往往不可恢复。因此,早期肝纤维化的诊断尤为重要。

肝纤维化诊断的金标准为肝活检病理,但其为有创检查,存在一定的风险和禁忌证。肝纤维化时,Ⅲ型前胶原氨基末端肽(amino terminal of procollagen type Ⅲ peptide, PⅢP)、Ⅳ型胶原(collagen type Ⅳ, CⅣ)及其片段(7S 片段和 NC 片段)、层连黏蛋白(laminin, LN)及透明质酸(hyaluronic acid, HA)可升高。国内多采用以上肝纤四项联合检测,其灵敏度达 60%～70%,特异度在 90% 以上,为临床肝纤维化的诊断及早期治疗提供了较为有效的监测方法。

（一）Ⅲ型前胶原氨基末端肽

Ⅲ型前胶原氨基末端肽是Ⅲ型前胶原经氨基末端肽酶作用后释放的肽,可由组织入血液。检测血液中的Ⅲ型前胶原氨基末端肽含量可以反映机体胶原的代谢情况及组织内的纤维化程度。

1. 检测方法　　Ⅲ型前胶原氨基末端肽测定多采用放射免疫分析法和 ELISA 法。

（1）放射免疫分析法:用放射性核素标记小分子抗原,让待检抗原Ⅲ型前胶原氨基末端肽和标记抗原竞争性结合限量特异性抗体,与抗体结合的标记抗原的放射性强度与待检抗原量呈负相关,通过测定与抗体结合的标记抗原的放射性强度计算待检抗原的量。

（2）ELISA 法:将待测标本(含待测抗原Ⅲ型前胶原氨基末端肽)和酶标记的抗体按一定程序加入反应体系中,与结合在固相载体上的抗体反应形成固相化的抗原抗体-酶复合物,用洗涤的方法将固相化的抗原抗体-酶复合物和其他成分分离,结合在固相载体上的酶量与标本中待测物质的量呈一定比例。加入酶反应底物后,底物被固相载体上的酶催化生成有色产物,产物的量与标本中待测物质的量直接相关,故可根据呈色的深浅进行定性或定量分析。

2. 方法学评价

（1）放射免疫分析法:抗原的比活度和放化纯度应足够高,半衰期足够长,标记后的抗原保持原有的抗原特性。该法要求抗体具有特异性,亲和力高,与血中其他成分尽量不发生交叉反应。该法中操作人员需要接触放射性物质,需注意防护,测定完成后放射性物质需妥善处理,避免污染环境。

（2）ELISA 法:该法中酶标试剂容易制备、性质稳定、有效期长,灵敏度和特异度均较高。

3. 参考区间　　血清Ⅲ型前胶原氨基末端肽 <120 μg/L。

（二）Ⅳ型胶原及其片段（7S 片段和 NC 片段）

Ⅳ型胶原存在于肝门静脉血管区、中央静脉周围,沿窦状隙分布,由三股螺旋区(TH 区)、氨基端片段(7S 片段)和羧基端片段(NC 片段)组成,是肝基底膜的主要成分。血清 TH 区、7S 片段和 NC 片段主要从基底膜降解而来,而非胶原合成产生,故可作为反映胶原降解的指标。目前认为,在肝纤维化早期已有Ⅳ型胶原沉积,故血清Ⅳ型胶原及其产物的增加是肝纤维化早期的表现。

检测方法同血清Ⅲ型前胶原氨基末端肽测定方法。

参考区间:血清Ⅳ型胶原 NC 片段为 <75 μg/L。

（三）层连黏蛋白

层连黏蛋白是基底膜中特有的非胶原性糖蛋白,与肝纤维化活动程度及门静脉压力呈正相关。肝纤维化时,层连黏蛋白和Ⅳ型胶原共同沉积引起肝窦毛细血管化,妨碍肝细胞与肝窦之间的营养物质交换,同时也增加血流阻力,产生门静脉高压。因此,血清层连黏蛋白的水平可反映肝窦的毛细血管化和汇管区纤维化的程度。

检测方法同血清Ⅲ型前胶原氨基末端肽测定方法。

参考区间:血清层连黏蛋白 <130 μg/L。

（四）透明质酸

透明质酸由成纤维细胞和间质细胞合成,经淋巴系统入血,在血中半衰期为 2～5 min。少数滞留于脾、淋巴结、骨髓外,多数由肝细胞摄取,并在溶酶体内被透明质酸酶水解为乙酸和乳酸。透明质酸主要在肝脏代谢,所以其指标变化可以反映肝脏病变及纤维化程度。

检测方法同血清Ⅲ型前胶原氨基末端肽测定方法。

参考区间:血清透明质酸 <110 μg/L。

第三节　肝胆疾病生化检测指标的临床应用

肝脏的生理、生化功能极为复杂,为检查肝脏完整性、有无疾病和损伤,从不同角度设计了许多检查肝脏(包括胆道)的实验项目,其灵敏度、特异度与准确度各不相同,需要根据诊疗的目的合理地筛选和运用临床生化检测指标。

一、肝功能检查

(一)肝功能检查的目的与应用

肝脏功能检查目的主要是了解肝脏损伤程度、判断肝脏功能状态、寻找肝病的病因和病原、观察病情、监测疗效和评估预后及健康检查。

肝功能检查主要用于:① 疾病诊断,包括识别肝病存在与否,识别非肝脏疾病,鉴别诊断肝大、黄疸、腹水、胃肠道出血,检测药物或工业物质对肝脏的毒性等。② 病情监测与评估。

(二)肝功能检查指标的选择与组合原则

理想的肝功能指标既要敏感度高,又要特异度高,对不同疾病鉴别的选择性好,但目前尚难找到以上条件都符合的项目。检查指标的选择和组合,应遵循如下原则:① 根据检查指标本身的应用价值,尽可能选用相对灵敏和特异的实验项目。② 根据肝脏疾病检查的目的,如是否存在肝病以及肝病的类型、严重程度、治疗监测、预后判断进行合理选择。③ 选用数项诊断价值高、操作简便、结果可靠、易于标化和检查结果在不同医院互认、费用低廉的检查指标进行合理组合以反映不同方面的功能。反映肝脏合成功能的指标有前清蛋白、清蛋白、胆碱酯酶等;反映肝细胞损伤状况的指标有 AST、ALT、ALP、GGT、GDH、LAP、5′-NT 等;反映肝脏排泄能力的指标有胆汁酸、胆红素、氨等;反映肝脏代谢状况的指标有胆固醇、TG 等。

二、黄疸的诊断和病因分析

黄疸主要根据总胆红素、结合胆红素等指标的检测结果进行分析。

1. 诊断有无黄疸及其严重程度　当总胆红素为 17.1~34.2 μmol/L 时为隐性黄疸或亚临床黄疸,总胆红素为 34.2~171 μmol/L 时为轻度黄疸,总胆红素为 172~342 μmol/L 时为中度黄疸,总胆红素>342 μmol/L 为重度黄疸。病程中监测 TB 可以判断疗效和指导治疗。

2. 分析黄疸原因　溶血性黄疸总胆红素一般<85.5 μmo/L,肝细胞性黄疸总胆红素为 17.1~171 μmol/L,不完全性梗阻性黄疸总胆红素为 172~265 μmol/L,完全性梗阻性黄疸一般总胆红素>342 μmol/L。

3. 判断黄疸类型　若总胆红素增高以未结合胆红素增高为主则提示为溶血性黄疸;若总胆红素增高以结合胆红素增高为主则提示为胆汁梗阻性黄疸;若总胆红素增高中结合胆红素和未结合胆红素增高程度相似则提示为肝细胞性黄疸(表 19-1)。

表 19-1　正常人和 3 种类型黄疸的实验室鉴别诊断

类　型	血　清		尿　液		粪便颜色
	结合胆红素	未结合胆红素	胆红素	尿胆原	
正常人	无或极少	为主	−		棕黄色
溶血性黄疸	↑	↑↑↑	−	↑↑↑	加深
肝细胞性黄疸	↑↑	↑↑	+	↑	变浅
梗阻性黄疸	↑↑↑	↑	+	↓	变浅或无

三、生化检测指标在肝胆疾病中的应用

(一)肝炎

肝炎按病因可分为药物性肝炎和病毒性肝炎等,按病程可分为急性肝炎和慢性肝炎。

1. 急性肝炎　可分为急性黄疸型肝炎与急性无黄疸型肝炎。急性黄疸型肝炎多见于甲型和戊型肝炎,病程有较明显的阶段性。急性无黄疸型肝炎为轻型肝炎,可见于任一型病毒性肝炎。

(1)血清酶:以血清 ALT、AST 最为常用。血清碱性磷酸酶的检测亦有参考价值。

(2)TB、结合胆红素等相关指标:参见上述内容。

(3)血氨:浓度升高提示患者有肝性脑病,但是血氨浓度的升高与急性肝炎的发生没有必然联系。

2. 慢性肝炎　　病因主要是慢性 HBV 和 HCV 感染,病程持续一年以上。

（1）ALT：在肝细胞内含量最为丰富,其在肝细胞受损时释放至细胞外,是非特异性的肝损害指标。血清 ALT 是诊断病毒性肝炎的灵敏指标。

（2）γ-谷氨酰转移酶：反映慢性肝细胞损伤及其病变活动时 γ-谷氨酰转移酶较 ALT 敏感。γ-谷氨酰转移酶存在于肝细胞微粒体内,当慢性肝病发生活动性病变时,微粒体 γ-谷氨酰转移酶合成增加。急性肝炎恢复期 ALT 的活性已正常,如果发现 γ-谷氨酰转移酶活性持续升高,则提示肝炎慢性化。慢性持续性肝炎时,γ-谷氨酰转移酶轻度增高;慢性活动性肝炎时,γ-谷氨酰转移酶明显增高。当肝细胞严重损伤,微粒体功能受损时,γ-谷氨酰转移酶合成减少。因此,重症肝炎晚期或肝纤维化时,γ-谷氨酰转移酶反而降低。

（3）清蛋白和 A/G 值：慢性肝炎患者清蛋白明显降低、A/G 值倒置。γ-球蛋白的增高程度可评价慢性肝病的演变及预后。慢性持续性肝炎时 γ-球蛋白正常或基本正常;慢性活动性肝炎以及早期肝硬化时 γ-球蛋白呈轻、中度升高;若 γ-球蛋白升高达 40%,则提示预后不佳。

（二）肝癌

肝癌分原发性肝癌和继发性肝癌两种。原发性肝癌是原发于肝脏的上皮性恶性肿瘤,其中肝细胞癌超过 90%,其余为胆管细胞型肝癌和混合型肝癌。继发性肝癌（secondary liver cancer）由其他肿瘤转移至肝脏,35%~50%继发于消化系统肿瘤,以胃癌最多。

对于肝癌有较高诊断价值的指标：甲胎蛋白、γ-谷氨酰转移酶及 APT 等;有一定的诊断价值,但特异度不高的指标有 α-L-岩藻糖苷酶、α_1-抗胰蛋白酶等。

（1）甲胎蛋白：检测血清甲胎蛋白含量。其可用于：① 原发性肝癌的诊断,80%原发性肝癌患者血清中的甲胎蛋白升高。若甲胎蛋白>500 μg/L 持续 1 个月或甲胎蛋白>200 μg/L 持续 2 个月,并且甲胎蛋白含量由低逐渐升高,可诊断为活动性肝病和生殖腺胚胎癌。甲胎蛋白的含量越高,提示恶性程度越高,病情越重,并且术后远期生存率越低。② 病毒性肝炎和肝纤维化患者血清甲胎蛋白也有不同程度升高,但大多<100 μg/L。随着受损肝细胞的修复,甲胎蛋白将会逐渐恢复正常。③ 其他,胃癌、结肠癌、胰腺癌、胆管细胞癌及妊娠等血清甲胎蛋白的含量也有可能升高。

（2）α-L-岩藻糖苷酶：是一种在机体组织细胞中广泛存在的溶酶体酸性水解酶。血清 α-L-岩藻糖苷酶活性增加见于：① 原发性肝癌,一些肝癌体积很小,但是 α-L-岩藻糖苷酶活性很高,因此可以作为原发性肝癌早期诊断的参考指标。② 肺癌、肝纤维化、乳腺癌、子宫癌及糖尿病患者的血清 α-L-岩藻糖苷酶水平会出现不同程度的升高。③ 孕妇血清 α-L-岩藻糖苷酶水平升高,分娩以后迅速降低。

（三）酒精性肝病

酒精性肝病（alcoholic liver disease, ALD）是长期大量饮酒导致的中毒性肝损害,包括酒精性脂肪肝、酒精性肝炎、酒精性肝纤维化和肝硬化。目前,尚无对酒精性肝病既敏感又特异的诊断标志物。

1. 血清相关酶检测　　酒精性脂肪肝及肝纤维化时,ALT 和 AST 轻中度升高;酒精性肝炎患者 AST 升高更加明显,AST/ALT>2。ASTm 及 γ-谷氨酰转移酶增高提示乙醇对肝细胞的线粒体已经有特异性损害。禁酒 4 周后血清 AST、ALT 基本恢复正常（低于 2 倍正常上限值）。γ-谷氨酰转移酶升高 2 倍以上,禁酒 4 周后明显下降（降到正常值的 1/3 或比戒酒前下降 40%以上）。

2. 血清转铁蛋白异质体　　过量乙醇可抑制糖蛋白糖基转移酶活性,影响转铁蛋白糖基化过程,90%患者的血清转铁蛋白异质体增加,其是反映慢性乙醇中毒的敏感性和特异性指标。

（四）肝性脑病

肝性脑病是肝功能严重失调或障碍所致、以代谢紊乱为主要特征的中枢神经系统功能失调综合征。有关肝性脑病发病机制的学说很多,主要有氨中毒学说、星形细胞异常学说、GABA/Bz 受体学说、假性神经递质和氨基酸代谢失衡学说、锰沉积或锰中毒假说及感染等。

肝性脑病的临床生化检验项目主要有：① 肝功能严重受损的指标,如 ALT 和 AST 由高值转为低值、血尿素降低、血清胆红素显著增高、血糖降低、凝血酶原时间延长等。② 血氨,血氨增高时,检测动脉血氨比静脉更有意义。③ 血氨基酸,血浆支链氨基酸与芳香族氨基酸比值小于 1;游离色氨酸对肝性脑病的诊断有特异性;脑组织可利用色氨酸合成 5-羟色胺,后者是一种抑制性神经递质。④ 其他,血液 PCO_2 降低、pH 增高等。

（五）肝衰竭

肝衰竭是多种因素引起的严重肝损害，从而导致肝脏合成、排泄和生物转化等功能发生严重障碍或失代偿，出现以凝血机制障碍和黄疸、肝性脑病、腹水为主要表现的一组临床症候群。急性肝衰竭（acute liver failure, ALF）是指起病急，发病 2 周内出现以 II 度以上肝性脑病为特征的肝衰竭。

急性肝衰竭的主要临床生化检验项目：

（1）ALT 和 AST：常明显增高，尤其后者升高更明显。肝衰竭时，如发生弥漫性肝坏死，ALT 及 AST 活性反而迅速下降。

（2）血清胆红素：常呈进行性增高，多超过 171 μmol/L。发生弥漫性肝坏死，ALT 及 AST 活性迅速下降时，胆红素明显并迅速增高，此现象称为"胆酶分离"，提示预后差。

（3）血清胆固醇和胆固醇酯：主要在肝细胞内合成，合成过程需多次酶促反应。胆固醇浓度低于 2.6 mmol/L 提示预后不良。

（4）电解质紊乱：酸碱平衡失调及以低钾低钠血症为主要表现。

本章小结

肝脏参与体内多种物质代谢，是生物转化的主要器官。胆红素是体内含铁卟啉化合物（主要是血红蛋白）的分解代谢产物，通过肝细胞摄取、转化及排泄，得以及时清除。如果某种原因造成胆红素生成过多，肝处理胆红素能力下降，或者对胆红素的排泄障碍，可引起血中胆红素浓度的升高，造成黄疸甚至出现胆红素脑病。根据胆红素及其代谢产物和有关肝功能检测指标，可对黄疸进行实验室诊断及鉴别诊断。胆红素检测方法有胆红素氧化酶法、钒酸盐氧化法、干片分光光度法、重氮试剂法等。胆汁酸形成是肝清除胆固醇的主要方式，随胆汁排泄，促进脂类消化、吸收并抑制胆固醇析出。先天性疾病、肝胆疾病、肠道疾病及高脂血症可导致胆汁酸代谢紊乱。应用酶比色法、酶循环法等进行血清胆汁酸的检测。体内氨基酸分解代谢产生的氨及由肠管吸收的氨进入血液，形成血氨。谷氨酸脱氢酶速率法、氨电极法、直接显色测定法及离子交换法均可检测血氨。肝纤四项［III型前胶原氨基末端肽、IV型胶原及其片段（7S 片段和 NC 片段）、层连黏蛋白及透明质酸］可以反映肝纤维化时胶原合成与降解的关系，辅助诊断早期肝纤维化。目前主要依靠放射免疫分析法、ELISA 法等免疫化学法检测。肝炎、肝癌、酒精性肝病、肝性脑病及肝衰竭是临床常见的肝胆系统疾病，肝胆生化功能指标的测定有助于相关临床疾病的诊断、疗效检测及预后判断。

（蓝　婷）

第二十章 肾脏疾病的临床生化检验

肾脏(kidney)是位于腹膜后脊柱两侧成对形如蚕豆的实质性器官,在机体的排泄、内分泌及维持机体内环境的稳定性方面,都起到非常重要的作用。临床各种肾脏疾病多发,体液中多种指标的变化与病情密切相关。研究肾脏疾病时的生化检验,对肾脏疾病的诊断和治疗具有重要的指导意义。

第一节 概述

肾脏通过泌尿功能排泄代谢废物,并调节和维持人体水、电解质、酸碱平衡;通过分泌激素参与全身血压和水、电解质的调节。肾脏疾病时,体内物质代谢将发生显著改变。

一、肾脏的基本功能

(一)泌尿功能

泌尿功能是肾脏对流经的血液成分采用肾小球滤过、肾小管重吸收和排泌方式进行处理,并生成尿液排出体外的过程。

1. 对物质的选择性排泄作用

(1)肾小球的滤过作用:肾小球滤过是当血液流过肾小球毛细血管网时,血浆中的水和小分子溶质通过肾小球滤过膜滤入肾小囊形成原尿的过程。决定肾小球滤过作用的主要因素是滤过膜的面积、通透性、有效滤过压和肾血流量。肾小球滤过率(glomerular filtration rate, GFR)是单位时间内两肾生成的滤液量。

肾小球滤过膜由毛细血管内皮细胞层、非细胞性基底膜层和肾小囊上皮细胞组成。滤过膜独特的结构使之具有一定的孔径屏障和电荷屏障作用,对分子量<40 kDa 的小分子物质有极高的通透性,>70 kDa 的中、大分子物质有高度的截留作用。故原尿除不含血细胞和中大分子血浆蛋白质之外,其余成分与血浆相同。

(2)肾小管和集合管的转运作用:包括肾小管重吸收和排泌。重吸收是肾小管上皮细胞将原尿中的水和某些溶质,部分或全部转运回血液的过程。排泌是肾小管和集合管的上皮细胞将其产生的或血液中的某些物质转运到肾小管腔中的过程,也称为分泌。

肾脏通过泌尿作用,对流经血液中物质的选择性可体现在:① 排泄机体代谢的终产物,如尿素、肌酐、尿酸等。② 排泄进入体内的外源性异物,如药物、造影剂、毒物等。③ 排泄摄入量超过机体需要的物质,如葡萄糖等。④ 保留体内所需的物质,如蛋白质、氨基酸、葡萄糖、血细胞等。

2. 肾脏对体液平衡的调节作用　　正常情况下,肾脏可通过多种调节方式影响尿液的生成,调节机体水、电解质、酸碱平衡和渗透压平衡。

(二)内分泌功能

肾脏分泌的激素:① 血管活性物质,如肾素、缓激肽释放酶、激肽系统、前列腺素等,参与全身血压和水、电解质代谢的调节。② 非血管活性物质,如 1,25-(OH)$_2$D$_3$ 等参与钙、磷代谢的调节;约 90% 的促红细胞生成素(erythropoietin, EPO)由肾脏产生,参与红细胞生成的调节。

此外,肾脏是许多肽类激素和内源性活性物质,如胰岛素、胰高血糖素、PTH、泌乳素、生长激素、胃泌素等的降解场所。

二、肾脏疾病的生化变化

(一)蛋白质代谢

1. 氮质血症　　指血液中尿素、肌酐、尿酸等非蛋白含氮物质含量显著升高,是肾衰竭的重要临床表现之一,其主要机制有以下几项。

（1）肾脏排泄功能障碍：① 肾前性,多继发于肾脏灌流不足,肾小球滤过率降低,水、钠重吸收相对增加,尿液生成减少,如休克、严重脱水等。② 肾性,多见于各种肾脏疾病引起的肾衰竭,如各种肾小球疾病、肾小管间质性等。③ 肾后性,由各种原因所致的尿路梗阻,如结石、肿瘤压迫等。

（2）体内蛋白质分解旺盛,可见于感染、组织创伤等情况。

2. 蛋白尿　肾小球滤过膜对蛋白质的选择性滤过,使其滤液中的蛋白质主要为小分子蛋白质,且95%以上被肾小管重吸收。若24 h尿蛋白总量>150 mg,则称为蛋白尿。肾脏疾病所致的蛋白尿包括肾小球性蛋白尿、肾小管性蛋白尿、混合性蛋白尿、组织性蛋白尿等。

（1）肾小球性蛋白尿：各种肾小球疾病导致肾小球屏障异常,通透性增加,滤过的蛋白超过肾小管重吸收能力而出现在尿中。若肾小球滤过膜屏障破坏较轻,尿蛋白以中分子量为主,分子量为70~100 kDa,以清蛋白为主,占70%~80%,其余蛋白包含转铁蛋白、α_1-酸性糖蛋白、IgG、铜蓝蛋白等,则称为选择性肾小球蛋白尿;若肾小球屏障功能丧失,则血浆中的大分子蛋白质如IgM、α_2-巨球蛋白、纤维蛋白原等出现在尿液,则称为非选择性肾小球蛋白尿。

（2）肾小管性蛋白尿：肾小管功能受损,重吸收能力下降,造成正常滤过的小分子蛋白质［如 α_1-微球蛋白（α_1-microglobulin, α_1-MG）、β_2-微球蛋白,视黄醇结合蛋白等］丢失。一般24 h尿蛋白总量不超过1.5 g。

3. 低蛋白血症　如果肾小球滤过屏障破坏,分子量>40 kDa的血浆蛋白质如清蛋白、转铁蛋白等滤过到原尿中,使血浆中的浓度下降,出现血浆总蛋白低于60 g/L,或清蛋白浓度低于30 g/L。肾病综合征时尤为显著,血浆总蛋白可<40 g/L,血浆清蛋白浓度可<10 g/L。

（二）脂代谢

高脂血症是肾病综合征的主要临床表现之一。脂代谢异常的特点为：① 血浆中各种脂蛋白成分均增加。② 各脂质成分的增加在疾病过程中的时间不同。③ 各脂质成分的比例发生改变。④ HDL亚型分布异常。⑤ 常有Apo B、Apo C、Apo E升高。

（三）水平衡

1. 尿量异常　① 各种原因造成的肾脏泌尿功能障碍而引起少尿或无尿。② 肾小管功能障碍如慢性肾炎后期、肾性尿崩症、急性肾小管坏死(acute tubular necrosis, ATN)多尿期等引起的多尿。③ 夜尿增多常视为肾小管功能不全的早期症状。

2. 水肿　因肾功能障碍造成的机体水肿称为肾源性水肿,是全身性水肿的主要原因之一。

（四）电解质平衡

1. 低钠血症　肾衰竭时多为稀释性低钠血症,主要原因是水摄入过多,从而引起体液(特别是细胞外液)增加。

2. 高钾血症　肾衰竭时,尿钾排出减少引起钾在体内蓄积,是肾衰竭严重并发症。另外,使用保钾利尿剂也可加重高血钾。

3. 低钾血症　常见于急性肾衰竭多尿期(尿量超过1 000 mL/24 h)。

4. 高磷血症　肾受损时排磷功能减退,若遇广泛组织创伤等造成的高分解代谢患者,血磷可高达1.9~2.6 mmol/L。

5. 低钙血症　高磷血症时,肾生成1,25-$(OH)_2D_3$及骨骼对PTH的钙动员作用减弱,可致低钙血症。

（五）酸碱平衡

肾脏疾病时,肾脏排酸保碱功能障碍,导致肾性代谢性酸中毒。其病因与发病机制为：① 肾衰竭,肾小球性肾衰竭时,肾小球滤过不足正常的20%,血浆中酸性物质(如未测定阴离子HPO_4^{2-}、SO_4^{2-}和有机酸等)因滤过障碍而在体内潴留,可导致AG增加类正常血氯性代谢性酸中毒。② 肾小管性酸中毒是各种原因导致肾小管酸化尿液功能障碍,而引起AG正常类高血氯性代谢性酸中毒。

（六）凝血因子和贫血

血液高凝状态是肾病综合征的临床表现之一,可并发深静脉血栓形成,其机制：① 血浆凝血因子增多,如纤维蛋白原、凝血因子V、凝血因子VII、凝血因子VIII、凝血因子X等没有经肾小球滤过而丢失,且有代偿性合成增多。② 血浆抗凝物质减少,抗凝血酶III、蛋白C、蛋白S等分子量与清蛋白相近,从尿液丢失而减少。③ 血小板聚集和β-血栓球蛋白释放增加,血小板的凝聚力与清蛋白浓度呈负相关,且β-血栓球蛋白能抑制血管内皮细胞前列腺素分解而加重高凝状态。

慢性肾衰竭患者由于红细胞生成素缺乏,多有轻、中度贫血,并发缺铁、营养不良、出血等因素时,可加重贫血程度。

第二节　肾脏疾病临床生化检测指标的检测与评价

肾脏疾病的临床实验室检查项目有尿液常规检查、尿沉渣显微镜检查、尿液细菌学检查、肾功能检查(包括肾脏泌尿功能检查和肾脏内分泌功能检查)、肾脏免疫学检查等。本节重点介绍反映肾脏泌尿功能的临床生化检验的相关指标。

一、肾清除试验

肾清除试验(renal clearance test)是测定肾单位功能最基本的方法之一,是反映肾功能最直接、最敏感的试验,一般用肾清除率表示。

肾脏在单位时间内(min)将多少毫升血浆中的某物质全部清除由尿排出即肾清除率。计算公式如下:

$$清除率(C_x) = (U_x \times V)/P_x$$

式中,C_x为某物质清除率(mL/min);U_x为尿中某物质浓度(mmol/L);V为单位时间尿量(mL/min);P_x为血浆中某物质浓度(mmol/L)。

肾脏清除能力受个体体表面积影响,因此应将清除值乘以标准体表面积1.73 m²/受试者体表面积的校正系数。标准化的肾清除率:

$$C'_x = \left[(U_x \times V)/P_x \right] \times (1.73/A)$$

式中,个体体表面积(A):$\lg A(m^2) = 0.425\lg[体重(kg)] + 0.725\lg[身高(cm)] - 2.144$。

应用不同物质进行肾清除试验,可测定肾小球滤过率、肾小管对各物质的重吸收和排泌量、肾血流量等(表20-1)。

表20-1　不同物质肾清除试验及其临床意义

物　质	肾脏对物质的清除方式			清除值的临床意义
	滤　过	重吸收	排　泌	
菊粉	√	×	×	反映肾小球滤过功能
肌酐	√	×	极少	反映肾小球滤过功能
IgG、清蛋白	×*	部分	×	计算滤过系或选择指数,反映肾小球屏障功能
β₂-微球蛋白	√	全部	×	清除率为0,反映肾小管重吸收功能
葡萄糖	√	全部	×	清除率为0,接近阈值时反映肾小管重吸收功能
Na⁺	√	大部分	×	清除率低,滤过钠排泄分数反映肾小管重吸收功能
HCO₃⁻	√	大部分	×	清除率低,HCO₃⁻排泄分数反映肾小管尿液酸化功能
对氨基马尿酸	部分	×	√	肾血流量,接近阈值时反映肾小管排泌功能

√表示能进行;×表示不能进行。
* 肾小球疾病时可以滤过。

二、肾小球滤过功能

(一)肾小球滤过率

肾小球滤过率是指在单位时间(min)内通过肾小球滤过的血浆量(mL),临床通常以某些物质的肾清除率来表示。如果血浆中的某物质经过肾脏排泄时能从肾小球自由滤过,既不被肾小管重吸收,又不被肾小管分泌,那么它在单位时间内的清除率就可以代表肾小球滤过。选用合适的内源性或外源性物质,通过测定它们的肾清除率来反映肾小球滤过。

1. 菊粉清除率(inulin clearance rate,C_{In})　菊粉分子量为 5.2 kDa,是一种无毒、不带电荷的果糖聚合物,通过静脉滴注进入血中,从肾小球滤过而不被肾小管重吸收或排泌。菊粉清除率是反映肾小球滤过功能的"金标准",但菊粉是外源性物质,且须静脉滴注保持血中浓度,易引起发热,故难以作为临床常规测定。

2. 内生肌酐清除率(endogenous creatinine clearance,C_{cr})　指肾脏在单位时间内(min)将肌酐从一定量血浆中全部清除并由尿排出时被处理的血浆量(mL)。C_{cr} 降低能较早准确地反映肾小球滤过功能损伤,并估计损伤程度。$C_{cr}<80$ mL/min 时提示有肾功能损伤;C_{cr} 为 50~80 mL/min 时提示为肾功能不全代偿期;C_{cr} 为 25~50 mL/min 时提示为肾功能不全失代偿期;$C_{cr}<25$ mL/min 提示肾衰竭期(尿毒症期);$C_{cr}≤10$ mL/min 提示尿毒症终末期。

(1) 检测方法:若严格控制饮食,自身肌肉中磷酸肌酸的代谢产物是肌酐的唯一来源,内生肌酐比较稳定,且不受蛋白摄入的影响。它主要由肾小球滤过,不被肾小管重吸收,肾小管仅少量分泌,可通过测定血肌酐和尿肌酐浓度,并根据每分钟尿量即可依据公式计算得到 C_{cr}。

$$C_{cr} = \frac{\text{尿肌酐浓度}(\mu mol/L)}{\text{血肌酐浓度}(\mu mol/L)} \times \text{每分钟尿量}(mL/min)$$

标准化 $C_{cr}[mL/(min \cdot 1.73\ m^2)] = C_{cr}\times$标准体表面积$(1.73\ m^2)$/个体体表面积$(A)$。

(2) 方法学评价:C_{cr} 是临床评价肾小球滤过的常规试验,缺点是收集尿液时间长(24 h),患者依从性差。

(3) 参考区间

1) 成年男性标准化 C_{cr} 为 85~125 mL/(min·1.73 m^2)。

2) 成年女性标准化 C_{cr} 为 75~115 mL/(min·1.73 m^2)。

(二) 血清肌酐

血清肌酐为肌肉中磷酸肌酸的代谢产物,主要从肾小球滤过,仅少量由近端小管排泌,不被肾小管重吸收,其血浆浓度取决于肾脏排泄能力,一定程度上可反映肾小球滤过功能。但在肾脏疾病初期,血清肌酐通常不升高,只有在肾脏病变较为严重时才会升高,对晚期肾脏疾病的临床意义较大。血清肌酐增高见于肾衰竭等各种肾病、心肌炎、肌肉损伤等。肾功能不全的代偿期肌酐可不增高或轻度增高;肾衰竭失代偿期肌酐中度增高(可达 442.0 μmol/L);尿毒症时肌酐可达 1 800 μmol/L。血清肌酐减低可见于进行性肌肉萎缩、白血病、贫血、肝功能障碍及妊娠等。

1. 检测方法　血清肌酐测定的方法主要有酶法、苦味酸法、高效液相层析法等。

(1) 酶法:采用肌酐酰氨基水解酶-肌酸脱氢酶-肌氨酸氧化酶-过氧化物酶偶联法,利用 Trinder 反应产生的醌亚胺类物质颜色深浅反映出肌酐浓度高低,在 500 nm 处测定吸光度,且吸光度值与肌酐含量成正比。反应式如下:

$$肌酐 + H_2O \xrightarrow{肌酐酰氨基水解酶} 肌酸$$

$$肌酸 + H_2O \xrightarrow{肌酸脱氢酶} 肌氨酸 + 尿素$$

$$肌氨酸 + H_2O + O_2 \xrightarrow{肌氨酸氧化酶} 甘氨酸 + 甲醛 + H_2O_2$$

$$2H_2O_2 + 4-氨基安替比林 + 苯酚 \xrightarrow{过氧化物酶} 醌亚胺 + 4H_2O$$

(2) 苦味酸法:又称 Jaffé 反应法。血浆或血清样本经除蛋白质处理后,肌酐与碱性苦味酸发生 Jaffé 反应,生成橘红色的苦味酸肌酐复合物,在 510~520 nm 波长附近测定吸光度,通过与同样处理的肌酐标准液比较,即可求出样本中肌酐含量。

2. 方法学评价

(1) 酶法:适用于自动生化分析仪分析。其易受血清中还原性物质如抗坏血酸等干扰;亦可用肌酐亚氨水解酶水解肌酐生成 N-甲基乙内酰脲和氨,再用电极法测氨,准确性好,特异度高,但易受内源性氨干扰;还可采用血肌酐经肌酐水合酶催化生成肌酸,肌酸与肌酸激酶、丙酮酸激酶、LDH 偶联反应。

（2）苦味酸法：特异度低,一些肌酐的同系物或衍生物如丙酮酸、乙酰乙酸、丙酮、胍类等物质均能与苦味酸反应,这些物质称为假肌酐,其可导致肌酐测定结果偏高。消除假肌酐的干扰可根据肌酐与苦味酸反应速率与其干扰物不同,利用固定时间法,即在反应最初 20 s 内,血清中苦味酸与假肌酐反应,20~80 s 时苦味酸与肌酐反应,在 80 s 之后,苦味酸可与蛋白质及其他慢反应干扰物反应。采用读取 20 s 和 80 s 两个时间点的吸光差值进行肌酐测定。自动生化分析仪苦味酸速率法测肌酐即利用此特性。

3. 参考区间

（1）成年男性 10~97 μmol/L;成年女性 45~84 μmol/L(酶法)。

（2）成人男性 62~115 μmol/L;成人女性 53~97 μmol/L(苦味酸法)。

（三）血清尿素

血清尿素为体内蛋白质的终末代谢产物,可自由通过肾小球滤过膜滤入原尿,约 50% 可被肾小管重吸收。其浓度取决于机体蛋白质的分解代谢速度、食物中蛋白质摄取量及肾脏的排泄能力。在摄入及体内分解代谢相对稳定的情况下,其血浓度取决于肾排泄能力。因此,血清尿素浓度在一定程度上可反映肾小球滤过功能,但不能作为早期肾功能损伤的评价指标。慢性肾衰竭尤其是尿毒症患者,血尿素的增高程度通常与病情严重性一致。肾功能不全的代偿期尿素轻度增高(>7.0 mmol/L);肾衰竭失代偿期尿素中度增高(17.9~21.4 mmol/L);尿毒症时尿素>21.4 mmol/L,为尿毒症的诊断指标之一。此外,一些肾前性和肾后性因素,如严重脱水、尿路阻塞等也会致血清尿素明显增高。

1. 检测方法　血尿素测定的方法可分为两大类：① 脲酶法,利用尿素酶催化血尿素水解生成氨,氨可用纳氏试剂、酚-次氯酸盐或酶偶联反应显色测定,最常用的是脲酶-谷氨酸脱氢酶偶联法。② 直接法,尿素直接和化学试剂作用,测定其产物,以为二乙酰一肟法为代表。

（1）酶偶联法：尿素经脲酶催化水解生成氨和二氧化碳。在谷氨酸脱氢酶催化下,氨与 α-酮戊二酸及还原型辅酶Ⅰ(NADH)反应生成谷氨酸与 NAD^+,340 nm 处吸光度下降的速率与待测样本中尿素的含量成正比。反应式如下：

$$尿素 + 2H_2O \xrightarrow{\text{脲酶}} 2NH_3 + CO_2$$

$$NH_3 + \alpha\text{-酮戊二酸} + NADH + H^+ \xrightarrow{\text{谷氨酸脱氢酶}} 谷氨酸 + NAD^+ + H_2O$$

（2）脲酶-波氏比色法：尿素经脲酶催化水解生成氨和二氧化碳。氨在碱性介质中与苯酚及次氯酸钠反应,生成蓝色的吲哚酚,用亚硝酸铁氰化钠催化反应。在 630 nm 波长下进行比色,蓝色吲哚酚的吸光度与尿素含量成正比。

2. 方法学评价　血浆在二乙酰一肟法,脲酶-谷氨酸脱氢酶中可应用。氟化物能抑制脲酶反应,故不能用氟化物作为抗凝剂,肝素钠抗凝剂也不能在脲酶法中使用。

脲酶-谷氨酸脱氢酶偶联法反应的第一步特异度高,脲酶只对样品中的尿素起催化作用,第二步反应存在干扰。如用单一试剂测定尿素时,存在的内外源性氨、内源性丙酮酸则会造成干扰,使测定结果产生正误差。如采用双试剂,被检样品加入第一试剂在孵育期,将消耗掉内外源氨和内源性丙酮酸。加入第二试剂后样品中的尿素被脲酶水解成氨,再进行第二步反应,从而大大提高了测定的准确性。脲酶-波氏比色法的不足在于空气中氨气对试剂或玻璃器皿的污染或使用铵盐抗凝剂可使结果偏高。

3. 参考区间　血清尿素 1.7~8.3 mmol/L。

（四）胱抑素 C

胱抑素 C(cystatin C, CysC)亦称半胱氨酸蛋白酶抑制蛋白 C,分子量约为 13 kDa,人体有核细胞均可产生,生成速度稳定且不受炎症、饮食、体重及肝功能变化的影响。CysC 能自由地通过肾小球滤过膜,在肾近曲小管上皮细胞被分解代谢,不被肾小管重吸收和分泌,是一种反映肾小球滤过变化的理想的内源性标志物。在肾功能仅轻度减退时,血 CysC 的敏感度高于血肌酐。

1. 检测方法　临床上多采用透射比浊法测定 CysC。

血清中 CysC 与特异性抗体胶乳颗粒反应,产生凝集,使反应溶液浊度增加。其浊度的增加值与血清中 CysC 的浓度成正比,可在波长 570 nm 处监测吸光度的增加速率,并与校准品比较,计算出 CysC 浓度。

2. 方法学评价 透射比浊法快速,重复性良好,CV<3%,且血清中胆红素、血红蛋白和 TG 等物质均对测定无干扰作用。

3. 参考区间 CysC 为 0.56~1.15 mg/L。

三、肾小球屏障功能

由于肾小球滤过屏障损伤而产生的蛋白尿称为肾小球性蛋白尿,多为中大分子量蛋白尿,如尿中出现清蛋白、转铁蛋白、IgG、IgA、IgM、C3、α_2-巨球蛋白等。

(一)尿总蛋白

健康成人有 10~15 kg/24 h 血浆蛋白流经肾循环,但从尿中排出蛋白质总量<150 mg/24 h,采用常规尿蛋白定性试验呈阴性。如尿液中蛋白质含量>100 mg/L 或>150 mg/24 h 尿,尿蛋白定性试验呈阳性反应称为蛋白尿。蛋白尿可见于病理性蛋白尿,如肾小球性蛋白尿、肾小管性蛋白尿、溢出性蛋白尿、组织性蛋白尿、混合性蛋白尿;也可见于生理性蛋白尿,如体位性蛋白尿、运动性蛋白尿、发热等。通过定量可将蛋白尿分为轻度蛋白尿(<1 g/d)、中度蛋白尿(1~3.5 g/d)和重度蛋白尿(>3.5 g/d)。

尿总蛋白(urine total protein,UTP)测定包括尿总蛋白的定性和定量检查。常用指标有:① 尿蛋白定性,主要用试带法(干化学法)。② 24 h 尿蛋白定量,主要采用邻苯三酚钼络合显色法等。③ 随机尿蛋白/肌酐值。

参考区间:① 尿蛋白定性,阴性。② 24 h 尿蛋白定量,<150 mg/24 h 尿或<100 mg/L。③ 随机尿蛋白/肌酐值<45 mg/mmol Cr。

(二)尿清蛋白

正常情况下,由于肾小球滤过膜电荷选择性屏障,清蛋白大部分不能通过滤过膜,而各种炎症、代谢异常和免疫损伤均可导致滤过膜上负电荷减少,静电排斥力下降,造成清蛋白从尿中漏出增多。尿清蛋白指在尿中出现微量清蛋白,24 h 尿清蛋白排泄率为 30~300 mg。有时尿蛋白总量虽在参考区间之内,但清蛋白排泄量已增加,因此尿清蛋白检测有助于肾小球病变的早期诊断。尿清蛋白的测定方法主要有比浊法、放射免疫分析法、荧光免疫测定法、酶联免疫测定法及时间分辨荧光测定法。

1. 比浊法检测原理 抗原抗体结合后,形成免疫复合物,在一定时间内复合物聚合出现浊度。光线通过溶液时可被免疫复合物吸收。光线被吸收的量在一定范围内与免疫复合物的量成正比。

2. 方法学评价 比浊法方便、快捷,操作简单且无放射性污染,对操作者无损害;尿标本留取不受时间的限制,尤其适合于门诊患者。

3. 参考区间 尿清蛋白排出量<30 mg/L 或 300 mg/24 h;随机尿清蛋白<300 mg/g Cr。

(三)选择性蛋白尿指数

正常情况下,肾小球滤膜对血浆蛋白能否通过具有一定的选择性。肾脏疾病较轻时,尿中仅有少量中、大分子蛋白质,以清蛋白为主,称为选择性蛋白尿。肾脏疾病较重时,除清蛋白外,尿中排出大量大分子蛋白质,称为非选择性蛋白尿。

选择性蛋白尿指数(selective proteinuria index,SPI)可反映肾小球滤过膜的通透性,在某种程度上与肾小球疾病的病理组织学改变有一定关系。SPI<0.1 表明肾小球损害较轻,治疗反应和预后较好,如肾病综合征、肾小球肾炎早期等;SPI>0.2 表明肾小球损害较重,预后大多不良,如急性肾炎、糖尿病性肾病等。

检测方法:以尿 IgG(分子量为 150 kDa)和尿转铁蛋白(分子量为 79 kDa)的清除率比值作为 SPI。计算公式:

$$选择性指数(SPI) = (尿 IgG/血 IgG)/(尿转铁蛋白/血转铁蛋白)$$

参考区间:SPI≤0.1,高度选择性蛋白尿;SPI>0.2,非选择性蛋白尿。

四、肾近端小管重吸收功能

肾脏近端小管上皮细胞受损时,对肾小球正常滤过的尿小分子蛋白(分子量为 5~40 kDa)重吸收障碍,排泄增加,故小分子蛋白尿又称为肾小管性蛋白尿。其多为轻度蛋白尿,以 β_2-微球蛋白、α_1-微球蛋白、视黄醇结合蛋白等为主,是早期肾小管损伤的标志性指标。

评价肾小管重吸收功能的主要方法有尿中某物质排出量测定(如小分子尿蛋白等)、重吸收率测定或排泄分数测定和最大重吸收量测定(如葡萄糖等)等。

(一) β_2-微球蛋白

β_2-微球蛋白是由人体有核细胞,特别是淋巴细胞和肿瘤细胞产生的一种小分子球蛋白,分子量仅为 11.8 kDa。β_2-微球蛋白可以从肾小球自由滤过,约 99.9% 被近端肾小管上皮细胞重吸收并分解破坏。正常情况下,β_2-微球蛋白由尿排出的量极低。尿液 β_2-微球蛋白测定主要用于监测近端肾小管的功能,是反映近端小管受损的非常灵敏和特异的指标。另外,血清 β_2-微球蛋白可反映肾小球滤过功能,肾小球滤过及肾血流量降低时,血清 β_2-微球蛋白升高与肾小球滤过呈直线负相关,并且较血肌酐浓度增高更早、更显著。血清和尿液 β_2-微球蛋白可采用透射比浊法、ELISA 法测定。

1. 透射比浊法　　利用抗原抗体反应,测定血或尿 β_2-微球蛋白的含量。样本中的 β_2-微球蛋白与乳胶颗粒上的抗人 β_2-微球蛋白抗体,形成免疫复合物,产生浊度与样本中 β_2-微球蛋白含量成正比,用比浊法进行测定,从而求得样本中 β_2-微球蛋白的含量。

2. 方法学评价　　缺点为高浓度的内源性干扰物(如 Hb>5 g/L)对测定结果有影响。

3. 参考区间　　尿 β_2-微球蛋白<0.3 mg/L,或以尿肌酐校正<0.2 mg/g Cr;血 β_2-微球蛋白为 1.28 ~ 1.95 mg/L。

(二) α_1-微球蛋白

α_1-微球蛋白是肝细胞和淋巴细胞产生的一种糖蛋白,分子量为 26~33 kDa。α_1-微球蛋白有游离型及与免疫球蛋白与清蛋白结合型。免疫球蛋白与清蛋白结合型不能通过肾小球滤膜,游离型可自由透过肾小球滤膜,原尿中 α_1-微球蛋白绝大部分被肾小管重吸收降解,尿中含量极微。尿 α_1-微球蛋白增高见于各种原因所致的肾小管功能损伤;且肾小管对 α_1-微球蛋白重吸收障碍先于 β_2-微球蛋白,因此,尿 α_1-微球蛋白比 β_2-微球蛋白更能反映肾脏早期病变,是肾近端小管损伤的标志性蛋白。血 α_1-微球蛋白增高见于肾小球滤过率下降,如肾小球肾炎、间质性肾炎等;血 α_1-微球蛋白降低见于肝炎、肝硬化等肝实质性疾病。血清和尿液 α_1-微球蛋白目前可采用透射免疫比浊法测定。

1. 透射免疫比浊法　　人血清(尿)中 α_1-微球蛋白与试剂中的 α_1-微球蛋白抗体形成抗原抗体复合物,使反应液出现浊度,在 600 nm 以终点法监测抗原、抗体反应。

2. 方法学评价　　颗粒增强透射比浊法测定 α_1-微球蛋白灵敏度好、准确度高、线性范围宽且方便、快速,有较高的临床应用价值。

3. 参考区间　　血清 α_1-微球蛋白 32~75 μg/mL,尿液 α_1-微球蛋白≤20 μg/mL。

(三) 视黄醇结合蛋白

视黄醇结合蛋白是肝脏合成、分泌至血液中的一种低分子量蛋白(22 kDa)。血浆中视黄醇结合蛋白多与前清蛋白结合形成复合物,其半衰期仅 3.5 h,担负维生素 A 运载系统功能。游离视黄醇结合蛋白可被肾小球滤过,但在近曲小管几乎全部被重吸收分解,肾小球滤过率降低时则可以引起血中视黄醇结合蛋白增高。尿视黄醇结合蛋白含量与肾小管间质损害程度明显相关,可作为监测病程、指导治疗和判断预后的一项灵敏的生化指标。此外,肝胆系统疾病、甲状旁腺功能亢进、吸收不良综合征等均可引起血中视黄醇结合蛋白降低。血清和尿液视黄醇结合蛋白目前可采用透射比浊法测定。

1. 透射比浊法　　标本中视黄醇结合蛋白和特异性羊抗人视黄醇结合蛋白抗体结合,形成不溶性免疫复合物,使反应液产生混浊,其浊度高低反映血清样本中视黄醇结合蛋白的浓度。

2. 参考区间　　成人尿视黄醇结合蛋白为 0.04~0.18 μmg/L。

(四) 尿钠和滤过钠排泄分数

尿钠排泄量多少取决于钠的胞外液量及肾小管重吸收的变化。滤过钠排泄分数(filtration sodium excretion fraction, FeNa)指尿钠排出部分占肾小球滤过钠总量的比。

FeNa 可作为:① 估计肾小管坏死程度的指标,在急性肾衰竭时,肾小管功能受损,不能很好地重吸收钠,故尿钠浓度>40 mmol/L，FeNa>2。② 鉴别急性肾衰竭和肾前性氮质血症，肾前性氮质血症的肾小管没有损坏，但血容量不足，钠滤过量减少，且肾小管最大限度地重吸收钠，以维持血容量，故尿钠浓度<20 mmol/L，FeNa<1。③ 肾前性氮质血症的预后判断，若尿钠为 20~40 mmol/L，则表明患者正由肾前性氮质血症向急性肾衰竭发展。

1. 检测方法　检测血清钠、肌酐和尿钠、肌酐浓度，按下式计算 FeNa：

$$FeNa(\%) = 尿钠排出量 / 滤过钠总量 = [(尿钠 / 血钠)/(尿肌酐 / 血肌酐)] \times 100\%$$

式中，尿钠和血钠的单位为 mmol/L，尿肌酐和血肌酐的单位为 μmol/L。

2. 参考区间　尿钠浓度<20 mmol/L；FeNa 为 1~2。

五、肾近端小管排泌功能

评价肾近端小管排泌功能的试验主要有酚红排泄试验和对氨基马尿酸最大排泌量试验。

（一）酚红排泄试验

酚红（phenol red）又名酚磺酞（phenol sulfonphthalein，PSP），是实验室常用的酸碱指示剂，经静脉注入人体后，在血中与清蛋白结合，仅约 6% 由肾小球滤过排出，94% 由近端小管上皮细胞主动排泌，从尿中排出。酚红排泄率是判断近端小管排泌功能的粗略指标，由于受肾血流量及其他如休克、心力衰竭、水肿等肾外因素影响较大，对肾小管排泌功能的灵敏度不高。

1. 检测方法　静脉注射 6 g/L 的酚红 1 mL，测定 15 min 或 2 h 内尿酚红量，计算酚红排泄率。

2. 方法学评价　特异度较低，但方法简便。肾小管排泌酚红的量与其在血浆中的浓度密切相关，静脉注射后，最初浓度较高，排泌最多；时间较长，即使肾血流量下降，排泌量的降低也不够显著。应特别注意最初 15 min 排泌量；部分肾脏患者，15 min 酚红排泄量低于正常，而 2 h 排泄量仍可能正常。

3. 参考区间　15 min>25%，2 h>55%。酚红排泄量常与病变程度平行，排除肾外因素，2 h 排泄量为 40%~50% 表示近端小管功能轻度损伤；2 h 排泄量为 25%~39% 表示近端小管功能中度损伤；2 h 排泄量为 11%~24% 表示近端小管功能重度损伤；2 h 排泄量为 0~10% 表示近端小管功能极度损伤。

（二）对氨基马尿酸最大排泌量试验

对氨基马尿酸（PAH）注入体内后不分解代谢，约 20% 以原形从肾小球滤过，80% 由近端小管排泌，不被肾小管重吸收，排泌量与血浆 PAH 水平呈正相关。当血浆浓度达到肾小管对其排泌量的最大限度，约 600 mg/L 时，再增加 PAH 的血浆浓度，尿中的排出量也不再增加，即为对氨基马尿酸最大排泌量（tubular maximal PAH excretory，T_{mPAH}），其是较好的肾小管排泌功能指标。

T_{mPAH} 参考区间为成人 60~90 mg/(min·1.73 m²)。T_{mPAH} 轻度降低见于轻型急性肾小球肾炎及心力衰竭；中度降低见于高血压、肾动脉硬化症及肾盂肾炎；显著降低见于慢性肾小球肾炎、慢性肾盂肾炎及间质性肾炎等。

六、肾近端小管细胞损伤

肾近端小管细胞损伤时，除肾小管重吸收和排泌功能改变外，还可出现尿酶含量的变化。各种肾脏疾病，特别是肾小管细胞受损时，肾组织中的某些酶排出量增加或在尿中出现，从而使尿酶活性发生改变。

（一）N-乙酰-β-D-氨基葡萄糖苷酶

N-乙酰-β-D-氨基葡萄糖苷酶（N-acetyl-β-D-glucosa minidase，NAG）是一种广泛分布于哺乳动物身体各组织细胞中的溶酶体水解酶，与黏多糖类及糖蛋白代谢有关。在近曲小管上皮细胞中含量较高。NAG 分子量约为 140 kDa，不能通过肾小球屏障，故尿中 NAG 主要来自肾近曲小管上皮细胞，是反映肾小管实质细胞损害的指标。NAG 的分析方法主要有荧光分光光度法、色原性底物法。

1. 荧光分光光度法　NAG 催化 4-甲基伞形酮-N-乙酰-β-D-氨基葡萄糖苷水解，生成产物 4-甲基伞形酮。后者在碱性条件下变构，在 364 nm 激发光照射下，发出 448 nm 发射光，根据荧光强度，计算出酶活性。

2. 方法学评价　荧光分光光度法灵敏度高，但需荧光分光光度计。色原性底物有多种，PNP-NAG 法以对硝基酚-N-乙酰-β-D-氨基葡萄糖苷作底物，游离的对硝基酚在碱性条件下显黄色，在 405 nm 波长测定，需设置样本空白，以消除尿中尿色素的干扰。

3. 参考区间　　成人尿 NAG<22 U/g Cr。

（二）中性粒细胞明胶酶相关脂质运载蛋白

中性粒细胞明胶酶相关脂质运载蛋白（neutrophil gelatinase-associated lipocalin，NGAL）是共价结合在中性粒细胞明胶酶的 25 kDa 的蛋白质。通常，NGAL 在人体组织中低表达，但是在受损的上皮细胞中表达显著上升，在急性肾衰竭发生早期即可在血液和尿液中被检测出来。NGAL 是众多肾小管损伤检测指标中最早出现的敏感特异的标志物，测定快捷方便，结果可靠。目前，NGAL 的检测方法有酶联免疫吸附法及免疫比浊法等。正常人尿液 NGAL<50 μg/L。

（三）溶菌酶

溶菌酶为一种小分子量（分子量为 14 000 Da）能溶解某些细菌的碱性蛋白水解酶，存在于机体的血清、体液及细胞等处。测定它在血清、体液或分泌物中的含量及其变动情况可作为了解机体防御功能的一个指标。溶菌酶自肾小球基底膜滤出，90%以上被肾小管重吸收，所以正常人尿液中很少或无溶菌酶。各种白血病患者血清及尿中溶菌酶含量增高，肾脏疾患（肾炎、多囊肾、肾盂肾炎）时尿和血清中溶菌酶水平明显增高。

溶菌酶检测方法有溶菌房（光电比浊法和琼脂平板）法、免疫电泳法、放射免疫分析法、酶联免疫吸附法等。

参考区间：血清 5~10 mg/L；尿液 0~2 mg/L。

七、远曲小管和集合管主要功能

远曲小管和集合管的主要功能是在抗利尿激素和醛固酮的作用下，参与机体尿液浓缩稀释，以及对水、电解质及酸碱平衡等的调节，维持机体内环境的稳定。

（一）尿液浓缩稀释试验

尿液浓缩稀释试验指在日常或特定饮食条件下观察患者尿比重和尿渗量（urine osmolality，Uosm）等指标的变化。

1. 尿比重与尿渗量　　尿比重是在 4℃ 条件下尿液与同体积纯水的重量之比。尿比重高低取决于尿中溶解物质的浓度，与固体总量成正比。尿比重的高低与饮水量和尿量有关，反映肾脏的浓缩功能。尿比重增高可见于脱水、糖尿病、急性肾炎等；尿比重降低可见于尿崩症、慢性肾炎等。

Uosm 指溶解在尿液中具有渗透作用的全部溶质微粒总数量（含分子和离子）。Uosm 测定作为肾脏浓缩与稀释功能检测指标，优于尿比重测定。Uosm 下降反映肾小管浓缩功能减退。有时也用尿、血渗量比值（Uosm：Posm）来反映尿中溶质浓缩的倍数，Posm 为血渗量（plasma osmolality），肾小管重吸收水的能力越强，Uosm：Posm 越大；Uosm：Posm 变小提示肾功能紊乱。

（1）检测方法：目前尿比重多采用化学试带法测定；Uosm 多采用尿液冰点下降法测定，也可用蒸气压渗透压计算法测定。

（2）参考区间：成人尿比重为 1.015~1.025，晨尿常 1.020 左右；成人 Uosm 为 600~1 000 mOsm/（kg·H_2O）；成人 Posm 为 275~305 mOsm/（kg·H_2O）；Uosm：Posm 为 3：1~4：1；禁水 8 h 后晨尿 Uosm>700~800 mOsm/（kg·H_2O）。

2. 渗量溶质清除率（osmotic clearance，Cosm）　　是单位时间内肾脏能将多少血浆中的渗透性溶质清除出去。Cosm 反映了肾脏维持水及溶质之间的平衡能力，比尿渗量更能准确地反映肾脏浓缩功能。Cosm 降低，说明远端肾小管清除渗透性溶质能力降低。

（1）检测方法：根据肾清除试验原理，同时测定血浆和尿渗量，可计算出 Cosm。

（2）参考区间：空腹时 Cosm 为 2~3 mL/min。

3. 自由水清除率（free water clearance，C_{H_2O}）　　指单位时间内从血浆中清除到尿中不含溶质的水量。尿液可视为等渗尿和纯水两个部分，即尿量 = 等渗尿尿量+C_{H_2O}。浓缩尿量等于等渗尿尿量减去被吸收的纯水量；稀释尿量等于等渗尿尿量加上血浆中清除的纯水量。正常人排出的均为含有溶质的浓缩尿，故 C_{H_2O} 为负值。C_{H_2O} 是判断远端肾小管浓缩与稀释功能的灵敏指标，常用于急性肾衰竭的早期诊断和病情观察。C_{H_2O} 持续等于或接近于 0 则表示肾不能浓缩和稀释尿液，排等渗尿是肾功能严重损害的表现。

（1）检测方法：按照肾清除试验原理，同时测定血浆和尿渗量，可计算出 C_{H_2O}。计算公式：

$$C_{H_2O} = \left[1 - (Uosm/Posm) \right] \times V。$$

（2）参考区间：正常人禁水 8 h 后晨尿 C_{H_2O} 为 $-100 \sim -25$ mL/h。

（二）肾小管性酸中毒检测

肾小管性酸中毒是由于肾小管尿液酸化功能失常而发生的一种慢性代谢性酸中毒。

1. 氯化铵负荷（酸负荷）试验　　近端小管、远端小管和集合管均参与尿液酸化过程，肾近端小管内尿液 H^+ 浓度仅浓缩 $3 \sim 4$ 倍，而在肾远端小管，特别是集合管，尿液 H^+ 可浓缩至 900 倍，故肾远端小管可根据机体需要改变 H^+ 分泌量。尿 pH>5.5 者提示远端肾小管酸化功能减弱，为 I 型肾小管酸中毒。

（1）检测方法：给患者服用一定量的酸性药物氯化铵，使机体产生急性代谢性酸中毒，增加远端肾小管排泄 H^+ 的量。如远端肾小管泌 H^+、产生 NH_3 和重吸收 HCO_3^- 障碍，酸性物质不能排出，尿液酸化受损。通过观察尿 pH 的变化，即可判断有无远端小管酸化功能障碍。

（2）参考区间：服用氯化铵 2 h 后，尿 pH<5.5。

2. HCO_3^- 负荷（碱负荷）试验　　正常人经肾小球滤过的 HCO_3^- 85%~90% 由近端肾小管重吸收，10%~20% 由远端肾小管重吸收。当近端小管受损时，其重吸收 HCO_3^- 的功能减退。通过观察 HCO_3^- 的排泄分数，有助于近端小管酸中毒的诊断。

（1）检测方法：服用一定量的碱性药物碳酸氢盐，使尿液碱化，以增加肾小管重吸收 HCO_3^- 的负担。取患者血液和尿液，测定其中 HCO_3^-、肌酐浓度，按下列公式计算：

$$HCO_3^- \text{ 的排泄分数} = \left[(尿 HCO_3^- / 血 HCO_3^-)/(尿肌酐 / 血肌酐) \right] \times 100\%$$

（2）参考区间：正常人尿液中几乎无 HCO_3^-，其排泄分数 ≤1%。II 型肾小管酸中毒>15%；I 型肾小管酸中毒<5%。

（三）尿肾小管组织蛋白检测

肾小管组织蛋白是肾小管代谢产生的蛋白和组织破坏分解的蛋白，以及炎症或药物刺激泌尿系统分泌产生的蛋白，以 T-H 糖蛋白（Tamm-Horsfall glycoprotein, THP）为主要成分。THP 是肾小管髓袢厚壁升支及远曲小管细胞合成、分泌的一种糖蛋白，具有阻止水的重吸收而参与原尿稀释-浓缩功能。正常情况下，THP 存在于上述细胞管腔面胞膜上，而不暴露于免疫系统。当肾小管间质发生病变时，THP 可漏入组织间质引起免疫反应而产生抗 THP 抗体；参与尿管型的形成。

尿 THP 升高可见于肾盂肾炎、肾病综合征、蛋白尿酸中毒、肾小管损伤、脱水少尿、尿路结石等。尿 THP 降低可见于肝硬化、肾病、尿毒症、多囊肾、遗传性转铁蛋白缺乏症、肾功能减退等。

THP 可用放射免疫分析法、化学发光免疫分析等测定。放射免疫分析法的参考区间为 $12.4 \sim 61.6$ mg/24 h。

第三节　肾脏疾病生化检测指标的临床应用

肾脏疾病是临床常见病、多发病，病因和发病机制各不相同。充分了解肾脏疾病临床生化检测指标的特性，才能合理应用和发挥其在肾脏疾病诊断、疗效评估等方面的作用。

一、肾脏疾病生化检测指标的选择

功能检测指标较多，各指标的特性和不同肾病时的临床诊断价值差别很大。

（一）肾功能检测指标的评估

1. 尿常规和尿沉渣检查　　尿液常规检查是临床上不可忽视的一项初步检查，不少肾脏病变早期就可以出现蛋白尿或者尿沉渣中有形成分。但因其敏感度低，不利于肾脏疾病，特别是肾小管早期损害的诊断。

2. 肾小球功能及损伤检查 肾一般以 C_{cr} 作为常规首选指标,尿微量清蛋白和血 CysC 浓度的应用不断增加,它们的联合应用能对肾小球滤过功能的早期损伤进行评估。血尿素、血肌酐测定对肾衰竭、晚期肾脏病有较大的临床意义。

3. 肾小管功能及损伤检查 肾小管间质性疾病的确诊依赖肾活检组织的病理学检查,但临床上多采用反映肾小管损伤标志物检查作为肾小管—间质疾病诊断和监测的手段,检查指标包括尿低分子蛋白质、尿液中肾小管组织抗原和尿酶等。肾小管重吸收功能检查一般以 α_1-微球蛋白、β_2-微球蛋白和视黄醇结合蛋白等作为评价指标;近端小管损伤还可用 NAG 作为灵敏标志物;髓袢和远端小管损伤以 THP 为标志物。

（二）肾功能检测指标的选择

选择肾功能检测指标时,应注意:① 明确进行肾功能检查的目的,如疾病的早期诊断、预后估计、病情观察或确定治疗方案。② 了解各种指标的检测原理和临床诊断价值。③ 按照所需检查的肾脏病变部位,选择与之相应的功能试验。

（三）检测指标结果对肾功能的评估

评价检查结果时,必须结合患者的病情和其他临床资料,进行全面分析,最后做出判断。

应用肾功能指标评估肾功能时,应注意:① 肾具备强大的储备能力,肾功能检查结果正常时,并不能排除肾脏功能性或器质性损害。② 注意肾脏外因素,如休克、心力衰竭、输尿管梗阻、水肿等的影响。③ 对临床上有可能发生肾脏损害的各种情况,如糖尿病、高血压、感染、药物或化学毒性等,应及时选用有关肾脏早期损伤标志物进行检测,以期早发现、早治疗。④ 损伤或病变可以原发于肾脏,也可为全身性疾病累及肾脏,选择诊断及分析检测结果时,应着眼于患者的整体情况,依据临床表现综合分析诊断。

二、生化检测指标在常见肾脏疾病中的应用

（一）急性肾小球肾炎

肾小球肾炎（glomerulonephritis，GN）可分为原发性肾小球肾炎和继发性肾小球肾炎两类。原发性肾小球肾炎临床可分为急性肾小球肾炎（acute glomerulonephritis，AGN）、急进性肾小球肾炎、慢性肾小球肾炎（chronic glomerulonephritis）及隐匿性肾小球肾炎。各型肾小球肾炎实验室检查见表 20-2。

表 20-2 各型肾小球肾炎实验室检查

标 本	检验项目	急 性	急进性	慢 性	隐匿性
尿液	白细胞	++	+~++	±	±
	红细胞	+~+++	++++	±~++	±~+++
	蛋白	+~+++	++~++++	+~++	+~++
	管型	+~++	+~+++	+	±
	渗透压	↑	↓↑	↓	N
	血红蛋白	N	↓	N、↓	N
血液	尿素,肌酐	↑	↑	N、↑	N
	补体	↓	↓、N	N	N
	总蛋白、清蛋白	N、↓	↓	N	N
	免疫球蛋白	↑	N、↓	N	N
	胆固醇、三酰甘油	N、↑	↑	N	N
	C_{cr}	↓	↓	↓	N
	肾小管功能	N、↓	↓	↓	N

急性肾小球肾炎的实验室表现:① 尿液检测,尿量减少,尿渗量大于 $350 \, mOsm/(kg \cdot H_2O)$;血几乎全部患者均有肾小球性血尿;轻、中度蛋白尿（$1 \sim 3 \, g/24 \, h$）,少数患者为大量蛋白尿（$> 3.5 \, g/24 \, h$）。② 血液检测,血清清蛋白轻度下降;尿钠减少,一般可有轻度高血钾;肾小球滤过功能一过性受损表现为 C_{cr} 降低,而肾血流量多数正常,血清尿素和肌酐轻度增高。

（二）肾病综合征

肾病综合征（nephrotic syndrome，NS）是以大量蛋白尿、低清蛋白血症、严重水肿和高脂血症为特点的综合征，包括多种不同病理类型改变的肾小球疾病，可引起肾小球毛细血管滤过膜通透性损害。

肾病综合征的实验室表现：① 尿液检测，尿蛋白定性≥+++，定量>3.5 g/L，且通常为肾小球性蛋白尿。② 血液检测，血清总蛋白下降；清蛋白<30 g/L，严重时甚至可<10 g/L，血清蛋白电泳表现为肾病型图谱特征，即清蛋白明显下降，α_2-球蛋白和β-球蛋白明显升高；血清 IgG 可明显下降，IgA、IgM 和 IgE 多正常或升高；血清 TC、TG 和 LDL 升高。③ 凝血检测，纤维蛋白原增高、凝血酶原时间缩短、纤维蛋白原降解产物和 D-二聚体增加。

（三）糖尿病肾病

糖尿病性肾病（diabetic nephropathy，DN）指与糖代谢异常有关的糖尿病性肾小球硬化症，临床以糖尿病患者出现持续性蛋白尿为主要标志。

糖尿病性肾病的实验室表现：① 尿液检测，尿清蛋白、β_2-微球蛋白测定是早期糖尿病性肾病的重要指标。② 血液检测，早期可做肾小球滤过测定。临床期糖尿病性肾病可选用肾病综合征的肾功能检查指标。

（四）肾衰竭

肾衰竭（renal failure）是各种原因引起肾功能严重受损而导致水、电解质、酸碱平衡严重紊乱及氮质潴留和其他各系统症状的一系列临床综合征。

1. 急性肾衰竭　　是各种病因引起肾功能急骤、进行性减退而出现的临床综合征。其可分为肾前性急性肾衰竭、肾性急性肾衰竭及肾后性急性肾衰竭三大类。① 肾前性急性肾衰竭是由于循环血容量不足或心排血量降低导致肾循环不良引起的肾衰竭。② 肾性急性肾衰竭是指各种肾实质病变引起的肾衰竭，是急性肾衰竭最常见的类型，其中急性肾小管坏死是典型的急性肾衰竭。③ 肾后性急性肾衰竭是各种尿路梗阻引起的急性梗阻性肾病。其根据临床表现和病程，一般可分为少尿或无尿期、多尿期和恢复期。

急性肾衰竭的实验室表现：① 尿液检测，少尿期尿量<400 mL/24 h；尿比重降低，多在 1.015 以下；尿渗透压低于 350 mOsm/（kg·H_2O）；尿肌酐与尿素降低；尿钠浓度升高，常>40 mmol/L。② 血液检测，C_{cr} 在血肌酐和尿素尚在正常范围时已显著降低，是急性肾小管坏死早期诊断的灵敏指标；血肌酐与尿素升高。

2. 慢性肾衰竭　　是慢性肾功能不全的严重阶段，是指各种肾脏疾病发展至最后阶段，由于肾单位逐渐受损，肾功能缓慢减退至不可逆转的肾衰竭，致使肾脏的基本功能严重受损及与肾脏有关的多种内分泌功能失调，多系统和器官严重受损而引发的一种临床综合征。其可以分为肾功能不全代偿期、肾功能不全失代偿期、肾衰竭期、肾衰竭终末期。

慢性肾衰竭的实验室表现：① 尿液检测，尿比重降低，大多<1.018，甚至固定于 1.010~1.012，最高和最低比重差<0.008，夜尿量大于日尿量。晨尿渗透压大多<450 mOsm/（kg·H_2O）；尿蛋白定性可为+~+++。② 血液检测，总蛋白与清蛋白降低；肌酐、尿素升高；pH 和标准重碳酸盐降低，其降低程度常与肌酐及尿素升高程度有关；血钙降低，血磷升高。肾小球滤过是诊断肾衰竭及评估其程度的最主要的检测指标。

（五）肾小管酸中毒

肾小管性酸中毒是各种原因引起的肾小管泌氢和重吸收 HCO_3^- 功能障碍，从而导致临床出现酸中毒的综合征。其根据发病机制及病变部位不同，临床可分为 4 型：远端肾小管性酸中毒（Ⅰ型肾小管中毒）、近端肾小管性酸中毒（Ⅱ型肾小管中毒）、Ⅰ型肾小管中毒与Ⅱ型肾小管中毒混合型肾小管性酸中毒（Ⅲ型肾小管中毒）、高血钾性全远端肾小管性酸中毒（Ⅳ型肾小管中毒）。

肾小管酸中毒的实验室表现：① 尿液检测，常有少量小分子蛋白；尿 pH 因不同类型肾小管酸中毒而异；尿钾、钠、钙、磷一般均增多，Ⅰ型肾小管中毒［HCO_3^-］降低，Ⅱ型肾小管中毒［HCO_3^-］则升高，Ⅳ型肾小管中毒尿钾减少。② 血液检测：钾（Ⅳ型肾小管中毒除外）、钠、钙、磷降低或正常，血氯增高，pH、标准碳酸氢盐、二氧化碳结合力降低；尿素、肌酐一般无明显升高。血钾和血氯的测定有助于肾小管酸中毒诊断和治疗。肾小管功能可通过酸负荷试验和碱负荷试验进行检查。

本章小结

泌尿功能是肾脏对肾血流中的物质采用肾小球滤过、肾小管重吸收和排泌方式进行处理,并生成尿液排出体外的过程。各种原因引起肾功能损害时,将造成肾脏泌尿功能减退或丧失。肾小球功能检测包括肾清除试验、肾小球滤过功能检测和肾小球屏障功能检测等,肾小球滤过功能主要检测肾小球滤过血液中小分子代谢终产物和小分子蛋白等,肾小球屏障功能主要检测尿中大分子蛋白质。肾小管重吸收功能检测有尿中某物质排出量测定、重吸收率测定或排泄分数测定和最大重吸收量测定等;评价肾近端小管排泌功能的方法有酚红排泄试验和对氨基马尿酸最大排泌量试验。反映远曲小管和集合管功能的常见检查项目有尿比重和尿渗量、渗量溶质清除率、自由水清除率和肾小管酸、碱负荷试验等。临床肾脏疾病有多种,病因及发病机制各有不同,只有充分了解肾功能检测指标和肾脏疾病的关系,才能合理应用和发挥其在肾脏疾病诊断、疗效评估等方面的作用。

(李洪春)

第二十一章　心血管疾病的临床生化检验

心血管疾病(cardiovascular disease，CVD)是以心脏和血管(冠状动脉和主动脉)异常为主的循环系统疾病，包括冠心病、心肌病、动脉粥样硬化、高血压及各种原因导致的心功能不全等。心血管疾病的生化检测在该类疾病的预防、诊断、治疗决策和预后判断中起着重要的作用。

第一节　概述

心血管疾病的种类有很多，与临床实验室关系密切的疾病主要包括冠心病、急性冠状动脉综合征、心力衰竭和高血压。

一、动脉粥样硬化及冠心病

动脉粥样硬化病变首先累及动脉内膜，最常累及主动脉、冠状动脉、脑动脉、肾动脉及周围动脉。当累及冠状动脉时称为冠状动脉粥样硬化性心脏病(coronary atherosclerotic heart disease)。冠心病是冠状动脉性心脏病(coronary artery heart disease，CHD)的简称，指各种原因致冠状动脉狭窄，供血不足而引起的心肌功能障碍和(或)器质性病变。根据缺血的程度不同，临床表现不一，其可分为心绞痛和心肌梗死。心绞痛又分为稳定型心绞痛(stable angina pectoris，SAP)和不稳定型心绞痛(unstable angina pectoris，UAP)。心肌梗死临床上分为急性心肌梗死和陈旧性心肌梗死，以胸痛、胸闷、心慌、出汗烦躁为主要症状。急性心肌梗死是指供应心脏的某支冠状动脉突然完全闭塞，以致血流中断，供血区域的心肌发生缺血、损伤或坏死。患者最突出的症状是由心肌缺血引发的心前区疼痛。1/3以上患者在急性心肌梗死发作前，常会出现持续时间较长的心绞痛，或原有心绞痛频繁发作或程度加重。休息或含服硝酸甘油不能缓解，患者常烦躁不安伴有冷汗，还可出现心律失常、休克或心力衰竭。此外，患者亦可有恶心、呕吐、上腹部疼痛等胃肠道症状。陈旧性心肌梗死为发生在急性心肌梗死半年之后的心肌梗死。

二、急性冠状动脉综合征

急性冠状动脉综合征(acute coronary syndrome，ACS)是以冠状动脉粥样硬化斑块破裂或糜烂，继发完全或不完全闭塞性血栓形成为病理基础的一组临床综合征，包括不稳定心绞痛、非ST段抬高型心肌梗死、ST段抬高型心肌梗死(Q波和非Q波)和心源性猝死。

三、心力衰竭

心力衰竭不是一个独立的疾病，是由心脏结构或功能性疾病所致的心室充盈及射血功能受损的一组临床综合征。其结果是没有足够的血液运输至外周血管，供全身组织代谢需要，从而使血液淤积于肺部和组织，临床表现为呼吸困难、乏力、水肿，活动时加重，严重者可出现心源性休克。心力衰竭分为左心衰竭和右心衰竭。左心衰竭是心脏收缩力减弱，不能排出充足体积的血液以维持血压及组织代谢的需要；右心衰竭多是左心衰竭的结果，心脏无法接受回心血量，大量的血液潴留在静脉中。心力衰竭最常见的原因是急性心肌梗死，80%的急性心肌梗死患者死于心力衰竭、心源性休克。

四、高血压

高血压是一种以体循环动脉收缩期和(或)舒张期血压持续升高为主要特点的全身性疾病。高血压是冠心病和脑血管意外的主要危险因素。WHO对高血压的定义为在未使用降压药物的情况下，非同日3次测量血压，收缩压≥140 mmHg和(或)舒张压≥90 mmHg。收缩压≥140 mmHg和舒张压<90 mmHg为单纯性收缩期高血压。患者既往有高血压史，目前正在使用降压药物，血压虽然低于140/90 mmHg，也诊断为高血压。

高血压按病因可分为原发性高血压和继发性高血压。

原发性高血压是遗传因素和环境因素相互作用所致,占高血压患者的90%~95%,与以下因素有关。

1. **交感神经兴奋性增高**　交感神经兴奋,儿茶酚胺在短期内使心率增快、心脏排血量增加;作用于血管使小血管收缩、外周血管阻力增加,导致血压升高,且能使血管平滑肌增生,维持高血压的慢性状态。

2. **肾素-血管紧张素系统功能增强**　肾素是由肾脏分泌的一种天冬酰基蛋白酶,可催化血管紧张素原(angiotensinogen,AGT)转化为血管紧张素 I(angiotensin I,Ang I),后者在血管紧张素转换酶(angiotensin converting enzyme,ACE)的作用下转化为血管紧张素 II(angiotensin II,Ang II)。血管紧张素 II 是一种强血管收缩剂,可使小动脉平滑肌收缩,外周阻力增加;刺激肾上腺皮质球状带,醛固酮分泌增加;使交感神经兴奋,儿茶酚胺分泌增加,从而导致血压升高。

3. **细胞膜离子转运系统障碍**　遗传因素或内源性钠钾泵抑制剂影响导致钠钾泵活性降低,使得钠外流减少,细胞内钠含量增加。当这种离子转运障碍发生在肾小管上皮细胞时,钠重吸收增加,从而引起水、钠潴留,使血容量增加,心排出量增加,血压升高。

4. **胰岛素抵抗**　胰岛素可促进肾小管对钠的重吸收,使血容量增加,此外高胰岛素可使交感神经活性增加,导致心排出量和外周血管阻力增加。

5. **激肽-前列腺素系统功能不足**　激肽-前列腺素系统是机体内源性降压系统,原发性高血压患者该系统功能不足,肾髓质合成的前列腺素 A 或前列腺素 E 等扩血管物质减少,从而引发高血压。

继发性高血压指作为其他疾病症状的高血压,约占全部高血压的5%。继发性高血压多来源于肾血管性高血压、原发性醛固酮增多症、嗜铬细胞瘤、皮质醇增多症等。

第二节　心血管疾病生化检测指标的检测与评价

目前,心血管疾病临床常用生化检测指标见表21-1。

表 21-1　心血管疾病临床常用生化检测指标

种　类	生　化　项　目
冠心病危险因素	血脂、hs-CRP、同型半胱氨酸、Lp-PLA$_2$
心肌缺血标志物	GP-BB、IMA
急性心肌梗死标志物	cTnT/cTnI、肌红蛋白、肌酸激酶及同工酶(如 CK-MB)、H-FABP
心肌再梗死标志物	肌红蛋白、CK-MB
心力衰竭标志物	BNP、NT-proBNP
高血压相关检测	血尿素、肌酐、CysC、血醛固酮/肾素、血管紧张素、血钾、血脂、血糖、24 h 尿儿茶酚胺或其代谢产物——香草苦杏仁酸、尿微量清蛋白、血和尿 17-羟皮质酮或皮质醇、血游离甲氧基肾上腺素(MN)及甲氧基去甲肾上腺素

一、心肌肌钙蛋白 T/I

肌钙蛋白(troponin,Tn)是横纹肌的结构蛋白,存在于心肌和骨骼肌肌原纤维的细丝中,调节肌肉收缩和舒张的作用。在钙离子作用下,肌钙蛋白通过构型变化调节肌动蛋白和肌球蛋白之间的接触。

肌钙蛋白有 3 种亚型,即慢骨骼肌亚型(ssTn)、快骨骼肌亚型(fsTn)和心肌亚型(cTn),其中,cTn 与两种骨骼肌亚型的差异主要表现在 N 端 40%的氨基酸序列。cTn 不在骨骼肌中表达,具有明显的心脏分布特异性和结构特异性。

心肌主要由心肌纤维细胞组成,心肌纤维细胞的中间为肌原纤维。肌原纤维由许多蛋白微丝组成,分为粗、细两种。粗肌丝由肌球蛋白组成;细肌丝由 3 部分组成,即肌动蛋白、原肌球蛋白和肌钙蛋白。肌动蛋白是由双螺旋形式的 G-肌动蛋白组成,原肌球蛋白环绕在肌动蛋白外面,每隔 40 nm 有一组肌钙蛋白。肌钙蛋白复合体由 3 个亚单位构成,即与原肌球蛋白结合的亚单位(tropotroponin,TnT)、肌钙蛋白抑制亚单位(inhibitor troponin，TnI）及钙结合亚单位（calciumcombiningtroponin，TnC）。心肌肌钙蛋白（cardiac troponin，cTn）主要以心肌肌纤维中细肌丝的结构蛋白形式存在，少量以游离形式（cTnT 的 6%～8%，cTnI 的 2.8%～4.1%）存在于心肌细胞质中。当心肌缺血导致心肌损伤时，首先是在细胞质中游离的少量 cTnT/cTnI 迅速释放进入血液循环，外周血中浓度升高；当长时间严重缺血时，大量复合物形式的 cTnT/cTnI 释放，出现释放高峰。cTnT 在发病后 4 h 内开始升高，24～48 h 达峰值，升高幅度可达参考区间上限的数十倍，5～10 d 恢复正常。而 cTnI 因复合物清除缓慢，需 10～14 d 恢复正常。cTnT 和 cTnI 对急性心肌梗死的诊断价值相似，同一实验室只需要选择一种即可，常用的检测方法有电化学发光免疫分析法、化学发光免疫分析法等。

1. 电化学发光免疫分析法原理　待测样本中的 cTnT 与钌标记的抗 cTnT 的单克隆抗体和生物素化的抗 cTnT 另一位点的单克隆抗体在反应体系中混匀，形成双抗体夹心抗原抗体复合物。加入链霉亲和素包被的磁性微粒与之结合，在磁场的作用下，捕获抗原抗体复合物的磁性微粒被吸附至电极上，各种游离成分被吸弃。电极加压后产生光信号，其强度与样本中一定范围的 cTnT 含量成正比。

2. 方法学评价　目前采用的电化学发光免疫分析法精密度和灵敏度均好，测定速度快，试剂稳定性好，但是成本较高，仪器采用流动比色池，存在交叉污染的可能性。轻度的溶血、脂黄疸标本不影响检测结果。

3. 参考区间　cTnT<0.014 μg/L；cTnI<0.034 μg/L。

二、肌红蛋白

肌红蛋白是一种氧结合蛋白，分子量为 17.8 kDa，广泛存在于骨骼肌和心肌中，约占肌肉中蛋白的 2%。肌红蛋白在心肌中含量较为丰富，且分子量较小，故心肌损伤早期即可大量进入血液中。肌红蛋白对于需冠脉手术的心肌梗死患者的早期诊断价值优于其他标志物。此外，肌红蛋白可以迅速被肾脏清除，肾衰竭的患者特别是晚期患者的血清可能出现异常。

肌红蛋白常采用乳胶增强透射比浊法、电化学发光免疫分析法和非均相免疫法测定。电化学发光免疫分析法灵敏度和准确度均较好，稳定性好，检测速度快，但成本较高。

参考区间：男性为 28～72 μg/L（电化学发光免疫分析法）；肌红蛋白女性为 25～58 μg/L（电化学发光免疫分析法）。

三、肌酸激酶及同工酶

（一）肌酸激酶

肌酸激酶是一种存在于心肌、骨骼肌、肾脏、脑等组织细胞质和线粒体中的激酶，通过可逆地催化 ATP 和肌酸生成 ADP 和磷酸肌酸，参与细胞内能量转运、肌肉收缩等过程。分子量约 86 kDa。肌酸激酶同工酶是由 M 和 B 两个亚基组成的二聚体，形成 CK-BB、CK-MM 和 CK-MB 3 种同工酶和多种分子形式。CK-BB 主要存在于脑组织中，CK-MM 和 CK-MB 存在于各种肌肉组织中。骨骼肌中 98%～99% 的肌酸激酶为 CK-MM，1%～2% 是 CK-MB，而心肌中约 80% 为 CK-MM，CK-MB 可达 15%～25%，与其他组织相比，心肌中 CK-MB 的相对含量较高，因此当检测到血清中 CK-MB 明显升高时，可提示存在心肌损伤。约 6% 的患者血浆中还存在巨肌酸激酶，包括由 CK-BB 和免疫球蛋白形成的复合物（肌酸激酶 1）及 CK-Mt 寡聚体（肌酸激酶 2）。这些分子的抗原性与 CK-MB 不同，不能被抗 M 抗体封闭，因此免疫抑制法检测 CK-MB 的结果偏高。

检测肌酸激酶和 CK-MB 活性的方法很多，如电泳法、酶偶联法及免疫抑制法。酶偶联法的检测原理和方法学评价见本书第十四章。

参考区间：肌酸激酶成年男性为 38～174 U/L；肌酸激酶成年女性为 26～140 U/L（酶偶联法）。

（二）肌酸激酶同工酶质量

CK-MB 质量（CK-MB mass）是检测血液中 CK-MB 酶的浓度水平而非此酶的活力。新一代的方法是采用单克隆抗体测定 CK-MB 质量。

临床常用 CK-MB/肌酸激酶值做鉴别诊断。当 CK-MB 质量浓度和肌酸激酶活性同时测量时，即可求得 CK-MB 质量/肌酸激酶活性，此值称为 CK-MB 百分相对指数（CK-MB percent relative index，%RI）（参考限值 <5%）。当 CK-MB 用酶活性法测定 CK-MB 质量时，即 CK-MB 活性/肌酸激酶活性，此值称为百分指数（%CK-

MB)(参考限值<4%)。急性心肌梗死时,CK-MB/肌酸激酶值显著升高。总肌酸激酶>200 U/L,%CK-MB 为 4%~25%,即可诊断为急性心肌梗死;肌酸激酶>200 U/L,%CK-MB>25%,应考虑有 CK-BB 或巨型肌酸激酶存在。

1. 检测原理　　测定 CK-MB 质量的方法有电化学发光免疫分析法和非均相免疫法等,电化学发光免疫分析法检测原理与 cTnT/cTnI 相似。

2. 方法学评价　　电化学发光免疫分析法测定 CK-MB 质量优点有:① 灵敏度高,能测定出样本中用原有方法不易测出的少量酶。② 特异度高,不受其他物质,如酶抑制剂、激活剂的影响。CK-MB 质量的测定避免了其活性检测中可能遇到的干扰(如巨型肌酸激酶等),具有较好的灵敏度和准确性。其局限性为测定成本高。

3. 参考区间　　电化学发光免疫分析法:男性为<3.61 ng/mL;女性为<4.87 ng/mL。

四、B 型利钠肽及 B 型利钠肽原 N 端肽

心脏除了泵血还可以分泌产生结构相关的肽类激素家族,称为利钠肽(natriuretic peptide, NP),包括 B 型利钠肽(B-type natriuretic peptide)和心房钠尿肽(atrial natriuretic peptide, ANP)。B 型利钠肽又称为脑钠肽(brain natriuretic peptide, BNP),其具有促进尿、尿钠的排泄和扩张血管的作用。心室肌和脑细胞先表达 134 个氨基酸序列的前 BNP 原(pre-pro-BNP),在细胞内水解酶作用下,分解成 108 个氨基酸的前 BNP(pro-BNP)和 26 个氨基酸的信号肽,前者被释放入血。血液中的pro-BNP在肽酶的作用下进一步水解成等摩尔的 BNP 和脑钠肽 N 端肽(NT-pro-BNP),分子量分别为 4 kDa 和 10 kDa,两者均可反应 BNP 的分泌情况。心室血容积增加和左心压力超负荷时即可刺激 BNP 基因的高表达,使得大量 NT-pro-BNP 释放入血。

BNP 的清除主要通过与钠尿肽清除受体结合,继而被胞吞和溶酶体降解,少量通过肾脏清除;而 NT-pro-BNP则通过肾小球滤过清除,因此,肾功能对 NT-pro-BNP 的影响远远大于对 BNP 的影响。NT-pro-BNP 的半衰期约 120 min,远远长于 BNP 的半衰期 22 min,因此,NT-pro-BNP 在心力衰竭患者血中的浓度比 BNP 高 1~10 倍,更有利于心力衰竭的诊断和实验室测定。常用的方法有酶联免疫法、放射免疫分析法、化学发光免疫分析法等。

1. 化学发光免疫分析法检测原理　　待测样本中的 NT-proBNP 与钌标记的抗 NT-pro-BNP 单克隆抗体和生物素化的抗 NT-pro-BNP 另一位点单克隆抗体在反应体系中混匀,形成双抗体夹心抗原抗体复合物。加入链霉亲和素包被的磁珠微粒与之结合,在电磁场的作用下,捕获抗原抗体复合物的磁珠微粒吸附至电极上,各种游离成分被吸弃。电极通电加压后产生光信号,其强度与样本中一定范围内的 NT-pro-BNP 含量成正比。

2. 方法学评价　　该方法操作简单,精密度和灵敏度均较好,检测 NT-pro-BNP 既可以选择血清又可以选择血浆,但 EDTA 抗凝血浆较血清或肝素血浆检测结果低 10%~13%。

3. 参考区间　　NT-pro-BNP<125 pg/mL(<75 岁)、<450 pg/mL(≥75 岁);BNP<100 pg/mL。

五、C-反应蛋白

C-反应蛋白是一种能与肺炎双球菌夹膜 C 多糖物质反应的急性时相反应蛋白。在免疫应答过程中,多种细胞因子如白介素 6(IL-6)、白介素 1β(IL-1β)、肿瘤坏死因子(TNF-2α)可刺激肝脏合成 C-反应蛋白。C-反应蛋白可以激活补体系统,参与炎症反应。

C-反应蛋白在健康人体内多小于 1 mg/L,传统免疫方法(检测限>3 mg/L)无法检测,必须用增强型 C-反应蛋白检测方法(检测限可达 0.1 mg/L)才能得知。临床上,常将 C-反应蛋白低于 3 mg/L 时称为高敏 C-反应蛋白(high sensitivity CRP, hs-CRP),能够对此低浓度 C-反应蛋白进行检测的试剂(方法)即为高敏 C-反应蛋白试剂(方法)。多次检测血 C-反应蛋白>3 mg/L 是炎症持续存在的信号,提示存在动脉粥样硬化的风险;若 C-反应蛋白>10 mg/L,则表明可能存在其他感染,应控制感染后再次检测,进一步排除心血管炎症性病变。

1. 检测原理　　样本与试剂混合,试剂中抗体标记乳胶微球与样本中 C-反应蛋白产生凝集反应,导致溶液浊度增加,通过比浊度分析获得样本中 C-反应蛋白浓度。

2. 方法学评价　　目前,用于全自动生化分析仪的透射比浊法检测 C-反应蛋白的试剂分普通 C-反应蛋白和高敏 C-反应蛋白,前者有较宽的线性范围,后者有较高的灵敏度。

3. 参考区间　　C-反应蛋白<1 mg/L。

六、脂蛋白相关磷脂酶 A₂

脂蛋白相关磷脂酶 A₂（Lp-PLA₂）是磷脂酶 A₂（phospholipase A₂，PLA₂）超家族中的一员，分子量约为 45.4 kDa，根据其存在部位、底物特异性、辅助因子的需求等分为分泌型磷脂酶 A₂（sPLA₂）、胞质型磷脂酶 A₂（cPLA₂）和非钙离子依赖型磷脂酶 A₂（iPLA₂）。Lp-PLA₂属于 iPLA₂，主要由巨噬细胞和淋巴细胞产生。

LDL 尤其是 ox-LDL 沉积于血管壁是动脉粥样硬化发生的一个关键步骤。LDL 氧化的早期结果是氧化卵磷脂的快速降解，产生大量的溶血卵磷脂和游离脂肪酸，这些产物都是强有力的炎症介质，可以引起内皮障碍，导致慢性炎症，加速动脉粥样硬化的进程。而循环中的 Lp-PLA₂主要与 LDL 结合，Lp-PLA₂是唯一可以降解氧化卵磷脂的酶，因此在 LDL 氧化潴留到动脉粥样硬化形成的过程中，LDL 相关的 Lp-PLA₂起了重要作用。任何导致 Lp-PLA₂活性降低的因素都可降低冠心病的发病风险。

1. 免疫比浊法检测原理　　样本中 Lp-PLA₂在磷酸盐缓冲系统中与试剂中抗人 Lp-PLA₂单克隆抗体的致敏乳胶颗粒发生抗原抗体反应，在促聚剂聚乙二醇作用下产生凝集使浊度上升，在 546 nm 波长检测反应液吸光度的变化，其变化程度与样本中 Lp-PLA₂含量成正比。

2. 方法学评价　　操作简单，灵敏度和精密度较好，无明显干扰，试剂稳定。

3. 参考区间　　女性：120~342 μg/L；男性：131~376 μg/L。

七、同型半胱氨酸

同型半胱氨酸是甲硫氨酸代谢过程中的中间产物。正常时血液中的同型半胱氨酸在酶、维生素 B₆、叶酸的参与下，通过转甲基、转硫基等过程再次转化为蛋氨酸或胱硫醚。正常情况下，同型半胱氨酸的合成和代谢保持着平衡。若上述反应障碍时，同型半胱氨酸开始积聚并进入血液循环，形成高同型半胱氨酸血症。高水平的同型半胱氨酸可损伤血管内壁，使血管平滑肌增生，使血管内膜增厚、粗糙，从而导致管腔狭窄、阻塞而呈现高凝状态，引起动脉粥样硬化和冠心病。同型半胱氨酸常用的检测方法有循环酶法和化学发光免疫分析法。

1. 化学发光免疫分析法原理　　采用一步法免疫检测，运用 Chemiflex 技术，即化学免疫分析技术与灵活的检测模式相结合定量测定血清或血浆中的总同型半胱氨酸。结合或二聚化的同型半胱氨酸（氧化型）在二硫苏糖醇（DDT）作用下还原为游离同型半胱氨酸。足量腺苷存在的条件下，游离同型半胱氨酸被重组的 S-腺苷同型半胱氨酸水解酶转化为 S-腺苷同型半胱氨酸，S-腺苷同型半胱氨酸与吖啶酯标记的 S-腺苷同型半胱氨酸竞争与微粒子结合的单克隆抗体。经冲洗和磁选分离后，将预激发液和激发液加入反应混合物中。测定化学发光反应的结果，以相对发光单位表示。样本中的同型半胱氨酸含量在一定范围内和光学系统检测到的相对发光单位值之间成反比。

2. 方法学评价　　化学发光免疫分析法应用特异性单克隆技术，方法快捷、操作简单、自动化程度高，具有良好的精密度和准确度，为临床常用方法。

3. 参考区间　　男性：5.46~16.20 μmol/L；女性：4.44~13.56 μmol/L。

八、高血压相关检测

高血压的实验室检测主要是为了明确引起血压升高的原因；鉴别原发性高血压和继发性高血压；明确是否存在并发症，如高脂血症、糖尿病明确高血压是属于高容量性的还是高动力性，以便指导临床用药。

高血压常见的实验室检测指标有血尿素、肌酐、CysC、血醛固酮/肾素、血管紧张素、血钾、血脂、血糖、24 h 尿儿茶酚胺或其代谢产物-香草苦杏仁酸（VMA）、尿微量清蛋白、血和尿 17-羟皮质酮或皮质醇、血游离甲氧基肾上腺素（MN）及甲氧基去甲肾上腺素（NMN）等。血钾和尿微量清蛋白常用作继发性高血压的筛查项目，怀疑有高血压的患者可针对性地选择上述指标。

九、其他

（一）脂肪酸结合蛋白

脂肪酸结合蛋白（fatty acid binding protein，FABP）是一种分子量为 15 kDa 的细胞内蛋白，广泛分布在心脏、骨骼肌、肠、肝脏、脑和表皮组织中。FABP 有 9 种亚型，其中心肌型脂肪酸结合蛋白（H-FABP）在心脏中含量丰富,存在于心肌细胞质中,在心肌损伤后释放入血液。急性心肌梗死时,血清 H-FABP 在胸痛发生后 4.5 h 即出现显著升高,8.5 h 左右达到峰值,已逐渐被认为是心肌梗死早期诊断的重要生化指标之一。

(二)糖原磷酸化酶

糖原磷酸化酶(glycogen phosphorylase,GP)是催化糖原分解生成 1-磷酸葡萄糖的酶,有 3 种同工酶,分别为 GP-BB、GP-LL 和 GP-MM。其中,GP-BB 主要存在于脑和心肌,分子量为 18.8 kDa。脑组织逸出的 GP-BB 不能通过血脑屏障进入血液,因此血液中的 GP-BB 主要来自心肌。当心肌缺血缺氧时,细胞膜因缺氧而通透性增加,GP-BB 便大量逸出进入血浆,因此,GP-BB 可作为反映心肌缺血缺氧的良好指标,可用于发现早期心肌缺血性损伤。急性心肌梗死发作 2~3 h GP-BB 即升高,敏感度略高于肌红蛋白。胸痛发作 4 h 内,GP-BB 对于急性心肌梗死和不稳定型心绞痛诊断的敏感度优于肌酸激酶、CK-MB 和 cTnT,阳性预测值可达 94%。

(三)缺血修饰性清蛋白

健康人血清清蛋白氨基末端序列可与部分金属离子结合,包括铜、钴、镍。这种结合易受生化因素的影响而被降解。发生缺血时,血清清蛋白的氨基末端序列被自由基破坏,从而导致其与过渡金属的结合能力发生改变,这种因缺血而发生与过渡金属结合能力改变的清蛋白称为缺血修饰性清蛋白(ischemia modified albu min,IMA)。IMA 在心肌发生缺血后几分钟内即可升高,比其他反映心肌梗死的指标,如肌酸激酶、CK-MB、肌红蛋白、cTn 更早出现变化。IMA 作为早期心肌缺血的标志物,用于辅助诊断低危患者 ACS。

第三节 心血管疾病生化检测指标的临床应用

长期以来,心血管疾病一直严重威胁着人类的健康,因此,如何正确将生化指标用于评估心血管疾病的风险,并作为心血管疾病的诊断、危险分层、治疗效果的监测与评价、预后判断等十分重要。

一、冠心病的危险因素

目前认为,冠心病是多基因相关疾病,是由遗传因素和环境因素共同作用的结果。迄今,已发现百余种因素与冠心病的发病有关,这些因素称为冠心病的危险因素。这些因素包括年龄、性别、高血压、糖尿病、高血脂、吸烟、高敏 C-反应蛋白、巨细胞病毒、肺炎衣原体、细胞免疫功能异常、促凝危险因素、高同型半胱氨酸血症、高尿酸血症、LP(a)及精神应激等。其中最有价值并可及早指导预防和治疗的是高血脂、高敏 C-反应蛋白、凝血因子异常。

血清脂质主要包括 TG、TC、HDL-C、LDL-C、ApoA、ApoB100、LP(a)等。除了 HDL-C 与冠心病的发生风险呈负相关外,其他各项指标水平升高均提示冠心病发生的风险增加,而 TC/HDL-C 值升高比单独的 TC 升高能更准确地预测冠心病的发生,TC/HDL-C 值大于 5 时,冠心病的发病率急剧升高。

高敏 C-反应蛋白是一种独立的心血管疾病预测指标,其预测价值明显高于血脂、脂蛋白、纤维蛋白原等。但高敏 C-反应蛋白是非特异性的,需排除其他感染、组织损伤、恶性肿瘤等疾病。

Lp-PLA$_2$是一个新的独立的预测冠心病的危险因素,其与动脉粥样硬化关系密切,可促进其发生和发展,因此检测血中 Lp-PLA$_2$水平可以识别冠心病的高危个体。Lp-PLA$_2$不仅作为冠心病的危险标志物,还可能为心血管疾病的治疗提供一个新的靶点,通过降低其活性以抗动脉粥样硬化。

同型半胱氨酸与动脉粥样硬化和冠心病的危险性成正比,是动脉粥样硬化所致心血管疾病的独立危险因素。同型半胱氨酸水平升高见于动脉粥样硬化和心肌梗死、中枢血管疾病、外周血管疾病、脑卒中、痴呆症和糖尿病的并发症等。

二、ACS 相关标志物

ACS 是由急性心肌缺血引起的一组临床综合征,分为非 ST 段抬高型 ACS(No-ST-segment elevation acute coronary syndrome,NSTE-ACS)和急性 ST 段抬高型心肌梗死。cTnT 是能预测 ACS 短期、中期甚至长期结局的一种独立的预后诊断标志物,欧洲心脏病学会(European society of cardiology,ESC)在 2011 年颁布的《NSTE-

ACS 诊治指南》中已将高敏-cTn(hs-cTn)作为 ACS 诊断和危险分层的主要依据。对 hs-cTn 进行 0 h 和 3 h 快速检测,可对 NSTE-ACS 进行快速诊断和排除。若 0 h 检测 hs-cTn 小于正常上限值,可于 3 h 再次检测,若仍小于正常上限值,可排除 ACS,若高于正常上限值,结合临床表现可采取治疗措施。

H-FABP 在急性心肌缺血时具有敏感度高、检测时间早等优点,有助于 ACS 的早期诊断。IMA 结合心电图和肌钙蛋白检测结果,有助于 ACS 的早期诊断和早期干预治疗,改善患者的预后和减少病死率。

三、心肌梗死相关指标

炎症、缺血及负荷过重等因素均可导致心肌损伤。临床应用反映心肌损伤的理想标志物,应具有以下特点:① 具有高度的心脏特异性;② 心肌损伤后浓度迅速升高,且持续时间较长;③ 检测方法简便迅速;④ 其临床应用价值已由临床证实。

cTnT/cTnI 是诊断急性心肌梗死的确定性标志物,在发病的 4 h 内即可测得,24~48 h 达高峰,峰值可达参考值的 30~40 倍,且随着疾病的发展持续释放入血,升高持续时间长达 2 周,有很长的诊断窗口期。cTnT 在判断微小心肌损伤方面也有价值。CK-MB 对不稳定型心绞痛患者发生的微小心肌损伤常不敏感,阳性率低,仅为8%,而 cTnT 对不稳定型心绞痛的阳性率可达 39%。cTnT 还可用于评价溶栓疗法成功与否,其价值优于CK-MB 和肌红蛋白,如果联合 12 导联心电图的 S-T 段变化,效果更佳。

肌红蛋白水平在急性心肌梗死发生 1 h 后,血液中肌红蛋白水平即可高于参考区间上限,6~9 h 达高峰,24~36 h 可恢复至正常水平。心肌损伤后血中的肌红蛋白升高早于其他心肌损伤标志物,其常作为早期排除急性心肌梗死的诊断指标,阴性预测价值为 100%。肌红蛋白的特异度不高,其阳性结果必须通过肌钙蛋白检测来确认。由于肌红蛋白消除很快,因而也是判断心肌成功再灌注或发生再梗死的良好指标,再梗死发生后,血清可出现新的肌红蛋白浓度峰。

血清 CK-MB 质量升高常见于肌肉损伤,通常用于心肌梗死的诊断。CK-MB 在发生急性心肌梗死后 3~8 h,可在血液中检测到浓度的升高,24 h 达峰值,48~72 h 恢复正常。在急性心肌梗死发作 6 h 以前和 36 h 以后敏感度较低,对心肌微小损伤不敏感。肌酸激酶及 CK-MB 也常用于观察再灌注的效果,因冲洗现象,溶栓成功后几小时内还会继续升高,之后出现明显下降。在其他的一些疾病中,如脑卒中、横纹肌溶解症,也可发现 CK-MB 质量的升高,因此 CK-MB 的敏感度和特异度均不高。

血浆 H-FABP 在急性心肌梗死发生 0.5~2 h 开始升高,约 6 h 达高峰,12~24 h 恢复正常。H-FABP 作为急性心肌梗死的早期诊断指标,其敏感度等于甚至优于肌红蛋白。血清 GP-BB 升高可用于心肌缺血或坏死的早期诊断,急性心肌梗死发作后 0.5 h 即可显著升高。心肌缺血发作 5~10 min 血中 IMA 浓度即可升高,2~6 h 达峰值,12~24 h 基本恢复正常。作为评估心肌缺血的早期诊断指标,IMA 值的高低与心肌缺血的程度相关。

传统的心肌酶谱中的 AST、LDH 及其同工酶,由于其特异度低,血中出现时间及达峰时间均较迟,临床应用价值较低,已不作为诊断心肌梗死的标志物。

四、心功能不全标志物

心功能不全(cardiac insufficiency)是指各种原因导致的心脏泵血功能不足。当心功能不全失代偿后,出现全身组织器官血灌注不足及肺循环/体循环静脉淤血等临床综合征,即心力衰竭。

血清(浆)BNP 和 NT-pro-BNP 水平是预测心力衰竭发生危险性及诊断心力衰竭的较佳标志物,可用于急性状态下心力衰竭症状和体征不典型的患者或非急性状态下疑似有心力衰竭症状和体征的患者进行心力衰竭的排除或确认。患者出现心力衰竭时,血清(浆)BNP 和 NT-pro-BNP 水平升高;当心力衰竭通过治疗得到控制时,其血清 NT-pro-BNP 水平下降但仍高于正常人。NT-pro-BNP 具有很高的阴性预测价值。此外,NT-pro-BNP的浓度可鉴别诊断有呼吸困难的慢性心力衰竭和肺部疾病。呼吸困难患者的心力衰竭的 BNP 检测临界值为 100 pg/mL,而 NT-pro-BNP 检测临界值男女两性 75 岁以下均为 125 pg/mL,75 岁以上为 450 pg/mL。当 BNP 浓度在 100~300 pg/mL 时提示患者有发生心力衰竭的风险;BNP 浓度大于 300 pg/mL 提示轻度心力衰竭。大于 600 pg/mL 提示中度心力衰竭;大于 900 pg/mL 提示重度心力衰竭。

临床上 BNP 和 NT-pro-BNP 的测定在心功能不全中主要用于辅助诊断充血性心力衰竭(congestive heart failure, CHF)诊断和心功能分级及疗效评估、心力衰竭的风险分级和预后评估、呼吸困难的鉴别诊断。血浆 BNP100 ng/L 或 NT-pro-BNP 400 ng/L 为临界值,其对 CHF 有很好的阴性预测性和阳性预测性。缺点在于它们是容量依赖性激素,任何导致水钠潴留、血容量增加的疾病都可导致其升高,如皮质醇增多症、原发性醛固酮增多症、肝硬化、肾衰竭等,因此 BNP 和 NT-pro-BNP 不能作为心力衰竭的唯一诊断指标。

五、高血压相关指标

高血压是一种多基因遗传病,主要通过血流动力学改变和内皮细胞的直接损伤促进动脉粥样硬化的发生和发展,诱发和加剧心脑血管疾病和肾脏疾病。

原发性高血压的常用生化检测指标为肾素。肾素临床应与醛固酮同时测定,以此来鉴别高血压、醛固酮增多症和 ACEI 治疗的高血压。除此之外还有相关的基因检测,包括高血压易感位点 2 号染色体 2q14-23 区段中的血管紧张素原基因、血管紧张素转换酶基因、血管紧张素 II 的 I 型受体基因等及血管活性物质。还可检测 24 h 尿儿茶酚胺或其代谢产物——香草苦杏仁酸、电解质等。

继发性高血压主要根据原发疾病的实验室诊断指标和血压升高做出判断。

本章小结

心血管疾病的主要病理学基础是动脉粥样硬化。其中急性心肌梗死是临床常见的致命性疾病。急性心肌梗死的实验室诊断指标包括 TnT/cTnI、肌红蛋白、肌酸激酶及同工酶(如 CK-MB)、H-FABP 等,cTnT/cTnI 是诊断急性心肌梗死的首选指标,肌红蛋白、H-FABP 是早期诊断的指标,肌酸激酶同工酶、IMA 对诊断也有一定参考价值。BNP 和 NT-pro-BNP 可用于急性情况下排除或者确认症状不典型的心力衰竭患者;但不可作为心力衰竭的唯一诊断指标,NT-pro-BNP 具有很高的阴性预测价值,NT-pro-BNP 和 BNP 正常可排除心力衰竭,此外,NT-pro-BNP 的浓度可用于判断心力衰竭的严重程度。高血压相关生化检验重点在于明确病因及病情严重程度、是否存在并发症,有利于根据个体特点选用相应的药物及疗效观察,提高治疗水平。高敏 C-反应蛋白、同型半胱氨酸、血清脂质[包括 TC、TG、HDL-C、LDL-C、ApoA、ApoB、LP(a)]等的检测可作为心脑血管疾病风险的预测指标。

(徐　娜)

第二十二章 内分泌疾病的临床生化检验

内分泌系统通过精细的调节机制来维护各系统的功能和内环境的稳定,如果内分泌调控出现障碍,就会造成内分泌失调和功能紊乱。临床实验室检测结果对于内分泌疾病的诊断、鉴别诊断及疗效监测具有重要意义。

第一节 概述

内分泌系统通过分泌激素发挥其调节作用,下丘脑-垂体-内分泌腺/细胞调节轴介导了激素的多种反馈/负反馈调节。

一、内分泌及调控

内分泌系统是由内分泌腺(如垂体、甲状腺)及某些脏器中具有内分泌功能的细胞组成的一个体液调节系统,它与神经系统共同调节机体的各种代谢过程,维持内环境的稳定。在内分泌系统的调控作用下,激素一般以相对恒定的速度或一定节律释放。释放的激素传送到靶细胞的方式主要有 3 种:① 远距分泌,即经过血液循环运输到远距离的靶细胞发挥调节作用。② 旁分泌,通过扩散进入周围组织液而作用于邻近细胞。③ 神经分泌,下丘脑某些神经元分泌的神经激素沿神经纤维轴浆运输到神经垂体或经垂体门脉运输到腺垂体。正常情况下,各种激素保持动态平衡,内分泌调控障碍导致激素分泌过多或过少可造成内分泌失调,引起相应的临床表现。

二、激素的概念、分类及反馈调节

(一)激素的概念

激素是由内分泌细胞合成和分泌的信息分子,经血液循环运送到全身,对特定的靶器官、靶细胞产生特定的生物学效应。靶细胞具有与激素特异结合的受体,受体可将激素信息转化成为启动细胞内化学反应的信号。

(二)激素的分类

1. 根据化学本质分类 可将激素分为:① 氨基酸衍生物类,如甲状腺激素。② 肽及蛋白质类,如促甲状腺激素(thyroxin stimulating hormone,TSH)、胰岛素。③ 类固醇类,如皮质醇。④ 脂肪酸衍生物类,如前列腺素等。

2. 根据受体在细胞的定位分类 激素根据受体在细胞内的定位可分为两类:① 膜受体激素,激素多是亲水性的,包括肽、蛋白类及氨基酸衍生物类激素等。② 核受体激素,激素多为脂溶性的,包括类固醇类激素、甲状腺激素等。

(三)激素的反馈调节

体内激素的合成和分泌受神经系统直接或间接支配,下丘脑-垂体-内分泌腺/细胞调节轴进行的多种反馈调节是激素调控的最重要机制,包括下丘脑-垂体-甲状腺轴、下丘脑-垂体-肾上腺皮质轴和下丘脑-垂体-性腺轴等。下丘脑激素促进腺垂体合成和分泌激素,腺垂体激素促进内分泌腺合成和分泌激素,下丘脑、腺垂体及靶腺又可以通过负反馈(超短反馈、短反馈及长反馈)抑制其上游相应激素的分泌。该系统任一环节异常均可导致体内激素水平紊乱,从而产生相应的内分泌疾病(图 22-1)。

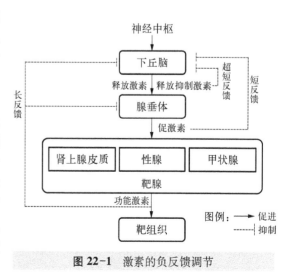

图 22-1 激素的负反馈调节

三、不同腺体激素的分泌与调节

(一)下丘脑垂体激素与调节

下丘脑与垂体在结构和功能上紧密相关,下丘脑特化神经细胞可分泌多种控制腺垂体激素的释放激素和抑制激素。下丘脑视上核及视旁核神经元也可以合成和分泌抗利尿激素和催产素运送到神经垂体储藏,需要时再释放入血液循环。

1. 下丘脑激素　下丘脑可分泌多种控制腺垂体激素释放的调节性激素,按功能分为释放激素与抑制激素,多呈间歇式或脉冲式分泌(表 22-1)。

表 22-1　下丘脑分泌的调节激素及其靶细胞和调控的相应激素

下丘脑激素	腺垂体靶细胞	调节的激素
促肾上腺皮质激素释放激素(CRH)	促肾上腺皮质激素细胞	ACTH
促甲状腺激素释放激素(TRH)	促甲状腺激素细胞	TSH、生长激素、FSH、PRL
生长激素释放激素(GHRH)	促生长激素细胞	生长激素
生长激素释放抑制激素(GHRIH)	促生长激素细胞	生长激素、TSH、ACTH、PRL
促性腺激素释放激素(GnRH)	促性腺激素细胞	LH、FSH、PRL
催乳素释放激素(PRRH)	催乳素细胞	PRL
催乳素释放抑制激素(PRIH)	催乳素细胞	PRL

2. 垂体激素　垂体在组织学上分为神经垂体(垂体后叶)和腺垂体(垂体前叶),相应分泌的激素为神经垂体激素和腺垂体激素,这些激素均为肽或糖蛋白。神经垂体储存的激素是抗利尿激素和催产素,机体需要时将其释放入血发挥生理效应。抗利尿激素具有强烈的抗利尿作用,催产素对具有子宫收缩作用和使乳腺肌纤维收缩而促进泌乳的作用。表 22-2 概括了重要的腺垂体激素及其调控的靶器官/组织及分泌的激素。

表 22-2　重要腺垂体激素与调控的靶器官/组织及分泌的激素

腺垂体激素	靶器官/组织	靶器官/组织分泌的激素
ACTH	肾上腺皮质的束状带和网状带	皮质醇
TSH	甲状腺滤泡细胞	T_3 和 T_4
生长激素	肝和其他组织	IGF-I、IGHBP-3
LH、FSH	生殖腺	性激素和抑制素
PRL	乳腺	无

注:IGF-1 为胰岛素样生长因子-1;IGHBP-3 为胰岛素样生长因子结合蛋白-3。

3. 下丘脑-垂体激素分泌的调节　主要受中枢神经系统和体液因素的反馈调节。中枢神经系统通过下丘脑、垂体到达外周腺体,通过靶组织发挥生理效应。反馈调节系统是内分泌系统中重要的自我调节机制,通过正反馈或负反馈的调节,维持激素的基础分泌。

(二)甲状腺激素的分泌与调节

甲状腺是一个蝴蝶形的腺体,分为左、右两叶,通过甲状腺峡相连。甲状腺滤泡或腺泡是甲状腺分泌的单位。每个滤泡都由单层排列的上皮细胞和被上皮细胞环绕的富含甲状腺球蛋白(thyroglobulin, Tg)的胶质构成。

1. 甲状腺激素合成与分泌　甲状腺分泌的激素包括甲状腺素(thyroxine, T_4)(L-3,5,3′,5′-四碘甲状腺原氨酸)和少量三碘甲状腺原氨酸(triiodothyronine, T_3)(L-3,5,3′-三碘甲状腺原氨酸),它们都是含碘的氨基酸衍生物。

甲状腺滤泡上皮细胞可通过细胞膜上的碘泵主动摄取血浆中的碘并将其转变生成活性碘。活性碘与存在于甲状腺滤泡上皮细胞内的甲状腺球蛋白上的酪氨酸残基结合(碘化),逐步缩合生成 T_4、T_3。在垂体分泌的 TSH 作用下,甲状腺球蛋白被蛋白酶水解,释放出 T_4、T_3,扩散入血。

2. 甲状腺素的运输与代谢　血浆中的甲状腺激素 T_4、T_3 绝大部分与甲状腺素结合球蛋白(thyroxin

binding globulin, TBG)结合而运输;仅有占血浆中总量0.1%~0.3%的T_3和0.02%~0.05%的T_4为游离的,但只有游离的甲状腺激素才具有生物学活性。正常甲状腺激素总活性的2/3是由T_3体现的。血液中的T_3近80%来自T_4外周脱碘。如果T_4在5位上脱碘,则生成反T_3(reverse T_3, rT_3)(L-3,3′,5′-三碘甲状腺原氨酸),rT_3基本没有甲状腺激素的生理活性,但在甲状腺疾病和许多非甲状腺疾病时其血浆中浓度有病理意义的变化。

(三)肾上腺激素的分泌与调节

肾上腺位于肾的上缘,腺体呈锥形,单个腺体重4 g,由外部的皮质区和内部的髓质区组成。皮质区的包膜下由外到内分别是球状带、束状带和网状带。肾上腺皮质的细胞可以合成甾体激素,肾上腺髓质分泌儿茶酚胺类激素。

1. 肾上腺髓质激素 主要包括肾上腺素、去甲肾上腺素及多巴胺(dopamine, DA)。这3种具有生物学活性的物质在化学结构中均含有儿茶酚(邻苯二酚)及连接在其结构上的乙胺侧链,且生理功能也有许多共同点,故统称为儿茶酚胺。

肾上腺素和去甲肾上腺素的代谢终产物是3-甲氧基-4-羟苦杏仁酸,又称香草扁桃酸(vanillyl mandelic acid, VMA),多巴胺的代谢终产物为3-甲氧-4-羟基乙酸,即(高香草酸,homovanillic acid, HVA)。大部分香草扁桃酸和高香草酸与葡萄糖醛酸或硫酸结合后,随尿排出体外。

2. 肾上腺皮质激素 人体肾上腺皮质主要分泌3种甾体激素:盐皮质激素、糖皮质激素和性激素,均属类固醇激素,在体内以胆固醇为原料,经过系列酶促反应合成。肾上腺皮质激素的合成和分泌主要受下丘脑-垂体-肾上腺皮质调节轴的控制。肾上腺皮质激素释放入血后,主要与血浆中的皮质类固醇结合球蛋白(corticosteroid-binding globulin, CBG)可逆性结合。

(四)性激素的分泌与调节

性激素分为雄性激素和雌性激素(雌激素和孕激素)两大类。性激素除少量由肾上腺皮质产生外,男性主要在睾丸生成,女性在非妊娠期主要由卵巢产生,在妊娠期主要由胎盘合成和分泌。性激素除在性器官的发育、正常形态和功能的维持上发挥重要作用外,还广泛参与体内的代谢调节。该类激素的合成和分泌主要由下丘脑-垂体-卵巢或下丘脑-垂体-睾丸内分泌轴调控。

第二节 内分泌疾病生化检测指标的检测与评价

内分泌疾病的实验诊断目的很明确,第一是要确定患者是否存在某一内分泌功能紊乱;第二则是如果存在紊乱,要进一步确定病变的部位和性质。

有关内分泌疾病的临床生化诊断方法主要有3类:① 激素所调节的生理生化过程的检测;② 直接检测体液中某激素的浓度或代谢产物浓度;③ 动态功能试验,对调节系统的某一环节施用刺激性或抑制性药物,分别测定用药前后相应靶激素水平的动态变化,对确定导致内分泌紊乱的病变部位(环节)很有价值。另外,对于激素的检测,连续动态观察比一次测定结果的可靠性要高;多项指标的联合检查比单项检查的阳性率高。但所选指标应不相关,一般选择配对激素或调节激素。值得注意的是影响内分泌疾病实验室诊断的因素较多,如生物节律变化、年龄、药物、妊娠等,而且标本的采集时间、身体姿势、运动状态、饮食和生活习惯、实验方法等均可对检测结果产生影响。因此,在诊断内分泌疾病时,实验室检查结果应密切结合临床表现进行分析。

一、下丘脑-垂体功能指标

(一)生长激素

生长激素是由腺垂体嗜酸粒细胞分泌的有191个氨基酸残基组成的直链多肽类激素,分子量为21.5 kDa。生长激素的分泌受下丘脑释放的GHRH和GHIH调节。运动、生理或心理应激、低血糖及激素(如睾酮、雌激素、甲状腺素)升高,都会引起生长激素分泌增加。生长激素生理作用是在成年前促进长骨生长,参与代谢调节,加速RNA、DNA及蛋白黏多糖合成及软骨细胞分裂增殖。

1. 检测原理 多采用化学发光免疫分析法。因单次测定结果意义有限,多配合生长激素运动兴奋实验,剧烈运动及可能存在的血糖水平偏低均可刺激垂体释放生长激素,故在空腹取血之后,使患者剧烈运动20~

30 min,运动结束后 20~30 min 取血,检测二次血标本中的生长激素含量并作对比。血浆生长激素值较对照组明显升高或≥20 mU/L 可排除生长激素缺乏,但低于 20 mU/L 不能确诊生长激素缺乏,应做进一步检查。

2. 方法学评价　　使用新鲜血清或肝素血浆,一般在清晨起床前安静平卧时采集样本。由于生长激素的分泌存在昼夜节律,夜间熟睡后 1 h 左右分泌最多,因此在诊断生长激素缺乏症时最好在患者熟睡后 1~1.5 h 取血。若不能在 8 h 内测定,4~8℃血清可保存 2 d,延长保存需在-20℃下低温冰冻,避免反复冻融。临床应用中,要特别注意不同时间段的变化规律和取样时间。

3. 参考区间　　成人<94.92 μmol/L。

（二）催乳素

催乳素(prolactin,PRL)又称泌乳素,是由腺垂体内的 PRL 细胞分泌的含 199 个氨基酸残基的单链多肽,可促进乳汁分泌,诱导乳腺导管生长和促进乳腺小叶腺泡发育。PRL 分泌的调节主要是受下丘脑 PRIH 的控制,其是唯一的在正常生理条件下处于抑制状态的腺垂体激素。PRRH、GHRH、促甲状腺激素释放激素(TRH)、雌激素及吸吮、应激与睡眠等因素均可通过不同途径促进 PRL 的分泌。PRL 的分泌也有昼夜节律变化,一般 23:00~次晨 5:00 达高峰。人血浆 PRL 的半衰期为 15~20 min。

1. 检测方法　　主要采用化学发光免疫分析,也可用 ELISA 法测定。

2. 方法学评价　　使用新鲜的血清或肝素血浆,溶血或脂血有影响。PRL 分泌具有生物节律性,即 PRL 的浓度白天逐渐下降,仅为清晨时一半,睡眠后又逐渐升高,清晨达到最高峰。故标本应在上午 8:00~10:00 采集。应激或对乳头的刺激均可导致泌乳素浓度升高到高泌乳素血症的范围,故标本采集不应在妇科检查后(应激)或已对泌乳素治疗后进行。

3. 参考区间　　成人<400 mU/L。

二、甲状腺功能指标

甲状腺功能紊乱的常见检测指标有:① 激素类,包括 TSH、总 T_3(total T_3,TT_3),总 T_4(total T_4,TT_4)、游离 T_3(free T_3,FT_3)、游离 T_4(free T_4,FT_4)、rT_3 等。② 血清结合蛋白类,如甲状腺素结合球蛋白。③ 自身抗体类,主要有抗甲状腺球蛋白抗体(thyroglobulin antibodies,TGAb)、微粒体自身抗体(TMAb)、甲状腺过氧化物酶抗体(thyroid peroxidase antibodies,TPOAb)、TSH 受体自身抗体(TRAb)等。④ 其他激素和甲状腺相关蛋白,包括促 TRH、甲状腺球蛋白、CT 等。

（一）血清 TT_4 和 TT_3

血清 TT_4 的增加见于甲状腺功能亢进和甲状腺素结合球蛋白增加,TT_4 降低见于甲状腺功能减退、甲状腺素结合球蛋白减少、甲状腺炎、药物影响(如服用糖皮质激素等)。但 TT_4 的水平受甲状腺素结合球蛋白及其结合力等因素的影响。血清中甲状腺素结合球蛋白在妊娠、病毒性肝炎和服用雌激素、避孕药等情况下增高,TT_4 也相应增高。血清中甲状腺素结合球蛋白在低蛋白血症、应用雄激素或泼尼松时降低,TT_4 也降低。

1. 检测方法　　早期多用 ^{125}I 标记 TT_3 或 TT_4 的放射免疫分析法测定,现多用酶免疫分析法、化学发光免疫分析法、时间分辨免疫荧光法、电化学发光免疫分析法。

2. 方法学评价　　标本为血清。取血后应尽快分离血清,一般不超过 2 h。在 4℃存放,24 h 内测定,否则需-20℃保存。患者在做血清 TT_4 测定前如口服甲状腺片及血标本放置时间过长均可使 TT_4 结果增高;若标本有明显溶血则可使 TT_4 下降。在测定 TT_4、TT_3 时,血清需用 8-苯胺-1-萘磺酸(ANS)及巴比妥缓冲液等预处理,使与血浆蛋白结合的 T_4、T_3 解离出后再测定。化学发光免疫分析法具有灵敏度高、特异度高、方法稳定、检测范围宽、操作简单、自动化程度高等优点,但其易受溶血、脂血等的影响。电化学发光分析法干扰因素少,但过程较复杂。放射免疫分析法影响因素较多,易受 pH、离子强度、反应温度、反应时间等的影响,具有放射性。

3. 参考区间　　血清 TT_4、TT_3 与年龄有关,出生后 TT_4、TT_3 水平高于正常成人,5 岁后随年龄增长逐渐下降,老年人 TT_4、TT_3 常低于正常人。因此,临床上应建立不同年龄的 TT_4、TT_3 参考区间。成人 TT_3:1.34~2.73 nmol/L,TT_4:78.4~157.4 nmol/L。

（二）血清 FT_4 和 FT_3

血清 FT_3 和 FT_4 仅分别占 TT_3、TT_4 的 0.4% 及 0.04%,其能最直接和较正确地反映甲状腺功能状态。甲状腺素结合球蛋白正常时,血清中 FT_3、FT_4 的性能基本等同于 TT_3、TT_4,但 FT_3、FT_4 诊断准确率高于 TT_3、TT_4,是诊断甲状腺功能亢进和甲状腺功能减退的敏感指标。甲状腺功能亢进患者血清 FT_3、FT_4 均增高,甲状腺功能减退患者血清 FT_3、FT_4 水平均减低。

1. **检测方法**　临床一般采用化学发光免疫分析法或放射免疫分析法测定,与 TT_4、TT_3 测定的不同点在于:① 使用的抗体为仅能与 FT_4 和 FT_3 发生免疫结合反应的抗体。② 在测定过程中不需要将与血浆蛋白结合的 T_3、T_4 解离,而是用沉淀剂将血清中的所有蛋白沉淀除去,直接测定上清液中 FT_4、FT_3 含量。

2. **方法学评价**　取血后应尽快地分离血清,不得使用在室温中保存 8 h 以上的血样。如果实验不能在 8 h 内完成,用无菌盖盖严将血清标本并将其置于 2~8℃ 环境中冷冻保存。如果血样不能在 48 h 内进行分析,应将其置于 -20℃ 保存。检测前,应确定样本没有纤维蛋白或其他微粒物质及气泡。

3. **参考区间**　FT_4 及 FT_3 血清浓度甚低,与年龄有关,受检测方法、试剂盒质量、实验室条件等的影响显著,文献报告正常值差异大。成人 FT_3:3.67~10.43 pmol/L,成人 FT_4:11.2~20.1 pmol/L。

(三) 血清 TSH

血清 TSH 是腺垂体前叶嗜碱粒细胞释放的一种糖蛋白,分子量大约 30 kDa,含 211 个氨基酸及 15% 糖类,由 α 和 β 两亚基组成,β 亚基由 112 个氨基酸组成,为其功能亚基,可促进甲状腺腺体增大,控制 T_3、T_4 的分泌。TSH 水平不受血清甲状腺素结合球蛋白浓度影响,单独测定 TSH 或配合甲状腺激素测定对甲状腺功能紊乱的诊断及病变部位的判断很有价值。

1. **检测方法**　一般采用免疫标记法。根据标志物的不同可采用放射免疫分析法、酶免疫分析法、化学发光免疫分析法、时间分辨免疫荧光法、电化学发光免疫分析法等,其中化学发光免疫分析法为临床实验室首选方法。

2. **方法学评价**　标本采用血清、肝素血浆或 EDTA 血浆。TSH 分泌存在昼夜节律性,清晨测定值为其分泌峰值,下午测定值为分泌谷值,一般在清晨起床前采血。标本存放要求同血清 FT_3 和 FT_4。

3. **参考区间**　血清 TSH 水平在不同的年龄及生理状况有所不同。成人 TSH:0.2~7 mU/L。

(四) 抗甲状腺自身抗体

多数甲状腺功能紊乱的发病机制与自身免疫反应有关,主要包括自身免疫性甲状腺功能减退和 Graves 病。自身免疫性甲状腺功能减退可分为甲状腺肿型(即桥本甲状腺炎)和非甲状腺肿型(即原发性黏液性水肿)。在自身免疫性甲状腺疾病患者血中常可检测到多种针对甲状腺自身抗原的抗体,主要包括甲状腺过氧化物酶抗体和抗甲状腺球蛋白抗体。

1. **检测方法**　目前,化学发光免疫分析法已经基本取代放射免疫分析法成为临床首选。

2. **方法学评价**　标本应采用血清、肝素血浆或 EDTA 血浆。标本采集后应立即分离血清,4℃ 保存,如需长时间保存则应保存于 -20℃,未经分离的血标本在常温下其抗体效价下降,影响实验准确性。

3. **参考区间**　阴性。

(五) 甲状腺素结合球蛋白

血清甲状腺素结合球蛋白为肝细胞合成的一种 α-球蛋白,由 395 个氨基酸残基组成,含有一个甲状腺素结合部位,是血液中甲状腺激素的主要结合蛋白,T_4 与甲状腺素结合球蛋白的亲和力大于 T_3。甲状腺素结合球蛋白的浓度变化可以影响总甲状腺激素的水平,但对游离甲状腺激素的水平影响不大。测定血清甲状腺素结合球蛋白浓度常用来排除非甲状腺功能紊乱所引起的 T_3、T_4 变化。

1. **检测方法**　一般采用化学发光免疫分析法或放射免疫分析法。

2. **方法学评价**　一般采集早晨或上午空腹静脉血,尽快分离血清。临床检测时,应注意疾病对甲状腺素结合球蛋白水平的影响。非甲状腺疾病如妊娠、应用雌激素或避孕药、急性肝炎、6 周内新生儿等中血清甲状腺素结合球蛋白浓度明显增高。患者应用雄激素、糖皮质激素、水杨酸、苯妥英钠等药物治疗,以及有重症营养不良、严重感染、重症糖尿病、恶性肿瘤、急性肾衰竭、呼吸衰竭、肢端肥大症和肝硬化、肾病综合征等低蛋白血症疾病时,血清甲状腺素结合球蛋白浓度明显降低。

3. **参考区间**　12~28 mg/L(220~510 mmol/L)(放射免疫分析法)。

(六) 甲状腺激素抑制试验

1. **检测原理**　甲状腺激素对垂体 TSH 和下丘脑 TRH 有负反馈调节,TRH 对 TSH 的刺激作用受血清甲状腺激素的抑制。受试对象口服一定剂量的甲状腺素后,先测定^{125}I-T$_3$摄取率,连续一周给予^{125}I-T$_3$,再次测定^{125}I-T$_3$摄取率。

2. 方法学评价　　口服甲状腺素可引起药物性甲状腺功能亢进,或加重甲状腺功能亢进患者病情。某些疾病如高血压、房颤、心力衰竭的患者禁用本试验。

3. 参考区间　　正常时,甲状腺激素对下丘脑-垂体-甲状腺轴有敏感的负反馈作用,摄碘率将被抑制达50%以上;而甲状腺功能亢进患者,因长期处于高甲状腺激素水平的作用,故抑制率变化不大,可<50%。

（七）TRH 兴奋试验

TRH 兴奋试验可反映 TSH 储存能力,是鉴别病变部位很有价值的检验项目。垂体病变时,TSH 基础值低,对 TRH 无反应;而下丘脑病变时,TSH 基础值低,但对 TRH 有延迟性反应。甲状腺性甲状腺功能亢进患者不但 TSH 基础值低,而且垂体 TSH 储存少,注射 TRH 后血清 TSH 无明显升高。

1. 检测原理　　试验时,受试者空腹取血后静脉注射 TRH,在注射后 15 min、30 min、60 min、120 min 分别取血 4 次。分别测定 5 次血清中的 TSH 值。

2. 方法学评价　　对怀疑为继发性甲状腺功能减退的患者,应严格采用上述 5 次取血法,两次取血法不能反映其峰值延迟表现。

3. 参考区间　　正常注射 TRH 后 15~30 min,血 TSH 达峰值水平,可达(29.5±12.2)mU/L;注射后 120 min 恢复至基础水平。

三、肾上腺功能指标

肾上腺是由中心部的髓质和周边部的皮质两个独立的内分泌器官组成。肾上腺皮质和髓质各自分泌化学结构、性质、生理作用都完全不同的激素。

（一）皮质醇

皮质醇是肾上腺皮质分泌的糖皮质激素,其含量代表了血中 80% 的 17-羟类固醇。皮质醇分泌入血后,绝大部分与血循环中的皮质醇激素结合球蛋白结合,真正具生物活性的只占总皮质醇的 1%~3%。皮质醇的分泌有明显的昼夜节律变化。一般在 8:00 左右分泌最多,以后逐渐下降,至 00:00 分泌最少。皮质醇的升高或节律异常常见于皮质醇增多症、高皮质醇结合球蛋白血症、肾上腺癌、垂体促肾上腺皮质激素腺瘤、异位促肾上腺皮质激素综合征、休克或严重创伤所致的应激反应等。其他如肥胖、肝硬化、妊娠等亦可使血中皮质醇水平升高。皮质醇的降低常见于肾上腺皮质功能减退症、Graves 病、家族性皮质醇结合球蛋白缺陷症。服用苯妥英钠、水杨酸钠等可使皮质醇水平降低;严重的肝病、肾病和低蛋白血症也可使皮质醇水平的降低。

1. 检测方法　　临床通常采用放射免疫分析法、竞争性化学发光免疫分析法、电化学发光免疫分析法、竞争性蛋白结合分析法(CPBA)等,其中化学发光免疫分析法应用广泛。

2. 方法学评价　　使用新鲜的血清或肝素血浆,溶血、脂血、黄疸不影响结果。4~8 h 血清可保存 2 d,延长保存需在-20℃下低温冰冻,避免反复冻融。使用化学发光免疫分析法测定 24 h 尿游离皮质醇时,精密度和特异度均优于 CPBA 法。24 h 尿皮质醇测定不受昼夜节律影响,能可靠地反应皮质醇的浓度,是皮质醇增多症诊断的金标准,但取样本时要准确记录尿量。

3. 参考区间　　7:00~10:00 测定时为 71.0~536.0 nmol/L;16:00~20:00 测定时为 64.0~340.0 nmol/L。

（二）ACTH 兴奋试验

1. 检测原理　　ACTH 可刺激肾上腺皮质合成、释放皮质醇。试验时,肌内注射或静脉注射 ACTH,分别在注射前和注射后 0.5 h、1 h 采血,测定并观察血浆皮质醇的浓度变化。

2. 应用评价　　ACTH 及皮质醇均升高,提示为下丘脑、垂体病变(皮质醇增多症)或异源性 ACTH 综合征所致的肾上腺皮质功能亢进。皮质醇升高而 ACTH 降低,应考虑为原发性肾上腺皮质功能亢进,但也可见于单纯性肥胖症,两者的鉴别可用地塞米松抑制试验。皮质醇降低而 ACTH 升高见于原发性肾上腺皮质功能减退。正常 ACTH 分泌存在着与皮质醇相同的昼夜节律,在肾上腺皮质功能紊乱时,ACTH 的分泌节律也大多消失。

3. 参考区间　　正常人注射 ACTH 后,峰值在 0.5 h 出现,血皮质醇较注射前的基础值至少增加 157 nmol/L (7 μg/dL)以上。原发性慢性肾上腺皮质功能减退症患者皮质醇基础值低,对 ACTH 刺激无反应;继发性肾上腺皮质功能低下患者皮质醇基础值也低,但对 ACTH 可有延迟性反应;肾上腺肿瘤患者皮质醇基础值升高,但对 ACTH 刺激多无反应;下丘脑、垂体性皮质醇增多症患者则出现强阳性反应。

(三)尿 17-羟皮质类固醇

尿 17-羟皮质类固醇(17-hydroxy-cortico-steroid,17-OHCS)为尿中肾上腺皮质激素的代谢产物。

1. 检测原理　　以分光光度法为例,先加酸将结合型 17-OHCS 转变为游离型,以氯仿-正丁醇抽提后,在硫酸溶液中与苯肼反应生成黄色的苯腙,此为 Poster-Silber 反应,在 410 nm 波长下测定含量。

2. 方法学评价　　目前已有商业化的尿液 17-OHCS 免疫学试剂盒,但 Poster-Silber 比色法仍是评价肾上腺皮质功能的常用方法。该法所需条件简单,但特异性差,会受泼尼松、地塞米松等药物及有色饮料、肝肾功能等的影响。

3. 参考区间　　男性 13.8~41.4 μmol/24 h;女性 11.0~27.6 μmol/24 h。

(四)地塞米松抑制试验

地塞米松是人工合成的强效糖皮质激素类药物,对下丘脑-垂体-肾上腺皮质轴可产生强烈的皮质醇样抑制作用,主要是抑制腺垂体释放 ACTH,进而抑制肾上腺皮质激素的合成和释放,用于判断病变部位。

1. 检测原理　　具体实施方案很多,现在多采用 48 h 小剂量地塞米松抑制试验。先收集 24 h 尿 2 d,测定 17-OHCS 浓度,取 2 d 的均值作为基础对照。第三天开始口服地塞米松 0.5 mg/6 h,连续 2 d,并分别收集这两天的 24 h 尿,分别测定尿 17-OHCS 含量。

2. 方法学评价　　较长时间服用对某些肝酶有诱导作用的药物,如苯妥英钠、苯巴比妥、利福平等可加速地塞米松的代谢灭活,产生假阴性。近期较长时间使用糖皮质激素类药物者,不宜进行本试验。另外,机体处于任何原因引起的应激状态,也会干扰试验结果。

3. 参考区间　　凡肾上腺皮质功能正常者,服药日的 24 h 尿 17-OHCS 排泄量由服药前的基数值降至 50% 以下。肾上腺皮质功能亢进者则不被抑制。

(五)醛固酮

醛固酮是一种由肾上腺皮质分泌的类固醇类激素,是容量依赖性激素。它的分泌受血容量及肾素-血管紧张素系统调节,具有保钠、保水及排钾的功能。血浆醛固酮增高见于原发性醛固酮增多症、肾上腺癌、肾素分泌性肿瘤等,孕妇血中醛固酮的浓度也增高;血浆醛固酮降低见于原发性慢性肾上腺皮质功能减退症、18-羟化酶缺乏、Ross 综合征及 3β-羟类固醇脱氢酶缺乏等。

1. 检测方法　　通常采用放射免疫分析法。

2. 方法学评价　　由于醛固酮分泌受循环血量、体位变化等因素影响,故多在过夜空腹(禁水)卧位状态和肌内注射呋塞米后站立 2 h 采血,测定卧、立位血浆醛固酮水平。在健康个体中,肾素、醛固酮在睡眠后可上升到基础水平的 150%~300%。醛固酮基础水平升高,而其在立位一定时间后不升高反而下降,则可以提示:醛固酮腺瘤或醛固酮分泌性癌、特发性醛固酮增多症、糖皮质激素治疗的醛固酮增多症。特发性醛固酮增多症患者立位一段时间后可见醛固酮基础水平轻度升高;在立位一定时间后不升高或低于正常升高时可以提示存在继发性醛固酮增多症。

3. 参考区间　　卧位 9.4~252.3 pmol/L;立位 110.0~920.0 pmol/L。

(六)儿茶酚胺

儿茶酚胺主要包括去甲肾上腺素、肾上腺素和多巴胺。去甲肾上腺素和肾上腺素既是肾上腺髓质所分泌的激素,又是交感神经和中枢神经系统中去甲肾上腺素能纤维的神经介质,多巴胺主要集中在椎体外系部位,也是一种神经介质。儿茶酚胺类物质的检测对神经母细胞瘤、嗜铬细胞瘤和原发性高血压等疾病的诊断治疗具有重要意义。

1. 检测方法　　高效液相层析电化学检测法的应用日趋广泛。

2. 方法学评价　　高效液相层析电化学检测法在儿茶酚胺的测定中表现出线性范围宽、灵敏度高、准确度好、特异度高、极少受干扰的优点,逐渐取代分光光度法和传统层析法而应用于临床。一些食物与药物会影响血中儿茶酚胺的水平,采血前需禁食中药、香蕉、茶叶、巧克力等 3 d 以上。测定尿儿茶酚胺时,要以浓盐酸 5~10 mL 作为防腐剂,留取 24 h 尿液,取 10 mL 送检。

3. **参考区间**　　血浆肾上腺素：109~437 pmol/L,去甲肾上腺素：0.616~3.240 nmol/L;尿儿茶酚：<591 nmol/24 h。

四、性腺功能指标

（一）雌二醇

雌二醇(estradiol, E_2)主要是由卵巢产生的17β-雌二醇,是生物活性最强的雌激素,是以睾酮为前体而合成的。卵泡期主要由颗粒细胞和内膜细胞分泌,黄体期由黄体细胞分泌。睾丸和肾上腺皮质也产生少量的雌激素。雌激素生理功能是促进女性生殖器官的发育和副性征的出现,并维持正常状态。血清雌二醇增高主要见于妊娠、性早熟、卵巢癌,其次可见于肝硬化、心肌梗死、红斑狼疮等。血清雌二醇降低主要见于无排卵性月经、原发性或继发性卵巢功能减退、垂体卵巢性闭经、皮质醇增多症等。口服避孕药和雄激素后可见减低。女性40岁以后,卵巢功能逐渐减退,血清雌二醇浓度逐渐降低,可表现出更年期综合征和绝经后多种反应。

1. **检测原理**　　采用放射免疫分析法或竞争性化学发光免疫分析法。

2. **方法学评价**　　因性腺激素分泌有时间节律性,清晨高于下午,应于8:00取样以便比较。育龄妇女血清中性激素水平有周期性变化,应在合适的日期取样进行连续动态观察。

3. **参考区间**　　成年男性：0.19~0.24 nmol/L。成年女性：卵泡期0.18~0.27 nmol/L;排卵期0.34~1.55 nmol/L;黄体期0.15~1.08 nmol/L;绝经期：0.01~0.14 nmol/L。

（二）睾酮

睾酮是体内最主要的雄激素,男性睾酮几乎全部在睾丸间质细胞线粒体内合成。血中的睾酮98%与血浆蛋白结合,其中部分为性激素结合球蛋白(SHBG),仅2%以游离形式存在。游离的睾酮具有生物活性。睾酮主要在肝脏灭活,经尿液排出。睾酮合成分泌受垂体-下丘脑负反馈机制的影响。青年和中年男性血中的睾酮水平最高,50岁以后,睾酮随年龄增高而逐渐减少。成年男性血中睾酮水平呈现时间节律性和脉冲式分泌现象,而且个体差异较大。一般上午睾酮水平较晚上高约20%。短暂的剧烈运动可使血清睾酮增高,持续疲劳可使血清睾酮水平降低。睾酮促进生殖器官的发育和生长,刺激性欲,并促进和维持男性第二性征的发育,维持前列腺和精囊的功能和生精作用。睾酮还可促进蛋白质合成,促进骨骼生长及红细胞生成。女性的卵巢可产生少量睾酮,其大部分来源于肾上腺皮质。血清睾酮升高见于性早熟、睾丸良性间质细胞瘤及肾上腺皮质增生、多囊性卵巢综合征、多发性子宫内膜癌、女性多毛症等。血清睾酮降低见于原发性睾丸发育不全及垂体前叶功能减退、皮质醇增多症、部分男性乳房发育等。妊娠中期羊水睾酮检测有助于判定胎儿性别。

1. **检测方法**　　多采用化学发光免疫分析法。

2. **方法学评价**　　因性腺激素分泌有时间节律性,清晨高于下午,应于8:00取样以便比较。

3. **参考区间**　　成年男性：9.4~37.0 nmol/L;成年女性：0.18~1.78 nmol/L。

（三）孕酮

孕酮亦称黄体酮,属于类固醇激素,主要在黄体的细胞及妊娠期的胎盘中形成,孕酮的浓度与黄体的生长与退化密切相关。在月经周期的卵泡前期可以降低,甚至几乎测不出,在排卵前一天,孕酮浓度开始升高。排卵后,黄体细胞大量分泌孕酮,使血中的孕酮从卵泡期的平均700 ng/L上升到黄体期的约9 700 ng/L。孕酮在排卵后6~8 d达高峰,随后逐渐降低。孕酮降解主要在肝脏,主要降解产物为孕烯二醇,从尿或粪中排出。孕酮水平在妊娠期持续增高(妊娠第5~40周可增加10~40倍),主要由胎盘合成。孕酮可以影响生殖器官的生长发育和功能活动,促进乳腺的生长发育,并有使基础体温升高的作用。检测血清孕酮可了解其是否与所处生理阶段即月经周期时相相符,判断黄体、胎盘功能。血清孕酮增高见于妊娠、排卵、卵巢肿瘤等。血清孕酮降低见于黄体功能不良、胎盘功能低下、胎儿宫内发育迟缓、流产或胎儿死亡等。由于妊娠期血清中孕酮水平的个体差异很大,而且胎盘又有很强的代偿能力,因此孕酮不是判断胎盘功能的理想指标。

1. **检测方法**　　采用化学发光免疫分析法检测。

2. **方法学评价**　　使用新鲜的血清或肝素血浆,如不能及时检测时样品要避光保存在2~8℃,或在-20℃冰冻保存。除检测血清孕酮外,还可测定唾液孕酮,唾液孕酮用于非孕妇黄体缺陷调查,检测分娩后生育能力的恢复状况,一般认为,唾液孕酮反映了血清游离孕酮的水平。

3. 参考区间　　成年女性卵泡期为 $0.6 \sim 4.7$ nmol/L；排卵期为 $2.4 \sim 9.4$ nmol/L；黄体期为 $5.3 \sim 86.0$ nmol/L；绝经期为 $0.3 \sim 2.5$ nmol/L。

第三节　内分泌疾病生化检测指标的临床应用

临床常通过测定激素、激素代谢物等水平作为诊断内分泌疾病、确定病变部位和性质的依据。

一、垂体疾病相关指标

垂体功能紊乱常见疾病有垂体性侏儒、巨人症、PRL 瘤和肢端肥大症。

（一）垂体性侏儒

垂体性侏儒又称生长激素缺乏症（GH deficiency，GHD），在出生后或儿童期起病，因生长激素缺乏或生长激素不敏感而导致生长缓慢，身材矮小，但比例均匀。

生长激素缺乏症突出的临床表现是躯体生长受阻、骨骼发育不全、性器官发育受阻及第二性征缺乏。未伴发甲状腺功能减退，智力一般正常，有别于呆小症。患儿大多血糖偏低，伴 ACTH 缺乏者更显著，甚至可发生低血糖昏迷或抽搐。

1. 血清中生长激素明显减低　　正常儿童生长激素为 5 μg/L，患儿常低于 5 μg/L。

2. 生长激素动态功能试验　　包括运动刺激和药物刺激试验，正常儿童运动后生长激素水平 >7 μg/L；若运动后生长激素 <3 μg/L，应考虑为生长激素缺乏症；运动后生长激素介于 $3 \sim 7$ μg/L 为可疑。药物刺激试验主要有胰岛素低血糖试验，低血糖可刺激垂体释放生长激素、ACTH 及 PRL 等，测定比较用药前后血浆生长激素水平变化，判断标准与运动刺激试验一致。

（二）巨人症和肢端肥大症

巨人症和肢端肥大症，均由生长激素过度分泌而致。前者起病于生长发育期，后者起病于成人，巨人症可发展为肢端肥大症。其病因多为垂体腺瘤、腺癌或垂体嗜酸粒细胞异常增生。少数为异源性 GHRH 或生长激素综合征，见于胰腺瘤、胰岛细胞癌、类癌等。

1. 血清中生长激素明显增高　　肢端肥大症患者的生长激素分泌丧失昼夜节律，但仍保持间断的脉冲式分泌。患者分泌生长激素脉冲频率增加，且血生长激素基础值与空腹结果均增高。垂体生长激素瘤大多呈生长激素自主性分泌。

2. 生长激素动态功能试验　　口服葡萄糖抑制试验是临床确诊肢端肥大症和巨人症最常用的试验，亦是目前判断各种药物、手术及放射治疗疗效的金标准。患者口服 75 g 葡萄糖，分别于服糖前 30 min 和服糖后 30 min、60 min、90 min、120 min 采血测生长激素浓度。正常人服糖 120 min 后，生长激素降至 2 μg/L 或更低，男性（<0.05 μg/L）比女性（<0.5 μg/L）降低显著。垂体性腺瘤或异源性生长激素综合征所致巨人症或肢端肥大症，因生长激素呈自主性分泌，不会被明显抑制。

（三）PRL 瘤

PRL 瘤是功能性垂体腺瘤中最常见者。其好发于女性，多为微小腺瘤，以溢乳、闭经及不育为主要临床表现；男性则往往为大腺瘤，以性欲减退、阳痿及不育为主要症状。血清 PRL 显著升高为该类患者突出的临床表现。

1. 血清 PRL 基础浓度测定　　8：00 血 PRL 参考值男性 <20 μg/L，非妊娠及哺乳期女性 <40 μg/L，孕妇随妊娠期延长而升高，可达 400 μg/L 或更高。一般血 PRL 在 20 μg/L 以下可排除高泌乳素血症；大于 200 μg/L 时结合临床及垂体影像学检查即可肯定为 PRL 瘤。若达到 $300 \sim 500$ μg/L，在排除生理妊娠及药物性因素后，即使影像检查无异常，也可诊断为 PRL 瘤。

2. 动态功能试验

（1）TRH 兴奋试验：在基础状态下静脉注射人工合成的 TRH $200 \sim 400$ μg，于注射前 30 min、0 min 及注射后 15 min、30 min、60 min、120 min、180 min 分别抽血测定血清 PRL。正常人及非 PRL 瘤性高 PRL 血症患者峰值多出现在注射后 30 min，峰值/基值大于 2。PRL 瘤者峰值延迟，峰值/基值<1.5。

（2）氯丙嗪或（甲氧氯普胺）兴奋试验：基础状态下肌内注射或口服氯丙嗪 30 mg 或甲氧氯普胺 10 mg，分别于给药前 30 min 及 0 min，给药后 60 min、90 min、120 min 及 180 min 抽取血标本测定 PRL。正常人及非 PRL 瘤性高 PRL 血症患者的峰值出现在 1~2 h，峰值/基值大于 3。PRL 瘤无明显峰值出现或峰值延迟，但峰值/基值<1.5。

二、甲状腺疾病相关指标

甲状腺功能紊乱常见疾病有甲状腺功能亢进、甲状腺功能减退、甲状腺炎和甲状腺肿大。

（一）甲状腺功能亢进

甲状腺功能亢进简称甲亢，是各种原因引起的甲状腺功能异常升高产生的内分泌疾病，以弥漫性甲状腺肿伴甲状腺功能亢进即 Graves 病为常见。

1. T_3 和 T_4 增高　　血清 TT_3 是诊断甲状腺功能亢进最可靠和灵敏的指标。甲状腺功能亢进时，血清 TT_3 可高于正常人 4 倍，而 TT_4 仅为正常人 2.5 倍。FT_4、FT_3 因不受血清甲状腺素结合球蛋白含量的影响，诊断甲状腺功能亢进均较 TT_4、TT_3 灵敏。对治疗中甲状腺功能亢进患者的观察，FT_4、FT_3 的价值更大。

2. TSH　　如 T_3、T_4 增高，TSH 降低，则为原发性甲状腺功能亢进，T_3、T_4 增高，TSH 也增高，则为继发性甲状腺功能亢进。

3. 甲状腺激素抑制试验　　抑制率可<50%。

（二）甲状腺功能减退

甲状腺功能减退简称甲减，是多种原因引起的甲状腺激素合成、分泌不足或生物学效应低下的一组内分泌疾病。甲状腺功能减退的临床表现取决于起病时间。成人主要表现为基础代谢率降低、精神迟钝、情绪低下、乏力、性腺及肾上腺皮质功能减退等。胎儿及新生儿的甲状腺功能减退，除全身代谢降低外，骨骼和神经系统生长发育受到影响，出现体格及智力发育障碍等，故称呆小病或克汀病，严重时可出现黏液性水肿。

1. T_3 和 T_4 降低　　T_4 是诊断甲状腺功能减退的敏感指标，FT_4、FT_3 因不受血清甲状腺素结合球蛋白含量的影响，均较 TT_4、TT_3 灵敏。

2. TSH 增高　　原发性甲状腺功能减退时，T_3、T_4 降低而 TSH 增高，主要病变在甲状腺；继发性甲状腺功能减退时，T_3、T_4 降低而 TSH 也降低，主要病变在垂体或下丘脑。

3. TRH 兴奋试验变化　　垂体病变时，TSH 基础值低，对 TRH 无反应；而下丘脑病变时，TSH 基础值低，但对 TRH 有延迟性反应。

（三）甲状腺炎

甲状腺炎可分为急性甲状腺炎、亚急性甲状腺炎和慢性甲状腺炎，其病因各不相同。临床上急性甲状腺炎少见，亚急性甲状腺炎和慢性甲状腺炎比较多见。

1. 亚急性甲状腺炎　　又称肉芽肿性甲状腺炎或巨细胞性甲状腺炎，一般认为系病毒感染所致。其典型的病程分为 4 期：① 第一期，储存的甲状腺激素突然释放入血，引起甲状腺功能亢进的表现。此时，血清中 T_3、T_4 增高，而 TGAb 和 TMAb 不高。② 第二期，甲状腺功能转为正常。③ 第三期，发病 1~3 个月后出现甲状腺功能减退的表现，血清中 T_3、T_4 降低，而 TSH 升高并对 TRH 刺激表现过强的反应。④ 第四期，血清中 T_3、T_4 和 TSH 恢复正常，并很少遗留长期并发症。

2. 慢性甲状腺炎　　包括慢性淋巴性甲状腺炎和慢性侵袭纤维性甲状腺炎两类。慢性淋巴性甲状腺炎起病缓慢，有中等程度的甲状腺肿，多为对称性，并伴有锥体叶的肿大。起病初期甲状腺功能正常，20%~30%患者表现为甲状腺功能亢进，后期则表现为甲状腺功能减退。TGAb 和 TMAb 阳性率高达 80%~90%。

三、肾上腺疾病相关指标

（一）皮质醇增多症

皮质醇增多症又称库欣综合征或库欣病，是糖皮质激素分泌过多而产生的症候群的统称。

1. 血皮质醇持续增高　　分 3 次测定血清皮质醇水平。第一次测定在 8:00~10:00，第二次测定在 4:00~

20:00,当天午夜服地塞米松1 mg,次日8:00第三次测定血清皮质醇。如果血皮质醇第一次测定>276 nmol/L,第二次测定>414 nmol/L,第三次测定>276 nmol/L时,可诊断为皮质醇增多症。

2. 血清ACTH　　可鉴别皮质醇增多症的病因。垂体性皮质醇增多症时,ACTH增高,昼夜节律消失。

3. 尿游离皮质醇、17-OHCS　　皮质醇增多症时都可有增高。

4. 地塞米松抑制试验　　可显示出患者有肾上腺皮质功能亢进。

(二)肾上腺皮质功能减退症

肾上腺皮质功能减退症指慢性肾上腺皮质分泌糖皮质激素不足产生的综合征,原发性者称为艾迪生病(Addison's disease)。临床可见心血管系统、消化系统、神经系统、生殖系统等功能低下。生物检测指标可见血清皮质醇下降、ACTH增高,尿游离皮质醇和17-OHCS降低及低血糖、低血钠、高血钾、高血钙等。

(三)原发性醛固酮增多症

原发性醛固酮增多症是由于肾上腺皮质增生或肿瘤引起醛固酮分泌增多,导致水钠潴留,体液容量扩张,表现为高血压、低血钾及相应的症候群。生化检测指标变化包括60%患者血钾低于正常;血、尿醛固酮增高可达正常人3~4倍;血浆肾素水平降低。

四、性腺疾病相关指标

(一)性发育异常

性发育异常包括性早熟、青春期延迟及性幼稚症。

1. 性早熟　　指青春期提前出现,女性较男性多见。一般认为,女性在9岁以前出现性发育、10岁以前月经来潮,男性在10岁前出现性发育,即为性早熟。各种原因引起的下丘脑-垂体-性腺轴功能提前发动者,称为真性性早熟;不依赖于下丘脑-垂体-性腺轴功能的性早熟称为假性性早熟,其常见于睾丸、卵巢、肾上腺肿瘤导致性腺激素大量分泌。医源性及食用性激素保健品或饮料所致的性早熟亦属于后者。性早熟者,血中性激素水平超出同龄同性别正常参考区间。

2. 青春期延迟及性幼稚症　　指已进入青春期年龄,仍无性发育者。一般规定,男性到18岁、女性到17岁后才出现性发育者为青春期延迟。性幼稚症则是指下丘脑-垂体-性腺轴中任何环节病变引起的男性20岁、女性19岁后性器官及第二性征仍未发育或发育不全者,多为先天发育异常、遗传缺陷或后天病损所致的原发或继发的性腺功能低下。

青春期延迟者有关性激素及LH、FSH测定,均显示低于同龄同性别的正常者;原发性性幼稚症者下丘脑、垂体功能正常,故表现为性激素水平明显降低,但可负反馈地促进LH及FSH释放增多。继发性性幼稚症者性激素及促性腺激素LH、FSH水平均低下。

(二)性功能减退

男性为睾丸功能不全或衰竭,并伴有性征或性器官发育障碍,可原发于睾丸疾病或其他疾病。女性则为继发性闭经,曾有过正常月经,而又停经3个月以上者。正常的月经周期是下丘脑-垂体-卵巢-子宫之间正常生理功能的体现,任何一个环节发生障碍都可能造成月经紊乱甚至闭经。闭经患者通过检测血清雌激素、孕激素及LH、FSH水平,对明确闭经原因和病变部位具有十分重要的意义。

本章小结

下丘脑-垂体-内分泌腺激素系统的反馈调节是内分泌系统激素的主要调控机制。体内激素含量甚微,主要检测方法有化学发光免疫分析法、电化学发光免疫法、放射免疫分析法等。在结果的应用中应考虑激素的生物节律性、年龄、妊娠、药物、方法、试剂、仪器和环境等因素的影响,临床与实验室应相互沟通、互相配合。

(王　佳)

第二十三章　胃、肠、胰疾病的临床生化检验

消化系统是人体对食物进行消化、吸收其中营养成分并排出残余物的场所,胃、肠、胰通过其特有的组织结构和生化功能而发挥作用。外界环境中的各种物理、化学、生物致病因素和内在的遗传特质是消化系统疾病发病的原因。与疾病发生过程中相关的临床生化检查,已广泛应用于胃、肠、胰疾病的诊断、治疗及预后判断。

第一节　概述

消化系统的基本功能是对摄入的食物进行消化吸收,供机体生理活动所需。胃、肠、胰是其中主要的功能器官,参与食物消化及吸收功能。

一、胃液及其分泌调节

胃具有运动、分泌、消化、吸收和杀菌等多种功能。其通过肌肉运动,将食物与胃液充分混合成为食糜,初步消化后排入十二指肠。

（一）胃液

胃液主要由壁细胞、主细胞和黏液细胞分泌的多种成分组成,主要包括胃酸、胃蛋白酶、黏液和内因子等。正常情况下,胃液是 pH 为 0.9~1.5 的无色酸性液体,每天分泌量为 1.5~2.5 L。

1. 胃酸　　是由壁细胞分泌的盐酸(HCl)组成,分泌量主要受神经体液调节,并且与壁细胞的数量相关。胃酸具有杀菌作用,可提供最适 pH 环境以激活胃蛋白酶原(pepsinogen, PG)。另外,胃酸还可以促进钙和铁等微量元素的吸收,刺激胰液和胆汁的分泌。

2. 胃蛋白酶　　主细胞分泌的PG,在 pH<5 的酸性条件下激活生成胃蛋白酶。它是胃液中主要的消化酶,在 pH 为 2~3 的条件下可水解食物中的蛋白。

3. 黏液　　由黏液细胞分泌,主要成分是黏蛋白。与胃壁非泌酸细胞分泌的 HCO_3^- 组成"黏膜-HCO_3^-"屏障,覆盖于胃表面,保护胃黏膜免受 H^+ 的侵蚀,同时使胃蛋白酶在接近胃黏膜处丧失分解蛋白的作用。

由壁细胞分泌的一种糖蛋白,可与维生素 B_{12} 结合形成复合物,保护维生素 B_{12} 在小肠不被破坏。

（二）胃液分泌的调节

胃液分泌受神经反射、内分泌、旁分泌等多种因素影响。其中主要的促分泌物为乙酰胆碱、促胃液素和组胺。

1. 乙酰胆碱　　是由支配胃的迷走神经节后纤维末梢释放的递质,与壁细胞胆碱受体结合后促进 HCl 分泌,可以被阿托品阻断。

2. 促胃液素　　是胃和十二指肠黏膜内的 G 细胞分泌的激素,通过外分泌作用进入血液循环,作用于壁细胞,促进 HCl 分泌。

3. 组胺　　胃黏膜中的嗜铬细胞恒定释放出少量组胺,通过旁分泌形式作用于邻近的壁细胞,促进 HCl 分泌。

这些促分泌的物质可以单独发挥作用,也可以相互协同作用。刺激胃酸分泌的因素还有 Ca^{2+}、低血糖、乙醇和咖啡因等。

抑制胃酸分泌的因素有精神因素、生长抑素、前列腺素(PGF_2、PGI_2)及上皮细胞生长因子等。

二、肠道的生理功能

各段肠道在消化吸收过程中发挥着不同的作用。

小肠是消化吸收的主要部位。胰液、胆汁和小肠液共同作用于在胃中形成的食糜,其中糖、蛋白质、脂肪和

核酸等物质被分解吸收,其他营养物质在小肠被吸收,未被消化吸收的残余物则进入大肠。

大肠可进一步吸收小肠排入的残余物中的无机盐和水分,并且将大肠内由定居的微生物合成的维生素等物质吸收。同时为消化后的残渣提供暂时储存的场所。最终食物从摄入开始历经 72 h 左右以消化残渣的形式排出体外。肠道吸收功能见表 23-1。

表 23-1　肠道吸收功能

营 养 成 分	吸 收 部 位	吸 收 机 制
糖	小肠上段	糖转运载体
蛋白质	小肠	氨基酸转运载体或 γ-谷氨酰基循环
脂类	空肠	被胆汁乳化为体积小、极性大、易吸收的混合微团
核酸	小肠	核酸代谢的嘌呤和嘧啶被分解掉,戊糖可吸收再利用
水	小肠、大肠	随其他溶质(氯化钠等)被动吸收
钙	小肠	钙结合蛋白主动转运
铁	十二指肠 近端空肠	吸收后与铁蛋白结合储存,入血的铁与转铁蛋白结合
钠	小肠、大肠	由 Na^+-K^+-ATP 酶转运
脂溶性维生素	小肠	维生素 A、维生素 D、维生素 E、维生素 K_2 被动扩散吸收,维生素 K_1 由载体介导摄入
水溶性维生素	小肠	维生素 C、维生素 B_1、维生素 B_2、维生素 H、泛酸依赖 Na^+ 主动转运,叶酸亦可易化扩散,维生素 B_6 简单扩散,维生素 B_{12} 与内因子形成复合物经受体介导主动吸收

三、胰腺的分泌功能

胰腺是由外分泌腺和内分泌腺两部分组成。它的分泌功能主要为外分泌功能和内分泌功能。外分泌功能为腺泡细胞分泌经腺管排出的具有消化作用的胰液,内分泌功能是胰岛细胞分泌的一系列激素进入血液循环参与代谢的调节。

(一) 外分泌功能

主要以胰液的形式排泌进入肠道。胰液的 pH 为 7.8~8.4,渗透压与血浆相似,含有水、电解质和各种消化酶,正常成人每天的分泌量为 1~2 L。

电解质包含 Na^+、K^+、Ca^{2+} 等多种阳离子和 HCO_3^-、Cl^-、HPO_4^{2-} 等多种阴离子。阴离子主要是 HCO_3^- 与少量 Cl^-。胰液分泌 HCO_3^- 的最高浓度可达到 140 mmol/L,为血浆 HCO_3^- 的 5 倍。HCO_3^- 的主要作用是保证胰液的酸碱浓度,中和进入十二指肠的胃酸从而避免肠黏膜受侵蚀,并为消化酶在肠道内进行消化提供适宜的酸碱环境。

消化酶主要包括淀粉酶、蛋白水解酶和脂类消化酶。淀粉酶主要是胰淀粉酶,即 α-淀粉酶,能在 pH 6.7~7.0 的环境下将食糜中的淀粉和糖原水解为糊精、麦芽糖和麦芽寡糖等。蛋白水解酶分为内肽酶和外肽酶,胰蛋白酶、糜蛋白酶和弹性蛋白酶属于内肽酶,从肽链特定部位水解蛋白;外肽酶有羧肽酶。蛋白水解酶都是以无活性形式释放,在肠道内经肠激酶作用后激活产生生物学作用。脂类消化酶主要由脂肪酶、磷酸酯酶 A_2 等。脂肪酶在碱性条件下可分解 TG 为脂肪酸、一酰甘油和甘油。磷酸酯酶 A_2 以酶原形式存在,经胰蛋白酶水解激活后才能水解磷脂。

(二) 内分泌功能

散布于腺泡组织之间的细胞呈岛状分布,称为胰岛。胰岛分泌多种肽类激素,在糖、脂肪、蛋白质代谢调节中发挥重要的作用。其中胰岛 A 细胞分泌胰高血糖素,胰岛 B 细胞分泌胰岛素,δ 细胞分泌生长抑素,δ1 细胞分泌血管活性肠肽,PP 细胞分泌胰多肽。

四、胃肠激素的体液调节

胃肠道黏膜散布着数十种内分泌细胞,它们分泌的激素统称为胃肠激素。这些胃肠激素调节着胃肠道的运动、分泌、消化和吸收功能,调节胆汁和胰腺分泌,影响血管张力、血压和心输出量等。这些激素释放后,通过不同方式作用于不同的靶细胞而产生生物学效应,具体见表23-2。

表23-2　主要胃肠激素生物学特征

激素名称	分泌部位	生理作用	诱导分泌的刺激物
促胃液素	胃窦、十二指肠 G 细胞	促进胃酸和胃蛋白酶分泌;收缩胃窦和幽门括约肌,延缓胃排空;促进胃肠道运动和上皮生长	迷走神经递质、蛋白质消化产物,扩张的胃
胆囊收缩素	十二指肠、空肠 I 细胞	促进胰液分泌和胆囊收缩;抑制胃排空;增强小肠和结肠运动;促进胰腺外分泌部位的生长	脂肪酸和蛋白质消化产物
促胰液素	十二指肠、空肠 S 细胞	抑制促胃液素释放和胃肠运动;抑制胃排空;促进胰液和胆汁中 HCO_3^- 分泌;促进胰腺外分泌部位生长	脂肪酸和胃酸
抑胃肽	十二指肠、空肠 K 细胞	抑制胃酸、胃蛋白酶和胃黏液分泌,抑制胃排空;促进胰岛素分泌	脂肪酸、葡萄糖和氨基酸
促胃动素	胃、小肠、结肠巨噬细胞和肠嗜铬细胞	促进胃和小肠的运动	脂肪、胃酸和迷走神经

第二节　胃、肠、胰疾病生化检测指标的检测与评价

在胃、肠、胰生理活动过程中分泌产生的各种物质可作为生化指标用于胃肠疾病的临床诊断、疗效观察及预后判断。

一、胃酸分泌量

胃液中的胃酸以游离酸和结合酸(与蛋白结合的盐酸蛋白盐)两种形式存在,以游离酸为主。胃酸的分泌具有昼夜节律性变化,并随饮食等刺激而发生变化,因而其分泌量可以用 3 个指标来衡量,即基础胃酸分泌量(basic acid output, BAO)、最大胃酸分泌量(maximum acid output, MAO)和高峰胃酸分泌量(peak acid output, PAO)。

(一)检测原理

受检患者于检测前 72 h 停用 H_2 受体拮抗剂或抗胆碱能药物,24 h 停用抗酸剂。检测前晚上清淡饮食,试验前 12 h 禁食禁水。患者采用左侧卧位,以咽插管或鼻插管方式抽取胃液,晨间空腹残余胃液弃去。连续抽取 1 h 胃液后,一次皮下或肌内注射五肽促胃液素 6 μg/kg。然后,每 15 min 抽取 1 次胃液标本,连续 4 次。标本如有混浊,可离心或纱布过滤后使用。分别测定各时段抽取胃液的量和 H^+ 浓度。

1. BAO　注射促胃液素前 1 h 内胃液总量与其中氢离子浓度的乘积,单位为 mmol/h。

2. MAO　注射促胃液素后,抽取的 4 次胃液,分别计算胃液量和氢离子浓度的乘积,4 份标本的乘积之和即为 MAO,单位为 mmol/h。

3. PAO　测定 MAO 时,在 4 份标本中胃酸含量最高的两份测定值之和,乘以 2,单位为 mmol/h。

(二)方法学评价

对胃酸分泌情况的客观检查有助于胃内疾病的诊断和疗效判断。本检测方法中时间节点的判断、样本的抽取均具有主观性,可造成一定的分析误差。受试者的性别、年龄、饮食、烟酒、精神状态等均可干扰试验的结果。试验时,插管的进入位置和受试者的体位等会影响标本抽取的量。在刺激过程中,患者因个体差异,出现最大分泌量的时间有差别,甚至在刺激后 1 h 才出现,所以 PAO 比 MAO 更有价值。

(三)参考区间

BAO:(3.98±1.98) mmol/h;MAO:3～23 mmol/h;PAO:(20.6±8.37) mmol/h;BAO/MAO:0.2。

二、PGⅠ、PGⅡ

PG 是胃蛋白酶的前体物质,其在酸性环境下转变为胃蛋白酶发挥生理作用。根据生化和免疫学特性,PG

可分为 PG I 和 PG II 。PG I 是评价胃泌酸细胞功能的指标,PG II 与胃底部黏膜病变相关性较大。大部分的 PG 分泌后直接进入消化道,另有约 1% 进入血液。

（一）检测方法

PG 可以采取血液、胃液和尿液进行测定,但血液标本最方便。PG 具有免疫原性,可采用免疫学的方法来检测,如放射免疫分析法、ELISA 法、时间分辨荧光免疫分析法、化学发光免疫分析法及乳胶增强免疫比浊法等。

（二）方法学评价

PG 不是胃癌的确诊指标,仅用于胃癌早期筛查。因而,临床对 PG 检测的敏感度要求更高。

放射免疫分析法检测的敏感度较高,但是使用到的核素具有放射性污染,且需要特定的仪器,操作比较烦琐,试剂稳定性差,报告周期长,因而其在临床筛查中的应用受到限制。ELISA 法试剂成本低廉,但敏感度偏低。时间分辨荧光免疫分析法试剂及仪器成本略高。化学发光免疫分析法敏感度较高,试剂稳定,没有污染,操作比较简单快捷,是临床常用的检测方法。乳胶增强免疫比浊法是最近发展起来的检测方法,可用全自动生化分析仪检测,操作简单,报告快捷。但结果易受溶血、脂血和黄疸的影响。

（三）参考区间

放射免疫分析法:PG I >70 μg/L,PGR(PG I /PG II)>3。

ELISA 法:PG I 为 70～80 μg/L,PG II 为 1.7～28 μg/L,PGR(PG I /PG II)为 5.2～64。

时间分辨荧光免疫分析法:PG I ≤60 μg/L 或 >240 μg/L 且 PGR(PG I /PG II)≤6 考虑胃肠癌,PG I >240 μg/L 为胃溃疡临界值。

乳胶增强免疫比浊法:PG I ≤70 ng/mL 和 PGR≤4 为胃癌临界值。

三、促胃液素

促胃液素是一组由胃窦及十二指肠黏膜 G 细胞分泌的多肽类激素,主要是促进胃肠道的分泌作用,特别是作用于胃壁细胞大量分泌胃酸。另外,促胃液素还能促进胃肠道运动,使胃排空加快;促进胰岛素和 CT 的分泌。

（一）检测方法

促胃液素的检测方法主要有放射免疫分析法、化学发光免疫分析法等。

（二）方法学评价

放射免疫分析法敏感度较高,但操作烦琐,且试剂具有放射性污染,故临床已较少应用。化学发光免疫分析法操作简便,敏感度高,试剂稳定,是目前临床应用最多的方法。

（三）参考区间

血清促胃液素 15～100 pg/mL。

四、尿蛋白酶原

胰蛋白酶原是有活性胰蛋白酶的前体,分子量为 24 kDa,由胰腺泡细胞分泌入胰液。人体中的胰蛋白酶原由胰蛋白酶原 I 和胰蛋白酶原 II 两种形态的分子组成。胰蛋白酶原分子量小,可经肾小球滤出,在肾小管重吸收,但是两种胰蛋白酶原在肾小管的重吸收却存在差异,对胰蛋白酶原 I 的重吸收高于胰蛋白酶原 II ,因此,尿液中胰蛋白酶原 II 的浓度较高。在急性胰腺炎时,尿液中的胰蛋白酶原 II 浓度明显增高。

（一）检测方法

目前,临床采用的方法主要有免疫层析法(定性)和免疫荧光法(定量)。

（二）方法学评价

免疫层析法是一种定性的方法,虽然不能得到具体的检测数值,但是该方法具有快速、简便的优点,尤其适用于临床急诊。免疫荧光法需特定检测设备,且检测速度较慢。

尿胰蛋白酶原 II 的检测可用于辅助诊断急性胰腺炎,与脂肪酶和淀粉酶相比更简便快速,且其敏感度和特异度均高于淀粉酶,可用于急诊筛查,降低急性胰腺炎的漏诊风险。另外,阴性预示值较高,阴性结果可很大程度上排除急性胰腺炎,阳性患者应结合血、尿淀粉酶及脂肪酶或者影像学检查来诊断。

（三）参考区间

免疫层析法（定性）：阴性。

免疫荧光法（定量）：0.3~11.0 µg/L。

五、其他

淀粉酶和脂肪酶的测定方法参见本书第十四章"血清酶的临床生化检验"。

胃、肠、胰疾病还有一些检验项目有助于相关疾病的诊断。小肠消化吸收试验可帮助诊断肠吸收不良综合征（表 23-3），胰腺外分泌功能评价试验（表 23-4）和双标记 Schilling 试验可评估胰腺外分泌功能的水平。其他胃、肠、胰内分泌的激素，如胰岛素、胰高血糖素、血管活性肠肽、生长抑素、胰多肽胆囊收缩素、促胰液素、抑胃肽和促胃动素等，一般采用免疫学的方法检测，具体见本书有关章节及其他教材。

表 23-3　6 种小肠消化吸收试验

试验名称	方法	优点	缺点	临床意义
^{131}I 标记脂肪消化吸收试验	试验前口服复方碘液，封闭甲状腺吸收功能，服用 ^{131}I 标记的 TG 及花生油和水各 0.5 mL/kg，测72 h 内粪便排出放射量占摄入放射量的百分比	本试验简单方便，易于操作，对各种吸收不良综合征的诊断最敏感	不如粪便脂肪定量试验可靠，准确性不高，有 15% 的假阴性和 10%~20% 的假阳性。具有一定辐射性	粪便排泄率在 4% 以上可考虑为脂肪消化吸收障碍
右旋木糖吸收试验	口服 25 g 右旋木糖，收集 5 h 尿液，采用对溴苯胺法测定尿液中木糖的量	右旋木糖可直接吸收，且都迅速从尿液排出，所以结果稳定	温度对显色反应有明显影响，显色后颜色不稳定，每分钟颜色降低 0.15%	主要用于单纯小肠吸收不良的诊断，可区分其他疾病引起的吸收不良
乳糖耐量试验及乳糖酶加乳糖试验	乳糖 20 g 配成 10% 溶液，再加 3 g 乳糖酶，清晨空腹服用一半，服前及服后 30 min、60 min、120 min 测血糖，上升幅度低于 0.56 mmol/L	方法简便，易于操作	—	主要用于评价乳糖不耐受性，升高幅度大于 0.56 mmol/L 表明乳糖酶缺乏
β-胡萝卜素试验	血清乙醚提取后用分光光度法或高效液相层析法测定	特异度较高，检测方便易行	敏感度较低，易受饮食影响	该指标可间接反映脂肪吸收情况
维生素 B$_{12}$试验	利用偶联吸光技术检测患者口服放射性维生素 B$_{12}$后 24 h 尿排除百分比	—	灵敏度低，肾功能不良、内因子活性都会影响试验	缺乏可见于胃体部慢性萎缩性胃炎、回肠末端疾病、巨幼细胞性贫血等

表 23-4　胰腺外分泌功能评价试验

试验名称	试验方法	优点	缺点	临床意义
直接试验				
促胰液素试验	静脉注射促胰液素后，测胰分泌量及 HCO$_3^-$ 浓度	敏感度和特异度较好	需要十二指肠插管和静脉给药，难以普遍应用	对轻、中、重度胰外分泌功能紊乱进行测定
促胰液素加胆囊收缩素试验	静脉注射两种激素后，测胰酶及 HCO$_3^-$ 浓度			
间接试验(需插管)				
Lundh 试验	试验餐后测定十二指肠液中胰酶的浓度	不需静脉注射激素	需十二指肠插管，难以推广应用	直接试验不能进行时可用本方法测定轻、中、重度胰外分泌功能紊乱
必需氨基酸十二指肠灌注试验	十二指肠灌注混合必需氨基酸后测胰酶分泌量	不需静脉注射激素	需十二指肠插管，难以推广应用。且临床尚未标准化	
间接试验(不需插管)				
粪便脂肪定量试验	进食脂肪餐后测定粪便中脂肪残余量	可以定量检测		检测脂肪泻
NBT-PABA 试验	随餐摄入 NBT-PABA 后测定 PABA 吸收量	重度胰外分泌功能紊乱的一种简单的检测方法	不能检测轻、中度功能失常，小肠黏膜病可导致结果异常	诊断重度胰外分泌功能紊乱

注：Lundh 为设计该试验的人名；NBT-PABA 为 N-苯甲酰-L-酪氨酸-对氨基苯甲酸；PABA 为对氨基苯甲酸。

第三节　胃、肠、胰疾病的生化检测指标的临床应用

胃、肠、胰临床生化指标的检测,为临床相关疾病的诊治提供了有效帮助。

一、胃部疾病相关指标

(一)消化性溃疡

消化性溃疡指当胃黏膜屏障的保护因素减弱而损害因素过强时,引起黏膜被胃液成分自身消化损伤而形成的溃疡,可发生于食管、胃、十二指肠、胃-空肠吻合口附近及含有胃黏膜的 Meckel 憩室。实验室诊断有以下几个项目。

1. 胃酸测定　　当 BAO>5 mmol/h 时,考虑可能是十二指肠溃疡;当 BAO>7.5 mmol/h 则应考虑手术治疗;BAO>20 mmol/h,MAO>60 mmol/h,或者 BAO/MAO>0.6 时,怀疑为胃泌素瘤(卓-艾综合征),应进一步检测促胃液素。

(1) 胃酸增高:可见于十二指肠球部溃疡、幽门梗阻、慢性胆囊炎、胃泌素瘤等。如果胃溃疡患者胃酸分泌不增反降,可能存在胃黏膜结构缺陷。

(2) 胃酸减低:可见于胃癌、萎缩性胃炎、胃扩张、甲状腺功能亢进、继发性缺铁性贫血、口腔化脓性感染及少数正常人。

(3) 胃酸缺乏:注射五肽促胃液素后,仍无胃酸分泌,可能是胃癌、恶性贫血及慢性萎缩性胃炎。

2. 促胃液素测定　　主要用于胃泌素瘤的诊断,促胃液素浓度>200 pg/mL 时可能为胃泌素瘤,当促胃液素浓度>1 000 pg/mL 且伴有临床症状,则可以确诊为胃泌素瘤。

(1) 高胃酸性促胃液素增高:主要见于胃泌素瘤。促胃液素分泌量剧烈增高,血清促胃液素可达1 000 pg/mL,导致胃酸高分泌,BAO 可超过 15 mmol/h,同时伴有反复发作的胃、十二指肠溃疡,且多为多发及难治性溃疡。

(2) 低胃酸或无胃酸性促胃液素增高:主要见于 A 型萎缩性胃炎、迷走神经切除术后、甲状腺功能亢进及胃溃疡等。

(3) 促胃液素降低:主要见于 B 型萎缩性胃炎及胃食管反流等。

3. 消化性溃疡合并出血的相关检查

(1) 粪便隐血试验:消化性溃疡活动期间,该试验可为阳性,经治疗多在 1~2 周转阴。

(2) 血液常规检测:出血量大或持续时间较长,红细胞计数、血红蛋白计数和红细胞比容会明显降低,网织红细胞计数增高,凝血功能减弱。

4. 幽门螺杆菌检查　　很多消化性溃疡的发病与幽门螺杆菌感染有关,因此,可检测幽门螺杆菌的抗原或抗体,阳性者应积极进行抗幽门螺杆菌治疗。

5. 其他　　甲状旁腺功能亢进易并发消化性溃疡,因此检测甲状旁腺激素和血清钙有一定价值。合并穿孔引起腹膜炎患者可检测炎症指标,如 C-反应蛋白。合并幽门梗阻患者由于严重呕吐可引起失水,低钾低氯性碱中毒,可检测血气和电解质。

(二)胃部肿瘤

主要发生在胃部的恶性肿瘤与环境、遗传、饮食等有关。

1. PG I、PG II　　可作为胃癌早期筛查指标,时间分辨荧光免疫分析法检测 PG I ≤60 μg/L 且 PGR(PG I /PG II)≤6 考虑胃癌。乳胶增强免疫比浊法则以 PG I ≤70 ng/mL 和 PGR≤4 为胃癌临界值。

2. 肿瘤标志物　　癌胚抗原结合糖类抗原 19-9(CA19-9)、糖类抗原 72-4(CA72-4)可提高胃癌的诊断效率,其中 CA74-4 对胃癌特异度较高。胃癌时 *ras* 基因突变与肿瘤侵犯深度和淋巴结转移有关。

二、肠道疾病相关指标

(一)吸收不良综合征

吸收不良综合征是指各种原因的小肠营养物质吸收不良所引起的综合征。主要因素有肝、胆、胰疾病导致

的胆盐及胰消化酶的缺乏;胃大部切除术后、短肠综合征、消化道 pH 的改变及小肠疾病或肠系膜疾病等影响小肠的吸收功能和消化功能;全身性疾病及部分免疫性缺陷所致的消化吸收功能不全。

1. 血液检查　　贫血,且多为大细胞性贫血,血浆清蛋白减低,低钾、钠、钙、磷、镁,低胆固醇,碱性磷酸酶增高,凝血酶原时间延长。严重者血清、叶酸、胡萝卜素和维生素 B_{12} 水平亦降低。

2. 粪脂定量试验　　24 h 内脂肪量<6 g 或吸收率>90% 为正常。

3. 血清 β 胡萝卜素浓度测定　　正常值大于 1 000 U/L,在小肠疾患引起的吸收不良时低于正常,胰源性消化不良时正常或轻度减低。

4. 小肠吸收功能试验　　右旋木糖吸收试验肾功能正常者尿液木糖排泄<3 g 可确定小肠吸收不良;维生素 B_{12} 吸收试验正常人 24 h 尿排出放射性维生素 B_{12} 应大于 7%。呼气试验正常人 4 h 内粪便 $^{14}CO_2$ 的排出量应小于总量的 1%,24 h 排出量应小于 8%。

5. 促胰液素试验　　用以检测胰腺外分泌功能,由胰腺功能不全引起的吸收不良本试验均显示异常。

6. 粪便常规检查　　应注意性状、红白细胞及未消化食物,苏丹Ⅲ染色检查脂肪球。

7. 其他　　必要时做 GTT、胰腺外分泌功能试验、B 超、腹部平片和 CT 扫描,以排除胰源性吸收不良;做有关甲状腺和肾上腺功能检查,以排除继发性内分泌疾病所致的吸收不良。

(二) 结直肠癌

结直肠癌指主要发生在结直肠部位的恶性肿瘤,与环境、遗传、饮食等有关。一般粪便隐血阳性是其早期筛查和普查的简便指标。与结直肠癌有关的肿瘤标志物有癌胚抗原、CA19-9、CA242 等,3 种标志物联合检测,可提高结直肠癌的检出阳性率。

三、胰腺疾病相关指标

(一) 急性胰腺炎

急性胰腺炎是多种原因导致胰腺组织自身消化,表现出胰腺水肿、出血及坏死等炎性损伤。临床上大多数患者病情轻,预后良好。少数患者病程凶险,可伴发多器官功能障碍及胰腺局部并发症,死亡率为 5%~10%。

1. 淀粉酶　　血清淀粉酶检测在急性胰腺炎诊断中具有重要意义,尿淀粉酶仅作参考,但血清淀粉酶的活性高低与病情严重程度无相关性。

(1) 淀粉酶增高:急性胰腺炎、流行性腮腺炎时炎症破坏组织,使得外分泌的淀粉酶进入血液循环并经肾脏排泄,故血液和尿液中的淀粉酶可明显增高,一般急性胰腺炎发病 2~12 h 血清淀粉酶即可升高达参考上限的 5~10 倍,12~24 h 达到高峰,可达参考上限的 20 倍,48 h 开始下降,3~5 d 可降至正常水平。尿淀粉酶在发病后 12~24 h 开始升高,达到峰值时间较晚,当血清淀粉酶恢复正常后仍可持续升高 5~7 d。故急性胰腺炎早期以血清淀粉酶检测为主,后期测定尿淀粉酶更有价值。

(2) 其他淀粉酶升高的疾病:胰腺癌、胰腺外伤、胆总管阻塞、急性阑尾炎、胆囊炎、胆石症、腹部外伤及术后等。但这些疾病的淀粉酶升高程度较低。

(3) 有部分正常人血液中的淀粉酶与免疫球蛋白结合形成大分子免疫复合物,称为巨淀粉酶血症。实验室检查显示血清淀粉酶持续增高而尿淀粉酶正常或下降。

(4) 肾功能严重受损时,血清淀粉酶可增高,而尿淀粉酶则降低。

2. 脂肪酶　　特异度较淀粉酶高,持续时间较长,故可以与淀粉酶活性测定互相补充。血清中的脂肪酶增高常见于急性胰腺炎和胰腺癌患者,偶见于慢性胰腺炎和胰管堵塞患者。

(1) 脂肪酶主要用于急性胰腺炎的诊断,其敏感度可达 80%~100%。在疾病发作 4~8 h 开始升高,24 h 达高峰,可以保持异常水平 8~14 d。

(2) 胆管结石、胆管炎、胆管癌、肠梗阻、十二指肠溃疡穿孔、脂肪组织破坏、肝炎、肝硬化等疾病中脂肪酶亦可增高。

(3) 直接检测十二指肠液中的脂肪酶可用于诊断儿童囊性纤维化,脂肪酶偏低提示此病可能存在。

3. 尿胰蛋白酶原Ⅱ　　急性胰腺炎患者发病时,胰蛋白酶过早激活,大量释放入血。肾脏对胰蛋白酶原的滤过和重吸收的特点使得尿液中胰蛋白酶原Ⅱ的浓度明显升高。检测尿液胰蛋白酶原Ⅱ可用于急性胰腺炎的筛查,阳性患者需进一步检查,以明确诊断。

4. 其他指标　　急性胰腺炎时,机体会反应性地出现各种变化,很多生化指标均可能发生异常,包括血糖、血钙、肝功能、血气分析、C-反应蛋白、白介素-6(IL-6)等。发病后 C-反应蛋白增高,72 h 后 C-反应蛋白>150 mg/L 提示胰腺组织坏死;监测 IL-6 水平,增高提示预后不良。患者频繁呕吐可能发生代谢性碱中毒。

(二)慢性胰腺炎

慢性胰腺炎是各种原因导致的胰腺局部、节段性或弥漫性慢性进展性炎症,从而导致胰腺组织和胰腺功能发生不可逆损伤,出现不同程度腺泡萎缩、胰管变形、钙化及纤维化,使得胰腺内外分泌功能发生障碍,从而引起一系列临床症状。

1. 胰腺外分泌功能指标检测　　包括 NBT-PABAS 试验、Lundh 试验、粪便脂肪试验、^{131}I-标记脂肪消化吸收试验。这些均可发现胰腺外分泌功能不良。

2. 胰腺内分泌功能检测　　慢性胰腺炎进入晚期,可继发糖尿病。空腹血糖多次检测均>7.2 mmol/L,餐后 2 h 血糖>11.1 mmol/L,口服糖耐量曲线异常,胰岛素水平降低。

(三)胰腺癌

胰腺癌表现为腹痛、消瘦和黄疸,恶性程度高,预后差。

1. 胆红素　　当肿瘤发生在胰头时,90%患者出现黄疸。血清胆红素增高以结合胆红素为主。重度黄疸时出现尿胆红素阳性,而尿胆原阴性。

2. 酶类　　血清碱性磷酸酶、γ-谷氨酰转移酶、5'-核苷酸酶等可增高。

3. 血糖　　血糖增高出现尿糖阳性,OGTT 试验异常。

4. 血清淀粉酶和脂肪酶　　出现胰管阻塞或并发胰腺炎时,血清淀粉酶和脂肪酶可升高。

四、胃、肠、胰神经内分泌肿瘤相关指标

胃、肠、胰神经内分泌肿瘤是一类原发于胃、小肠、大肠和胰腺等且能产生 5-羟色胺或多肽激素的神经内分泌细胞的异质性肿瘤,包括胰岛素瘤、胃泌素瘤、胰高血糖素瘤、生长抑素瘤和血管活性肠肽瘤等。

(一)胰岛素瘤

它是来源于胰岛 B 细胞的肿瘤,因胰岛 B 细胞分泌大量胰岛素而引发一系列以低血糖为表现的临床病症。除了发生在胰腺,还可在其他部位发生,如胃、十二指肠和小肠等。

1. 血糖　　空腹或发作时血糖<2.8 mmol/L。

2. 胰岛素或 C 肽　　本病主要大量分泌胰岛素,所以胰岛素水平高于正常。C 肽是胰岛素生成过程中的伴随产物,不受外源性摄入的影响,更能反映胰岛素分泌水平,该病 C 肽水平明显高于正常。还可做 C 肽抑制试验,若 C 肽释放不受抑制,可提示有胰岛素瘤。

(二)胃泌素瘤

胃泌素瘤出现显著的高胃酸分泌、高促胃液素、严重的消化性溃疡和非胰岛 B 细胞瘤。

1. 胃酸　　BAO>20 mmol/h, MAO>60 mmol/h,或者 BAO/MAO>0.6 时,怀疑为胃泌素瘤,可进一步检测促胃液素。

2. 促胃液素　　血清促胃液素浓度>200 pg/mL 时怀疑胃泌素瘤,当促胃液素浓度>1 000 pg/mL 且伴有临床症状,则可以确诊为胃泌素瘤。

(三)其他

内分泌肿瘤测定各自分泌的激素水平,有助于区分神经内分泌肿瘤的种类。

本章小结

胃具有运动、分泌、消化、吸收和杀菌等多种功能,并分泌含有胃酸、胃蛋白酶、黏液和内因子等物质的胃液,将食物初步消化形成食糜并排入十二指肠。胰腺既可通过内分泌功能参与物质代谢调节,又通过外分泌功能分

泌具有消化作用的胰液进入小肠,协助食糜的进一步消化。胰腺内分泌激素包括胰岛素、胰高血糖素、生长抑素等,这些激素进入血液参与消化调节和物质代谢调节。胰液中含有多种消化酶,包括淀粉酶、蛋白水解酶和脂类消化酶等。胃肠、胰协作消化吸收食物的过程受到神经体液的调节。胃肠道黏膜散布着很多内分泌细胞,这些细胞分泌着各种参与消化吸收和代谢调节的激素,统称为胃肠激素。重要的胃肠激素有促胃液素、胆囊收缩素、促胰液素和抑胃肽等。根据胃、肠、胰功能特征可以进行相关生化的检测分析,包括胃酸、PGⅠ、PGⅡ和各种内分泌激素等,对胃、肠、胰疾病的诊断、疗效判断和预后均有重要意义。

(薛 建)

第二十四章 神经和精神疾病的临床生化检验

神经系统支配和协调着机体的运动、感觉、语言和思维等多种生命活动,其结构和功能的改变或者与其他系统相互关系的失调,往往会引起脑脊液和外周血液中蛋白质、酶、神经递质等的变化。从神经和精神疾病的发生机制,获得敏感、可靠的生化检测指标,对神经和精神临床诊疗具有重要的意义。

第一节 概述

神经系统数以亿计的神经元以神经化学物质传递的方式相互作用,维持中枢神经系统复杂的生理功能,这些功能与其特定的组织结构和生化代谢密不可分。神经元所处内外环境的恒定是保证神经功能的基础,而神经递质的正常代谢和细胞间信息的有效传递是维持神经功能的关键因素。

一、血脑屏障与脑脊液

(一)血脑屏障

血脑屏障是由脑内毛细血管紧密连接的内皮细胞、基底膜和神经胶质细胞突起形成的血管鞘共同构成,具有阻止某些物质(多为有害物质)由血液直接进入脑组织的作用。

1. 血脑屏障的结构特点 血脑屏障的物质基础是脑的毛细血管。与其他组织器官的毛细血管相比,血脑屏障结构上具有以下特点:① 脑内毛细血管内皮细胞彼此重叠覆盖、紧密连接,缺少一般毛细血管壁之间有较大的空隙,能有效阻止大分子物质从内皮细胞连接处通过。② 内皮细胞被一层连续的基底膜覆盖。③ 85%的毛细血管壁外表面积都被基底膜外大量星形胶质细胞的血管周足(终足)所包绕。这些特点形成了脑毛细血管的多层膜形结构,构成了脑毛细血管壁的保护性屏障功能。

2. 物质通过血脑屏障的方式 血脑屏障的渗透性受流体静压、渗透性梯度、脂溶性、电离程度及胞膜孔径等的影响。血液中的溶质有以下几种方式通过血脑屏障:① 被动扩散,血浆中的蛋白质及与蛋白质结合的物质不易通过血脑屏障,如血中与转运蛋白结合的甲状腺素、金属离子及药物等。而乙醇、麻醉剂普鲁卡因和利多卡因、烟碱、安替比林等脂溶性物质则可自由通过。② 载体运输,是顺浓度梯度,不消耗能量,脑毛细血管内包细胞膜上存在多种物质转运的载体,多种糖类尤其是葡萄糖、氨基酸、嘌呤、核苷、激素等物质可通过此途径通过血脑屏障。③ 主动转运,是逆浓度梯度,需消耗能量,K^+、Na^+、Ca^{2+}、Mg^{2+}等离子物质通过主动转运途径从血液透过血脑屏障进入脑组织。④ 其他,脑毛细血管内皮细胞含有调节运输的特定酶(包括各种氧化酶和水解酶)形成的酶屏障,如多巴胺脱羧酶能降解并阻抑 L-多巴胺进入脑组织,单胺氧化酶降解并阻止 5-羟色胺进入脑组织。

严重脑损伤、出血、梗死、新生儿核黄疸、血管性脑水肿、缺氧、炎症、肿瘤等会导致脑毛细血管内皮细胞间紧密连接被破坏,屏障的通透性显著提高,以致血浆蛋白及大分子物质、细菌、病毒、离子等通过屏障进入脑组织。

(二)脑脊液

脑脊液是充满在各脑室、蛛网膜下腔和脊髓中央管内的无色透明的液体,相对密度为 1.004~1.007,呈弱碱性,不含红细胞,但有少数淋巴细胞。正常成人脑脊液总量 100~150 mL,沿着一定的方向流动,形成脑脊液循环。

1. 脑脊液的形成 脑脊液主要由脑室脉络丛组织产生,其结构是一簇毛细血管网,其上覆盖有一层室管膜上皮,形似微绒毛,此微绒毛是单向开放的膜,只向脑室腔和蛛网膜下腔分泌脑脊液。少量脑脊液由软膜、蛛网膜的毛细血管和脑细胞外液经过脑室的室管膜上皮渗出。脑脊液在脑室内产生,在液体静压力的作用下从脑室流向蛛网膜下腔,再经蛛网膜粒返回流至静脉系统。

2. 脑脊液的功能　　脑脊液对中枢神经系统起保护作用。主要表现在：① 缓冲脑和脊髓的压力,对脑和脊髓具有保护和支持作用,有效保护脑组织和脊髓免受外力冲击。② 供应脑细胞一定的营养并排除代谢产物,起到淋巴液的作用。③ 调节脑组织的渗透压和酸碱平衡。④ 通过转运生物胺、神经肽等物质,参与神经内分泌调节。机体通过脑脊液循环调节颅内压。

二、神经组织的生化代谢

神经组织的生化代谢是研究神经、精神活动的物质基础,任何神经、精神活动及神经组织的发育与退化等都与神经系统的物质代谢有关。

1. 糖代谢　　神经组织的糖原含量很低,每克脑组织含糖原约 0.9 mg,每克脊髓的糖原含量为 2~3 mg。葡萄糖可以通过血脑屏障,是神经组织中最重要和实际上也是唯一有效的能量来源。神经组织中糖代谢主要特点如下：① 在供氧充足的情况下,正常神经组织主要通过糖的有氧氧化,产生较多的 ATP 而供能。② 神经组织中磷酸戊糖途径非常活跃,产生大量的 $NADPH+H^+$,参与还原反应及脂类代谢。③ 葡萄糖还能通过三羧酸循环的中间产物,参与谷氨酸、天冬氨酸等非必需氨基酸和神经递质的生成,并能为脂肪酸等物质的合成提供碳骨架。

2. 蛋白质和氨基酸的代谢　　蛋白质是神经组织中最重要的物质之一,其代谢特点主要表现为：① 含量多,几乎占人脑干质量的一半,其中灰质较白质富含蛋白质。② 种类多,除清蛋白、球蛋白、核蛋白外,还有含 GSH、胱硫醚、磷酸乙醇胺等的多种神经系统特有的蛋白质。③ 更新快,神经组织中蛋白质含量较恒定,外周组织蛋白质约需 74 d 更新 1 次,但脑组织蛋白质 85 h 就更新 1 次。④ 主要靠自身合成,血浆及脑脊液中的氨基酸进入脑组织受脑内氨基酸合成系统和血脑屏障的严密控制及精确调节。必需氨基酸需由食物供给,可以通过血脑屏障入脑,但浓度较低,而非必需氨基酸主要从葡萄糖代谢的中间产物转变生成,其浓度是必需氨基酸的数倍。

3. 脂质代谢　　神经组织中脂质含量丰富,成人髓鞘、白质和灰质的脂质含量分别占其干重的 80%、60% 和 40%。这些脂质成分以类脂为主,TG 很少。鞘脂中主要是脑苷脂和神经节苷脂,它们是神经组织的特有脂类。正常情况下,脑内大多数脂类代谢缓慢,而磷脂酰胆碱和磷脂酰肌醇转换较快,以满足大脑内复杂的信息传递和信号转换之需。许多不饱和脂肪酸在脑内不能合成,需要依赖外源提供。脑脂肪酸大部分在脑内合成,少量来自膳食。神经系统脂质在神经髓鞘及膜相关物质的合成和能量供应中起重要作用。

4. 核酸代谢　　脑组织中 RNA 含量丰富,DNA 主要存在于神经细胞核内,成熟神经元内 DNA 含量相当恒定。核酸代谢的速率与神经系统所处的功能状态相关。电刺激、光、低强度声波等因素,可加速脑组织核苷酸代谢率。部分生长因子如神经生长因子、生长激素等可促进脑内核酸的合成与更新。

5. 能量代谢　　脑组织活动需要及时大量的能量供应,虽然脑组织内有完整的糖酵解酶系,即可最大限度地发挥糖酵解作用,但是其也不能满足脑组织能量的需要。脑组织的能量来源主要依靠糖的有氧氧化,低血糖的情况下可以利用酮体。脑的重量仅占人体重的 2%,脑组织耗氧量明显高于其他组织,占全身总耗氧量的 20%,所以脑组织对缺糖和缺氧均非常敏感,血糖下降 50%,即可引起昏迷,中断脑血流数分钟就可引起脑死亡。

三、神经精神疾病发生的生化机制

神经精神疾病多与神经变性病(neurodegenerative disorder)有关。神经变性病又称为神经退行性疾病,是以神经元变性为主要病理改变的一类慢性疾病,病变可累及大脑、小脑、脑干和脊髓等不同部位,特点是中枢神经系统某个或某些特定部位神经元进行性变性以至于发生坏死,可伴有细胞质内结构紊乱,但无炎症或异常物质累积。随着神经生化和分子病理学研究的进展,人们对神经病变的生化缺陷和发病机制有了较多的认识。

1. 基因突变　　研究发现,体细胞核染色体或线粒体 DNA 序列中的碱基缺少、插入、逆转、重复和三核苷酸或多核苷酸的重复扩增等可引起许多神经和精神疾病的发生。基因突变导致参与神经细胞代谢、信号传递及各种功能活动的蛋白质分子结构发生改变,不能正常发挥功能,从而导致神经元变性乃至死亡。利用克隆技术及快速 DNA 测序技术,已从 DNA 分子水平明确了一些神经和精神疾病遗传缺陷的关键。例如,精神分裂症的相关基因染色体定位于 5q22-23 和 6p24-21,精神病的致病基因定位于 11p 末端,阿尔茨海默病(Alzheimer's disease, AD)的病理基因定位于第 21 号、1 号、14 号染色体。

2. 神经递质的异常　神经递质的代谢及其受体的异常在神经、精神疾病中起重要作用,如精神分裂症患者血浆中多巴胺的代谢产物升高,β-内啡肽含量明显升高,5-羟色胺含量降低;抑郁性精神病患者脑脊液中 5-羟色胺含量降低;癫痫发作时血液及脑脊液中乙酰胆碱含量显著增高,患者脑脊液中 5-羟色胺含量降低;精神发育迟缓患儿血、脑脊液和尿中 5-羟色胺含量降低;帕金森病患者脑脊液中多巴胺的代谢产物含量降低。此外,兴奋性氨基酸释放过度,可以通过对其相应受体的作用诱导离子通道的改变,从而在神经变性病病变过程中起重要作用,如脑损伤时谷氨酸和天冬氨酸从神经末梢释放增加而摄取减少,使其在突触间隙蓄积引发神经毒作用。

3. Ca^{2+} 通道异常开放　钙超载是导致细胞死亡的最后共同通路。生理状态下,细胞外 Ca^{2+} 浓度为细胞内的 $10^4 \sim 10^5$ 倍,维持内环境的稳定需不断调节 Ca^{2+} 浓度。当兴奋性氨基酸释放过度时,相应的受体门控通道开放,Ca^{2+} 内流增加,细胞内 Ca^{2+} 浓度异常增加,可达正常浓度的 200 倍,从而引起细胞内钙超载。受其调节的磷脂酶、蛋白酶、核酸内切酶等被激活,导致膜磷脂分解,细胞骨架破坏,细胞变性坏死。因此,Ca^{2+} 通道的异常开放是致脑缺血后神经元迟发性坏死的一个重要机制,与脑缺氧、中毒、水肿及惊厥的发病相关。

4. 能量代谢缺陷　在线粒体中进行的能量代谢过程有多达几十种蛋白质参与,包括参与线粒体 DNA 复制、转录、翻译过程的蛋白质,这些蛋白质由信号肽引导转运到线粒体特定区域发挥作用。任何环节存在缺陷都将导致线粒体功能障碍,从而损伤神经细胞。研究发现,帕金森病患者脑细胞线粒体 DNA 缺陷;亨廷顿病(Huntington disease, HD)、神经肌病和脑肌病等都与线粒体内结构损害有关。

5. 自由基代谢异常　机体在正常生理代谢过程中存在自由基产生与清除的动态平衡。在某些神经、精神疾病中,这种动态平衡受到破坏,过多的自由基不仅可直接损伤细胞和间质成分,还可触发脂质过氧化反应,生成有毒性的脂质过氧化物,并诱发蛋白氧化、水解、ATP 消耗、DNA 破坏等一系列连锁反应导致细胞损伤。另外,自由基可促进兴奋性氨基酸释放,增强其对神经细胞的毒性作用。研究发现,亨廷顿病、阿尔茨海默病患者脑中自由基浓度增加;帕金森病患者脑黑质区的脂质过氧化物活性增高,谷胱甘肽过氧化物酶(GSHPX)活性下降,线粒体中 SOD 活性降低。

第二节　神经和精神疾病指标的测定方法与评价

由于神经和精神系统独特的结构和功能特征,血、尿或其他体液中的物质含量不能确切地反映脑组织内的物质代谢变化和功能状况。脑脊液在维持中枢神经系统内环境稳定中具有极为重要的作用,其化学成分的改变不仅能直接影响中枢神经系统的功能,也反映着其功能状态和病变情况。因此,一些生化检测指标对某些神经和精神疾病的诊断具有重要的参考价值。检测指标多为脑脊液蛋白质、脑脊液葡萄糖、脑脊液氯化物、脑脊液酶类和脑脊液中常见神经递质和神经肽等常规项目及特殊标志物。

一、脑脊液蛋白质

正常脑脊液中蛋白质 80% 以上来源于血浆,即血浆蛋白可通过血-脑脊液屏障的超滤作用进入脑脊液。脑脊液蛋白总量随年龄增长而增加,新生儿较高,为 1 g/L,早产儿可高达 2 g/L。

(一)脑脊液总蛋白测定

1. 测定方法　考马斯亮蓝法、邻苯三酚红钼络合法等可用于脑脊液总蛋白测定。

2. 参考区间　不同部位的脑脊液总蛋白质含量不同。腰池液为 150(450) mg/L,脑池液为 100(250) mg/L,脑室为 50(150) mg/L。

(二)脑脊液蛋白指数

分别以比浊法定量测定脑脊液中的清蛋白、IgG 浓度,计算下列几个指数。

1. 清蛋白指数　清蛋白指数=脑脊液清蛋白(mg/L)/血清清蛋白(g/L)。若指数<9,则表明血脑屏障无

损害;若指数为9~14,则表明有轻度损害;若指数为15~30,则表明有中度损害;若指数为31~100,则表明有严重损害;若指数>100,则表明屏障完全崩溃。

2. IgG和清蛋白比率　IgG和清蛋白比率=脑脊液中IgG(mg/L)/脑脊液中清蛋白(mg/L)。在脱髓鞘疾病时,鞘内免疫球蛋白合成增加,该比率升高。70%多发性硬化病例该比率>0.27。

3. 免疫球蛋白指数　免疫球蛋白指数=[脑脊液中IgG(mg/L)×血清清蛋白(g/L)]/[脑脊液中清蛋白(mg/L)×血清IgG(g/L)]。该指数参考范围为0.30~0.77,如指数>0.77,表明鞘内IgG合成增加,见于90%以上的多发性硬化患者。

(三)脑脊液蛋白质电泳

采用电泳技术能更准确地分析脑脊液蛋白的组分变化,协助神经和精神疾病的诊断。在γ-球蛋白区域有时会出现寡克隆区带(oligoclone bands,OB)。所谓OB指在γ-球蛋白区带出现的一个不连续的、一般在外周血不能见到的区带,是神经系统内部能合成IgG的标志。OB提示中枢神经系统内存在体液免疫反应,是检测中枢神经系统亚急性、慢性炎性病变鞘内免疫球蛋白的可靠指标。

(四)S100蛋白

S100蛋白是一种酸性低分子量钙结合蛋白,由α、β两种亚基组成,形成S100αα、S100αβ、S100ββ 3个同源体,由Moore于1965年首先在牛脑组织中发现,因其在中性饱和硫酸铵中100%溶解而得名。作为脑损伤的一种标志物,S100蛋白主要由神经胶质细胞合成和分泌,特别是星形胶质细胞和少突胶质细胞,是中枢神经系统损伤,尤其是胶质细胞破坏的可靠指标。

1. 检测方法　目前S100蛋白测定方法有3种:非竞争性结合反应的放射免疫分析法(IRMA法)、竞争性结合反应的放射免疫分析法(RMA法)和荧光免疫分析法。

2. 方法学评价　荧光免疫分析法灵敏度高,应用最广;IRMA法比RMA法灵敏度高、特异度高,因都涉及放射性物质而使用受到限制。

3. 参考区间　0~0.105μg/L。

(五)tau蛋白

tau蛋白是一重要的微管相关神经蛋白,在微管的构成和稳定中起关键作用。当tau蛋白发生异常磷酸化、糖基化、泛素蛋白化时,就失去了对微管的稳定作用,造成神经纤维退化、功能丧失。脑脊液中tau蛋白主要来自坏死的神经细胞。

1. 检测方法　双抗体夹心ELISA法。

2. 方法学评价　样本中如有类风湿因子(RF)存在,可出现假阳性反应。

3. 参考区间　0.2~10.0 ng/L。

(六)β-淀粉样蛋白

β-淀粉样蛋白(β-AP)为阿尔茨海默病老年斑的主要成分,是引起痴呆和神经细胞凋亡的主要原因。阿尔茨海默病患者的变性、坏死脑细胞或颅脑外伤将释放大量β-淀粉样蛋白至脑脊液,检测其水平有助于阿尔茨海默病及颅脑损伤的诊断。

1. 检测方法　双抗体夹心ELISA法和放射免疫分析法。

2. 参考区间　40.5±5.5 ng/L。

(七)脑脊液其他蛋白

1. C-反应蛋白　脑脊液中C-反应蛋白含量与血脑屏障的损伤有关,主要来自血浆。化脓性或结核性脑膜炎时,血清、脑脊液中C-反应蛋白的含量均明显升高;浆液性脑膜炎或脑炎时,脑脊液中C-反应蛋白升高,而血清中C-反应蛋白并不增高,可因此来鉴别不同类型的脑膜炎。

2. 神经胶质纤维酸性蛋白(glial fibrillary acidic protein,GFAP)　存在于星形神经胶质细胞和施万细胞中,富含谷氨酸和天冬氨酸,是星形神经胶质细胞的骨架蛋白。脑脊液中的GFAP含量在阿尔茨海默病、海绵状脑病、神经胶质瘤及星形细胞病等疾病患者中会增加。

3. 髓鞘碱性蛋白(myelin basic protein,MBP)　是脊椎动物中枢神经系统少突细胞和周围神经系统施万细胞合成的一种强碱性膜蛋白。病变累及髓鞘会导致脑脊液和血液中MBP含量升高。MBP易降解,脑脊液和血液中 MBP 含量可作为急性脑损害和急性脱髓鞘特异性标志物。多发性硬化和髓鞘损伤性疾病患者脑脊液中 MBP 多升高。

二、脑脊液葡萄糖
1. 检测方法　与血清葡萄糖测定方法相同。
2. 参考区间　脑脊液葡萄糖正常含量为血糖的 60%～70%。成人腰椎穿刺脑脊液葡萄糖正常为 2.5～4.5 mmol/L;10 岁以下儿童脑脊液葡萄糖含量为 2.8～4.8 mmol/L;新生儿脑脊液葡萄糖含量为 2.8～5.0 mmol/L。

三、脑脊液氯化物
脑脊液氯化物浓度很高,为血浆中浓度的 1.2～1.3 倍,这样有利于维持脑脊液和血浆渗透压的平衡。
1. 检测方法　与血清氯化物测定方法相同。
2. 参考区间　正常成人脑脊液氯化物含量为 120～130 mmol/L;婴儿为 110～130 mmol/L。

四、脑脊液酶类
正常人血脑屏障完整,脑脊液内酶浓度比血清内酶浓度低。脑脊液中酶类虽不是神经系统所特有,但这些酶在多种神经和精神疾病中有明显改变。颅脑损伤、颅内肿瘤、脑缺氧、血脑屏障破坏或细胞膜通透性改变会引起脑细胞的坏死和细胞膜的损害,使脑脊液内酶量增加,且不受蛋白总量、糖含量及细胞数的影响,其中有些酶在神经系统病变中具有特异性。

1. 神经元特异性烯醇化酶　脑脊液中神经元特异性烯醇化酶含量的改变是神经元损伤的特异性生化标志。神经元特异性烯醇化酶主要存在于大脑神经元和神经内分泌细胞的细胞质中,其他组织中含量甚微。检测方法有酶活性法和质量测定法两种。在脑梗死、癫痫、颅内高压等中枢神经损害时,脑脊液中神经元特异性烯醇化酶含量增加;脑脊液和血清神经元特异性烯醇化酶可以用来作为新生儿缺氧缺血性脑病早期判断脑损伤程度的生化指标。

2. CK-BB　主要分布在脑内神经元,是神经损伤的另一个特异性生化标志,检测方法有酶活性法和质量测定法两种。正常情况下,CK-BB 在血和脑脊液中不能检出,也不能通过完整的血脑屏障。脑梗死、脑出血、外伤及颅内高压患者血和脑脊液中 CK-BB 可持续增高。

五、脑脊液中常见神经递质和神经肽
临床上用于检测神经和精神疾病的神经递质和神经肽主要有 3 类,即生物胺、氨基酸和肽类。神经递质是神经元之间或神经元与靶细胞之间发挥信号传递作用的特定化学物质,绝大多数神经递质在化学突触中直接介导神经末梢和靶细胞膜受体的特性生物效应。生物胺类递质有 5-羟色胺(5-HT)及其代谢产物 5-羟吲哚乙酸(5-HIAA)、多巴胺及其代谢产物高香草酸;氨基酸类递质有 γ-氨基丁酸(GABA)、甘氨酸(Gly)、天门冬氨酸(Asp);肽类物质有 β-内啡肽(β-EP)、P 物质及胆囊收缩素(C 肌酸激酶)等。当出现神经系统病变时,神经递质和肽的产生、释放和受体及其相互作用会发生改变,从而导致各种疾病,临床上检测神经递质及其代谢物对神经系统各种疾病的诊断具有一定的意义。

第三节　神经和精神疾病生化检测指标的临床应用

由于神经精神系统独特的结构和功能特征,血、尿或其他体液中的物质含量不能确切地反映脑组织内的物质代谢变化和功能状况,所以检测标本常采用脑脊液,检测的内容多为蛋白质、酶类、神经递质和其他代谢产物。近年来,随着神经分子生物学的发展,一些神经精神疾病发生的分子机制日益清楚,相关的诊断技术和方法也被临床正逐步应用。

一、神经和精神疾病检测指标的临床意义

(一) 脑脊液常规生化检查

脑脊液常规生化检查内容和临床意义见表24-1。

表24-1　脑脊液常规生化检查内容和临床意义

检验项目	检测方法	参考值范围	临床意义
总蛋白	考马斯亮蓝法	成人 150~450 mg/L	增高：脑炎、外伤、肿瘤等 降低：甲状腺功能亢进、颅内压升高
β_2-微球蛋白	放射免疫分析法	1.15~3.7 mg/L	增高：中枢神经系统感染、肿瘤、自身免疫病
髓鞘碱性蛋白 (MBP)	放射免疫分析法、ELISA 法	<4 μg/L	增高：多发性硬化症、神经性梅毒、脑血管意外、脑外伤
葡萄糖	葡萄糖氧化酶-过氧化物酶法	婴儿：3.9~5.0 mmol/L 儿童：3.1~4.4 mmol/l 成人：2.5~4.4 mmol/L	升高：糖尿病、血性脑脊液、脑干急性外伤或中毒 降低：细菌感染、真菌感染、恶性肿瘤
氯化物	离子选择性电极法	婴儿：110~122 mmol/L 儿童：111~123 mmol/L 成人：118~130 mmol/L	降低：细菌性感染、血氯降低 升高：慢性肾功能不全、肾炎、尿毒症
乳酸	分光光度法	1.0~2.8 mmol/L	升高：化脓性或结核性脑膜炎、脑血流量明显减少

1. **总蛋白**　成人超过总蛋白 450 mg/L 即为病理性增高。化脓性脑膜炎、流行性脑膜炎蛋白质含量为 3~6.5 g/L；结核性脑膜炎刺激症状期蛋白质含量为 0.3~2.0 g/L，压迫症状期为 1.9~7 g/L，麻痹期为 0.5~6.5 g/L；脑炎蛋白质含量为 0.5~3.0 g/L。脑脊液循环梗阻的疾病如脊髓蛛网膜炎与脊髓肿瘤等，其蛋白质含量可在 1.0 g/L 以上。

2. **脑脊液蛋白质电泳**　成人脑脊液蛋白质电泳组分及其变化的临床意义见表24-2。

表24-2　脑脊液蛋白质电泳组分及其变化的临床意义

蛋白质电泳组分	脑脊液 (%)	临床意义
前清蛋白	2%~6%	增高：帕金森病、脑外伤、脑积水、脑萎缩等 降低：脑膜炎及其他脑内炎症
清蛋白	44%~62%	增高：脑肿瘤、椎管阻塞、脑出血、脑梗死 降低：脑外伤
α_1-球蛋白	4%~8%	增高：脑膜炎、脊髓灰质炎
α_2-球蛋白	5%~11%	增高：脑肿瘤 降低：脑外伤急性期
β-球蛋白	13%~26%	增高：肌萎缩和帕金森病等退行性病变
γ-球蛋白	6%~13%	增高：感染、多发性硬化、脱髓鞘疾病、癫痫

3. **S100 蛋白**　脑出血、脊髓压迫症、缺血性脑血管病、病毒性脑炎及多发性硬化症患者该蛋白增高。

4. **tau 蛋白**　老年性痴呆患者脑中 tau 蛋白总量多于正常人，脑脊液 tau 蛋白浓度升高主要提示阿尔茨海默病。

5. **脑脊液 β-淀粉样蛋白**　升高有助于阿尔茨海默病的诊断，颅脑外伤亦出现 β-淀粉样蛋白升高。

(二) 脑脊液葡萄糖

病理状态下，脑脊液中葡萄糖的变化可用于细菌性脑膜炎和病毒性脑膜炎的鉴别及脑膜肿瘤的辅助诊断等。

1. **脑脊液葡萄糖降低**　① 脑内细菌性和真菌性感染：如急性化脓性脑膜炎、结核性脑膜炎、隐球菌性脑膜炎等。② 低血糖。③ 梅毒性脑膜炎和麻痹性痴呆。④ 脑膜肿瘤：弥漫性脑膜肿瘤浸润时降低甚至消失，淋巴瘤、神经胶质瘤、白血病、黑色素瘤及一些肿瘤转移至脑膜时也可使脑脊液葡萄糖降低。⑤ 脑寄生虫病：脑囊虫病、血吸虫病、肺吸虫病、弓形虫病等。

2. **脑脊液葡萄糖增高**　　① 脑或蛛网膜下腔出血;② 糖尿病或大量注射葡萄糖后、精神分裂症等;③ 早产儿和新生儿;④ 急性脑外伤和中毒等影响脑干;⑤ 下丘脑损害,影响了碳水化合物的代谢而使脑脊液葡萄糖增高。

(三) 脑脊液氯化物

脑脊液中氯化物浓度主要用于脑膜炎的鉴别诊断及预后观察等。

1. **脑脊液氯化物降低**　　细菌性和真菌性感染,如化脓性脑膜炎、结核性脑膜炎、隐球菌性脑膜炎等;呕吐、肾上腺皮质功能减退时,由于血氯降低,脑脊液氯化物也降低。

2. **脑脊液氯化物增高**　　尿毒症、肾炎、心力衰竭、病毒性脑膜炎或脑炎等;肾炎、尿毒症时血氯升高,脑脊液氯化物也增高。

(四) 脑脊液中的酶、神经递质及其代谢产物

1. **脑脊液中的酶**　　相关指标检测的临床意义见表24-3。

表 24-3　脑脊液中酶的临床意义

检 测 酶 类	参 考 值 区 间	临 床 意 义
谷草转氨酶	5～22 U/L	增高:脑梗死、脑萎缩、急性颅脑损伤、中毒性脑病、脑转移瘤
肌酸激酶	0～8 U/L	增高:脑膜炎、脑积水、癫痫
LDH	<20 U/L	增高:细菌性脑膜炎
LDH 同工酶	LDH1:(27.2±1.1)% LDH2:(27.0±0.9)% LDH3:(23.8±0.8)% LDH4:(17.6±1.5)% LDH5:(2.4±0.8)%	LDH1、LDH2 升高为主:病毒性脑膜炎 LDH4、LDH5 升高为主:细菌性脑膜炎
神经元特异性烯醇化酶	酶含量<10 ng/mL	脑梗死、脑肿瘤、癫痫和外伤时脑脊液中神经元特异性烯醇化酶均升高

2. **神经递质及其代谢产物**　　主要指标检测的临床意义见表24-4。

表 24-4　脑脊液中主要神经递质及其代谢产物的临床意义

检 测 物 质	检 测 方 法	参 考 值 范 围	临 床 意 义
多巴胺	高效液相层析法	2.19±0.60 μmol/L	增高:精神分裂症 降低:帕金森病、癫痫
高香草酸	高效液相层析法	1.73±0.30 μmol/L	同上
5-羟色胺	高效液相层析法	0.88±0.07 μmol/L	增高:颅脑外伤与脑血管病
5-羟吲哚乙酸	高效液相层析法	0.44±0.13 μmol/L	降低:帕金森病、癫痫、精神分裂症
β-内啡肽	放射免疫分析法、ELISA 法	196±18 mg/L	升高:躁狂症、精神分裂症 降低:阿尔茨海默病
P 物质	放射免疫分析法	160±14 mg/L	升高:精神抑郁症 降低:帕金森病患者,但病情严重时升高
生长抑素	放射免疫分析法	29.49±4.47 ng/L	降低:帕金森病

二、神经和精神疾病生化检测指标的临床应用

(一) 帕金森病

帕金森病是常见的中老年慢性进展性椎体外系变性疾病,1917 年由英国医生 James Parkinson 首次报道和描述。该病危害严重,发病率高,占神经变性病的第二位,好发于 50 岁以上人群。帕金森病患者的主要临床特征是静止性震颤、肌强直、运动迟缓和姿势反射障碍;主要的病理和生化改变为黑质致密部广泛、进行性多巴胺能神经元变性及纹状体多巴胺的缺失等。

帕金森病的神经生化变化具有多样性和复杂性,目前尚无特异的帕金森病生化检测指标,临床上主要用神经递质作为帕金森病的辅助诊断。帕金森病患者血清中肾素活性降低,酪氨酸含量减少,黑质和纹状体内多巴

胺、5-羟色胺、去甲肾上腺素含量减少;脑脊液中γ-氨基丁酸、多巴胺、高香草酸及5-羟吲哚乙酸含量减少,与神经肽有关的物质P物质及生长抑素等的含量减少;尿液中多巴胺及其代谢产物、5-羟色胺及其代谢产物减少,肾上腺素和去甲肾上腺素减少。

(二)阿尔茨海默病

阿尔茨海默病又称老年性痴呆(presenile dementia),是最常见的中枢神经系统慢性退行性疾病,其主要临床表现为痴呆综合征,起病缓慢,病程呈进行性,多有家族史。本病的发病机制与遗传因素和中枢神经递质的广泛缺失有关,与淀粉样蛋白、神经节苷脂、神经生长因子等代谢异常有关。

阿尔茨海默病的生化检验变化指标有:① 脑脊液中乙酰胆碱、乙酰基转移酶、乙酰胆碱酯酶活性降低;② 阿尔茨海默病早期脑脊液中β-淀粉样蛋白含量明显增高,可作为预示轻度认知功能障碍患者中阿尔茨海默病发生的标志;③ 阿尔茨海默病患者脑中总tau蛋白、Alz68(与tau蛋白形成有密切联系的物质)和泛素水平增高,此反映出神经变性的程度。

(三)癫痫

癫痫(epilepsy)是由于大脑神经元异常放电引起的突发短暂性大脑功能失调,主要表现为全身强直阵挛,少数表现为短暂的呆愕、意识模糊、流口水等。

主要通过测定反映脑损伤的生化检测指标来了解脑损伤的严重程度,血液生化及尿液检验主要用于排除颅内感染、出血、代谢异常相关疾病。癫痫发作可导致血清神经元特异性烯醇化酶增高、脑脊液和血清中MBP增高。

(四)精神分裂症

精神分裂症(schizophrenia)是一种常见的、慢性的、病因和发展机制仍不十分明确的脑功能退化疾病,多发于青壮年,缓慢起病,病程迁徙,一般无智能及意识障碍,以思维、情感、行为之间的互不协调,以及精神活动脱离现实环境为主要特征的一类常见精神病。该病可分为阳性症状和阴性症状,阳性症状的特点是正常功能的过度发挥或扭曲,而阴性症状则表现为正常功能的缩减或丧失。

精神分裂症生化检测主要的相关神经递质:① 患者脑脊液中多巴胺及代谢产物高香草酸含量显著升高,其含量高低与临床症状的严重程度相关;② 以急性阳性症状为主的患者脑脊液中5-HT及其代谢产物5-HIAA浓度减低;③ 谷氨酸是兴奋性氨基酸,与精神分裂症的发生有关,研究表明,分裂症患者脑脊液中的谷氨酸浓度明显低下。

(五)肝豆状核变性

肝豆状核变性(hepatolenticular degeneration, HLD)又称威尔森病,是一种常染色体隐性遗传的铜代谢障碍疾病,表现为铜蓝蛋白合成不足及胆道铜排泄障碍。铜蓝蛋白基因定位于13q14.3,全长约80 kb,编码的铜转运蛋白ATP酶功能部分或完全缺少,铜蓝蛋白合成障碍,大量铜沉积于肝、脑、肾和角膜等组织,过多的铜对多种酶产生抑制毒性作用,导致肝、神经系统的损伤及神经精神异常。典型的HLD患者表现为肝和(或)神经系统症状特征、实验室铜代谢生化检测异常和角膜色素环(K-F环)。

肝豆状核变性相关的主要生化检验项目有:① 血清铜蓝蛋白,HLD患者铜蓝蛋白显著降低,是诊断HLD的重要依据之一。② 血清铜,HLD患者血清铜显著降低,仅少数病例血清铜不下降。③ 尿铜,尿铜增加是HLD的显著生化检验之一,对该病的诊断和疗效评价有重要价值。④ 肝铜,HLD患者铜在肝细胞中沉淀,肝穿刺活检测定肝铜含量和进行肝铜染色对高度怀疑的不典型病例具有极高的诊断价值,肝铜含量≥250 μg/g干重具有显著特异性,其是诊断HLD的金标准。

(六)亨廷顿病

亨廷顿病又称为大舞蹈病或亨廷顿舞蹈病,是一种以不由自主运动、精神异常和进行性痴呆为主要特点的常染色体显性遗传,病变累及纹状体和大脑皮质为主的中枢神经系统进行性退行性疾病。该病由美国医生乔治·亨廷顿于1872年发现而得名,主要病因是患者第4号染色体短臂(4p16.3)上的亨廷顿基因(IT15基因)突变。亨廷顿病患者一般中年发病,表现为舞蹈样动作,渐发展为丧失说话、行动、思考和吞咽的能力,病情持续发展10~20年,最终导致死亡。

亨廷顿病相关的主要生化检验项目有:① γ-氨基丁酸,脑脊液中γ-氨基丁酸水平降低;② IT15基因

（GAG）$_n$多态性，*IT15*基因1号外显子内含一段多态性的三核苷酸（CAG）重复序列，检测*IT15*基因（CAG）$_n$多态性可对亨廷顿病进行准确诊断，并用于早期和产前诊断，当（CAG）$_n$重复拷贝数36~39次时可引起本病，大于40者肯定为本病患者。

（七）多发性硬化

多发性硬化是以中枢神经系统白质脱髓鞘病变为特点，遗传易感个体与环境因素作用发生的自身免疫性疾病。发病与机体自身免疫反应、病毒感染、遗传因素和环境因素有关。

多发性硬化病相关的主要生化检验项目有：① S100B蛋白，脑脊液中出现S100B蛋白是髓鞘损害的标志，S100B蛋白可作为多发性硬化复发的一个标志物。② IgG寡克隆区带，是IgG鞘内合成的重要定性指标，对判定IgG鞘内合成具有重要价值。③ 细胞因子，多发性硬化发病时Th1细胞功能增强，致炎细胞因子分泌增多，检测脑脊液及外周血中这些细胞因子的水平可反映多发性硬化的活动性和监测复发。

（八）脑卒中

脑卒中俗称中风，是一种突发性脑部血液循环障碍性疾病，分为缺血性脑卒中、出血性脑卒中。

脑卒中的主要生化变化是脑组织缺血缺氧引起的代谢变化，通过测定血浆或脑脊液中多种生物标志物来协助诊断和预测预后：① 血清神经元特异性烯醇化酶水平明显升高，与脑梗死体积呈正相关，但与神经功能预后无关，与脑卒中严重程度的关系不明确。② 血浆中D-二聚体含量明显升高，存在明显的凝血纤溶异常。③ S100蛋白含量变化与脑卒中的病情归转、疗效和预后密切相关。④ 基质金属蛋白酶MMP-2和MMP-9与脑微血管及血脑屏障的功能完整密切相关，对脑卒中的诊断有指导意义。

本章小结

神经系统由中枢神经系统和周围神经系统构成，协调控制着人的运动、感觉、语言、记忆、思维和情绪等多种生理功能。血脑屏障具有阻止某些物质由血液直接进入脑组织的作用。脑脊液是血浆的超滤液，血液中的葡萄糖、氨基酸等可选择性通过血脑屏障，对脑组织有营养、保护和调节作用。神经系统疾病的诊断往往通过临床症状结合实验室检查进行，其中脑脊液生化检查对神经精神疾病的诊断具有重要意义。脑脊液总蛋白测定主要用于鉴别细菌性和非细菌性脑膜炎，清蛋白指数可反映血脑屏障的完整性，蛋白质电泳能更准确地分析脑脊液蛋白的组分变化，协助诊断神经和精神疾病。脑脊液中如β-淀粉样蛋白、tau蛋白、MBP、S100B蛋白对阿尔茨海默病、多发性硬化等具有较高诊断价值。肝豆状核变性可以通过检测血清铜蓝蛋白、血清铜和尿铜等进行辅助诊断。

（苏建友）

第二十五章　孕妇与胎儿疾病的临床生化检验

妊娠是母体孕育胎儿的过程。与非妊娠期比较,孕妇体内的某些生化物质和免疫学标志物有明显改变。检测孕妇血液、尿液和羊水进行可以判断妊娠及妊娠状态,了解胎儿在宫内的健康状态。

第一节　孕妇和胎儿的代谢特点

一、正常妊娠

从末次月经(last menstrual period, LMP)第 1 天算起,妊娠周期约为 40 周(280 d)。

(一)受精、胚胎和胎儿发育

卵子在输卵管受精后成为合子(fertilized ovum),然后移向子宫植入内膜。合子分裂成桑葚胚(morula),再分裂为原始卵黄囊(yolk sac),进一步发育成囊胚(blastocyst)。约在受精 5 d 后,囊胚外壁的滋养层细胞协助囊胚侵入子宫内膜,然后滋养层细胞发育成绒毛膜(chorion),继而发育成胎盘(placenta)。滋养层细胞依据其位置和细胞形态可分为合体滋养层细胞与细胞滋养层细胞。以上这个时期的妊娠产物称为胚胎(embryo)。在胎盘的营养作用和羊水的保护作用下,胚胎经历快速的细胞分裂、分化和生长,开始形成器官。在 10 周左右时,胚胎已经发育成熟,大多数重要结构已形成,此时称为胎儿。胎儿在妊娠中期生长非常迅速,许多重要的器官开始成熟。妊娠晚期是许多胎儿器官完全成熟的时期,胎儿生长速度减缓。正常的分娩发生在 37~42 周。

(二)胎盘

胎盘由胎儿部分羊膜、叶状绒毛膜及母体部分底蜕膜构成,介于胎儿与母体之间。随着胎儿的成熟,胎儿-胎盘复合体(fetal-placental unit)可合成分泌某些激素、妊娠相关蛋白及一些酶,从而影响母体代谢。

1. 胎盘功能　　胎盘具有物质交换、防御免疫、合成分泌物质等多种功能。母体血循环中的可溶性物质必须穿过滋养层和数层生物膜才能进入胎儿血循环,其通透性取决于母体和胎儿血液中物质的浓度梯度差、血液中结合蛋白的浓度、物质在血液中的溶解性和转运系统。胎盘能有效地阻挡大分子蛋白质和与血浆蛋白结合的疏水化合物通过。

2. 胎盘激素　　由于母体的血管毗邻胎盘产生激素部位,大部分胎盘激素分泌入母体血液循环,仅少量到达胎儿血液循环。通常,随着胎盘增大,其产生的激素相应增多,激素在母体外周血中的浓度也上升。主要的胎盘激素见表 25-1。

表 25-1　主要的胎盘激素

名　　称	生 化 特 征	妊娠期生理功能	合 成 部 位
人绒毛膜促性腺素(human chorionic gonadotropin, hCG)	糖蛋白,含糖量约为 40%,分子量为 36.7 kDa,是由 α 和 β 亚基糖蛋白组成的异源二聚体	维持月经黄体寿命并使其成为妊娠黄体,维持妊娠;促进雌激素、孕酮形成;刺激胎儿睾丸分泌睾酮,促进男胎性分化;刺激甲状腺活性	胎盘合体滋养层细胞,男性和未受孕女性的垂体也少量分泌
胎盘催乳素(placental lactogen, PL)	单链多肽,含 191 个氨基酸和两个链内二硫键,分子量为 22.28 kDa	催乳、代谢调节、促进生长、促黄体生成、促进胰岛素生成、促红细胞生成和刺激醛固酮分泌等	胎盘合体滋养层细胞
孕酮(progesterone)	类固醇化合物,基本结构为孕烷核,含 21 个碳原子	促进子宫内膜增厚,抑制子宫收缩防止流产,利于胚胎及胎儿宫内生长发育;扩增血容量;促进乳腺发育	妊娠早期主要由卵巢黄体分泌,妊娠 8~10 周后主要由胎盘合体滋养层细胞合成
雌激素(estrogen)	类固醇化合物,基本结构为雌烷核,含 18 个碳原子,硫酸脱氢表雄酮(DHEAS)为主要前体物质	促进和维持子宫发育;促进乳腺发育;分娩时促进子宫收缩,利于分娩;促进女胎生殖器官发育	妊娠早期主要由卵巢黄体分泌,妊娠 10 周后主要由胎儿-胎盘复合体合成

（三）羊水

羊水是充满在羊膜腔内的液体,由胎盘和胎儿肾、肺、皮肤及羊膜等器官产生,体积和化学组成被控制在一个动态的范围内,其功能是保护胎儿和减少胎动引起的母体不适感。

1. 羊水量　　妊娠期羊水量逐渐增加,在妊娠38周时达到最高峰。在临床中常可见到羊水量的病理性改变:羊水过少(oligohydramnios)见于子宫内膜生长迟缓和胎儿输尿管异常;羊水过多(polyhydramnios)见于妊娠期糖尿病、严重的Rh血型不相容、胎儿食管闭锁、多胎妊娠、无脑畸形和脊柱裂等。

2. 羊水组成　　妊娠早期的羊水可被视为母体血浆透析液。随着胎儿的生长,羊水组成在多方面发生变化,最显著的是钠离子浓度和渗透压降低,而尿素、肌酐和尿酸浓度增加。羊水蛋白质来源于胎儿器官,如来源于呼吸道的蛋白质主要为Ⅱ型上皮细胞分泌的脂蛋白,为肺表面活性系统的重要成分。胎儿产生的某些蛋白存在与母体交换的现象,如甲胎蛋白。羊水中已发现有50多种酶,其中乙酰胆碱酯酶可用于诊断胎儿神经管缺陷。羊水脂类中最重要的是磷脂,其种类和浓度可反映胎儿肺的成熟度。羊水中还存在多种甾体类和蛋白质类激素。

在早期妊娠,羊水无色澄清,几乎不存在有形物。在妊娠16周时,羊水中出现从羊膜、胎儿皮肤及支气管树脱落的大量细胞,它们在产前诊断上有重要用途。随着妊娠的继续,胎儿头发和胎毛也脱落到羊水中,从而影响羊水的浊度。肺的表面活性剂微粒即薄层小体,可明显增加羊水的浊度。妊娠足月羊水略混浊、不透明,可见其中悬有小片状物质。

二、孕妇的生化改变

孕妇在胎盘激素和神经内分泌的影响下,生化代谢及各系统的功能发生适应性变化,主要包括肺功能、肝功能、肾功能、血红蛋白等代谢变化。因此,应建立孕妇的实验室检查参考值范围。

1. 血液学变化　　妊娠期的血容量平均增加45%,血浆容量的增加多于红细胞的增加,尽管红细胞生成增加,但血浆稀释,红细胞计数、血红蛋白和血细胞比容反而下降。白细胞计数变化范围较大,为$(4.0 \sim 13.0) \times 10^9/L$,在临产时和产褥期可明显增加。妊娠期血浆多种凝血因子增加,血液处于高凝状态。

2. 物质代谢变化　　孕妇胰岛素分泌增加,随着妊娠期进展,组织抗胰岛素作用加强,敏感度下降。在妊娠早期就可出现尿糖排泄量增加而发生糖尿病,这可能与肾小管对葡萄糖的重吸收能力下降有关。糖尿病妇女在妊娠可加重病情,少数健康妇女在妊娠期间可发生临床糖尿病。妇女妊娠期血脂可升高,血清脂类增加约40%,产后逐渐下降。β-脂蛋白水平增高180%,致使孕妇容易发生动脉粥样硬化及血栓栓塞。妊娠期蛋白质合成和分解代谢均增加,但总蛋白下降,在妊娠末期清蛋白减少至34 g/L,血浆球蛋白浓度轻度增加。孕妇血中运输作用的球蛋白明显增加,免疫球蛋白IgG轻度下降,IgD增高,IgA、IgM水平基本不变。孕妇电解质基本不发生变化,必要时补充钙、铁剂。

3. 肾功能变化　　妇女在妊娠20周时肾小球滤过增加至170 mL/(min·1.73 m²),使肾脏对尿素、肌酐和尿酸的清除增加,多数孕妇这3种物质血清浓度会轻微下降。但是在妊娠最后4周,尿素及肌酐浓度将轻度增加,同时因肾小管对尿酸的重吸收明显增加,血清尿酸浓度水平高于非妊娠期。分娩后肾小球滤过逐渐回复到妊娠前的情况。蛋白质从尿中丢失增加,约30 mg/d。

4. 内分泌变化　　孕妇体内多种激素变化见表25-2。

表25-2　孕妇体内多种激素变化

名　称	变　化
促性腺激素	促卵泡激素和黄体生成素分泌减少
皮质醇	血浆皮质醇增加,昼夜节律性存在
甲状腺激素	妊娠期TT_4和TT_3浓度会升高,FT_3、FT_4不变,但是FT_4浓度在妊娠中、晚期轻微降低
PTH	增加约40%,而血浆游离钙离子基本不变
CT	不一定增加,但$1,25$-二羟维生素D_3升高
孕酮	在早期妊娠,母体卵巢黄体可分泌足量孕酮来维持妊娠,一直持续到胎盘能够产生足够孕酮为止
雌激素	分泌增加,使PRL分泌增加达10倍,并抑制黄体生成素和卵泡刺激素的分泌

三、胎儿生化变化

胚胎和胎儿功能发育主要表现在以下几个方面。

1. 肝功能　　　胎儿肝脏合成蛋白质所需氨基酸,需由母体血液经胎盘逆浓度差主动转运至胎儿血液循环。由于胎儿肝脏发育不完全成熟,肝内缺乏许多酶,不能结合红细胞破坏产生的大量游离胆红素,所以一些新生儿可出现生理性黄疸。

2. 肾功能　　　胎儿的水、电解质平衡主要靠胎盘完成,所以胎儿肾功能虽然不完善,也不会出现水、电解质紊乱。妊娠 11~14 周胎儿肾已有排尿功能,胎儿通过排尿参与羊水循环。伴随着胎儿肾脏系统发育及肾功能的逐渐成熟,羊水中尿素、肌酐、尿酸等含氮化合物逐渐增加。妊娠 37 周的羊水中尿素及肌酐浓度为正常人血清浓度的 2~3 倍。胎儿出生后,肾功能发育完全成熟。

3. 血红蛋白　　　胚胎最先产生胚胎型血红蛋白,随后被胎儿血红蛋白(HbF)取代。妊娠 10 周左右,胚胎型血红蛋白下降至 10%。妊娠中期时胎儿血红蛋白可升高至 90% 左右,其余为成人血红蛋白。高比例的胎儿血红蛋白可持续至妊娠第 36 周,随后逐渐下降,至临产时胎儿血红蛋白仅占 25%。胎儿血红蛋白对氧的亲和力较成人血红蛋白为高,使母体血中的氧得以逆浓度差弥散至胎儿血液循环。

4. 肺功能　　　胎儿肺具有呼吸膨胀的能力,是胎儿宫外存活的先决条件。为此,胎儿肺必须具备两个条件:① 发育形成具有充足表面积的肺泡,可进行气体交换。② 生成、储存和释放足够的表面活性物质。表面活性物可避免末端呼吸树的塌陷而维持肺泡的稳定性,同时减少呼吸起始相肺扩张所需的压力。表面活性物质是由 II 型肺泡上皮细胞产生的由脂质和表面活性蛋白组成的复合物。

第二节　孕妇和胎儿疾病生化检测指标的检测与评价

一、妊娠与异常妊娠的检测指标

(一) hCG

hCG 的 α 亚基基因在 6 号染色体,与 TSH、黄体生成素(LH)和卵泡刺激素(FSH)的 α 亚基均由同一单独基因编码,所以这 4 种激素的 α 亚基结构高度同源。hCG 与 LH 的 β 亚基在肽链部分具有广泛的同源性。前述 4 种同源性高的糖蛋白激素 β 亚基的前 115 个氨基酸中的 80% 是相同的,差别仅在于 β 亚基 C-端的后 30 个氨基酸,这一特性可作为检测 hCG 的理论基础。针对 β 亚基特异性进行的 hCG 检测在临床检验报告单上以 β-hCG 表示。

hCG、β-hCG 和 α-hCG 在妊娠期末都会消失。首次晨尿样本与血清中 hCG 浓度具有可比性。hCG 也可与母体甲状腺的 TSH 受体不牢固结合,所以当 hCG 浓度大于 1×10^6 U/L 时,可刺激甲状腺产生甲状腺激素。

hCG 是妊娠期重要的激素。确定妊娠的标志是定量血液 hCG 或定性尿液 hCG。hCG 可作为肿瘤标志物使用,β-hCG 对 21-三体综合征(T21)、18-三体综合征(T18)、13-三体综合征(T13)有较高的分辨率,是妊娠早期、中期唐氏筛查必做的指标。

1. 检测方法

(1) 血清 hCG 定量试验:定量测定血清 hCG 常用时间分辨荧光免疫分析法、ELISA 法、免疫层析法、放射免疫分析法、化学发光免疫分析法及电化学发光免疫分析法等。抗体特性的差异导致不同方法检测血清中 hCG 浓度差异达 2.2 倍。

(2) 尿液 hCG 定性试验:是最常用的妊娠试验,操作简单,可自行检测。多数为单一试剂,使用免疫胶体金、免疫酶法。检测限为 50 U/L,需 2~30 min 完成。该方法结果直观,但干扰因素多,易错判。

2. 方法学评价　　　尿液 hCG 定性试验的样本最好是首次晨尿,此时 hCG 含量最高。由于尿中存在干扰物质如蛋白质、药物、细菌、红细胞或白细胞,所以该试验有 1% 的假阳性。同时也有假阴性结果,这是因低于 50 U/L 的 hCG 浓度水平不能检出。

血清 hCG 定量试验结果准确可靠。hCG 用放射免疫分析法检测的敏感度为 3.1 ng/mL,发光免疫分析法等的检测敏感度 <1 U/mL,特异度接近 100%。干扰因素包括注射 hCG 针剂可使 hCG 升高;人的异源性抗体产生

可致 hCG 假阳性;溶血、脂血或混浊血清样本可影响结果。样本 48 h 内不测定,应-20℃冻存。

3. 参考区间　　非妊娠期 hCG 定性试验阴性,妊娠后阳性;正常情况下血清 hCG 浓度<6 U/L。

(二) 孕酮

孕酮在妊娠期主要由胎盘利用母体的胆固醇合成,从妊娠 3~6 d 起胎盘即能生产足够孕酮,其水平伴随妊娠周数的增加而升高,可一直保持到临产前才稍降,待胎盘娩出后迅即降至 10~20 ng/mL。妊娠早期孕酮分泌量为 30~50 mg/d,而未孕妇仅 1~25 mg/d,孕酮主要由妊娠黄体分泌。雌激素和孕酮在妊娠过程中可维持子宫内膜的正常形态和功能、充足血供并为分娩做准备。

测定血清孕酮可用于早期妊娠状况的评价及妇女妊娠期胎盘功能的监测。子痫、先兆流产、胎儿发育迟缓、死胎及异位妊娠者血清孕酮水平较低,有一半的异位妊娠者血清孕酮<20 mg/L。双胎和多胎妊娠者血液中孕酮水平相对升高;妊娠期高血压(hypertensive disorders of pregnancy,HDP)、妊娠期糖尿病、子痫前期、葡萄胎及原发性高血压时,孕酮含量也会升高。

1. 检测方法　　放射免疫分析法、化学发光免疫分析法及电化学发光免疫分析法等。

2. 参考区间　　未孕妇: 0~15 mg/L;妊娠 5 周: 16.7~31.3 mg/L;妊娠 32 周 88.2~162.2 mg/L;妊娠 37 周达最高峰约 150 mg/L。

(三) 胎儿纤维连接蛋白

胎儿纤维连接蛋白(fetal fibronectin,fFN)是一个广泛存在的黏附性糖蛋白家族的统称。fFN 在细胞表面、血浆和羊水中均存在,在发育胚胎黏附于子宫内膜表面时起到重要作用。妊娠早期,阴道分泌物可检测到 fFN;在妊娠 24 周后,宫颈阴道分泌物则无法检测到 fFN,除非绒毛蜕膜连接被破坏或胎膜破裂;分娩开始时,胎盘和子宫壁间的细胞黏附破坏,使子宫颈和阴道分泌物中的 fFN 含量增加。在妊娠中期和晚期,如果母体宫颈和阴道分泌物中 fFN 的含量超过 50 ng/mL,发生早产的危险性较高。

1. 样本收集和储存　　用灭菌拭子在阴道后穹处,轻轻蘸取分泌物约 10 s,取出拭子,将拭子头插入含有缓冲液的试管内,充分混合 10~15 s。拭子应该尽可能在试管内壁上滚动,以便保证标本尽可能多地溶于缓冲液之中,然后丢弃拭子。若无法在采样后 8 h 内检测,则需置于-20℃以下保存。

2. 检测方法　　ELISA 法等。

3. 方法学评价　　在取样前应无其他阴道操作,24 h 内无性交,宫颈口扩张或严重阴道流血的孕妇不能进行 fFN 检测。fFN 的预测期(1~2 周)较短,所以对于高危早产孕妇 1~2 周重复测定 fFN 是必要的。

4. 参考区间　　阴性或≤50 ng/mL。

二、胎盘功能检测指标

(一) 胎盘催乳素

胎盘催乳素(PL)又称人类胎盘催乳素(human placental lactogen,hPL)或人类绒毛膜促乳腺生长激素(human chorionic somatoma mmotropin,hCS)。PL 分泌后绝大部分进入绒毛间隙和胎盘血窦,很少出现于胎儿体内。妊娠 4~5 周可在血液中检测出 PL。随着妊娠期的延长,母体血清 PL 浓度增高,到 34 周时达到高峰,之后一直维持在此水平上直到分娩。在分娩前胎盘分泌 PL 量达 1~2 g/24 h,是所有已知人类激素中分泌量最高的激素。双胎妊娠比单胎水平高。产后妇女血中的 PL 水平会迅速下降,产后 7 h 即不能检测出来。

妊娠时,母体血 PL 水平与胎盘发育密切相关。葡萄胎患者血中 PL 减低,hCG 升高,hCG/PL 值比正常妊娠者高 100 倍。

1. 检测方法　　ELISA 法、放射免疫分析法、化学发光免疫分析法、电化学发光免疫分析法等。

2. 参考区间　　未孕妇: <0.5 mg/L;妊娠 22 周: 1.0~3.8 mg/L;妊娠 30: 2.8~5.8 mg/L;妊娠 42 周: 3.0~8.0 mg/L。

(二) 雌三醇

雌三醇(estriol,E₃)是雌二醇的代谢产物。非妊娠女性卵巢分泌雌二醇的量为 100~600 μg/d,其中 10% 代谢为雌三醇。在妊娠晚期,胎盘雌三醇分泌量为 50~150 mg/d,雌二醇和雌酮分泌量为 15~20 mg/d。胎盘合成的雌三醇通过母体血液循环在肝脏代谢,与硫酸或葡萄糖醛酸结合形成结合性雌三醇,再经尿排出。母体血液中的雌三醇以结合型和未结合雌三醇(unconjugated Estriol, uE$_3$)两种形式存在。

测定孕妇血清雌三醇是判断胎盘功能、预测胎儿状态及监护胎儿安全且较可信的方法。动态监测母体血清及尿雌三醇水平,如发现持续下降,提示胎盘功能不良。

1. 检测方法　　TRFIA、放射免疫分析法、化学发光免疫分析法及电化学发光免疫分析法等。

2. 方法学评价　　在室温和4℃时,uE$_3$浓度会增加,这是因为结合型雌三醇会自发性解离。所以,用于测定uE$_3$的血清仪可在4℃下保存24 h,如要更长时间保存,则应-20℃冻存。雌激素包括雌三醇的产生具有昼夜节律,在动态观察时每天应在同一时间采样。血中雌三醇亦有阵发性波动,多主张连续采血测3次取平均值。

3. 参考区间　　非孕妇:0.14~0.48 nmol/L;妊娠21周:14.01~17.49 nmol/L;妊娠35周:27.31~43.21 nmol/L;妊娠41~42周:45.39~67.39 nmol/L。羊水:0.64~4.69 nmol/L,<0.35 nmol/L为危险值。

三、胎儿成熟度评价指标

胎儿肺成熟度(fetal lung maturity, FLM)评价是目前最主要的胎儿成熟度评价方式,肺成熟度评价可通过对羊水中来源于胎儿的表面活性物质进行分析。

（一）卵磷脂/鞘磷脂值

具有表面活性作用的脂质主要是卵磷脂,其次是磷脂酰甘油及少量的磷脂酰肌醇、磷脂酰乙醇胺、磷脂酰丝氨酸、溶血卵磷脂及鞘磷脂。羊水中绝大部分卵磷脂及全部鞘磷脂来自胎儿肺。在妊娠早期,羊水中卵磷脂浓度非常低。随着妊娠进展,鞘磷脂水平仍然保持恒定,而卵磷脂水平逐渐升高,在34~36周后出现剧烈上升。在成熟肺,卵磷脂占总表面活性脂质的50%~80%。鞘磷脂水平恒定,因此其可作为参照,计算卵磷脂/鞘磷脂值(lecithin/sphingomyelin ratio, L/S ratio)(后文均用L/S值)可准确地反映出羊水中卵磷脂的水平。

1. 检测方法　　用三氯甲烷-甲醇混合物从羊水提取磷脂后,用薄层层析分离磷脂各组分,染色后通过光密度扫描仪扫描计算L/S值。

2. 方法学评价　　该试验在描述胎儿肺不成熟度上并不可靠,如L/S值为1.5~2.0,约有半数新生儿不会发生早产儿特发性呼吸窘迫综合征(IRDS)。

3. 参考区间　　不同的染色方法结果有差异,故不同染色方法的L/S值参考区间有所不同。一般将L/S值>2.0作为肺成熟的判断值。

L/S值>2.0提示肺成熟,其预测胎儿肺成熟度符合率达97%~98%。若母亲有糖尿病,则尽管检测L/S值>2.0,其发生IRDS的概率仍会增大,必须使用特殊的参考区间,应将L/S值定为3.0。

（二）荧光偏振法

荧光偏振法(fluorescence polarization assay, FPA)是目前最普遍使用的定量方法。

1. 检测方法　　主要有NBD-PC法和TDx FLM Ⅱ法。

NBD-卵磷脂(NBD-PC)(NBD为4-氯-Ｔ-硝基苯并-2-氧杂-1,3-二唑)法是在羊水中加入荧光染料NBD-PC,NBD-PC可渗入磷脂形成的微粒和聚集体中,具有表面活性的磷脂含量越高,荧光偏振值越低。TDx FLM Ⅱ法使用低差别荧光染料PC-16,此荧光染料不仅可与脂质微粒结合,还可与清蛋白结合,羊水中清蛋白含量相对恒定,因此其可作为参照,用含磷脂和清蛋白的校正液进行校正,报告单位为磷脂(mg)/清蛋白(g)。

2. 方法学评价　　荧光偏振法较测定L/S值更加精确,推荐TDx FLM Ⅱ法。

3. 参考区间　　TDx FLM Ⅱ:磷脂/清蛋白>70 mg/g;对于高危妊娠临界值50 mg/g更适宜。

NBD-PC法:荧光偏振值<260 mP提示肺成熟,260~290 mP说明肺正向成熟过渡,>290 mP提示肺不成熟。对于需剖腹产的患者,230 mP为临界值更合适。如羊水中血液污染超过0.5%,则会降低测定值结果,故以<230 mP为明显成熟,>290 mP为不成熟,230~290 mP为临界区。

（三）薄层小体计数

薄层小体(lamellar bodies, LB)是肺泡Ⅱ型细胞质中特殊结构,是肺表面活性物质在细胞内存储的地方,它通过胞吐作用到达肺泡表面,可进入羊水中,因此在羊水中检测出LB可用于评价胎儿肺成熟度。

1. 检测方法　　使用标准血细胞计数仪的血小板通道,可以对羊水中LB微粒直接进行计数测定。这些表面活性物质颗粒为 2~20 fl,用全血细胞的血小板计数和血小板大小测定的方法可对这些颗粒进行定量。

2. 方法学评价　　LB 计数的敏感度和特异度均好于 L/S 值。

3. 参考区间　　LB 计数≥50 000/μL。羊水 LB 计数≥50 000/μL 表示胎儿肺成熟,LB 计数为 16 000~49 000/μL 表示过渡状态,LB 计数≤15 000/μL 表示胎儿肺不成熟。

（四）泡沫稳定指数

当羊水中肺表面活性物质达到足够浓度时,其能够形成一个高度稳定的膜,从而支撑泡沫的架构。羊水中其他物质包括蛋白质、胆盐、游离脂肪酸盐也可支持泡沫的稳定,但乙醇能将该类物质从膜中除去。因此,测定泡沫稳定指数(foam stability index, FSI)可间接反映羊水中肺表面活性物质的含量。

1. 检测方法　　在固定体积的未稀释羊水中加入乙醇,逐渐增加乙醇量并混合,在羊水能够支持泡沫稳定的情况下,记录所需乙醇的最大体积。

2. 方法学评价　　该方法预测肺成熟度误差<1%,预测肺不成熟度误差为 66%。

3. 参考区间　　FSI>0.47 为肺成熟。

四、胎儿先天性缺陷的常用筛查指标

孕妇血液中甲胎蛋白、抑制素 A(inhibin A, IhnA)、妊娠相关血浆蛋白 A(pregnancy-associated plasma protein-A, PAPP-A)、hCG(β-hCG)和 uE$_3$ 等指标联合检测,并结合年龄、是否吸烟、妊娠周数、体重、双胞胎与否、前胎情况和人种等因素,用专门软件分析,可以计算出胎儿先天性缺陷的危险系数。

唐氏筛查时为了突出异常大或异常小的情况,常采用中位数来代表一组数据的整体水平。中位值的倍数(multiple of normal median, MoM)指孕妇个体的血清标志物的检测结果是正常孕妇群在该妊娠周数时血清标志物浓中位数的多少倍。

（一）甲胎蛋白

妊娠 9 周时,胎儿血清中甲胎蛋白浓度最大,约 3 g/L,此后开始逐渐减少到 0.2 g/L。母体血清中甲胎蛋白约在妊娠 10 周时可检测到,妊娠 26 周左右可达 0.5 g/L,此后母体血清甲胎蛋白浓度缓慢下降直到分娩。对母体血清和羊水甲胎蛋白的检测可用于产前发现某些严重的胎儿先天缺陷。

母体血清甲胎蛋白升高预示胎儿神经管缺陷发生的危险增加,而母体血清甲胎蛋白降低预示胎儿唐氏综合征发生的危险性增加。母体甲胎蛋白升高与多种因素有关,如妊娠周数、母体体重、糖尿病、母亲种族、胎儿数量、胎儿肾病引起的蛋白尿和胎儿结构异常等,因此,单凭母体血清甲胎蛋白升高不能用于胎儿异常的确诊。

1. 检测方法　　放射免疫分析法、TRFIA、ELISA 法、化学发光免疫分析法及电化学发光免疫分析法等。

2. 参考区间　　妊娠中期甲胎蛋白 MoM：0.5~2.5。

（二）IhnA

抑制素是由不同的亚基(α 和 β)通过二硫键连接组成的异源二聚体蛋白质类激素。所有抑制素均含有 α 亚基,根据 β 亚基不同可将抑制素分为 IhnA 和抑制素 B。抑制素参与 FSH 分泌的负反馈调节。妊娠期胎盘是 IhnA 的主要来源,妊娠早期即可产生 IhnA,逐渐上升至妊娠 8~10 周达峰值,妊娠 17 周左右降到最低值(约 175 ng/L),妊娠 15~20 周水平比较稳定,然后缓慢恢复并上升直至分娩。唐氏综合征患儿的妊娠母体血清 IhnA 明显升高。

1. 检测方法　　ELISA 法、放射免疫分析法、化学发光免疫分析法及电化学发光免疫分析法等。

2. 参考区间　　IhnA MoM：0.5~1.9。

（三）PAPP-A

PAPP-A 是由胎盘合体滋养层细胞分泌的高分子糖蛋白,可协调细胞滋养层的增生分化并影响母体免疫系统,保护胎儿免遭排斥,对早期配子发育、着床、妊娠保持、胎儿胎盘生长发育发挥至关重要的作用。PAPP-A 在妊娠 4~5 周即可检出,伴随妊娠周数增加而持续上升,足月时达到峰值,产后迅速下降。在胎儿染色体核型异常的妊娠早期孕妇血中,PAPP-A 水平明显下降。

1. 检测方法　　ELISA 法、TRFIA 法等。

2. 参考区间　　妊娠早期 PAPP-A MoM>0.34。

（四）hCG

染色体异常胎儿母体 hCG 值远高于正常值。

1. 检测方法　ELISA 法、放射免疫分析法、化学发光免疫分析法及电化学发光免疫分析法等。
2. 参考区间　产前筛查 hCG MoM：<2.5。

（五）uE_3

胎儿为唐氏综合征时，妊娠中期母体血清 uE_3 浓度会降低。

1. 检测方法　TRFIA 法、放射免疫分析法、化学发光免疫分析法及电化学发光免疫分析法等。
2. 参考区间　妊娠中期 uE_3 MoM>0.71。

第三节　孕妇和胎儿疾病生化检测指标的临床应用

一、妊娠早期和异常妊娠的生化诊断

（一）妊娠早期生化诊断

血液中 hCG 是确认妊娠最敏感的指标。妊娠 12 周末之前为妊娠早期。卵子受精后第 6 日受精卵滋养层开始分泌微量 hCG，妊娠前 8 周，母体血清 hCG 浓度呈对数升高，峰值在妊娠 8~10 周出现，随后浓度缓慢下降，具体见表 25-3。

表 25-3　妊娠期血清 hCG 浓度变化

妊 娠 周 期 （周）		hCG 浓度（U/L）
受 精 后	距末次月经	
2	4	5~100
3	5	200~3 000
4	6	10 000~80 000
5~12	7~14	90 000~500 000
13~24	15~26	5 000~80 000
26~38	27~40	3 000~15 000

血清孕酮可用于早期妊娠状态的评价及孕妇胎盘功能的监测，孕酮水平为 25~30 ng/mL 时提示宫内妊娠存活。

（二）异常妊娠的生化诊断

1. **异位妊娠**　受精卵在子宫体腔以外着床，又称宫外孕（extrauterine pregnancy），大多数发生于输卵管，卵巢、腹腔、宫颈等罕见。异位妊娠胚胎发育受限，hCG 及孕酮产生量较少，故母体血清 hCG 及孕酮水平低于同妊娠期正常孕妇，通常认为 hCG 每 2 天增加的量小于 66%，异位妊娠或宫内孕发育不良的可能性大，但妊娠 5 周后，hCG 升高幅度无法区分宫内妊娠失败及异位妊娠。

2. **早产（preterm labor）**　指妊娠 28~37 周分娩者，分为自发性早产和治疗性早产，后者指为母婴安全需要提前终止妊娠。自发性早产高危因素的孕妇应在 24 周后定期预测，指导使用宫缩抑制剂以降低早产的发生率。常用的预测方法为检测宫颈、阴道分泌物的 fFN，以 fFN>50 mg/L 为阳性，常提示发生早产的风险增加。检测 fFN 的意义在于阴性预测，若 fFN 阴性，1 周内不分娩的阴性预测值达 97%，2 周内不分娩的阴性预测值达 95%。

3. **妊娠滋养细胞疾病（gestational trophoblastic disease，GTD）**　是一组源于胎盘滋养细胞的疾病，包括葡萄胎、绒毛膜癌（choriocarcinoma）及胎盘部位滋养细胞肿瘤。葡萄胎因妊娠后胎盘绒毛胎盘滋养层增生水肿，形成葡萄样水泡而命名，因起源于胎盘绒毛滋养层细胞，故能产生 hCG，且其血 hCG 浓度明显高于同期正常孕妇，hCG>80 000 U/L 可支持阳性诊断，葡萄胎患者尿 hCG 可达到 300 000 U/d，术后 1 个月内尿 hCG 逐渐下降，90% 的患者 3 个月内可转阴。对于清宫残留或恶性变者，尿 hCG 在下降后转而持续上升，动态监测尿 hCG 变化可用于监控病情、观察治疗效果，尤其是化疗效果的评价。

二、妊娠期特有疾病诊治的生化诊断

（一）妊娠期糖尿病

妊娠期糖尿病见本书第九章"糖代谢的临床生化检验"相关内容。

（二）妊娠期高血压

妊娠期高血压是妊娠与高血压并存的一组疾病，孕妇在妊娠24周以后出现高血压、水肿、蛋白尿等症状。妊娠期高血压的基本生理变化是全身小动脉痉挛，严重者可致抽搐、昏迷。妊娠期高血压分为轻、中、重三型，重型又包括先兆子痫和子痫。先兆子痫的生化特征是蛋白尿≥2.0 g/24 h或随机蛋白尿≥（++）伴水肿，血清肌酐、转氨酶水平升高。

（三）妊娠期肝脏疾病

1. 妊娠期肝内胆汁淤积症（intrahepatic cholestasis of pregnancy，ICP）　是一种妊娠中、晚期特发性疾病。病理特征为肝小叶中央区毛细胆管内胆汁淤积。以不明原因的皮肤瘙痒、黄疸、肝功能异常伴胆汁酸水平升高，产后迅速消失或恢复正常为其临床特点。血清总胆汁酸升高，通常总胆汁酸>10 μmol/L结合临床表现可做诊断，总胆汁酸>40 μmol/L提示病情较重。转氨酶轻至中度升高，为正常水平的2~10倍，ALT较AST敏感。血清总胆红素水平轻至中度升高，通常≤100 μmol/L，以结合胆红素为主。

2. 妊娠期病毒性肝炎　妊娠本身不增加对肝炎病毒的易感性，但妊娠期新陈代谢明显增加，加重肝脏负担，因此容易出现肝炎并发展成重症肝炎。本病诊断以肝炎病毒病原学为标准，ALT是肝细胞损伤的最敏感指标，总胆红素升高在预后评估上较ALT/AST更有价值。出现"胆酶分离"提示重型肝炎，预后不良。

3. HELLP综合征（hemolysis，elevated liver enzymes and low platelets syndrome，HELLP）　通常发生于妊娠28~36周，但约30%在产后第1周出现症状。病理改变为血管痉挛受损、血管内溶血、血小板聚集、纤维蛋白沉积和终末器官缺血。患者常出现上腹疼痛、恶心头痛、水肿及体量增加等表现，血清LDH浓度急剧升高，AST和ALT达参考区间上限的2~10倍。

4. 妊娠急性脂肪肝（acute fatty liver of pregnancy，AFLP）　为妊娠晚期特有的疾病，少见。其特点是肝脏微泡性脂肪浸润，可导致肝衰竭。AFLP主要有恶心、呕吐、腹痛等临床症状。血清AST或ALT升高，但两者浓度都不超过参考区间上限的6倍。血清胆红素>14 μmol/L，可出现低血糖（血糖<4 mmol/L）、肾功能受损（肌酐>150 μmol/L、血尿素>340 μmol/L）及凝血异常（凝血酶原时间>14 s或活化部分凝血酶时间>34 s）。

（四）肾脏疾病

妊娠能使已有的慢性肾炎加重，血清尿素和肌酐可作为判断妊娠合并肾功能损害的预后及指导处理的重要指标。妊娠前血清肌酐>265.2 μmol/L或尿素氮>10.71 mmol/L，妊娠后常致流产或死胎，因此不宜妊娠。妊娠期间若血清肌酐<132.6 μmol/L且不再增加，可继续妊娠，但应加强监护。

三、母体健康状况的评价

妊娠前健康状况评价应包括健康史（包括年龄、职业、月经周期、婚育史、家族史、既往病史等）、全身体格检查（包括发育、营养及血压、体重等）、产科检查等。妊娠过程中，实验室检测指标有血尿常规、肝肾功能、血型抗体及效价筛查、TORCH筛查、唐氏筛查、脱落细胞涂片、B族链球菌培养、淋球菌培养、支衣原体检测及乙肝检查等。此外，高危人群应做梅毒螺旋体抗体检测、人类免疫缺陷病毒抗体检测、禁忌药物的筛查；长期贫血的孕妇进行地中海贫血和镰状红细胞贫血的基因检查。妊娠24~28周时，孕妇应进行GTT来筛查妊娠期糖尿病。有时还应该在24~30周时筛查孕妇早产的风险。

四、胎儿健康状况的评价

胎儿健康状况的监测评价贯穿整个妊娠期。妊娠早期可通过定量检测血液中hCG和孕酮，评价妊娠状态及胎盘功能；联合应用血清学标志物和胎儿颈部半透明带厚度（NT）超声检测的方法进行唐氏综合征早期筛查。妊娠中期监测的指标有胎位、胎心，测量子宫底高度及腹围，判断胎儿大小是否与妊娠周数相符；在16~21周进行妊娠中期唐氏筛查和产前超声诊断等。妊娠晚期要定期进行胎动计数及胎心监护,判断胎儿有无急慢性缺氧;进行胎盘功能检查如监测母体血清及尿雌三醇水平和 PL 水平;进行胎儿成熟度检查如 L/S 值、LB 计数等。

五、产前筛查和产前诊断

(一)产前筛查

产前筛查(prenatal screening)目前主要指唐氏综合征、神经管畸形和 18 -三体综合征这 3 种染色体异常疾病筛查。

1. 唐氏综合征　　是最常见的由染色体畸变所致的出生缺陷类疾病,发生率约为 1/700。绝大部分唐氏综合征患儿存在 21 号染色体的 3 次拷贝,即 21 -三体综合征。

2. 神经管畸形　　指在胚胎发生期,如神经管不能融合,则易发生胎儿无脑畸形、脊柱裂和脑积水。其发生概率为 1/1 800,90% 的神经管畸形是属于多因素遗传病,所有无脑畸形和 95% 的脊柱裂都是开放性的,直接与羊水接触。

3. 18 -三体综合征　　病因是减数分裂时染色体不分裂,造成胎儿 18 号染色体额外复制。其发生率为 1/8 000,是妊娠过程中常见的染色体缺陷疾病。

妊娠早期筛查在妊娠第 10~14 周进行。血清学检查指标有 β-hCG(或 hCG)、PAPP-A。联合应用血清学和胎儿颈部半透明带厚度超声检测的方法,对唐氏综合征的检出率为 85%~90%。

妊娠中期筛查在妊娠第 16~21 周进行。采用二联法、三联法或四联法(表 25-4),并结合孕妇年龄、是否吸烟、妊娠周数、体重、双胞胎与否、糖尿病、异常妊娠史、前胎情况和人种等因素,使用专门的风险计算软件,可以计算出胎儿先天缺陷的危险系数(方法不同,数值有所不同)。筛查结果必须以书面报告形式送交被筛查者,并有相应的临床建议。

表 25-4　妊娠中期产前筛查方法及检出率(%)

项目组合	唐氏综合征		18 -三体综合征		神经管畸形	
	检出率(%)	假阳率(%)	检出率(%)	假阳率(%)	检出率(%)	假阳率(%)
AFP+β-hCG(hCG)	≥60	<8	≥80	<5	≥85	<5
AFP+β-hCG(hCG)+uE$_3$ AFP+β-hCG+IhnA	≥70	<5	≥85	<5	≥85	<5
AFP+β-hCG(hCG)+uE$_3$+IhnA	≥80	<5	≥85	<1	≥85	<5

注:AFP 为甲胎蛋白。

(二)产前诊断

产前诊断(prenatal diagnosis)指应用影像学、细胞遗传学及分子生物学等技术,对胎儿先天性疾病做出诊断。

1. 产前诊断的疾病　　① 染色体数目和结构异常;② 以 X 连锁隐性遗传为主的性连锁遗传病;③ 常染色体隐性遗传为主的遗传性代谢缺陷病;④ 胎儿先天性结构畸形。

2. 产前诊断的对象　　① 35 岁以上;② 产前筛查高风险者;③ 曾生育过染色体病患儿;④ B 超检查怀疑胎儿可能有染色体异常;⑤ 夫妇一方为染色体异常携带者;⑥ 医师认为有必要进行产前诊断的其他情形。

3. 产前诊断的方法

(1) 胎儿细胞染色体核型分析:通过羊膜腔、脐血管和绒毛膜穿刺获取胎儿细胞,经体外培养后收获、制片、显带,然后做染色体核型分析。胎儿细胞进行染色体核型分析是产前诊断染色体异常的金标准。

(2) 分子细胞遗传学技术:主要的方法有免疫荧光原位杂交技术(FISH)、引物原位 DNA 合成技术(PRIN)、多重定量荧光 PCR 技术(QF-PCR)、DNA 测序技术等。其可快速检出胎儿细胞异常染色体或染色体上异常位点。与染色体核型分析技术比较,核酸检测技术使用未培养的羊水细胞直接进行染色体分析,具有方法简便、有效、准确性高、24~48 h 即可发报告的优点。

(3) 无创产前检查技术(non-invasive prenatal test, NIPT):孕妇的外周血中有 1%~5% 的 DNA 来自胎儿,

无创产前基因检测技术只需抽取母体 5~10 mL 外周血,提取游离 DNA,采用高通量 DNA 测序技术,诊断胎儿染色体数目异常和基因突变。目前,无创产前诊断技术已在临床上用于唐氏综合征、18 -三体综合征、13 -三体综合征等染色体异常的筛查。现阶段,NIPT 被定义为一项筛查性质的技术。最佳检测时间为妊娠 12~24 周,高风险结果必须建议进行侵入性产前诊断以确诊。NIPT 目标疾病明确,结果准确率在 99% 以上。

（4）产前筛查及产前诊断流程:具体见图 25-1。

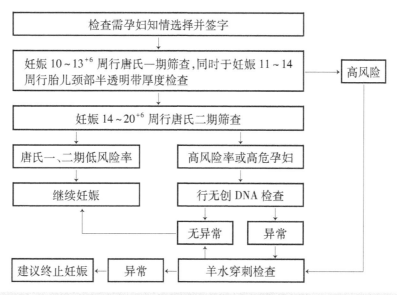

图 25-1　产前筛查及产前诊断流程

本章小结

妊娠过程中,胎盘及胎儿可合成许多物质,并释放入母体血液,这些物质随受母体、胎儿发育而变化,常用指标包括 hCG、孕酮、fFN、PL、雌三醇等,可采用免疫化学法测定这些指标。用孕妇血样、尿液及羊水等进行相关指标的检测,为妊娠正常与否、母体及胎儿健康状况评价、妊娠期特有疾病诊断及产前筛查提供重要依据。胎儿健康状况评价包括胎儿成熟度评价和胎儿先天性缺陷的筛查,后者主要指应用 IhnA、PAPP-A、hCG(或 β-hCG)、uE$_3$ 等指标对神经管缺陷、唐氏综合征和 18 -三体综合征进行产前筛查,筛查阳性的应建议进行羊水胎儿细胞染色体核型分析以确诊,无创产前诊断结果准确率高,具有广泛的运用前景。

（李志勇）

第二十六章 儿童疾病的临床生化检验

儿科医学研究的对象是胎儿、新生儿、学龄前儿童、学龄儿童和青春期少年,他们都处于不断生长发育的动态过程中。在医学上儿童与成人有许多差异,年龄越小差异越大。因此,在选择临床生化检验项目和检验方法时,应考虑到儿童体格、物质代谢和疾病的特殊性;在分析检验结果时,应根据儿童的年龄和生理特点进行综合判断。

第一节 儿童及其疾病的生化

儿科医学面临的最大挑战是婴儿的出生阶段。出生前,宫内胎儿体内的平衡由胎盘和母体来调节;脱离子宫生活后,婴儿需要快速自我调节以适应宫内外生活环境的巨大差异。特别是早产儿和宫内生长迟缓儿,其出生时许多器官和组织未完全成熟,不能完全满足新生儿应对出生时生存环境时的巨大变化。

一、生长和发育

人体的生长和发育包括从受精卵开始到形态和功能上完全成熟的成人期的全过程,是一个连续的生物过程。生长是指各器官系统和整个身体大小的增长;发育是指组织细胞分化的完善和功能的成熟。整个生长发育过程虽然是连续的,但并不是平稳和均匀的。通常可将人的生长发育分为 4 个期,即胎儿期、婴幼儿期、儿童期和青春发育期。

正常新生儿出生时体重为 2.5~4.0 kg。新生儿出生后数日内,皮肤丢失水分较多而导致体重下降,当喂养启动后,体重增长比较迅速。早产是指妊娠满 28 周至不足 37 周者,此时娩出的新生儿体重较足月儿轻,出生体重低于 2.5 kg 的新生儿称为低出生体重儿,分娩妊娠周数越小,出生体重越低,低出生体重儿各器官发育不成熟,围生期病死率高,同时影响婴儿以后的体格及智力发育。

正常儿童在 4 岁以后的身高增长速率开始逐年有所下降,于青春前期达最低点。生长激素和甲状腺素是儿童期生长的主要调控因素,此时期身体的生长仍稳步增长,除生殖系统外,其他器官的发育已接近成人水平。

二、体液及酸碱平衡

(一) 体液的变化

小儿年龄越小体液总量相对越多,其中组织液的比例较高,而血浆和细胞内液量的比例与成人相近。正常儿童每天所需水量为 120~150 mL/(kg·d)。除新生儿外,年龄越小,水的出入量越多,婴儿水的交换量约等于细胞外液的 1/2,而成人仅为 1/7,可见婴儿水的交换率比成人快 3~4 倍,所以婴儿对缺水的耐受力比成人差,比成人易于发生脱水。

出生时,肾小球滤过率和肾小管功能都不成熟,肾小球滤过率仅为成人的 25%,直至 1~2 岁时才能完全成熟。肾小管虽然产生抗利尿激素的功能已近正常,但肾脏的浓缩功能此时最多也只有成人的 78%,新生儿肾脏逐渐成熟的过程表现为肾脏对水、盐滤过的减少和重吸收的减弱。

儿童体液的电解质组成与成人相似,新生儿在出生后数日内除血钠与成人相近或稍低外,血钾、氯、磷和乳酸根大多偏高,碳酸氢根和钙偏低,新生儿和婴幼儿血清中电解质水平变化很大。

(二) 酸碱平衡的变化

新生儿刚娩出时存在混合性酸中毒和低氧血症,呼吸开始后呼吸性酸中毒和低氧血症不久即消失,但代谢性酸中毒消失较晚。

代谢性酸中毒是儿科临床最常见的酸碱失衡类型,分娩时的产伤和缺氧可引起新生儿酸中毒。新生儿伴有二氧化碳代偿的难纠正的持续性代谢性酸中毒预示着需评估可能存在代谢性或其他原因的先天性缺陷,此需进一步鉴别诊断。肺表面活性物质系统的不成熟可导致胎儿呼吸窘迫综合征,新生儿二氧化碳水平升高易导致呼吸性酸中毒。

呼吸性碱中毒见于小儿极度哭闹、脑炎、癫痫发作时,过度换气使二氧化碳大量排出,从而使 PCO_2 降低、pH上升。

儿科医学中碱中毒较少见,其常见的原因是高氨血症,多由肝脏疾病和代谢性出生缺陷引起。

三、糖代谢

新生儿和婴儿体内糖主要来源于母乳或奶粉中的乳糖,其可分解为葡萄糖和半乳糖,半乳糖进入肝细胞后经过一系列的酶促反应进入葡萄糖代谢途径,此环节中任一反应酶的先天缺陷均可使半乳糖转化障碍,最常见的原因是半乳糖血症或半乳糖-1-磷酸尿苷酰转移酶缺乏症。

足月新生儿肝脏储存了足够的糖原,以提供机体所需的能源和维持正常的血糖水平。如果分娩时存在应激状态,能量的储存会减少,糖异生通路的不成熟会引起生理性低血糖。新生儿能耐受 1.67 mmol/L 以下的血糖水平,此水平会引起成人低血糖危象甚至突然死亡。静脉灌注葡萄糖或糖异生通路中酶系统成熟后,生理性低血糖会很快恢复,持续和严重的低血糖可能的原因是先天性代谢异常,如糖异生或脂肪酸氧化代谢异常。

T1DM 是儿科常见的疾病,主要原因是胰岛素分泌不足或循环中出现胰岛素抗体,婴幼儿多尿多饮不易发现,20%~40%的患儿第一次就诊时即出现酮症酸中毒。T2DM 在肥胖儿童中发病率较高,其胰岛素分泌正常,与胰岛素抵抗有关。儿童糖尿病的诊断和与其他高血糖,如急性胰腺疾病、抗调节激素(如生长激素、皮质醇、儿茶酚胺)的分泌增多等进行鉴别诊断非常重要。

四、胆红素代谢

新生儿胆红素约80%来源于血红蛋白,其代谢具有以下几个特点。

1. 胆红素生成过多　　新生儿每天生成的胆红素明显高于成人(新生儿 8.8 mg/kg,成人 3.8 mg/kg)。

2. 血浆清蛋白结合胆红素的能力不足　　血液中清蛋白含量越低,结合的胆红素的量也越少。另外,新生儿常有不同程度的酸中毒,可影响胆红素与清蛋白的结合。

3. 肝细胞处理胆红素能力差　　新生儿肝细胞内 Y、Z 蛋白含量较低,尿苷二磷酸葡萄糖醛基转移酶含量也低且活性差(为正常酶活性的 0~30%),所以生成结合胆红素的量较成人少。

4. 未结合胆红素增多　　新生儿肠腔内有 β-葡聚糖醛酸苷酶,可将结合胆红素转变为未结合胆红素,同时肠道内缺乏细菌,未结合胆红素的生成和重吸收均增加。

上述原因容易使新生儿出现黄疸,根据不同情况可将新生儿黄疸分为生理性黄疸和病理性黄疸。

(1)生理性黄疸:指单纯因胆红素代谢引起的暂时性黄疸。黄疸一般在足月儿出生后第 2~3 d 出现,4~5 d 达高峰,5~7 d 消退,最迟不超过 2 周,每天血清总胆红素升高小于 85 μmol/L。国外将血清胆红素足月儿小于 221 μmol/L 定为生理性黄疸的界限,我国部分地区的流行病学资料提示,我国正常足月新生儿生理性黄疸的峰值较高(204±55 μmol/L,生理性黄疸的上限为 314 μmol/L),数值明显高于西方国家的足月新生儿。

(2)病理性黄疸:出生后 24 h 内出现,除总胆红素水平高于生理性黄疸外,每天血清总胆红素上升幅度大于 85 μmol/L,且足月儿黄疸持续时间大于 2 周。病理性黄疸主要见于新生儿溶血病、母乳性黄疸、Crigle-Najjar 综合征(遗传性 UDPGT 缺乏)、先天性非溶血性未结合胆红素增高症和家族性暂时性新生儿黄疸等。

五、钙和骨代谢

胎儿时期,母体钙通过胎盘向胎儿主动转运;出生后,母体钙停止供应,此时外源性钙供给量缺乏,因此新生儿(特别是早产儿)的血钙水平下降,出生后 5~10 d 血钙水平可恢复正常。

新生儿血(总)钙小于 1.8 mmol/L 或钙离子小于 0.9 mmol/L 时称为新生儿低钙血症,是新生儿惊厥常见原因之一。在无低蛋白血症的情况下,低钙血症发生在出生后 72 h 内为早发性新生儿低钙血症,多见于未成熟儿、低出生体重儿、窒息儿或糖尿病母亲出生的新生儿。出生 72 h 后发生的低血钙为晚发性新生儿低钙血症,患儿多为牛乳喂养的足月儿。因牛乳中含磷较高,钙/磷比例低,影响钙的吸收,相对高的磷酸盐摄入和新生儿相对低的肾小球清除能力,肾排泄磷功能缺陷,或同时伴有维生素 D 缺乏等,从而导致了高磷酸盐血症,使血钙降低。新生儿不明原因的抽搐常需检测血清钙浓度,长期低钙血症使骨生长缓慢,从而引起佝偻病。

高钙血症是指血清钙离子超过正常高限 1.35 mmol/L 伴有或不伴有总钙增高超过 2.7 mmol/L。在儿科医学中,高钙血症非常少见,然而其并发症严重,特别是肾脏损伤,包括钙磷灰质沉着导致的远端肾小管功能障碍、肾结石和肾功能不全等。

六、内分泌系统

从胎儿期到青春期,整个机体均处于生长、发育和成熟的动态过程中,内分泌系统参与维持该过程的稳定,遗传和环境因素均可引起内分泌疾病。

任何原因导致的甲状腺发育障碍、激素合成和分泌障碍缺陷可引起原发性甲状腺功能减退,发病率约为 1/4 000,是儿科最常见的内分泌疾病之一。该病如未得到及时治疗会引起小儿脑部发育障碍,出现特殊面容。

肾上腺皮质激素合成途径中酶的缺陷会引起先天性肾上腺皮质增生症(congenital adrenal hyperplasia,CAH),其属常染色体隐性遗传疾病(表 26-1)。21 -羟化酶缺乏症是先天性肾上腺皮质增生症中最常见的一种,占 90%~95%。此疾病的原因是类固醇和皮质醇合成不足:类固醇合成不足导致盐丢失危象,患者新生儿时期即出现严重的低钠血症和高钾血症;而皮质醇合成不足则引起低血糖危象,同时由于代谢障碍,类固醇代谢的中间产物累积,使患者男性化,出生女婴如患此病则常常性别(性器官)不明,且常伴有电解质危象。新生儿血清 17 -羟孕酮水平是 21 -羟化酶缺乏症较可靠的诊断指标。继发性肾上腺皮质紊乱少见于儿童。

表 26-1　各型先天性肾上腺皮质增生症

酶　缺　乏	血清中升高的物质	血清中降低的物质	临 床 类 型
21 -羟化酶缺乏	17 -羟孕酮	皮质醇	男性假性性早熟、女性假两性畸形
3β -羟化脱氢酶缺乏	脱氢表雄酮	-	男性、女性假两性畸形
11β -羟化酶缺乏	11 -脱氧皮质醇	皮质醇	男性假性性早熟、女性假两性畸形
17 -羟化酶缺乏	17 -类固醇	睾酮	男性假性性早熟、女性假两性畸形
18 -羟化酶缺乏	肾素	醛固酮	男、女性发育正常

生长激素缺乏症是由于腺垂体合成和分泌生长激素部分或全部缺乏,或由于生长激素结构异常等所导致的生长发育障碍性疾病。患儿因生长激素缺乏所导致的矮小,称为生长激素缺乏症,又称为垂体性侏儒症。生长激素缺乏患儿出生时身长和体重多正常,出生后 5 个月起出现生长减慢,1~2 岁明显,而有生长激素不敏感或生长激素受体缺陷的患儿出生长度可低于正常。

第二节　儿童疾病生化检测指标的测定方法

儿童出现疾病时,体内生化代谢变化会引起体液中相关临床生化检测指标的改变,这些指标的改变是儿童疾病诊断和治疗的重要依据。儿童,特别是新生儿血液标本的采集在临床实践中一直是一项要求较高的操作,由于儿童静脉较细又不合作,容易出现静脉穿刺难、取血量不足和溶血等问题,因而会影响到检验结果的准确性。

一、儿童静脉血标本采集注意事项

1. 防止医源性的贫血　　婴幼儿及儿童由于体格小和依从性差,血液样本采集比较困难,同时血液量少,特别要注意采集血液的体积和次数,每次采血量过大或频繁采集很快就会引起婴幼儿及儿童的贫血而需要输血治疗。推荐小儿血液采集量见表 26-2。

表 26-2　推荐小儿血液采集量

体重(kg)	单次最大采血量(mL)	体重(kg)	单次最大采血量(mL)
2	4	30	60
4	8	32.5	65
6	12	35	70
8	16	37.5	75
10	20	40	80
12.5	25	42.5	85
15	30	45	90
17.5	35	47.5	95
20	40	50	100
22.5	45	52.5	105
25	50	55	110
27.5	55		

2. 防止假性高血钾　　婴幼儿静脉较细,因此应使用标准规格的细针采集,防止穿破静脉引起溶血和高钾血症。

3. 防止组织液的污染　　为儿科患者采集静脉血和中心静脉穿刺时,顺畅地穿入静脉是很不容易的。当静脉采集无法进行时,常用毛细血管采血来替代。然而,毛细血管采血常常会被组织液和组织碎片不同程度污染,组织液中的蛋白质浓度为血浆的 1/4~1/3。表 26-3 列出的是毛细血管血清和静脉血清样本中分析的生化参数的不同。

表 26-3　毛细血管血清和静脉血清样本中分析的生化参数的不同

毛细血管血高于静脉血(%)		毛细血管血和静脉血无差异的	毛细血管血低于静脉血(%)	
葡萄糖	1.4	血磷	胆红素	5.0
血钾	0.9	尿素	血钙	4.6
–	–	–	血氯	1.8
–	–	–	血钠	2.3
–	–	–	总蛋白	3.3

胆红素、血钙、血氯、血钠和总蛋白的降低是由组织液稀释所致。足跟和拇指毛细血管采血前应先温浴使其血液充分灌注、动脉化。穿刺于足跟区应避开骨组织,穿入骨组织会引起骨髓炎,过度挤压穿刺部位会引起溶血和人为的高钾血症。

二、儿童标本处理特点与分析仪器的选择

(一)标本处理

临床生化检验样本检测前处理的自动化已成为发展趋势,然而,儿科实验室的全程自动化并不易进行,典型的儿童生化检验室接收的样本容器大小不一,与标准的成人采集管不同,而一些大型生化分析仪不能直接从儿科小的采集管中取样,到目前为止,还没有可应用于儿科样本的全自动化检测系统。

除此之外,大部分样本处理系统需要开盖操作,虽然对于标本量比较大的样本来说,蒸发对结果的影响很小,但对于样本量本身就较小的样本来说,蒸发对结果的影响就无法忽略,儿科小样本的蒸发对检验结果的影响可高达 10%。

（二）分析仪器的选择

在选择儿科实验室仪器时应注意：① 检测系统的最小检验量。最小量越少，可检测的项目就越多。② 具有凝块和气泡报警功能，高值样本自动稀释功能。

三、主要生化检测指标的测定方法和参考区间

儿童疾病生化检验相关指标包括血清蛋白、电解质、血清酶类。这些指标具体的检测方法和方法学评价详见相关章节。

1. 血清蛋白　具体检测方法与参考区间见表26-4。

表26-4　血清蛋白检测方法与参考区间

检验项目	检测方法	参 考 区 间
总蛋白	双缩脲法	出生时：56~85 g/L；1 d：58~82 g/L； 2~3 d：60~85 g/L；<1 个月：41~63 g/L； 1~6 个月：44~67 g/L；7 个月~1 岁：55~79 g/L； 1~18 岁：57~80 g/L
清蛋白	溴甲酚绿法	<6 d：25~34 g/L；<5 岁：39~50 g/L； 5~18 岁：40~53 g/L
球蛋白	总蛋白-清蛋白	18~35 g/L
清蛋白/球蛋白	公式计算法	1.5∶1~2.5∶1

2. 血清电解质　具体检测方法与参考区间见表26-5。

表26-5　血清电解质检测方法与参考区间

检验项目	检测方法	参 考 区 间
钾（K^+）	离子选择性电极法	出生时：5.3~7.3 mmol/L；1 d：5.3~8.9 mmol/L； 2 d：5.2~7.3 mmol/L；3 d：5.0~7.7 mmol/L； <2 个月：2.0~7.0 mmol/L；2~12 个月：3.5~6.0 mmol/L； >12 个月：3.5~5.5 mmol/L
钠（Na^+）	离子选择性电极法	出生时：124~156 mmol/L；1 d：132~159 mmol/L； 2 d：134~160 mmol/L；3 d：139~162 mmol/L； 婴儿：138~146 mmol/L；儿童：135~145 mmol/L
钙（Ca^{2+}）	离子选择性电极法	新生儿：1.07~1.27 mmol/L；1~2 d：1.00~1.17 mmol/L； 儿童：1.12~1.27 mmol/L
磷	化学法	出生时：1.13~2.78 mmol/L；1~30 d：0.94~2.50 mmol/L； 1~12 个月：0.97~2.15 mmol/L；1~3 岁：1.00~1.95 mmol/L； 4~6 岁：1.05~1.80 mmol/L；7~14 岁：0.95~1.78 mmol/L

3. 血气分析　具体检测方法与参考区间见表26-6。

表26-6　血气分析指标检测方法与参考区间

检验项目	检测方法	参 考 区 间
血液 pH	电极法	出生时：7.11~7.36；1 d：7.29~7.45； 儿童：7.35~7.45
PCO_2	电极法	出生时：43~55 mmHg；新生儿：27~40 mmHg； 婴儿：27~41 mmHg；儿童（男）：35~48 mmHg； 儿童（女）：32~45 mmHg
PO_2	电极法	出生时：8~24 mmHg；1 d：54~95 mmHg； 儿童：80~100 mmHg

4. 血清酶类 具体检测方法与参考区间见表26-7。

表26-7 血清酶类检测方法与参考区间

检 验 项 目	检 测 方 法	参 考 区 间
ALT	速率法	1~3岁：10~50 U/L；4~6岁：10~45 U/L； 7~9岁：10~40 U/L；10~12岁：10~40 U/L
AST	速率法	1~30 d：1~25 U/L；2~12个月：4~35 U/L； 1~3岁：5~30 U/L；4~6岁：5~25 U/L； 7~9岁：5~25 U/L
碱性磷酸酶	速率法	新生儿：48~406 U/L；婴儿：124~341 U/L； 1~3岁：108~317 U/L；4~14岁：42~220 U/L； 15~18岁：47~171 U/L
胆碱酯酶	速率法	儿童：5 400~13 200 U/L
γ-谷氨酰转移酶	速率法	1~30 d：13~147 U/L；1~2个月：12~123 U/L； 2~6个月：8~90 U/L；1~6岁：5~32 U/L； 7~14岁：8~50 U/L
LDH	速率法	新生儿：125~765 U/L；婴儿：120~420 U/L； 1~3岁：125~345 U/L；4~14岁：50~260 U/L； 15~18岁：50~240 U/L
肌酸激酶	速率法	出生后 5~8 h：241~1 172 U/L；24~33 h：130~1 200 U/L； 3~4 d：87~725 U/L 婴儿~青少年 男：25~180 U/L；女：25~130 U/L

5. 肝脏疾病相关指标 具体检测方法与参考区间见表26-8。

表26-8 肝脏疾病相关指标检测方法与参考区间

检 验 项 目	检 测 方 法	参 考 区 间
总胆红素	重氮盐比色法	0~1 d：51~102 μmol/L；1~2 d：103~137 μmol/L； 3~5 d：154~205 μmol/L；>5 d：<171 μmol/L； >1个月：2~19 μmol/L
结合胆红素	重氮盐比色法	0~6.8 μmol/L
总胆汁酸	酶法	0~10 μmol/L

6. 肾脏疾病相关指标 具体检测方法与参考区间见表26-9。

表26-9 肾脏疾病相关指标检测方法与参考区间

检 验 项 目	检 测 方 法	参 考 区 间
血尿素	酶法	新生儿：1.1~4.3 μmol/L；1~3岁：1.8~6.0 μmol/L； 4~14岁：2.8~6.0 μmol/L
肌酐	酶法	1~3 d：70~123 μmol/L；新生儿：27~88 μmol/L； 婴幼儿：18~35 μmol/L；儿童：27~62 μmol/L； 青少年：44~88 μmol/L
血尿酸	酶法	1~5岁：100~350 μmol/L；6~11岁：130~370 μmol/L； 12~16岁：119~380 μmol/L(男)；106~340 μmol/L(女)

7. 甲状腺功能相关指标 具体检测方法与参考区间见表26-10。

表26-10 甲状腺功能相关指标检测方法与参考区间

检 验 项 目	检 测 方 法	参 考 区 间
三碘甲腺原氨酸(T₃)	化学发光免疫分析法	1~2 d：1.2~3.8 nmol/L；3~30 d：1.1~3.1 nmol/L； 1~12个月：1.7~3.3 nmol/L；2~6岁：1.8~2.92 nmol/L； 7~14岁：1.7~2.9 nmol/L

检 验 项 目	检 测 方 法	参 考 区 间
甲状腺激素(T₄)	化学发光免疫分析法	1~2 d: 138~332 nmol/L; 3~30 d: 100~254 nmol/L; 1~12 个月: 69~178 nmol/L; 2~6 岁: 68~156 nmol/L; 7~14 岁: 65~143 nmol/L
游离 T₃(FT₃)	化学发光免疫分析法	1~2 d: 5.2~12.3 pmol/L; 3~30 d: 4.3~8.6 pmol/L; 1~12 个月: 3.1~8.0 pmol/L; 2~6 岁: 2.8~7.1 pmol/L; 7~14 岁: 2.3~6.3 pmol/L
游离 T₄(FT₄)	化学发光免疫分析法	1~2 d: 21~49 pmol/L; 3~30 d: 19~39 pmol/L; 1~12 个月: 12~33 pmol/L; 2~6 岁: 10~28 pmol/L; 7~14 岁: 8.3~22.6 pmol/L
促甲状腺激素(TSH)	化学发光免疫分析法	新生儿: 1.36~8.8 mU/L; 2~6 岁: 0.85~6.5 mU/L; 7~14 岁: 0.4~4.3 mU/L

8. 肾上腺功能相关指标　具体检测方法与参考区间见表 26-11。

表 26-11　肾上腺功能相关指标检测方法与参考区间

检 验 项 目	检 测 方 法	参 考 区 间
尿 17-羟类固醇(17-OH)	化学法	0~1 岁: 1.4~4.8 μmol/24 h; 儿童: 2.8~15.5 μmol/24 h
尿 17-酮类固醇(17-KS)	化学法	出生~14 d: <8.68 μmol/24 h; 14 d~2 岁: <3.5 μmol/24 h; 2~6 岁: <7 μmol/24 h; 6~10 岁: 3.5~14 μmol/24 h; 10~12 岁: 3.5~21 μmol/24 h; 12~14 岁: 10~35 μmol/24 h; 14~16 岁: 17~42 μmol/24 h

9. 其他指标　具体检测方法与参考区间见表 26-12。

表 26-12　其他指标检测方法与参考区间

检 验 项 目	检 测 方 法	参 考 区 间
生长激素(GH)	化学发光免疫分析法	1 d: 5~53 ng/mL; 1 周: 5~27 ng/mL; 1~12 个月: 2~10 ng/mL; 儿童: 0.7~6 ng/mL
促肾上腺皮质激素(ACTH)	化学发光免疫分析法	1~7 d: 100~140 ng/L 儿童: 25~100 ng/L(8:00); 0~46 ng/L(18:00)
hCG	放射免疫分析法	<5 U/L
铜(Cu²⁺)	原子吸收分光光度法	新生儿: 1.4~7.2 μmol/L; 1~5 岁: 12.6~23.5 μmol/L; 6~9 岁: 13.2~21.3 μmol/L; 10~14 岁: 12.6~19.0 μmol/L; 15~18 岁: 11.3~25.2 μmol/L
铜蓝蛋白(Cp)	散射比浊法	婴儿: 150~56 mg/L; 2~6 岁: 260~460 mg/L; 7~14 岁: 250~600 mg/L(1 μmol/L=0.067 mg/L)
尿苯丙氨酸(Phe)	化学法	新生儿: 6~12 μmol/24 h; 3~12 岁: 24~110 μmol/24 h

第三节　儿童疾病生化检测指标的临床应用

　　儿童疾病一般缺少特异性的检测指标,本节主要讨论相关生化检测指标在儿童常见疾病如营养不良、肝胆疾病、内分泌疾病和遗传病中的应用。

一、儿童营养不良相关指标

　　1 岁以后的幼儿,生长发育速度虽较婴儿期减慢,但仍相当迅速。如断奶后未及时补充充足的营养,就会导致幼儿生长缓慢、停止甚至营养不良,1~4 岁的幼儿是各年龄段儿童中最易营养不良的。某些疾病也会导致营养不良,如慢性肠炎、吸收不良综合征、肠寄生虫病、结核病、麻疹、反复呼吸道感染、慢性尿路感染等,某些遗传性代谢性疾病和免疫缺陷病也可影响食物的消化、吸收和利用。

营养不良患儿多表现为逐渐消瘦,体重减轻,身高增长缓慢。部分患儿因蛋白质摄入不足,可表现为凹陷性水肿,多见于面部、下肢,严重者可全身水肿,而体重减轻不明显。营养不良患儿大多精神萎靡,反应迟钝,食欲低下,也有一些以消瘦为主的患儿表现为烦躁不安、精神紧张和睡眠短暂等。

实验室检测指标包括蛋白质、微量元素和维生素等。

1. 蛋白质检测　　血清前清蛋白、清蛋白和总蛋白含量降低。转铁蛋白较清蛋白减低更敏感,甲状腺素结合前清蛋白、血浆铜蓝蛋白含量均降低。

2. 微量元素检测　　多数患儿血清锌、铁含量降低。

3. 维生素检测　　维生素 A、维生素 B_{12}、维生素 C、维生素 K 和叶酸等含量出现不同程度降低。

4. 其他　　血清钙、磷、钾、镁的含量出现不同程度降低。血糖和胆固醇水平下降。

二、儿童肝胆疾病相关指标

(一) 婴儿肝炎综合征

婴儿肝炎综合征(infantile hepatitis syndrome)是起病于晚期新生儿或婴儿,表现为黄疸、病理性肝脏体征(肝大或肝质地异常)和肝损伤(主要为血清 ALT 升高)的临床综合征。本病病因复杂,病毒感染为其主要原因,其中以巨细胞病毒感染多见。患儿往往因为黄疸持续不退或逐渐加重就诊,尿色呈黄色或深黄色,大便却由黄色转为淡黄色或灰白色。多数患儿 3~4 个月黄疸缓慢减退,少数重症者黄疸进行性加重,可导致肝硬化、肝衰竭,可并发眼干燥症、低钙性抽搐、腹泻、皮肤瘙痒等。

实验室检测包括对胆红素、酶学指标、胆汁酸等指标的检测。

1. 胆红素检测　　根据血中不同胆红素浓度可判断黄疸类型,在该病中结合胆红素和非结合胆红素有不同程度、不同比例的增高,以结合胆红素增高明显。

2. 酶学指标检测　　ALT 升高,升高程度与肝细胞受损程度相关;γ-谷氨酰转移酶、碱性磷酸酶和 5′-NT 等反映胆汁淤积的酶升高。γ-谷氨酰转移酶是肝胆疾病检出阳性率最高的酶,尤其是在儿童胆管梗阻、胆汁淤积时,γ-谷氨酰转移酶会显著升高。胆汁淤积时血清碱性磷酸酶升高,敏感度达 80%~100%。

3. 胆汁酸检测　　血清总胆汁酸多增高,可反映胆汁淤积情况。

4. 其他　　反映肝细胞合成功能的指标如血清清蛋白、凝血因子和纤维蛋白原等降低。

(二) 先天性胆总管囊肿

先天性胆总管囊肿也称为先天性胆道扩张(congenital biliary dilatation, CBD),是临床上常见的一种先天性胆道畸形。多数病例首次发病在 1~3 岁,患儿胆总管直径扩大,大多数患儿合并胰胆合流异常,儿童胆总管囊肿多分为囊肿型和梭型。该疾病典型的临床表现为腹部肿块、腹痛和黄疸三联症。婴幼儿以黄疸和腹部肿块为主,大年龄儿童以腹痛为主。腹痛部位常在上腹部,腹痛可为阵发性或持续性,偶伴有呕吐。少数胆道穿孔患者可导致胆汁性腹膜炎。病程较长者,胆总管远端可出现炎症性狭窄,从而导致胆管炎、梗阻性黄疸、胆汁性肝硬化、胰腺炎、胆管结石及胆管癌变等。临床诊断时需要注意与肝包虫囊肿、慢性肝炎及腹部肿瘤等疾病的鉴别。

实验室检测包括对胆红素和酶学指标的检测。

1. 胆红素检测　　血清胆红素增高,主要是结合胆红素明显升高。

2. 酶学指标检测　　碱性磷酸酶和 γ-谷氨酰转移酶增高。如有胆总管梭形扩张患儿,血液和尿液中的胰淀粉酶增高。肝脏功能检查作为检测胆道梗阻程度和肝损伤程度的指标,需要注意的是,梗阻症状较轻的患儿,肝功能检查各项指标可正常。

(三) 胆道闭锁

胆道闭锁(biliary atresia, BA)是儿童常见的危及生命的胆道畸形。病因至今不清,可能与感染、遗传等因素有关,亚洲人发病率高于白人,女孩多于男孩。按照胆道闭锁部位分为胆总管闭锁、肝管闭锁和肝门部闭锁三种解剖类型。患儿的主要症状为持续性黄疸、皮肤巩膜黄染、深黄色尿和陶土色大便,多数患儿在新生儿期大便正常,进行性变淡,最终呈陶土色。随着疾病的进展,肝病体征逐步出现,肝大、脾大、腹水、营养不良、晚期腹壁静脉怒张、出现门静脉高压体征,多数患儿发展为肝硬化。胆道闭锁的临床表现较复杂,应与新生儿肝炎、新生儿溶血症、新生儿母乳性黄疸、先天性胆总管囊肿等疾病鉴别。

实验室检测指标主要为胆红素。动态观察血清胆红素的变化,有利于早期诊断。血清胆红素水平持续不变或进行性上升,总胆红素通常超过 100 μmol/L,当结合胆红素含量超过总胆红素 50% 时可诊断。

三、儿童内分泌疾病相关指标

儿童内分泌系统功能障碍所导致的常见疾病有生长激素缺乏症、尿崩症、先天性甲状腺功能减退等。

(一)生长激素缺乏症

生长激素缺乏症突出的临床表现是生长障碍、骨成熟发育延迟、青春期发育延迟、代谢紊乱、性器官发育受阻及第二性征缺乏,同时,食欲低下、神经和精神功能紊乱、心血管疾病的发病率和死亡率均明显升高。若未伴发甲状腺功能减退,智力多数正常,有别于呆小症。患儿大多血糖偏低,伴 ACTH 缺乏者更显著甚至可发生低血糖昏迷或抽搐。

实验室检测包括对血清生长激素、血清胰岛素样生长因子-1(IGF-1)和胰岛素样生长因子结合蛋白-3(IGFBP-3)指标的检测及动态功能试验。

1. **血清生长激素检测** 生长激素缺乏症患儿血清中生长激素的浓度明显降低。正常人空腹血清生长激素浓度为 3 ng/mL,儿童为 5 ng/mL,患儿常低于 3 ng/mL。临床上不能单凭生长激素测定做出生长激素功能紊乱的有关诊断,必须要结合动态实验做出诊断。

2. **血清 IGF-1 及 IGFBP-3 检测** 血液循环中的 IGF-1 和 IGFBP-3 的水平相对稳定,无明显的脉冲式分泌和昼夜节律变化,因此单次测量其血清浓度可了解一段时间内生长激素的平均水平。现多以免疫法检测血清 IGF-1 或 IGFBP-3,推荐将其作为生长激素紊乱诊断的首选实验室检查项目。

3. **动态功能试验** 主要包括运动刺激试验、药物刺激试验和胰岛素低血糖试验,儿童多采用运动刺激试验。

(二)尿崩症

尿崩症是指由于精氨酸加压素(arginine vasopressin, AVP)的合成、分泌或释放不足或是肾脏对抗利尿激素反应缺陷而引起的疾病。尿崩症根据病变发生部位可分为中枢性尿崩症和肾性尿崩症,中枢性尿崩症多见。患儿的主要临床表现为烦渴、多饮与多尿,起病常较急。饮水可多达 3 000 mL/m² 体表面积,24 h 尿量可多达 4~10 L 甚至更多。尿比重常小于 1.005,尿渗透压常为 50~200 mOsm/kg,夜尿增多,可出现遗尿。部分患儿症状较轻,24 h 尿量为 2.5~5 L,如限制饮水,尿比重可大于 1.010,尿渗透压可达 290~600 mOsm/kg,称为部分性尿崩症。婴幼儿由于烦渴会哭闹不安,不肯吃奶,饮水后安静。如喂水不足可出现便秘、低热、脱水甚至休克的症状,严重脱水可导致脑损伤和智力缺陷,如有足够的水分供应,患儿健康一般无严重影响。

实验室检测包括血清 AVP 测定、血清生化检查和动态功能试验。

1. **血清 AVP 测定** 正常人血浆 AVP(随意饮水)为 2.3~7.4 pmol/L,禁水后明显升高。但本病患儿则不能达正常水平,禁水后也不增加或增加不多。

2. **血液生化检查** 血钠正常或稍高,血浆渗透压多为正常或偏高。

3. **动态功能试验** 包括禁水试验和禁水-加压素试验。

(1)禁水试验:正常儿童禁饮一定时间后不会出现脱水症状,尿量明显减少,尿比重及渗透压逐渐升高,但血钠和血浆渗透压均正常。尿崩症患儿由于 AVP 缺乏,禁饮后尿量仍多,尿比重及渗透压仍低,血钠和血浆渗透压上升的同时体重下降。该试验主要用于观察患儿细胞外液渗透压增高时浓缩尿液的功能,对尿崩症的诊断有一定的临床价值。

(2)禁水-加压素试验:禁水试验结束后皮下注射 AVP,2 h 内多次留尿并测定尿液渗透压。正常儿童禁水后体内已有大量 AVP 释放,注射外源性 AVP 后,尿渗透压不再升高,而尿崩症患儿体内 AVP 缺乏,注射外源性 AVP 后,尿渗透压进一步升高。如尿液渗透压上升峰值超过 AVP 注射前的 50%,则可诊断为完全性中枢性尿崩症,增加 9%~50% 患儿可诊断为部分性尿崩症,小于 9% 的患儿可诊断为肾性尿崩症。

(三)先天性甲状腺功能减退

先天性甲状腺功能减退(congenital hypothyroidism, CH)又称先天性甲减,是儿科临床最常见的内分泌疾病之一,由原发性或继发性等因素引起患儿甲状腺发育障碍、甲状腺激素合成障碍和分泌减少、甲状腺素受体缺陷等,从而导致患儿生长迟缓、智力发育迟滞和全身器官代谢低下的一种疾病。根据病变涉及的部位可将先天性甲状腺功能减退分为两类：原发性甲状腺功能减退和继发性甲状腺功能减退。多数患儿在出生后数月或1岁后因生长发育迟缓就诊，患儿有以下典型症状：① 特殊面容和体态，患儿头大颈短、皮肤粗糙、毛发稀疏、面部及眼睑水肿、眼距宽、鼻梁宽平、唇厚、舌大外伸。身材矮小、躯干长四肢短。② 智能低下、反应迟钝，运动发育障碍。③ 出现精神差、对周围事物反应性低、嗜睡、食欲缺乏、体温低且怕冷、脉搏弱、呼吸缓慢等生理功能低下表现，同时可伴有心包积液、心电图的改变等。

实验室检测包括对血清 T_3、T_4 和 TSH 指标的检测和 TRH 刺激试验。

1. 血清 T_3、T_4 和 TSH 检测　　疑为先天性甲状腺功能减退的儿童都应检测血清中 T_3、T_4 和 TSH 水平，如 T_4 降低、TSH 明显增高即可诊断原发性甲状腺功能减退，T_3 水平可正常或降低；如 T_4 和 TSH 水平均降低即可诊断继发性甲状腺功能减退。一般在新生儿出生后 2~3 d 采集足跟血检测 TSH 为初筛。TSH 大于 50 mU/L，T_4 小于 84 nmol/L 即可诊断原发性甲状腺功能减退。

2. TRH 刺激试验　　如血清 T_4 和 TSH 水平均降低，即可进一步进行 TRH 刺激试验以判断病变部位。静脉注射 TRH 7 μg/kg，正常儿童在注射后 20~30 min 出现 TSH 高峰，90 min 后恢复至基础值。若未出现 TSH 高峰则提示病变部位在垂体，若 TSH 高峰出现时间延长则提示病变部位在下丘脑。

四、儿童遗传病相关指标

儿科常见隐性遗传病有半乳糖血症、先天性肾上腺皮质增生症、苯丙酮尿症和肝豆状核变性等。

（一）半乳糖血症

半乳糖血症为常染色体隐性遗传疾病，是半乳糖先天性代谢障碍。患儿体内缺乏 1-磷酸半乳糖尿苷酰转移酶，导致患儿不能代谢乳汁中的乳糖，使其在体内蓄积，从而造成对脑、肝、肾和眼等重要器官的损害。半乳糖血症的发生率约为 1/60 000。患儿在出生时多正常，典型者在喂给乳类后数天即出现呕吐、拒食、体重不增和嗜睡等症状，继而呈现黄疸和肝大，若不能及时诊断而继续喂给乳类，将导致病情进一步恶化，在 2~5 周发生腹水、肝衰竭、出血等终末期症状。30%~50% 患儿在病程第 1 周左右并发大肠埃希菌败血症，使病情更加严重，未经及时诊断和治疗的患儿大多在新生儿期内夭折。少数患儿症状可较轻微仅在进食乳类后出现轻度的消化道症状，但如继续使用乳类食物则在幼婴儿期逐渐呈现生长迟缓、智能发育落后等。

实验室主要检测包括半乳糖-1-磷酸尿苷酰转移酶活性、尿液中还原糖等。

1. 半乳糖-1-磷酸尿苷酰转移酶活性测定　　通过对新生儿进行群体筛查不仅可以达到早期诊断和治疗的目的，还可以为遗传咨询和计划生育提供资料。大多数筛查中心都选用两种方法：Beufler 试验用于检测血滴纸片的半乳糖-1-磷酸尿苷酰转移酶活性；Paigen 试验是检测血滴纸片半乳糖和半乳糖-1-磷酸的半定量方法。

2. 尿液中还原糖测定　　有疑似症状的患儿都必须及时检查其尿中是否有还原糖。尿液中可能排出的还原糖种类较多，如葡萄糖、半乳糖、乳糖、果糖和戊糖等，故在定性试验阳性时，应进一步采用滤纸或薄层层析方法进行鉴定。

3. 其他　　必要时应检测肝功能、凝血机制、血糖、血电解质和血尿培养等项目。

（二）先天性肾上腺皮质增生症

先天性肾上腺皮质增生症（congenital adrenal hyperplasia，CAH）属于常染色体隐性遗传病，是一组由于肾上腺皮质激素合成途径中酶的缺陷所引起的疾病，新生儿发病率为 1/16 000~1/20 000。主要的缺陷酶有21-羟化酶、11β-羟化酶、3β-羟类固醇脱氢酶和17α-羟化酶等，其中以 21-羟化酶缺乏最为常见，占 90%~95%。该病变由于体内皮质醇合成和分泌不足，从而导致垂体大量分泌 ACTH，刺激肾上腺皮质增生、雄激素合成过多，导致临床出现严重程度不等的症状，主要表现为单纯男性化型、失盐型和非典型型。

1. 尿液 17-羟类固醇、17-酮类固醇和孕三酮测定　　患儿 17-酮类固醇明显增高，该指标的诊断价值优于尿液 17-羟类固醇。

2. 血清 17-羟孕酮、肾素-血管紧张素原、醛固酮、脱氢表雄酮、去氧皮质酮和睾酮测定　　患儿 17-羟孕酮、脱氢表雄酮和睾酮均可增高，其中 17-羟孕酮明显增高，可达正常的几十倍甚至几百倍，是 21-羟化酶缺乏症较可靠的诊断指标。

3. 电解质测定　　失盐型患儿可出现低钠血症和高钾血症等电解质紊乱的表现。

4. 氢化可的松、ACTH 测定　　单纯男性化型患儿氢化可的松水平可正常或稍低,失盐型患儿的氢化可的松水平降低。ACTH 出现不同程度升高,部分患儿可正常。

（三）苯丙酮尿症

苯丙酮尿症是一种常染色体隐性遗传病,主要由苯丙氨酸羟化酶缺乏所致。我国新生儿苯丙酮尿症发病率为 1/10 000～1/16 000。苯丙酮尿症患儿一般在 3～6 个月开始出现症状,1 岁左右症状最明显,早期可出现呕吐、易激惹及生长迟缓等现象。患儿智力发育落后,其严重程度与血中苯丙氨酸升高的水平和持续时间有关。90% 的患儿还表现有毛发和皮肤色素较正常人略浅,虹膜色素减少,约 1/3 的患儿皮肤干燥,较常出现皮肤湿疹。患儿出生后 3 个月内即需用低苯丙氨酸膳食(如低苯丙氨酸的奶粉)治疗,控制血中苯丙氨酸浓度,可以改善症状,防止痴呆发生,这种治疗最少应持续至 10 岁甚至终生。在停止饮食治疗前可做负荷试验,即进苯丙氨酸含量正常的普通饮食,观察血中苯丙氨酸浓度是否仍保持正常,脑电图是否也保持正常,如正常,即可停止饮食治疗。患病女性在幼儿时若治疗恰当,可正常地生长发育;但到妊娠时,又应使用治疗本病的膳食,以免因再发高苯丙氨酸血症而影响胎儿的正常发育。

实验室检测指标包括血液苯丙氨酸浓度测定和尿液苯丙酮酸筛查。

1. 血液苯丙氨酸浓度测定　　新生儿筛查时,于出生后哺乳 3～7 d 后,采足跟血滴于专用采血滤纸片上进行血中苯丙氨酸浓度测定,如筛查结果阳性,需要做进一步诊断。血中苯丙氨酸正常浓度小于 120 μmol/L,重度苯丙酮尿症患儿血中苯丙氨酸浓度大于 1 200 μmol/L,中度苯丙酮尿症患儿血中苯丙氨酸浓度为 360～1 200 μmol/L,轻度高苯丙氨酸血症患儿血中苯丙氨酸浓度为 120～360 μmol/L。

2. 尿液苯丙酮酸筛查　　多采用尿三氯化铁试验,当尿中苯丙酮酸增多时,会呈现绿色,即为阳性反应。新生儿尿液中苯丙酮酸出现增多较血液中晚,新生儿尿检为阴性也不可排除该症。

（四）肝豆状核变性

肝豆状核变性(hepatolenticular degeneration, HLD)是一种常染色体隐性遗传疾病,又称 Wilson 病。该病因血浆铜蓝蛋白减少,血浆游离铜增加,游离铜沉积在肝脏则引起肝硬化,沉积在脑基底节的豆状核则导致豆状核变性,故称为肝豆状核变性。全世界该病的发病率为 1/10 万～1/3 万,好发于青少年。患儿早期临床表现不一,起病年龄较小者多以肝病的症状为主,起病年龄较大者多以肝病或神经系统症状为主,从出生到发病前,患儿除有轻度尿铜增高外,其余一切正常,不易被发现。

实验室检测指标主要包括血清铜蓝蛋白、24 h 尿铜含量和血清铜等。

1. 血和尿常规检查　　血常规检查可见血小板、红细胞和(或)白细胞减少,尿常规检查可见血尿、微量蛋白尿等。

2. 血清铜蓝蛋白测定　　患儿血清铜蓝蛋白常低于 200 mg/L。

3. 24 h 尿铜含量测定　　患儿尿铜明显增高,可达 100～1 000 μg/24 h 尿。

4. 血清铜测定　　大多数患儿血清铜含量显著降低,需要注意的是,血清铜容易受到血浆蛋白和饮食的影响,会出现假阳性结果。

5. 肝功能检查　　可出现 ALT、胆红素升高和(或)血清清蛋白降低等。

本章小结

儿童处于不断生长发育过程中,不同年龄阶段的儿童均有着区别于成年人的不同的生理生化状态,反映生化代谢相关指标的参考区间与成人有显著差异。根据疾病状态下生化指标的变化情况,可对儿童的营养不良、肝胆疾病、内分泌疾病和遗传病等诊断和治疗提供依据。当今检测技术日新月异,随着蛋白质组学和代谢组学的快速发展和成熟,能否发现新的具有儿科特异性的生化标志物和实验室指标,解决儿科疾病诊断的问题,是儿科生化检验面临的挑战。

（马　洁）

第二十七章　老年期疾病的临床生化检验

人口老龄化社会的现行国际标准为 60 岁以上老年人达到人口总数的 10%，或 65 岁以上老年人达到 7%。2010 年第六次人口普查数据显示，我国 60 岁及以上人口占 13.26%，其中 65 岁及以上人口占 8.87%，表明我国已成为世界上人口老化速度最快、老年人绝对数最多的国家。机体在衰老过程中，物质代谢发生显著改变，老年性疾病的发生率不断增加，了解老年期的生化变化对衰老和老年性疾病指标的研发与应用具有重要意义。

第一节　老年期的生化变化

老年人的糖、脂、蛋白质、自由基等代谢将发生显著改变，肝、肾、肺、骨、内分泌等功能逐渐下降，这些变化都会影响到临床生化检验的结果。

一、糖代谢的变化

糖尿病是老年人的常见疾病，65 岁及以上人群中糖尿病患病率约为 18.4%。随着 T2DM 患者的增多，肥胖人群的扩大，相关的高血压和心血管疾病的风险也在增加。

（一）血糖耐受性随年龄的增长而下降

老年人空腹血清葡萄糖水平高于年轻人，每过 10 年空腹增加约 0.11 mmol/L。肾糖阈随着年龄的增长而增加，胰岛素对血糖的反应性也在改变。

老年人群随着年龄的增加，运动和肌肉容量减少，易发生中心性肥胖，肌肉、脂肪等外周组织对胰岛素敏感度降低，糖负荷后的葡萄糖摄取减少，早期由于胰岛 B 细胞代偿性分泌功能尚好，仅发生糖耐量减低的改变。随着年龄继续增长，中心性肥胖更为明显，胰岛 B 细胞的增龄性改变使其无法继续维持良好的代偿分泌功能，不足以控制负荷后的血糖水平，进而出现糖尿病。

（二）非酶糖基化产物的增加

血浆葡萄糖浓度增加，可通过非酶糖基化反应使糖化蛋白增加，其生成量与血糖浓度、高血糖存在的时间呈正相关，可反映一定时间段内血糖的控制情况。

非酶糖基化作用使葡萄糖与长寿命蛋白质（如胶原）或 DNA 相连，产生稳定的 Amadori 早期糖化产物，再经一系列分子重排、脱氢和断裂反应，生成不可逆的晚期糖化终末产物（advanced glycation end products，AGE）。AGE 包括嘧啶、吡咯、吡嗪、咪唑及它们与生物分子的聚合物，其化学本质仍不十分清楚。目前已明确结构的有呋喃糠酰咪唑（FFI）、烷甲酰二糖基吡咯（AFGP）、羧甲基赖氨酸（CML）、戊糖苷（pentoside）、吡咯素（pyrrplidine）、交联素（crossline）等（图 27-1）。

AGE 可修饰蛋白质、脂质、核酸等。被修饰的长寿命蛋白更新缓慢，故活性受影响；脂蛋白的非酶糖基化直接促进脂质的氧化，产生大量的自由基，引起一系列的组织损伤；DNA 糖基化产生的 N_2-羧乙基鸟苷酸可以从 DNA 链上脱落，使遗传信息发生改变。

二、脂代谢的变化

在老年群体中，动脉粥样硬化、冠心病等心血管疾病是引起死亡的重要原因。动脉粥样硬化是以血管壁脂质的累积而使血管壁发生变化为特征的一个缓慢的病理过程。冠心病是目前现代社会老年人群中残疾和死亡的重要原因，其风险因素包括年龄、性别、遗传、肥胖、高血压、糖尿病、吸烟、高脂血症等。

（一）血清胆固醇、三酰甘油增加

老年人由于参加脂肪分解的脂肪酶活性降低，合成代谢大于分解代谢，因而老年人脂肪组织中脂肪积累增多，许多组织细胞膜的脂肪含量也增多。血清胆固醇水平及主动脉内膜的各种脂质都随增龄而增加。老年人机

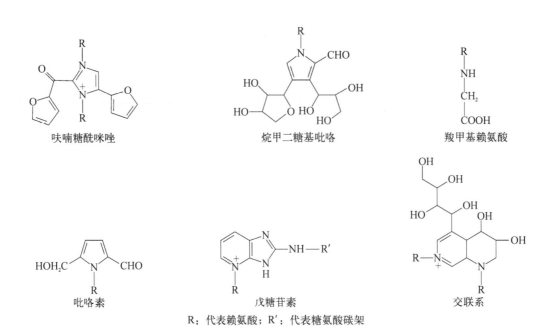

呋喃糖酰咪唑　　　　　烷甲二糖基吡咯　　　　　羧甲基赖氨酸

吡咯素　　　　　　戊糖苷素　　　　　　交联系

R：代表赖氨酸；R′：代表糖氨酸碳架

图 27-1　AGE 的结构

体内的 SOD 活性降低,不饱和脂肪酸易被氧自由基氧化产生的脂褐素也随之增多。

血清胆固醇、三酰甘油增加,引起高脂血症。老年高脂血症有以下几个特征。

(1) 高脂血症的发生率随年龄增长而升高,血清 TC 值随年龄增长而增高,其倾向以女性更显著。

(2) 高脂血症类型

1) 男性:占比最高的是Ⅳ型高脂血症,20 岁开始Ⅳ型高脂血症就占 50.7%,但随年龄增长其发生率逐渐降低;占第 2 位的是Ⅱa 高脂血症,并且随年龄增长而增高,到 70 岁时达 45.1%,成为发生率最高的类型。

2) 女性:各年龄段发生率最高均为Ⅱa 型高脂血症,20 多岁就高达 58.1%,随着年龄增长下降很慢,到 70 岁仍高达 48.4%;Ⅱb 型高脂血症及Ⅳ型高脂血症发生率则随年龄增长而缓慢增高。

(二) 氧化-LP

氧化-LP(ox-LP)是脂蛋白中的不饱和脂肪酸被氧自由基氧化产生的,包括 ox-LDL、氧化高密度脂蛋白(ox-HDL)和氧化-LP(a)[ox-LP(a)],其在老年期体内含量显著增加。

1. ox-LDL　在体内 LDL 浓度升高、内皮损伤等情况下,LDL 可以渗透到动脉内皮下。通过血管内皮细胞的微滤孔过滤作用,大量内源性天然抗氧化物被阻挡,LDL 就不再受到血浆或组织液中抗氧化物质的保护。在吸烟、药物、高血压、糖尿病等诱发因素作用下,内皮细胞、平滑肌细胞、单核细胞能产生大量氧自由基,LDL 就会在内皮下发生氧化修饰转变为 ox-LDL。

2. ox-HDL　HDL 颗粒含有多种 Apo 及酶,具有强大的抗氧化活性,抑制 LDL 氧化。HDL 不仅可以螯合过渡金属离子、中断脂质氧化链式反应,还可以摄取、储存、转运及酶解脂质氧化产物。

体内的 HDL 可被巨噬细胞等氧化修饰后发生结构改变,生成 ox-HDL,理化性质发生如下显著改变:① ox-HDL 中磷脂、胆固醇酯和 TG 中的多不饱和脂肪酸双键重排,产生共轭二烯,负电荷增加,电泳迁移率增加;② 氧化过程中产生新的表位,使原有的 HDL 具有免疫原性;③ HDL 被氧化修饰后,ApoA I 含量减少,其表面的抗氧化酶功能失调、活性下降。

3. ox-LP(a)　几乎所有人群中都存在 LP(a),但血浆浓度差异较大(0~1 000 mg/L)。LP(a) 含有 ApoB100 和其特异性 Apo(a) 两类。

LP(a) 的结构、脂肪酸组成和抗氧化剂含量与 LDL 相似,经氧化修饰可生成 ox-LP(a)。ox-LP(a)分子中蛋白质成分发生变化、负电荷增加、电泳迁移率加快,同时产生新的抗原决定簇,更易于被巨噬细胞摄取和降解,引起胆固醇酯的蓄积,转变为泡沫细胞。

三、血浆蛋白质、酶含量的变化

老年人血浆总蛋白轻微下降,清蛋白和转铁蛋白也轻度降低。

机体在衰老过程中,酶水平的变化复杂多样。酶的合成和维持受基因、激素等的影响。在健康老年人体检报告中发现,AST、γ-谷氨酰转移酶、LDH 和淀粉酶随着年龄的增长而增加;男性体内 ALT 会轻微升高,女性体内 ALT 则没有变化;女性体内碱性磷酸酶会增加,男性接近 90 岁时体内碱性磷酸酶才有增加的趋势;CK 值在男性 60~69 岁时轻微增加,而在 70~90 岁时则降低;女性 CK 值在 60~70 岁时增加,但 70 岁后会下降;脂肪酶在 60~90 岁时只是轻微增加,90 岁后会明显增加。

四、体液酸碱平衡的变化

健康老年人钾、钠、氯的水平与相对年轻的成年人比较有不同程度的改变。从青年到老年,钾的水平相对恒定;氯的水平在 90 岁以后有轻微增高;钠的水平在 60~90 岁会有轻微增高。

30 岁以后,机体由于肾单位的逐步丢失、酶的减少、管状细胞的代谢和病理过程的发生,肾功能开始下降,到 60 岁时甚至降至一半。肌酐清除率和肾小球滤过率均随年龄的增长而下降,造成血液中尿素、尿酸和无机磷酸盐升高。

老年人的肾脏保水的能力有所下降,并且对口渴的敏感度明显降低。因此,老年人容易出现缺水,出现血钠升高、尿素肌酐比值升高、血清渗透压升高和尿比重升高等。

机体在老化过程中,PO_2 降低,而 PCO_2 轻微增高或保持不变,从而反映出大多数老年人的肺活量是随着年龄的增长而下降的。在老年群体中,呼吸系统疾病极为普遍,85 岁以上老年人的呼吸系统疾病死亡率占 25%,其中包括慢性支气管炎、慢性阻塞性肺病、肺癌和肺部感染。

五、性激素水平的变化

更年期后,机体雄激素和雌激素分泌减少。年龄在 60~80 岁的老年男性,睾酮和雌二醇的比例从 12：1 下降到了 2：1,而睾酮的下降主要和睾丸功能的衰退密切相关。女性更年期卵巢分泌雌激素的能力下降,35~58 岁的女性会由于卵巢卵泡功能的减退而使月经终止。

雌激素水平下降引起的疾病最常见的是骨质疏松,该疾病主要的危险因素包括饮食、生活方式、遗传倾向、吸烟、内分泌紊乱和药物,这可能和维生素 D 的摄入量减少、缺乏阳光照射和肾脏将 25-羟基维生素 D 转化为 1,25-二羟基维生素 D 的减少有关。骨质疏松在我国的总患病率为 16.1%,60 岁以上发病率女性为 50%~70%,男性为 30%~50%。

六、单胺类神经递质代谢的变化

在正常情况下,中枢神经递质的分泌保持在一定水平,并且它们之间的比例协调,从而维持功能的稳定。随着年龄的增加和机体的老化,机体会出现脑内单胺类神经递质(monoa mine neurotransmitter)的代谢紊乱,引发一些老年性疾病如帕金森病、阿尔茨海默病等。

单胺类神经递质包括儿茶酚胺和吲哚胺两大类。儿茶酚胺包括多巴胺、去甲肾上腺素和肾上腺素,吲哚胺主要是 5-羟色胺。去甲肾上腺素的合成以酪氨酸为原料,首先在酪氨酸羟化酶的作用下合成多巴,再经多巴脱羧酶(氨基酸脱羧酶)作用合成多巴胺;然后细胞质中的多巴胺被摄取入小泡,由多巴胺 β 羟化酶催化进一步合成去甲肾上腺素,并储存于小泡内。多巴胺的合成与去甲肾上腺素前两步是一样的,只是在多巴胺进入小泡后不再合成去甲肾上腺素而已,因为储存多巴胺的小泡内不含多巴胺 β 羟化酶。5-羟色胺的合成以色氨酸为原料,先在色氨酸羟化酶作用下合成 5-羟色氨酸,再在 5-羟色胺酸脱羧酶(氨基酸脱羧酶)作用下合成 5-羟色胺;然后细胞质中的 5-羟色胺被摄取入小泡,并储存于小泡内。

神经递质生成后,沿微管或微丝在轴突内向神经末梢传输,存储在神经末梢的囊泡中。神经元兴奋时,神经冲动传至神经末梢,囊泡破裂,神经递质被释放到突触间隙。其中大部分扩散到突触后膜,与受体结合,导致突触后神经兴奋性升高或降低。神经递质的作用可通过以下 3 个途径终止:① 进入血液循环,在肝中被破坏失活;② 通过突触前载体的作用将突触间隙中多余的神经递质回收至突触前神经元并储存于囊泡;③ 酶解,如多巴胺由位于线粒体的单胺氧化酶(MAO)和位于细胞质的儿茶酚-O-甲基转移酶(COMT)的作用被代谢和失活。

MAO为一类黄素依赖性蛋白,根据对不同底物作用的特异性和抑制剂的敏感度分为单胺氧化酶A(MAO-A)和单胺氧化酶B(MAO-B)2种同工酶。MAO-A主要氧化去甲肾上腺素和5-羟色胺,被低浓度的氯吉兰选择性抑制,其与抑郁症有关;MAO-B主要降解苄胺和苯乙胺,被司来吉兰选择性抑制,其与帕金森病、阿尔茨海默病相关;酪胺、多巴胺和色胺为两种酶的共同底物。

MAO在不同的组织和细胞中具有不同的分布和表达。除胎盘组织主要表达MAO-A,血小板和淋巴细胞主要表达MAO-B外,MAO-A与MAO-B在几乎所有人体组织中均共同表达。在神经组织中,MAO-A主要分布在儿茶酚胺能神经元中,MAO-B主要分布在5-羟色胺能神经元、组胺能神经元和神经胶质细胞中。由于脑组织中MAO和血小板中MAO的底物亲和力相似,部分学者认为血小板MAO活性可反映脑组织中MAO的变化,其可作为某些神经精神疾病的生化标志物。

COMT是广泛存在于人体内的一种代谢酶,生理底物是儿茶酚胺和一些神经递质,如肾上腺素、去甲肾上腺素和多巴胺等。COMT具有基因多态性,不同的基因型显示不同的COMT活性,从而决定不同的代谢物的分解速度,在与儿茶酚胺、肾上腺素、去甲肾上腺素和多巴胺等相关的疾病发病过程中起到重要作用。COMT活性测定是研究帕金森病、精神分裂症等发病机制和治疗药物研发的重要依据。

第二节　老年期疾病临床生化检测指标的检测与评价

机体衰老和老年性疾病时,体内生化代谢变化将引起相关临床生化检测指标含量的改变。

一、AGE

AGE具有自发荧光、广泛交联、不同于原蛋白抗原性等特性,已报道的检测方法有荧光分析法、ELISA法、高效液相层析法等。

1. 荧光分析法　AGE具有自发荧光的特性,可用荧光分光光度计测定荧光强度来反映其水平。文献报道用于测定AGE的激发波长为350~390 nm,发射波长为440~470 nm。广为采用的是激发波长为370 nm,发射波长为440 nm。

该法是检测AGE较经典的方法,灵敏度和重复性都较好,但特异性较差。部分AGE如羧甲基赖氨酸、戊糖苷等不产生荧光,而有些物质如血红蛋白、NADH、蝶啶衍生物等具有与AGE相同的荧光光谱,从而影响结果的可靠性。激发光波长、狭缝、环境温度、溶剂极性和黏度、溶液pH、荧光熄灭剂、表面活性剂及散射光等因素也会影响荧光强度。

2. ELISA法　将呋喃糠酰咪唑与载体(BSA)结合后免疫新西兰白兔,制得特异的抗呋喃糠酰咪唑抗体。AGE具有共同的抗原决定簇,因而这种抗体可与各种AGE(包括AGE-蛋白质、AGE-氨基酸)发生抗原抗体反应,而与Amadori产物和其他非糖基化蛋白不发生反应。通过待测抗原与固相抗原竞争和特异性抗体结合来反映待测抗原的水平。

以酶或生物素-亲和素等标记抗体建立的酶联免疫吸附法,避免了放免法中放射性损伤和检测结果受放射标记中同位素半衰期的影响的缺点,灵敏度和特异度较高,是一种极具推广前途的方法。

3. 高效液相层析法　戊糖苷或呋喃糠酰咪唑等结构明确的AGE具有各自特定的电荷和分子量,因而可利用其与离子交换层析柱特定的结合力而与样本中其他成分分离开来。高效液相层析法具有快速、准确、分辨率高、稳定性好等特点,是分析某些结构特殊的AGE的理想手段。但操作过程烦琐,费时费力是其不足之处。

二、ox-LDL

ox-LDL的氧化衍生物如氧化磷脂酰胆碱(oxidized phosphatidylcholine, ox-PC)、醛类物质和修饰的Apo是

ox-LDL 有致病性的关键因素,也是建立体液 ox-LDL 含量检测方法的依据。不少实验室已研究出针对 ox-LDL 分子上不同位点的抗体(表 27-1),建立了相应的检测方法。

表 27-1　ox-LDL 抗体种类和结合位点

抗 体 名 称	结 合 位 点	抗 体 名 称	结 合 位 点
识别氧化脂质产物		识别 ApoB 片段	
FOH1a、DLH3	ox-PC		
E06	磷脂胆碱	4E6、MB24、MB47	至少 ApoB 60 个赖氨酸残基被醛基取代后的 ApoB 蛋白一部分
5F6	丙烯醛赖氨酸加合物		
82D	烯基赖氨酸加合物		
DLH2	交联蛋白	识别 ox-LDL 结合的蛋白质	β_2-GPI
MDA-lys	丙二醛赖氨酸加合物	WB-CAL-4	

单克隆抗体 FOH1a、DLH3 对 ox-LDL 具有较强的结合能力,并不识别结合天然 LDL、醛类修饰的 LDL 和乙酰化的 LDL,主要识别 ox-LDL 表面氧化磷脂酰胆碱类、醛类修饰的多肽类或这些物质的混合物。该抗体具有广泛的特异性识别和识别物质多样性的特点,被应用于血清 ox-LDL 含量的检测中。

单克隆抗体 4E6 能特异性识别修饰后的 ApoB 脂蛋白,其结合 ox-LDL 的能力是结合天然 LDL 的 1 000 多倍。用该抗体建立的竞争性 ELISA 法检测 ox-LDL 的方法能直接反应血清 ox-LDL 的含量,操作简便,结果直观,被广泛推广和使用。

三、ox-LP(a)

研究表明,人血管壁的动脉斑块和外周血中均存在 ox-LP(a),体内也存在氧化修饰 LP(a)自身抗体。目前,一般采用单克隆或多克隆抗体建立的 ELISA 法来测定循环 ox-LP(a)水平。

Yamada 等采用单克隆抗体-161E2 建立了测定血浆 ox-LP(a)水平的 ELISA 法,该抗体能够识别 LP(a)中的氧化 Apo(a)位点,仅与 ox-LP(a)发生反应,而与天然 LP(a)无交叉反应。汪俊军等建立了以抗人 ox-LP(a)自身抗体为捕获抗体,酶标抗 Apo(a)单克隆抗体为检测抗体的夹心 ELISA 法。

不同实验室所采用的 ox-LP(a)参考品不同,抗体针对的抗原位点不同、氧化程度不同等,使不同抗体建立的 ELISA 法检测法检测结果间差别较大。

四、MAO

MAO 催化的通用反应式为 $RCH_2NR_1R_2 + H_2O + O_2 \longrightarrow RCHO + NHR_1R_2 + H_2O_2$,因此可以通过测定氧耗量、$H_2O_2$ 或单胺产物的浓度来测定 MAO 的活性。氧耗量的测定需要较好的仪器设备,不适用于大样本的快速筛选;H_2O_2 的紫外吸收波长为 230 nm,因多种化合物在此波长都可被吸收,产生较大干扰。单胺产物浓度检测法在临床得到应用,具体分析方法有 3 种:以苄胺偶氮萘酚为基质的比色法,以苄胺为基质的紫外光度法和苄醛比色法,该类方法用于血清 MAO 测定时多采用固定时间法,存在操作步骤多、时间长和不适用于操作自动化的缺点。近年来,将酶偶联法应用到 MAO 活性测定中,实现了 MAO 活性的速率法测定。

在反应体系中,MAO 催化底物苄胺产生氨,然后氨通过偶联谷氨酸脱氢酶的作用,使 NADPH 转变为 $NADP^+$,引起 340 nm 处吸光度下降,通过监测 340 nm 处吸光度的下降速率,算得标本中 MAO 活性。

五、COMT

红细胞中 COMT 的活性测定方法有放射性法、HPLC 荧光法、电化学法、反相高效液相色谱(reversed phase high performance liquid chromatography, RP-HPLC)法等。放射性法对环境有污染,HPLC 荧光法需要进行衍生化的复杂操作。电化学法需特殊的检测器,一般实验室难以进行。反相高效液相色谱法操作简便,分析时间较短,不受红细胞中内源性物质的干扰,具有较好的临床实用性。

第三节　老年期疾病临床生化检测指标的临床应用

老年人的生化代谢和生理变化与年轻成人存在显著差别,必须了解除疾病外其他可能影响临床化学检验结果的因素如运动、营养状态、个人习惯、药物等,才能做出合理判断,并将其正确地应用于老年性疾病的预防、风险评估、临床诊断和预后分析。

一、老年人参考区间和诊断阈值的建立

要对老年人检测结果进行合理解释,必须建立参考区间和临床特定疾病的诊断阈值。先前人的平均寿命较短,用于检测的老年病样本例数较少,使得老年病临床试验结果缺乏针对性。随着人寿命的延长,对老年病试验检测结果分析和老年病诊断标准的解释变得越来越重要。

在临床实践中,部分分析物如男女性激素水平有年龄差异,而多数分析物没有明确。有些分析物水平的变异不仅与年龄有关,也可能与其他因素(如亚临床疾病、药物、缺乏运动、营养)有关。当异常结果在老年人群中出现时,临床医生有时将其年龄与挂钩,解释该异常为"正常"现象,而不是直接将其作为代谢紊乱或疾病的信号。

目前,老年人参考区间的建立缺乏统一的标准。美国临床实验室标准化委员会(NCCLS)出版了关于确定有效参考区间的试验指南(C28-A),老年人群样本偏倚及对采样人群复杂条件难以控制,使其无法充分在老年人群检测结果参考区间的确定中发挥作用。大部分老年人都存在一些亚临床或明显的病理异常,这就要求建立参考区间时需要明确的方案,包括参考人群的仔细筛选、分析前因素的控制、分析干扰的综合列表等。

二、分析前变异、运动和营养状况对老年人生化结果的影响

很多分析前变异可能会影响生化检测结果,尤其是在老年人群中。与患者有关的分析前变异包括饮食、性别、体位(坐或躺)、个人习惯(抽烟和喝酒)、体内脏器构成、体力运动和处方药物等。这些因素中的任何一个都会影响生化分析物的浓度及其在体内的分布。例如,健康人随着年龄的增长,体内脂肪会增加,肌肉会减少。人体在约60岁以后肌肉减少,身高下降,这些改变可能会影响生化分析物的水平(如肌酐等)。

老年人保持运动可以减轻一些有害因素的影响,如高血脂、高血糖等。从运动获得的益处包括可降低心血管疾病风险,有效控制体重,增强活动能力,增加营养摄入,并且还可提高睡眠质量。实验室工作人员应该明确运动对老年人群生化检测结果的影响。例如,运动是通过降低 TG 和增加 HDL-C 来改善血脂的,并且还可以降低胰岛素,升高生长激素。同时要注意运动类型、标本采集时间和摄入药物等因素。血糖和胰岛素等在不同类型的运动中的反应是不一样的,两者在等量运动后基本保持稳定,然而从中强度到高强度的运动,胰岛素出现下降趋势。T2DM 患者剧烈运动后可刺激胰高血糖素的分泌,这导致运动后 1 h 血糖短暂升高,因此长期运动的老年人群的标本采集时间非常重要。

老年人群与年轻人相比,可出现与年龄相关的味、嗅觉的改变,药物引起的吸收不良或胃酸改变及活动能力下降、残疾、抑郁和贫穷等,易发生营养缺乏。蛋白质缺乏可导致机体对感染的抵抗力下降;过多热量的摄入可引起肥胖,也可能引发 T2DM;维生素 A、维生素 C 和维生素 E(抗氧化剂)的缺乏可导致动脉粥样硬化,并增加老年人群患癌症的风险;低纤维饮食是导致结肠癌的关键因素。在临床实验室,营养评价包括测定蛋白质(如清蛋白、前清蛋白、转铁蛋白、视黄醇结合蛋白)和维生素的水平。

三、老年期疾病的预防和风险评估

老年期疾病是随着年龄增加,发病率明显升高,在老年期发生的疾病的总称。其具有发病缓慢、无法根治、严重情况下多种疾病共存及对药物副作用明显增加等特点。衰老是老年期疾病发生的共同病因。

(一)糖化蛋白是糖尿病诊断、血糖水平控制和并发症预测的良好指标

中老年人群随着年龄的增加,易发生糖代谢紊乱,出现糖耐量变化,引起血糖增加,非酶糖基化产物增加,血

液中糖化血清蛋白、糖化血红蛋白和 AGE 分别反映了 2~3 周、6~8 周和更长时间血糖平均水平。健康人群血红蛋白- AGE 是循环血红蛋白的 0.4%。高血糖加速 AGE 的产生,糖尿病患者的组织内 AGE 高于正常人。

非酶糖基化衰老学说提出,糖基化造成的蛋白质的交联损伤是衰老的主要原因,是造成血管、肾脏、肺叶和关节提前老化的关键因素。研究表明,AGE 在糖尿病肾病和其他糖尿病并发症中起关键作用。AGE 是由醛糖结合到蛋白质上的游离氨基形成,能够与 AGE 受体(RAGE)结合,激活内皮细胞、单核细胞、巨噬细胞,释放细胞因子并表达黏附素和组织因子。血糖水平被控制后,AGE 不能恢复至正常水平,而是在生命周期中持续累积。

(二)ox-LP 是动脉粥样硬化性心脑血管疾病的独立危险因子

在临床上,ox-LP 主要包括 ox-LDL 和 ox-LP(a)。

ox-LDL 由于表面抗原决定簇的改变,只能通过清道夫受体途径进行代谢。巨噬细胞及血管平滑肌细胞表面存在清道夫受体 A1,可以识别 ox-LDL 并与之结合。这种结合速度快、数量大、不受细胞内胆固醇浓度的负反馈调节,而且 ox-LDL 能抵抗溶酶体酶和组织蛋白酶对它的降解,从而造成细胞内脂质大量聚集而转变为泡沫细胞,进而引起动脉粥样硬化的发生和发展。

HDL 发生氧化修饰后,导致结合和通过 ATP 结合转运子(ATP binding cassette transporter A1, ABCA1)转运胆固醇的能力下降,抑制胆固醇的逆向转运,丧失抑制 LDL 氧化修饰的能力,促进内皮细胞损伤。

ox-LP(a)能刺激单核细胞合成、分泌黏附分子,促进单核细胞聚集并黏附至血管内膜上,进而转化为巨噬细胞;还可刺激氧自由基的产生,损伤血管内膜的通透性。

(三)性激素减少是原发性骨质疏松的病因

原发性骨质疏松与年龄相关,分为 Ⅰ 型骨质疏松(绝经后骨质疏松)和 Ⅱ 型骨质疏松(老年性骨质疏松)。

1. **Ⅰ 型骨质疏松**　最常发生于妇女绝经后 5~15 年,骨吸收增加、骨量快速丢失为其特点,主要累及松质骨。病因为雌激素分泌不足,抑制 CT 的分泌,使破骨细胞过于活跃,骨转换增加,即骨形成与骨吸收均增加,骨吸收大于骨形成,影响骨胶原的成熟、转换和骨矿化,从而造成骨质疏松。血清钙、磷、碱性磷酸酶一般均正常,骨形成和骨吸收的生化指标有所增高。血清雌二醇明显低于绝经前的妇女,FSH 和 LH 明显高于绝经前的妇女。

2. **Ⅱ 型骨质疏松**　多见于 70 岁以上人群。女性绝经后体内雌激素水平下降,致使骨吸收增加;同样,雄激素亦是调节骨代谢重要激素,随着年龄的增长,雄激素水平下降,成骨细胞的活性减低,破骨细胞活性相对增加,骨的吸收大于骨形成,于是骨骼密度逐渐降低。另外,老年人身体各功能退化,如肾功能显著下降、肌酐清除率降低,从而导致血磷升高继发性使 PTH 上升,骨吸收增加,骨钙下降;老年人肾内 1α-羟化酶活性下降,使 1,25-(OH)$_2$D$_3$ 合成减少,肠钙吸收下降,又反馈性地使 PTH 分泌上升。血清钙、磷、碱性磷酸酶一般正常,骨形成与骨吸收的生化指标均有降低倾向,血清 1,25-(OH)$_2$D$_3$ 和 25-(OH)D$_3$ 明显下降,血清 PTH 有升高的趋势。性激素如女性雌二醇和男性睾酮均下降。

(四)MAO 和 COMT 是治疗神经精神类疾病的靶点

单胺类神经递质的代谢去路之一是通过 MAO 和 COMT 的酶解作用而失活,MAO 和 COMT 含量或活性与神经递质的含量呈负相关。MAO 与衰老有密切关系,人脑中 MAO-B 活性在 45 岁后随增龄而增加,在多种神经精神疾病如抑郁症、精神分裂症、酒精中毒和阿尔茨海默病等中,其活性出现异常。血液中 MAO 和 COMT 活性在一定程度上能反映神经系统单胺类神经递质的代谢情况,其可作为神经精神类疾病治疗的靶点。目前,研究者已研究出多种单胺氧化酶抑制剂(MAOI)和儿茶酚-O-甲基转移酶抑制剂(COMTI),并已将其应用到神经精神类疾病的预防和治疗中。

MAOI 是一类选择性抑制机体内 MAO 活性的药物。其从来源上分为内源的 MAOI 和外源的 MAOI,前者包括性激素、嘌呤类物质(次黄嘌呤、鸟嘌呤、腺嘌呤等)、以谷氨酸和天冬氨酸为主的一种酸性蛋白;后者多为化学合成的化学结构各异的物质和一些天然药物,如中药鹿茸、山楂、何首乌等。临床上使用的 MAOI 分为 3 类:① 非选择性 MAOI,在低剂量时对 MAO-A 和 MAO-B 都有抑制作用,常用药物有苯乙肼、异卡波肼、尼亚拉胺等,用来治疗抑郁症和帕金森病。② A 型 MAOI,在低剂量时选择性抑制 MAO-A 的活性,常用药有氯吉兰、吗氯贝胺、托洛沙酮等,有较好的镇静和抗抑制作用。③ B 型 MAOI,在低剂量时选择性抑制 MAO-B 的活性,常用药物有帕吉林和司来吉兰,用于治疗帕金森病。

COMTI 可以减慢多巴胺的代谢,延长左旋多巴在体内的半衰期,达到治疗多巴胺减少引发的相关疾病。COMTI 主要有托卡朋和安托卡朋,两者分别在 1997 年和 1998 年由 FDA 批准上市,主要应用于辅助左旋多巴治疗帕金森病、神经痛、抑郁症和 Ⅱ 型精神分裂症。

本章小结

在衰老过程中,糖、脂、蛋白质、自由基等代谢发生显著改变,肝、肾、肺、骨、内分泌等器官和系统功能逐渐下降。老年人对糖耐受性随年龄的增长而下降,空腹血清葡萄糖水平高于年轻人,非酶糖基化反应产物(糖化蛋白)增加。老年人脂肪酶活性降低,脂肪组织中脂肪积累增多,血清 TG、ox-LDL、ox-HDL 和 ox-LP(a)等水平随增龄而增加,易产生老年高脂血症。男、女更年期后,雄激素和雌激素的分泌减少,易引起骨质疏松。老年人体内单胺类神经递质的代谢会发生变化,从而引发帕金森病、阿尔茨海默病等老年期疾病。测定 AGE、ox-LDL、ox-LP(a)、MAO、COMT 等有助于老年期疾病的预防、风险评估、临床诊断和预后分析。

(姜旭淦)

主要参考文献

安得仲.神经系统感染性疾病诊断与治疗.北京：人民卫生出版社,2005.

陈灏珠,林果为,王吉耀.实用内科学.14 版.北京：人民卫生出版社,2013.

丛玉隆,王前.临床实验室管理学.2 版.北京：中国医药科技出版社,2010.

府伟灵,徐克前.临床生物化学检验.5 版.北京：人民卫生出版社,2012.

高仲阳,徐彦贵.治疗药物监测技术.北京：化学工业出版社,2007.

尚红,王毓三,申子瑜.全国临床检验操作规程.北京：人民卫生出版社,2014.

涂植光.临床检验生物化学.北京：高等教育出版社,2006.

王鸿利,叶裕春.中华检验医学大辞典,上海：上海科学技术出版社,2000.

谢幸,苟文丽.妇产科学.8 版.北京：人民卫生出版社,2013.

尹一兵,倪培华.临床生物化学检验技术.北京：人民卫生出版社,2015.

张秀明,黄宪章,曾方银,等.临床生物化学检验诊断学.北京：人民卫生出版社,2012.

郑铁生,陈筱菲.临床生物化学检验.北京：高等教育出版社,2012.

中国成人血脂异常防治指南制定联合委员会.中国成人血脂异常防治指南.中华心血管病杂志,2007,35：
390,419.

CARL AB, DAVID EB. Tietz Fundamentals of Clinical Chemistry and Molecular Diagnostics. 7th. Philadephia：W.B.
Saunders Company, 2014.

CARL AB, EDWARD RA, David E B. Tietz Textbook of Clinical Chemistry and Molecular Diagnostics. 5th.
Philadephia：W.B. Saunders Company, 2012.